"十四五" 职业教育国家规划教材

U0258370

护理专业双元育人教材

基础护理技术

编委名单

主　编　马智群　陈丽君　付能荣　宋　丹

副主编　毛羽佳　张　扬

编　　委（按姓氏拼音排序）

陈丽君	皖北卫生职业学院	屈　珍	乐山市人民医院
邓叶青	广东岭南职业技术学院	沈　桥	皖北卫生职业学院
董莉娟	陕西能源职业技术学院	宋　丹	湖北职业技术学院
窦露群	乐山市人民医院	宋佩杉	皖北卫生职业学院
付能荣	四川护理职业学院	汤杜娟	四川护理职业学院
龚　静	乐山市人民医院	王　瑞	乐山市人民医院
郭桂华	珠海市卫生学校	夏青莹	乐山市人民医院
贺　敬	安徽医科大学附属宿州医院	阳绿清	广西中医学校
胡增青	广东茂名健康职业学院	杨　洁	乐山市人民医院
黄　丽	乐山职业技术学院	杨　娟	乐山职业技术学院
鞠　珊	湖北职业技术学院	杨　梅	乐山市人民医院
来平英	四川护理职业学院	杨梦培	乐山市人民医院
李湖波	乐山市人民医院	杨　雪	乐山市人民医院
李　娟	陕西能源职业技术学院	杨颖蕾	广西中医学校
李泞瀛	乐山市人民医院	尹　鑫	辽东学院
梁诗晗	辽东学院	余飞飞	乐山职业技术学院
刘　娟	湖北航天医院	袁　萍	乐山市人民医院
刘　容	乐山市人民医院	曾洋洋	乐山市人民医院
罗　娜	乐山市人民医院	张　扬	陕西能源职业技术学院
马　影	安徽医科大学附属宿州医院	张文卿	皖北卫生职业学院
马智群	乐山市人民医院、乐山职业技术学院	赵鸿鹰	乐山市人民医院
毛羽佳	乐山职业技术学院	周冬梅	乐山市人民医院

复旦大學出版社

内容提要

    本教材是护理专业双元育人教材之一,全书采用项目化教学,以任务为驱动,真实案例为导向。全书共分为3个模块17个项目。模块一为入院护理,主要内容是认识医院和医院环境、入院评估、运送患者、入院常规标本采集、生命体征的评估和护理;模块二为院内护理,主要内容为医院感染的预防和控制、患者舒适护理、休息与活动的护理、院内安全防护、给药、静脉输液和输血、营养护理、排泄护理、冷热护理、危重患者的病情观察和抢救护理;模块三为出院护理,主要内容为临终护理、一般患者的出院护理。各个模块有序、系统地还原了护理场景,每个任务都以实际案例作引,通过相关知识的学习内容、案例解析等步骤使学生完成该项目任务,且竭力回归真实的护理场景。同时在重点知识环节匹配数字化资源,可扫描二维码自主学习,辅助项目任务的达成。

    本套系列教材配有相关课件、视频等,欢迎教师完整填写学校信息来函免费获取:xdxtzfudan@163.com。

序 PREFACE

党的二十大要求统筹职业教育、高等教育、继续教育协同创新，推进职普融通、产教融合、科教融汇，优化职业教育类型定位。新修订的《中华人民共和国职业教育法》（简称"新职教法"）于2022年5月1日起施行，首次以法律形式确定了职业教育是与普通教育具有同等重要地位的教育类型。从"层次"到"类型"的重大突破，为职业教育的发展指明了道路和方向，标志着职业教育进入新的发展阶段。

近年来，我国职业教育一直致力于完善职业教育和培训体系，深化产教融合、校企合作，党中央、国务院先后出台了《国家职业教育改革实施方案》（简称"职教20条"）、《中国教育现代化2035》《关于加快推进教育现代化实施方案（2018—2022年）》等引领职业教育发展的纲领性文件，持续推进基于产教深度融合、校企合作人才培养模式下的教师、教材、教法"三教"改革，这是贯彻落实党和政府职业教育方针的重要举措，是进一步推动职业教育发展、全面提升人才培养质量的基础。

随着智能制造技术的快速发展，大数据、云计算、物联网的应用越来越广泛，原来的知识体系需要变革。如何实现职业教育教材内容和形式的创新，以适应职业教育转型升级的需要，是一个值得研究的重要问题。"职教20条"提出校企双元开发国家规划教材，倡导使用新型活页式、工作手册式教材并配套开发信息化资源。"新职教法"第三十一条规定："国家鼓励行业组织、企业等参与职业教育专业教材开发，将新技术、新工艺、新理念纳入职业学校教材，并可以通过活页式教材等多种方式进行动态更新。"

校企合作编写教材，坚持立德树人为根本任务，以校企双元育人，基于工作的学习为基本思路，培养德技双馨、知行合一，具有工匠精神的技术技能人才为目标。将课程思政的教育理念与岗位职业道德规范要求相结合，专业工作岗位（群）的岗位标准与国家职业标准相结合，发挥校企"双元"合作优势，将真实工作任务的关键技能点及工匠精神，以"工程经验""易错点"等形式在教材中再现。

校企合作开发的教材与传统教材相比，具有以下三个特征。

1. 对接标准。基于课程标准合作编写和开发符合生产实际和行业最新趋势的教材，而这些课程标准有机对接了岗位标准。岗位标准是基于专业岗位群的职业能力分析，从专业能力和职业素养两个维度，分析岗位能力应具备的知识、素质、技能、态度及方法，形成的职业能力点，从而构成专业的岗位标准。再将工作领域的岗位标准与教育标准融合，转化为教材编写使用的课程标准，教材内容结构突破了传统教材的篇章结构，突出了学生能力培养。

2. 任务驱动。教材以专业（群）主要岗位的工作过程为主线，以典型工作任务驱动知识和技能的学习，让学生在"做中学"，在"会做"的同时，用心领悟"为什么做"，应具备"哪些职业素养"，教材结构和内容符合技术技能人才培养的基本要求，也体现了基于工作的学习。

3. 多元受众。不断改革创新，促进岗位成才。教材由企业有丰富实践经验的技术专家和职业院校具备双师素质、教学经验丰富的一线专业教师共同编写。教材内容体现理论知识与实际应用相结合，衔接各专业"1+X"证书内容，引入职业资格技能等级考核标准、岗位评价标准及综合职业能力评价标准，形成立体多元的教学评价标准。既能满足学历教育需求，也能满足职业培训需求。教材可供职业院校教师教学、行业企业员工培训、岗位技能认证培训等多元使用。

校企双元育人系列教材的开发对于当前职业教育"三教"改革具有重要意义。它不仅是校企双元育人人才培养模式改革成果的重要形式之一，更是对职业教育现实需求的重要回应。作为校企双元育人探索所形成的这些教材，其开发路径与方法能为相关专业提供借鉴，起到抛砖引玉的作用。

博士，教授

2022 年 11 月

前　　言

在全国现代学徒制工作专家指导委员会的支持和指导下，联合全国 10 多所相关院校及医院共同开发了护理专业双元育人系列活页教材。《基础护理技术》是本套教材之一。

《基础护理技术》是护理专业学生必修的专业核心课程，是培养护生具备临床、社区、家庭全生命周期全人整体照护基本能力的课程。本教材以医教融合、双师联合编写为理念，紧密结合临床护理实际需求及对临床护士的能力要求，以项目导向，任务驱动，组织教材内容。教材编写以真实案例导入，较传统教材有较大突破和创新，突出了"双元"育人的特点。全书共分 3 个模块 17 个项目。模块一为入院护理，主要内容是认识医院和医院环境、入院评估、运送患者、入院常规标本采集、生命体征的评估和护理；模块二为院内护理，主要内容为医院感染的预防和控制、患者舒适护理、休息与活动的护理、院内安全防护、给药、静脉输液和输血、营养护理、排泄护理、冷热护理、危重患者的病情观察和抢救护理；模块三为安宁疗护、一般患者的出院护理。3 个模块包含入院、住院、出院全程涉及的基础护理知识与技能；17 个项目与全程护理的工作岗位及工作流程对接；而每个任务让学生在护理案例的启引下，通过相关知识的学习、案例解析等步骤使学生完成该任务学习，且以真实的护理场景，运用护理程序的基本工作方法，通过评判性思维，去学习、理解、掌握、领悟必备的护理知识与技能；在每个项目中都适当融入思政元素深化教材的价值引领，落实立德树人的教育根本任务；最具创新的是，任务评价与拓展、重点知识环节匹配数字化资源，学生扫描二维码自主学习，了解临床最新的护理指南、行业规范及新知识新技术新进展，对学员们的学习能力培养、职业素质培养及护理知识技能运用无疑大有裨益。

本教材适用于中高职护理、助产、老年保健与管理等相关专业及医疗机构、护理培训机构使用。

本书编写过程中得到了全国 10 余所院校及医院的鼎力支持与合作，并为本书提供了大量的临床真实案例及图片、视频等资料，在此深表感谢！

活页教材编写是一个新的探索。由于作者水平有限，书中难免出现疏漏和不足，恳请使用本教材的广大师生、医院及护理培训机构和各位读者提出宝贵意见，以便今后进一步修订完善。

编者

2022 年 11 月

目　录

模块一　入　院　护　理

模块三　出院护理

01

模块一　入院护理

项目一　认识医院和医院环境

项目介绍

患者到医院就诊，希望了解医院环境、科室设置、如何选择医生及就诊等，护理人员应熟悉医院的任务、类型、组织架构、各部门设置，了解患者就医需求，对患者门诊就诊、住院进行指引，进行适当的健康教育，为患者提供温馨、优质的就诊咨询及指引服务。

相关知识储备

医院（hospital）是对个体和社会特定人群进行防病、治病的场所。认识医院和医院环境的主要目的是准确地向患者介绍就诊环境，识别并判断患者就医需求，做好患者门诊就诊、住院指引，适时适地适景地开展健康教育，使患者对医院产生良好的第一印象，有助于患者便捷就医并建立良好的护患关系。

学习导航

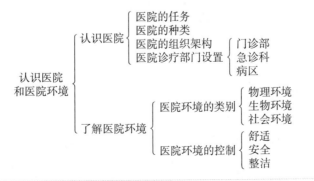

任务一　认识医院

学习目标

1. 理解医院的任务、种类、诊疗部门设置及组织架构，为服务对象提供相关咨询。
2. 能精确引导患者就诊，做好院内咨询服务。
3. 在认识医院的过程中，理解护理工作的环境，树立为患者服务的意识。

案例导入 1-1-1

　　一名刚到医院实习的护生，在岗前培训时听到带教老师介绍说："我们医院是具有百年历史的三级甲等综合性医院……"护生听完后问："老师，我前不久因肚子痛去医院看病，当时看见就诊医院介绍上面写着二级甲等专科医院。请问：医院具体分为哪些类型？每个类型有什么区别呢？"

学习内容

一、医院的任务

　　医院的基本任务是以患者为中心，整合人力、技术、设备等资源为服务人群提供集医疗、护理、预防、保健"五位一体"的适宜优质医疗卫生服务，并开展教学及科研活动，促进医疗质量持续改进。

（一）医疗与护理服务

　　医疗与护理工作是医院的主要任务，分为门诊医疗护理、住院医疗护理、急救医疗护理和康复医疗护理。以诊疗和护理为业务主体，且与医技部门密切配合形成为患者服务的整体医疗。

（二）教学与科研

　　医学教育与其他专业教育不同，包含学校理论学习和临床实践两个不同阶段。即使在职的医务人员也需不断接受继续教育，更新知识和加强技术训练，才能跟上医学科学发展的步伐。

　　医院是医疗实践的场所，也是医学研究的重要基地。通过科学研究，既可解决医疗、护理中的难题，又能为临床实践提供新技术、新方法、新手段，将科研成果转化为生产力，推动医学事业的发展。

（三）预防保健服务

随着现代医学的快速发展及人口老龄化的趋势，医院的服务范围不断扩大，在承担患者诊治任务的同时，也提供预防保健及社区卫生服务，如提供社区及家庭卫生服务、健康咨询、健康教育、妇幼保健指导和疾病普查等工作。

二、医院的种类

（一）按照分级管理分类

中国从1989年开始实行医院分级管理制度。根据医院的任务、功能、技术力量、设施条件、服务质量及科学管理的综合水平，最新医院分级管理标准将医院等级划分为三级四等，即三级甲等、三级乙等、二级甲等、二级乙等和一级医院，其中一级医院不分等次，详见表1-1-1。

表1-1-1 中国医院按分级管理分类

级 别	性 质	主 要 功 能
一级医院	直接向一定人口（≤10万）的社区提供预防、医疗、护理服务的基层医疗卫生机构，主要指农村乡、镇卫生院，城市街道卫生服务中心等	提供社区初级卫生保健，常见病的治疗与护理；及时发现急危重症患者，并做好向上一级医院的转诊工作
二级医院（甲、乙）	直接向多个社区（其半径人口在10万以上）提供医疗卫生服务的地区性医院，主要指市、县医院，直辖市的区级医院和相当规模的厂矿、企事业单位的职工医院	提供医疗、护理、预防、保健、康复等服务；参与对高危人群的监测；接受一级医院转诊；对一级医院进行业务指导，承担一定的教学与科研任务
三级医院（甲、乙）	直接跨地区、省、市及向全国范围提供医疗卫生服务的医院，主要指国家、省、市直属的市级大医院，医学院校的附属医院等	提供全面连续医疗、护理、预防、保健、康复服务和高水平的专科医疗服务；解决危重疑难病症；接受二级医院的转诊；承担大量的教学与科研工作

（二）按收治范围分类

按收治范围可分为综合性医院和专科医院（表1-1-2）。

（三）按特定任务分类

按特定任务可分为军队医院、企业医院、医学院校附属医院等。

（四）按所有制分类

按所有制可分为全民所有制、集体所有制、个体所有制及中外合资医院。

我国台湾地区医院的等级分类

表1-1-2　中国医院按收治范围分类

类　别	内　容	主要功能
综合性医院	设有内科、外科、妇产科、儿科、耳鼻喉科、皮肤科、中医科等专科，以及药剂、检验、影像等医技部门，并配有相应工作人员和仪器设备	有综合诊治患者的能力，能够收治急危重症患者，指导基层医院工作，广泛开展医学教育和科研工作
专科医院	为诊治各类专科疾病而设置的医院，如妇产科医院、儿童医院、传染病医院、精神卫生中心、肿瘤医院、口腔医院等	发挥某一专科医疗技术优势，集中人力、物力开展该专科疾病的预防、诊断、治疗和护理工作

（五）按经营目的分类

按经营目的可分为营利性医院和非营利性医院。

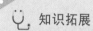 知识拓展

医院评审和评级

评审和评级是督导医院持续改进工作的利器之一。中国医院等级划分按照《医院分级管理标准》确定等级。

美国医疗机构评审联合委员会（Joint Commission on Accreditation of Healthcare Organization，JCAHO）是美国国内实施医疗机构评审的专业组织。国际联合委员会（Joint Commission International，JCI）负责对外联络与交流，并为其他国家或地区提供其制定的医疗机构评审标准，也是对医院建立的一种国际标准。JCI标准的理念是最大限度地实现可达到的标准，以患者为中心，建立相应的政策、制度和流程，以鼓励持续不断的质量改进并符合当地的文化。

三、医院的组织架构

中国医院的组织架构一般分为诊疗部门、辅助诊疗部门和行政后勤部门3个部门（图1-1-1）。诊疗部门是医院的主要业务部门，负责门诊、急诊及住院患者的诊疗、护理及

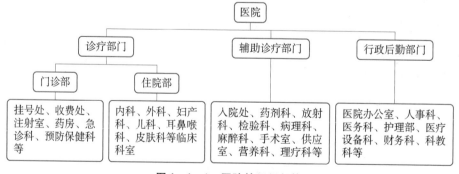

图1-1-1　医院的组织架构

预防保健等工作；辅助诊疗部门是以专门的技术和设备辅助诊疗工作；行政后勤部门是进行人、财、物保障的辅助部门，其职责是保障医院医疗、护理工作的顺利进行（图1-1-2为某市中心医院的组织架构）。

四、医院诊疗部门设置

（一）门诊部

门诊部（out-patient department）是面向社会的窗口，是集诊断、治疗和预防保健服务等工作于一体的功能部门。

1. 门诊部的设置与布局　门诊设有咨询处、挂号处、收费处、化验室、药房、综合治疗室和分科诊疗室等。诊疗室内应备诊疗床、洗手池、化验单、检查申请单、处方等。综合治疗室内备有氧气、电动吸引器、急救药品等急救设备。具有患者分布不均、流程烦琐、流动性大、人员杂、病种多、诊疗时间短、患者要求多、对医生技术要求标准高等特点。因此，医院应坚持以"患者为中心"，优化门诊的流程，增加便民措施，布局合理，设施安全，标志醒目，并保持环境整洁安静。

2. 门诊的护理工作

（1）预检分诊：预检分诊的工作需由实践经验丰富的高年资护士担任。在询问病史、观察病情和护理体检的基础上对患者进行评估，做出初步判断，并给予合理的挂号指导。对于传染病或者疑似传染病的患者必须实行严格的隔离措施，防止传染病传播扩散。

（2）安排候诊与就诊：指导患者挂号后，告知其分别到各科门诊候诊室依次等候就诊。为了缩短患者的候诊时间，维护好就诊秩序，护士应做好相应的护理工作。

1）做好开诊前的准备，整理好候诊厅和诊疗室的环境，调节温湿度，备齐诊疗用物并保证其性能良好。

2）整理初诊和复诊病例，收集整理各种辅助检查报告单。

3）给予就诊前指导和准备工作，如测量生命体征、血糖等并记录在病历上。

4）根据挂号顺序安排就诊，对病情较重或年老体弱者可适当调整就诊顺序。

5）及时观察患者病情变化，耐心解答患者及家属提出的相关问题。遇到高热、剧痛、呼吸困难、出血、休克等患者，应立即安排提前就诊或送往急诊室（emergency room）处理。

6）做好诊疗后，对各诊疗室和候诊大厅的用物进行整理及终末消毒工作。

（3）健康教育：利用候诊时间对患者开展健康教育。根据就诊科室性质，对该专科的常见病、多发病的预防、治疗及康复等方面进行形式多样的健康教育，如采用宣传手册、挂图、广播、视频等形式介绍疾病防治常识。

（4）治疗工作：执行需在门诊进行的护理治疗，如注射、换药、导尿、灌肠、穿刺、引流等。护士在操作过程中应严格遵守查对制度和操作规程，以保证治疗安全、及时、有效。

（5）消毒隔离：门诊是患者集散地，病种多且复杂，人群流动性大，极易发生交叉感染，门诊护士应做好消毒隔离工作，对传染病或疑似传染病者应分诊到隔离门诊就诊，

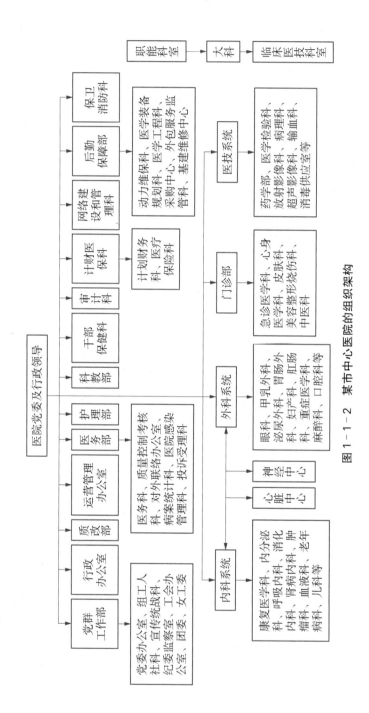

图 1-1-2 某市中心医院的组织架构

并按要求做好疫情报告。空气、地面及用物均按照消毒隔离原则进行终末消毒处理，医疗垃圾分类后及时处理。

（6）保健门诊护理工作：经过培训的护士可直接参与健康体检、疾病普查、预防接种（vaccination）等保健工作。

案例导入 1-1-2

某医院护士小王，在妇产科门诊上班期间，偶遇自己的高中同学。两人打招呼之后同学称其已经候诊了很久，但前面仍然还有 10 多号患者，遂询问小王能否提前带她进入诊疗室看诊。如果你是小王，应该如何处理？

（二）急诊科

急诊科（emergency department）是抢救急危重症患者的重要场所，实行 24 小时开放制，具有危重者多、病情急、时间紧、周转快等特点。因此，需配备经过专业培训、具有良好的职业素质、高度责任心、丰富急救知识和经验的医务人员，对从事急诊工作的护士实行定期培训、合格上岗制度。急诊科护理管理应达到标准化、程序化、制度化。

1. 急诊科的设置与布局　急诊科布局以缩短就诊时间、简化手续、提高救治效率为原则，以方便急诊患者就诊为目的。急诊科要有专用通道和出入口，有醒目标识和路标，夜间有明显的灯光，室内安静整洁、光线明亮、空气流通、物品放置有序。急诊科一般设有预检处、诊疗室、治疗室、抢救室、监护室、留观室、清创室等，还有药房、化验室、X 线室、心电图室、挂号室及收费室等，形成一个相对独立的单元。

2. 急诊科的护理工作

（1）预检分诊：患者被送到急诊科，当值人员应立即上前帮助转运患者。通过"一问、二看、三检查、四分诊"的顺序，迅速准确地做出判断，并通知相关专科医生进行诊治。对于疑似传染病患者来院就诊，应将其安排到隔离室就诊；遇有意外灾害事故时，应立即通知医院相关部门组织抢救；遇有法律纠纷、刑事案件、交通事故等应迅速报案，并保留有效证据，请家属或陪送人员协助相关部门了解情况。

（2）抢救工作：

1）物品准备：包括一般物品、无菌物品、抢救设备、急救药品以及通信设备。①一般物品主要有血压计、听诊器、开口器、压舌板、舌钳、手电筒、止血带、输液架、吸氧管、吸痰管、胃管等。②无菌物品主要有各种穿刺包、急救包、各种无菌手术包、各类无菌敷料包、各种型号的注射器、输液器、输血器、气管插管包、导尿包、无菌手套等。③抢救设备主要有抢救车、简易呼吸器、氧疗设备、吸引设备、多功能生命体征监测仪、电除颤器、心脏起搏器、呼吸机、超声波诊断仪、洗胃机、心电监护仪、血气分析仪、血液净化仪、体外起搏器、输液泵、注射泵、肠内营养输注泵及各种急救用具等。④急救药品主要有中枢神经兴奋剂、强心剂、利尿剂、镇痛镇静剂、血管扩张剂、抗心律失常药、拟肾上腺素药、抗胆碱药、止血药等，此外还有解毒药及纠正水、电解质紊乱和调节酸碱平衡药等。⑤通信设备主要有传呼系统、电话、对讲机等。

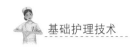

急救药品和物品均应做到"五定",即定品种数量、定点放置、定人保管、定期消毒灭菌、定期检查维修。抢救物品的完好率须达到100%。

2）抢救配合：①严格按急诊服务流程与规范实施抢救。医生到达前，护士应根据患者病情给予紧急处理，如保持呼吸道通畅、吸氧、洗胃、止血、配血、建立静脉输液通道等；医生到达后立即汇报处理情况，正确执行医嘱，密切观察患者的病情变化，准确判断抢救效果。②做好抢救记录。抢救记录应及时、准确、完整，包括病情变化情况、抢救时间及措施、参与抢救的医务人员姓名及专业技术职称等，必须注明患者、医生到达及抢救措施落实的时间。因抢救患者未能及时书写抢救记录的，护士应当在抢救结束后6小时内据实补记，记录时间具体到分钟，并加以注明。③认真执行查对制度。对于医生下达的口头医嘱，护士应当重复一遍，双方确认无误后才能执行。抢救结束后，医生应即刻据实补记医嘱，护士应当及时据实补记执行时间并记录。各种急救药品的空安瓿需经双人核对无误后方可弃去。输液空瓶、输血空袋等应集中放置，便于统计和查对。

（3）留观室的工作：急诊科设有留观室，供在急诊科治疗和留院观察患者使用。急诊留观时间一般为3～7天。护士应对留院观察的患者建立病历，填写各项记录，书写病情观察报告；主动巡视和观察病情，及时处理医嘱，并做好心理护理以及各项治疗护理工作。

案例导入 1-1-2 分析

门诊患者流量大且情绪相对较急躁，工作情况复杂，工作人员需要随时处理各种突发事件。虽然该患者是小王的同学，但是小王目前正在上班，因此她现在的主要角色是护士，就应该履行护士的职责：作为门诊护士，应该指导每位患者按照挂号顺序依次就诊，否则很容易发生医患、护患甚至是患者之间的纠纷。因此，小王应该委婉拒绝同学的不合理要求，并耐心向其解释遵守医院的规章制度的重要性，不能随意插队。

（三）病区

病区（ward）是住院患者接受诊疗、护理及康复休养的场所，其设置、布局和管理直接影响到医院各项任务的完成及服务质量。因此，护士应为患者创设一个安全、舒适的物理环境及和谐的社会人文环境，保证医院各项任务顺利完成，促使患者早日康复。

1. 病区的设置与布局　病区的设置和布局要求每个病区设有病室、抢救室、治疗室、换药室、医生值班室、护士站、会议室、配膳室、仓库、浴室、处置室、医护休息室、示教室等。有条件的病区还可设置患者康复室、娱乐室、会客室等。每个病区设30～40张病床，每间病室设1～6张病床，两病床之间距离不得少于1m。

2. 病区的护理工作　病区护理工作的核心是患者，运用护理程序对患者实施整体护理、提供优质服务，满足其生理、心理和社会需要，促进患者早日康复。主要有以下主要的护理内容。

（1）迎接新患者：对于新入院的患者，护士应立即根据病情做好准备工作，如准备合适的床单位，建立住院病历，必要时准备抢救设备和物品等。

（2）做好入院初期的护理工作：向患者介绍主管医生、护士、病区环境、各种制度；书写护理病历，制订护理计划，落实护理措施，评价护理效果。

（3）做好住院期间的护理工作：正确执行医嘱，实施治疗和护理措施，观察病情变化，评估治疗与护理效果，及时解决患者的生理、心理及社会问题，做好患者的各项护理工作。

（4）做好出院、转出及死亡患者的护理工作。

（5）做好病区的环境管理工作，避免和消除一切不利于患者康复的环境因素。

（6）开展临床护理科研，不断提高临床护理工作的质量和水平。

任务评价

1. 回答问题：假如你是急诊科带教老师，有 20 名大二学生到科室见习，请你向他们介绍急诊科环境和急诊科的主要护理工作。

2. 独立完成练习题。

任务一习题

一、A_1/A_2 型题（每一道考题下面有 A、B、C、D、E 五个备选答案，请选择一个最佳答案）

1. 医院的中心任务是（　　）。
   A. 教学　　　　　　　　　B. 科研　　　　　　　　　C. 医疗与护理
   D. 社区卫生服务　　　　　E. 预防

2. 遇有多人伤亡的大型交通事故，急诊预检护士应立即通知（　　）。
   A. 死亡患者家属　　　　　B. 护理部主任　　　　　　C. 医务科
   D. 科室护士长　　　　　　E. 医院保卫部门

3. 门诊的护理工作不包括（　　）。
   A. 预检分诊　　　　　　　B. 开展健康教育　　　　　C. 抢救配合
   D. 消毒隔离　　　　　　　E. 安排候诊和就诊

4. 王护士在候诊室巡视时发现一青年男患者精神不振，主诉：肝区隐痛，疲乏，食欲差，双眼巩膜黄染；检查：尿三胆（＋＋）。你认为王护士应（　　）。
   A. 安排提前就诊　　　　　　　　　　　　B. 转急诊室诊治
   C. 将患者转隔离门诊诊治　　　　　　　　D. 给患者测量生命体征
   E. 安慰患者，不要着急焦虑

5. 急救药品和各种抢救设备，应做到"五定"，其中不包括（　　）
   A. 定数量、品种　　　　　B. 定点安置　　　　　　　C. 定期消毒
   D. 定时使用　　　　　　　E. 定人保管

6. 对前来门诊就诊的患者首先应（　　）。
   A. 查阅病历资料　　　　　B. 预检分诊　　　　　　　C. 卫生指导
   D. 心理安慰　　　　　　　E. 用药指导

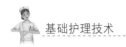

7. 根据《医院分级管理标准》，以下（　　）等级医院级别最高。

    A. 三丙　　　　B. 三乙　　　　C. 三甲　　　　D. 二甲　　　　E. 一甲

二、A₃/A₄型题（提供若干个案例，每个案例下设若干道考题，请根据各案例题干所提供的信息，在每一道考题下面的A、B、C、D、E五个备选答案中选择一个最佳答案）

（8~10题共用题干）题干：护士小林，为门诊一高年资护士。

8. 门诊的工作特点不包括（　　）

    A. 患者分布均匀　　　　B. 病种多　　　　C. 流动性大

    D. 流程繁琐　　　　　　　　　　　　　E. 人员杂

9. 患者李某候诊时突然剧烈腹痛，面色苍白，出冷汗，呼吸急促。小林此时应（　　）

    A. 让患者平卧休息　　　　　　　B. 安排患者提前就诊

    C. 给患者测量血压，立即诊疗　　D. 安慰患者，请患者坐下休息

    E. 请医生加快诊疗速度

10. 小林在平时的预检分诊工作中，常规不应该包括（　　）。

    A. 观察病情　　B. 询问病史　　C. 初步判断　　D. 分诊指导　　E. 健康教育

（马智群　曾洋洋）

任务二　了解医院环境

学习目标

1. 理解住院环境的类别及特点。

2. 应用医院物理环境及社会人文环境调控，为患者提供安全、整洁、舒适的就医环境。

3. 理解良好医院环境对患者身心的影响，做好患者的环境管理服务。

案例导入 1-2-1

    患者，男性，48岁，工龄23年，因咳嗽、胸痛、呼吸困难，到当地人民医院就诊。X线检查可见肺部有大片阴影，拟诊为"矽肺"。

    请问：1. 此患者适宜的病室温度是多少？

           2. 日间病室的噪声应控制在多少为宜？

学习内容

　　为了让患者得到更好的治疗，医院的环境布局和整理非常重要。患者可以通过医院环境的舒适度调整自身的心态，所以护士必须掌握医院环境对患者的影响。本任务内容主要通过对医院环境的分析让护士更了解院内环境。

一、医院环境的类别

(一) 物理环境

　　病区的物理环境是医院存在和发展的基础，主要指医院的建筑设计、基础设施以及环境布局等，它是表层的、有形的、具体的，包括工作场所、视听环境、嗅觉环境、诊疗单元、仪器设备等。物理环境是影响患者身心舒适的重要因素，关系到疾病的治疗效果和转归。

(二) 社会人文环境

　　医院良好的社会文化环境是医院文化建设的重要载体和表现形式，是医院提供人性化服务和落实"一切以患者为中心"理念的具体体现。病区是社会的一个特殊组成部分，对初次住院的患者来说，病区的陌生人际关系和规章制度会使之感到不适应，产生不良的心理反应。因此，护士应帮助患者尽快转变角色，以适应病区环境。

二、医院环境的控制

(一) 物理环境的调控

　　1. 空间　尽可能在医院条件允许的情况下，综合考虑患者的病情、不同个体的需要，以保证患者有足够的活动空间，同时方便治疗和护理操作的实施。

　　2. 温度　室温过高会使神经系统受到抑制，干扰呼吸和消化功能，不利于体热散发，使人烦躁，影响体力恢复；室温过低则使患者畏缩不安、肌肉紧张、缺乏动力，也容易在诊疗护理时受凉。一般普通病室内适宜的温度是 18～22℃，产房、手术室、新生儿室、老年病室内适宜的温度是 22～24℃。

　　3. 湿度　病室相对湿度以 50%～60% 为宜，湿度过高或过低都会给患者带来不适感。湿度过高，蒸发散热作用减弱，抑制汗液排出，患者感到潮湿、气闷，尿液排出量增加，加重肾脏负担；湿度过低，室内空气干燥，人体蒸发大量水分，可引起口干、咽痛、烦渴等不适，对气管切开或呼吸道疾病的患者尤其不利。在调节湿度的同时注意患者皮肤的护理，当皮肤潮湿、出汗较多时，应及时给予清洁护理并更换衣服；当皮肤干燥时，可涂抹润肤乳增加湿度，以促进患者的舒适。

　　4. 通风　病室应每日定时开窗通风换气。通风效果与通风面积（门窗大小）、室内外温度差、通风时间和室外气流速度有关。一般通风 30 分钟即可达到完全置换室内空气的目的。通风时应避免对流风直接吹到患者，冬季通风时应注意保暖。

　　5. 噪声　衡量噪声强度的单位是分贝（dB），根据世界卫生组织规定的噪声标准，病区白天较适宜的噪声强度是 35～40 dB。中国环境保护部 2008 年发布的《社会生活环境噪声排放标准》中规定，医院病室白天噪声应控制在 40 dB 以下，夜间控制在 30 dB 以下。噪声强度在 50～60 dB 时就能产生相当的干扰；长时间处于 90 dB 以上的环境中，会导致耳鸣、血管收缩；当强度高达 120 dB 以上时，可造成高频率听力损害，甚至永久性耳聋。

6. 光线　病室采光有自然光源和人工光源两种，护士可根据不同的需要以及不同患者对光线的需求进行调节。病室必须准备人工光源，可依光源的作用设计及调节亮度。抢救室、监护室、楼梯、药柜内的灯光要明亮；普通病室的照明除一般吊灯外还应有地灯或可调节的床头灯，既不干扰患者的睡眠，又保障了夜间巡视工作。

7. 装饰　病室的布置应以简洁美观为主，这样不但可以增进患者身心舒适，而且可以使患者精神愉悦。不同颜色的作用有：绿色使人有清凉感，适用于发热的患者；灰色和蓝色有安抚镇静的功能；黄色有刺激兴奋的作用，对抑郁症患者常可产生疗效；蓝绿色可令人注意力集中。如手术室可选用绿色或蓝色装饰，使患者安静，产生信任感；儿科病室可采用暖色系与卡通图片装饰，减轻儿童的恐惧感。

（二）社会人文环境的调控

1. 人际关系　人们在社会活动中建立起的相互之间联系，称为人际关系，是在人们相互交往过程中形成和发展起来的。当人与人之间建立了某种联系后，他们的生活或工作就会受这种关系的作用和影响。例如，在在医院里，患者和医务人员之间、患者与患者之间、患者和家属之间，由于服务、生活和工作联系的原因形成了人际关系。

（1）护患关系：是指在护理工作中，护士与患者之间产生和发展的一种工作性、专业性和帮助性的人际关系。彼此尊重和相互信任的护患关系有利于护理工作的正常进行和患者的身心健康。因此，在具体的医疗护理活动中，护士要对所有患者一视同仁，一切从患者的利益出发，尊重患者的人格和权利，满足患者的身心需求；同时，患者也应该尊重护士的职业和劳动，在诊疗护理工作中尽力与护士配合，充分发挥护理的效果，争取早日康复。

护士应调整个人说话语气和方式，用语言发挥积极作用。在日常工作中注意个人行为举止，得体大方，亲切自然。还要学会控制自我情绪，时刻以积极的情绪去感染患者，为患者提供积极乐观的心理环境，还应以认真负责的态度使患者获得安全感和信赖感。

（2）病友关系：共同的住院生活使病友们自然地形成了一个新的社会环境，在共同的治疗和康复生活中相互影响。护士是患者群体氛围的调节者，有责任协助病友之间建立良好的情感交流，引导病室内的群体气氛向着积极的方向发展，善于觉察某些消极情绪的出现并能耐心解释和正确引导。

（3）患者与家属的关系：家属是患者最重要的社会支持系统。家属对患者病情的关心与理解以及对患者的心理支持，可增强患者战胜疾病、恢复健康的信心和勇气。因此，护士应多与患者家属沟通，共同做好患者的身心护理，满足患者身心需要。

2. 医院规章制度　医院的各种规章制度是依据国家相关法律法规、相关部门有关医院管理的各项规定并结合每个医院自身特点所制定的规则，是医院运行、实施诊疗及管理行为的依据，涉及患者管理主要有入院须知、探视制度、陪护制度等。合理的规章制度既能保证医疗护理工作的正常运行，又能预防和控制医院感染的发生，为患者创造良好的休养环境。但医院的规章制度对患者而言，在一定程度上是一种约束，会对患者产生一定的影响。因此，护士应协助患者熟悉医院的各项规章制度。

（1）耐心解释，取得理解：护士应向患者及其家属解释每一项规章制度的内容和执行各项规章制度的必要性和意义，以取得患者及其家属的理解和主动配合，从而自觉遵守各项规章制度。

（2）维护患者的自主权：允许患者对周围环境有一定的自主权。在不违反医院规章制度的前提下，尽可能让患者对个人环境拥有一定的自主权，并对其居住空间表示尊重。如护士进病室前先敲门取得其同意再进入，出来后应关好门；帮助患者整理个人物品和床单位时，应先取得患者的同意等。

（3）尊重探视人员：在工作中要让患者切身感受到作为人的自由和尊严。因此，护士要尊重前来探视患者的家属和朋友，家属和朋友可以给患者带来心理上的支持和帮助，满足患者爱和归属的需要。但如果探视时间不恰当，影响到医疗与护理工作，则要进行适当的限制和劝阻，并给予解释，以取得患者和探视人员的理解和配合。

（4）尊重患者的隐私权：尊重患者的隐私权是维持良好护患关系的重要保证和取得患者信任与配合的重要条件。因此，护应当尊重、爱护和关心患者，保护患者隐私。如在为患者做治疗护理时，应先取得患者的同意，并适当遮挡患者，避免不必要的暴露；护士有义务对患者的诊断、检查结果、治疗记录、个案讨论等信息保密。

（5）鼓励患者自我照顾：一般当患者因生活自理能力下降或被限制活动，生活需要依赖他人照顾时，都会存在较重的思想负担。在病情允许的情况下，护士应创造条件并鼓励患者积极参与自我照顾，提高自护能力，增强患者战胜疾病、恢复健康的信心。

知识拓展

医务人员应尽可能为患者创造安静的环境，应做到"四轻"。

（1）说话轻：说话声音不可太大，工作人员应评估自己的音量并保持适当的音量。但也不可耳语，避免患者产生怀疑、恐惧与误会。

（2）走路轻：应穿软底鞋，走路时脚步要轻巧，防止发出不悦耳的声音。

（3）操作轻：操作时动作要轻，整理物品时应避免相互碰撞，推车的轮轴应定期检查并滴注润滑油，桌椅脚应钉橡胶垫，以减少因摩擦而发出的声音。

（4）关门轻：病室的门窗应定期检维修，开关门窗时随时注意轻开轻关，以避免噪声。

任务评价

1. 回答案例导入 1－2－1 提出的问题。
2. 根据案例导入 1－2－1，完成对患者的就诊指导。
3. 独立完成习题。

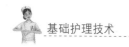

任务二习题

一、A₁/A₂ 型题

1. 病室相对湿度为30％时，病人可出现（　　）。
   A. 肌肉紧张　　B. 咽干、口渴　C. 闷热、不适　D. 头晕、倦怠　E. 发热、多汗

2. 为了保证病人有适当的空间，病床之间的距离不得少于（　　）。
   A. 1.5 m　　　　B. 1 m　　　　C. 0.8 m　　　　D. 0.6 m　　　　E. 0.5 m

3. 护士甲怀着满腔的热情投入到护理工作中，属于维护医院良好社会环境的措施是（　　）。
   A. 病室保持适宜的温度和湿度　　　　　　B. 护士仪表大方，服装整洁
   C. 避免噪声，保持安静　　　　　　　　　D. 建立良好护患关系
   E. 病室摆放绿色植物

4. 保持病室安静的措施，下列不妥的是（　　）。
   A. 病室建立安静制度　　　　　　　　　　B. 工作人员做到四轻"四轻"
   C. 治疗车轴、门轴应经常滑润　　　　　　D. 病室椅脚装橡胶垫
   E. 关好门窗，避免噪声

5. 不适宜患者休养的环境是（　　）。
   A. 保持安静，避免噪声　　　　　　　　　B. 床上用物保持清洁平整
   C. 手术室室温保持在 22～24℃　　　　　　D. 定时开窗通风，每次 30 min
   E. 墙壁可用红颜色调节情绪

6. 在治疗性环境中，工作人员应做到"四轻"：（　　）。
   A. 谈话轻、走路轻、动作轻、开门轻　　B. 说话轻、走路轻、动作轻、开门轻
   C. 说话轻、走路轻、操作轻、关门轻　　D. 谈话轻、走路轻、操作轻、开门轻
   E. 说话轻、走路轻、动作轻、关门轻

7. 李先生，70岁，因呼吸功能减退，行气管切开术进行人工呼吸。其病室环境应特别注意（　　）。
   A. 保持安静　　　　B. 调节适宜的温湿度　　　C. 加强通风
   D. 合理采光　　　　E. 适当绿化

8. 不适宜过敏性哮喘病人康复的住院环境是（　　）。
   A. 室温 20℃左右　　　　B. 相对湿度 60％　　　　C. 室内放置鲜花
   D. 病室光线明亮　　　　E. 定时开窗通风

9. 患者王某因车祸大出血被送进急诊室，在医生到来之前，值班护士须采取的最重要的措施是（　　）。
   A. 记录患者到达的时间　　　　　　　　B. 测血压、止血、给氧、建立静脉通道
   C. 立即通知医院的保卫部门　　　　　　D. 安慰患者
   E. 向家属或陪送者了解情况

10. 张某，破伤风，神清，全身肌肉阵发性痉挛、抽搐。所住病室环境不合病情要求的是（　　）。
    A. 室温 18～20℃　　　　B. 相对湿度 50％～60％　　C. 门、椅脚钉橡皮垫

D. 保持病室光线充足　　　E. 开关门动作轻稳

二、A₃/A₄ 型题

题干：患者男性，70 岁，小学文化，农民，有高血压、咳嗽病史，近日咳嗽加重，入院诊断为慢性支气管炎．高血压。

11. 护士应调节病室温度范围为（　　　）。
　　A. 15～16℃　　B. 16～18℃　　C. 18～22℃　　D. 25～27℃　　E. 27～28℃

12. 室温过高时，人体会（　　　）。
　　A. 肌肉紧张，产生不安　　B. 神经系统受到抑制　　　C. 加快机体散热
　　D. 促进体力恢复　　　　　E. 尿量增加

（杨颖蕾　阳绿清）

01

模块一　入院护理

项目二　入院评估

项目介绍

患者在门诊或急诊科就诊后，经医生诊断，确定需住院治疗时，需要办理住院手续。护士应掌握患者入院的一般程序，按照整体护理的要求对患者进行评估，了解患者的护理需要，并采取针对性的护理措施，使患者尽快适应住院环境，配合治疗护理。

相关知识储备

入院护理的目的主要包括：①协助患者尽快熟悉环境，消除紧张不安等不良情绪反应，使患者尽快适应医院生活；②满足患者的各种合理需求，增进护患关系，调动患者配合治疗和护理的积极性；③做好健康教育，满足患者对疾病信息的需求。

学习导航

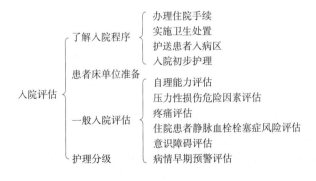

任务一　了解入院程序

案例导入 2-1-1

　　急诊科今天下午 5 点接诊一名儿童，9 岁，体重 42 kg。自述课外活动玩耍时不小心跌倒，小腿疼痛。入院检查：患儿意识清楚，生命体征平稳，CT 检查结果确诊为"胫骨骨折"。

　　请问：入院时应给予该患儿哪些护理？

学习内容

　　入院护理是指患者入院后护士对其进行的一系列护理活动，包括患者进入病区前的护理和进入病区后的初步护理。

一、入院程序

　　1. **办理住院手续**　患者或家属凭医生签发的住院证到住院处办理入院手续，如填写入院登记表格、缴纳住院保证金。住院处接收患者后，立即电话通知病区值班护士。护士应根据患者病情需要提前做好迎接准备。如果病区无空余床位，可协助患者办理待床手续；急诊患者应设法与病室主管人员联系，调整或加床位安排患者入院；对急诊手术的患者，可先手术后再补办入院手续。

　　2. **实施卫生处置**　护士根据医院的条件、患者病情及身体状况，在卫生处置室对患者进行卫生处置，如沐浴、更衣、理发及修剪指甲等。对有体虱或头虱者先灭虱，再做以上的卫生处置；对传染病或疑似传染病患者，应送隔离室进行卫生处置；对危重症患者、即将分娩者、体质虚弱者可酌情免浴。患者换下的衣服和暂时不用的物品，应交家属带回或办理手续存放在住院处。

　　3. **护送患者入病区**　由住院处护士携病历护送患者入病区。根据病情可选用不同的护送方式，如步行、轮椅、平车或担架。应根据患者病情合理安置卧位，以免患者不适。途中应注意安全和保暖，不应停止输液或给氧等必要的治疗。护送患者进入病区后，应与病区值班护士就患者的病情、治疗、护理措施及物品等进行详细的交接。

二、患者入病区后的初步护理

患者入病区后的初步护理见图2-1-1。

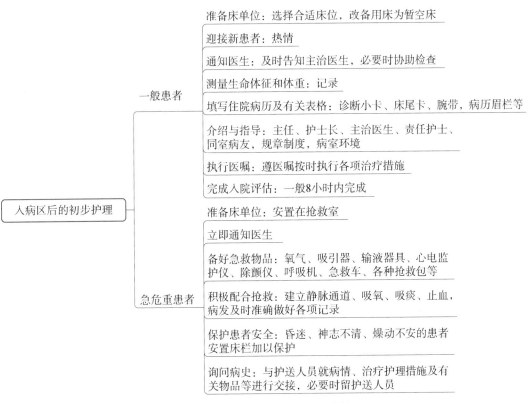

图2-1-1 患者入病区后的初步护理

（一）一般患者的入院护理

1. 准备床单位　将备用床改为暂空床；根据病情可在床上加铺橡胶单和中单；备齐患者所需用品，如患者服、面盆、痰杯、热水瓶等。危重患者安置在重症病室，传染病或疑似传染病患者安置在隔离室。

2. 迎接新患者　患者进入病区后，病区护士应以热情的态度迎接新患者，将患者引到指定的床位，妥善安置。向患者及家属做自我介绍，说明自己的工作职责，并介绍主管医生及同室病友。护士应以自己的语言和行动消除患者的不安情绪，增强患者的安全感和对护士的信任。

3. 通知医生诊查　通知主管医生前来诊视患者，必要时协助体检或治疗。

4. 测量生命体征和体重　测量患者的体温、脉搏、呼吸、血压、体重及身高，及时记录在体温单上。

5. 建立住院病历及填写有关表格

(1) 排列住院病案顺序：体温单、医嘱单、入院记录、病史及体格检查、病程记录、会诊记录、各种检验和检查报告单、知情同意书、特别护理记录单、住院病历首页、住院证、门诊病历。

(2) 用蓝黑色钢笔逐项填写住院病历及各种表格的眉栏项目及页码。

(3) 在体温单 40~42℃ 相应的时间栏内，用红钢笔纵行填写入院时间。

(4) 填写患者入院登记本、诊断卡、床头（尾）卡，并将诊断卡及床头（尾）卡分别插于患者一览表和床尾夹内。

6. 执行医嘱 根据医嘱执行各项治疗和护理措施，通知营养室准备膳食，对患者实施整体护理。

7. 介绍与指导 向患者及家属介绍病区环境、作息时间及医院的有关规章制度，介绍床单位及其相关设备的使用方法，指导患者留取常规标本的方法、时间及注意事项。

8. 完成入院护理评估 了解患者的基本情况和身心需要，提出健康问题，拟订初步护理计划，在 24 小时内填写入院护理评估单。

（二）急危重患者的入院护理

病区接受的急诊患者多从急诊室直接送入或由急诊室经手术室手术后转入，病区护士接到通知后应根据患者情况做好护理工作。

1. 准备床单位 病区护士接到通知后，应立即准备好患者的床单位，并在床上加铺橡胶单和中单；急诊手术后的患者需准备麻醉床；危重患者安置在危重病室或抢救室以便抢救；传染病患者按消毒隔离原则安置。

2. 做好抢救准备 准备急救药品及器材如供氧装置、负压吸引装置、输液用具、急救车及急救物品等。

3. 积极配合抢救 护士应密切观察病情变化，测量生命体征，积极配合医生急救，做好护理记录。在医生未到之前，护士应根据病情作出初步判断，给予紧急处理，如建立静脉通道、止血、吸氧和吸痰等。

4. 暂留护送人员 对不能正确叙述病情和要求的患者，如语言障碍、意识不清的患者或婴幼儿等，需留护送人员，以便询问了解病情及相关情况。

😊 知识拓展

家庭病床

家庭病床是以家庭作为护理场所，选择适宜在家庭环境下治疗或康复的病种，让患者在熟悉的环境中接受治疗和护理，既有利于促进患者的康复，又可减轻家庭经济和人力负担。

家庭病床收治的对象和范围包括：病情适合在家庭中疗养的患者，如骨折固定后的患者等；经住院治疗、急诊留观或手术后恢复期，病情稳定但仍需继续治疗的患者，如脑卒中或手术后恢复期的患者等；年老、体弱、行动不便、去医院就医有困难的患者，如慢性心肺疾病、关节疼痛、痴呆、临终患者等。

　　家庭病床是顺应社会发展而出现的一种新的医疗护理形式。家庭病床的建立使医务人员走出医院大门，最大限度地满足社会医疗护理要求，服务的内容也日益扩大，包括疾病普查、健康教育与咨询、预防和控制疾病发生发展，从治疗扩大到预防，从医院内扩大到医院外，形成了一个综合的医疗护理体系。家庭病床成为社区护理的主要形式，经过几十年的发展，到目前仍远远不能满足人们的需求。未来几年，家庭病床的开展仍然是社区护理发展的目标和方向。

任务评价

1. 回答案例导入 2-1-1 提出的问题。
2. 独立完成练习题。

任务一习题

一、A₁/A₂ 型题

1. 住院处为病人办理入院手续的主要依据是（　　）。
   A. 门诊病历　　B. 住院证　　　C. 单位介绍信　D. 转院证明　　E. 医疗保险卡

2. 李先生因急性心力衰竭入院，护士为其进行初步护理，可暂缓的措施是（　　）。
   A. 安置在危重病室　　　　B. 通知医师　　　　　C. 氧气吸入
   D. 测量生命体征　　　　　E. 介绍病室环境

3. 下列（　　）病人入院时应送隔离室进行卫生处置。
   A. 休克的病人　　　　　　B. 上呼吸道感染的病人　　C. 甲型肝炎
   D. 贫血的病人　　　　　　E. 胃溃疡的病人

4. 为预防传染病的传播，门诊护士应首先做好（　　）。
   A. 诊室卫生　　B. 疫情报告　　C. 预检分诊　　D. 器械消毒　　E. 卫生宣教

5. 患者，女性，27 岁，即将分娩，现办理入院手续后入住产科病房。针对该患者的处理措施不妥的是（　　）。
   A. 由住院处护士送患者入病室　　　　　B. 盆浴
   C. 患者换下的衣服和贵重物品交家属带回
   D. 与病区值班护士做好病情及物品的交接
   E. 立即通知病区护士做好接收新患者的准备

6. 一般病人入院，值班护士接住院处通知后应首先（　　）。
   A. 根据病情准备床单位　　B. 迎接新患者　　　　　C. 填写入院病历
   D. 通知医生　　　　　　　E. 通知营养室

7. 患者男，25 岁，患肺炎入院治疗。患者进入病区后，护士的初步护理工作不包括

（　　）。

A. 迎接新病人　　　　　B. 通知病区医生　　　　C. 测量生命体征

D. 准备急救物品　　　　E. 建立病人住院病历

8. 患者女，22 岁，发热待查收入院，体格检查：T39.8℃，P122 次/分，R28 次/分，BP108/70 mmHg，神志清楚，急性面容，患者诉头痛剧烈。入院护理的首要步骤是（　　）。

A. 做好入院评估　　　　　　　　B. 向患者介绍病室环境

C. 备好急救药品和物品　　　　　D. 填写住院病历和有关护理表格

E. 立即通知医生诊治患者，及时执行医嘱

二、A₃/A₄ 型题

题干：患者，男性，68 岁，因急性左心衰竭入院，患者呼吸极度困难，大汗淋淋。

9. 住院处的护士首先应（　　）。

A. 办理住院手续　　　B. 收集健康资料　　　C. 立即护送病人病区

D. 进行卫生处置　　　E. 介绍医院的规章制度

10. 病人入院后，住院病历中排在最前面的是（　　）。

A. 入院记录　　　　　B. 病程记录　　　　　C. 体温单

D. 各种检验检查报告单　　E. 护理记录单

（宋　丹）

任务二　患者床单位准备

学习目标

1. 能说出病床单位基本设备的配置、3 种铺床法的目的。
2. 能熟练铺好备用床、暂空床、麻醉床，根据患者情况提供适当的床单位。
3. 在为患者准备床单位过程中，理解安全、实用、舒适的床单位对患者康复的意义。

案例导入 2-2-1

内科病房刘护士接住院处通知，即将接收一名肝昏迷的老年男性患者，需立即准备床单位以迎接新患者住院治疗。

请问：假若你是责任护士，应如何准备床单位？

学习内容

一、病床单位

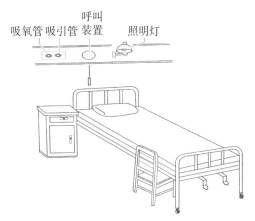

吸氧管 吸引管 呼叫装置 照明灯

图 2-2-1　病床单位的设备

病床单位是指医疗机构提供给患者在住院期间使用的设备和家具，是住院期间休息、睡眠、治疗和护理等活动的最基本的生活单位。

病床单位的固定设备有床、床垫、床褥、大单、棉胎或毛毯、被套、枕芯、枕套、橡胶单和中单（需要时准备）、床旁桌、床旁椅、跨床桌，头侧墙壁上有照明灯、呼叫器、中心供氧和负压吸引装置等（图 2-2-1）。病床及床上用品的规格与要求见表 2-2-1。

表 2-2-1　病床单位设备的规格要求

物品名称	规格与要求
病床	一般病床长 200 cm、宽 96 cm、高 60 cm，床头、床尾可支起或摇起（图 2-2-2）。电动多功能床（图 2-2-3），患者通过按钮可自行控制床的升降或改变体位
床垫	长宽与床规格相同，厚 9～10 cm，用棕丝、棉花或海绵做垫芯，垫面布料牢固防滑
床褥	长宽与床规格相同，用棉花作褥芯，棉布做面
大单	长 250 cm、宽 180 cm，用棉布制作
棉胎	长 210 cm、宽 160 cm，多用棉花胎，也可用人造棉或羽绒
被套	长 230 cm、宽 170 cm，用棉布制作，尾端开口处缝有系带
枕芯	长 60 cm、宽 40 cm，内装荞麦皮、木棉或人造棉，以棉布做枕面
枕套	长 65 cm、宽 45 cm，用棉布制作
橡胶单	长 40 cm、宽 65 cm，中间用橡胶制作，两端加棉布
中单	长 170 cm、宽 85 cm，用棉布制作或使用一次性成品

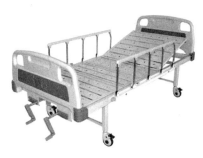

图 2-2-2　普通病床

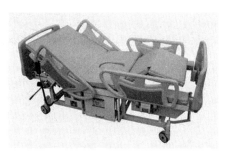

图 2-2-3　电动控制多功能床

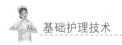

二、铺床法

病床是患者休息和睡眠的用具，是床单位的主要设备。患者的生活、休息、治疗等借助病床来完成，因而病床要保持整洁，床上用品要定期更换，整理床单位应符合实、耐用、平紧、舒适安全的原则。临床常用的铺床法有备用床、暂空床和麻醉床。

知识拓展

1. 大单的叠法　详见图2-2-4及口诀。

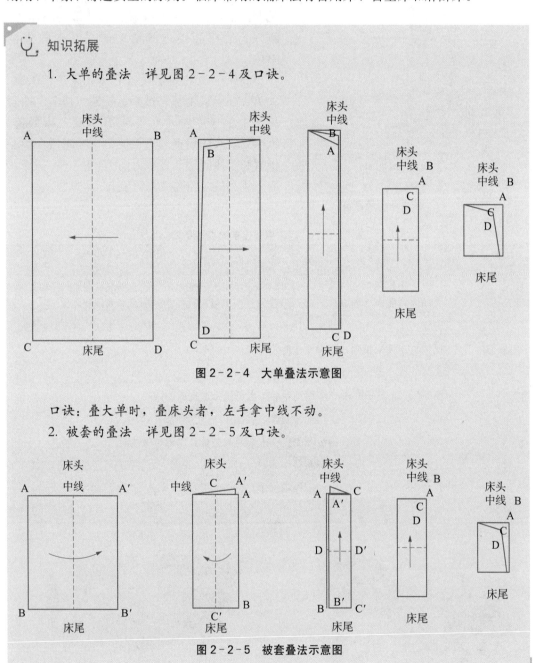

图2-2-4　大单叠法示意图

口诀：叠大单时，叠床头者，左手拿中线不动。

2. 被套的叠法　详见图2-2-5及口诀。

图2-2-5　被套叠法示意图

口诀：叠被套时，叠床头者，右手拿中线不动。

3. 棉胎的叠法　详见图2-2-6。

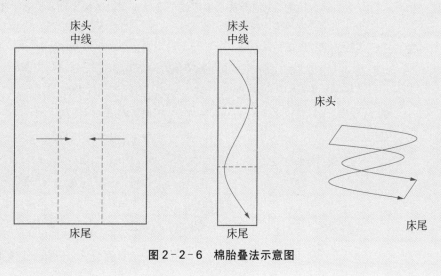

图2-2-6　棉胎叠法示意图

（一）备用床的准备

案例导入2-2-2

普外病房3床，患者李某，女性，因"急性阑尾炎"而住院治疗5天，现已治愈出院。责任护士小王先对床单位进行了消毒处理，计划随后将3床铺成备用床，以保持病室整洁美观，准备迎接新患者。

请问：假若你是责任护士，应如何铺备用床？

1. 目的　保持病室整洁、美观，准备迎接新患者。

2. 评估

（1）病床单位设施是否齐全，完好无损。

（2）床上用品是否齐全清洁，符合规格并适应季节需要。

（3）床旁设施如呼叫装置、照明灯是否完好，供氧及负压吸引管道是否通畅，有无漏气等。

3. 准备

（1）护士准备：着装整洁，洗手，戴口罩。

（2）用物准备：床、床垫、棉胎或毛毯、枕芯、大单、被套、枕套、治疗车。

（3）环境准备：病室整洁，通风，周围无患者治疗、进餐。

4. 操作步骤　详见表2-2-2。

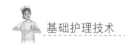

表 2-2-2 备用床的准备操作流程及要点

操作流程	操作步骤	要点
备齐用物	(1) 备齐并叠好用物，按使用先后顺序放于治疗车上，推至病床边；	便于拿取铺床用物，提高工作效率，节省体力
	(2) 有脚轮的床，固定脚轮闸	避免床移动，方便操作
移开桌椅	(1) 移开床旁桌，距床约 20 cm；移床旁椅至床尾正中，距床约 15 cm；	便于操作
	(2) 置用物于床尾椅上	便于取用
翻转床垫	翻转床垫	避免床垫局部长期受压发生凹陷
铺平床褥	将床褥齐床头平放于床垫上，下拉至床尾，铺平	床褥中线与床中线对齐
铺好大单	(1) 将大单的横、纵中线对齐床面的横、纵中线放于床褥上，依次向床头、床尾打开大单；	护士站在床中部，身体靠近床边，双脚左右分开，两膝稍弯曲，使用肘部力量，减少来回走动，节时省力
	(2) 再打开近侧和对侧大单；	护士双脚前后分开站立，保持身体平衡
	(3) 铺近侧床头角，先将大单散开平铺于床头，一手托起床垫一角，另一手伸过床头中线，将大单平整折入床垫下；	铺大单顺序：先床头后床尾，先近侧后对侧
	(4) 在距离床头约 30 cm 处提起大单边缘，使其与床沿垂直，呈等腰三角形平铺于床面。以床沿为界，将三角形分为上下两部分，先将下半部分平塞于床垫下，再将上半部分垂下并平塞入床垫下（图2-2-7）；	使床平紧、不易松散
	(5) 同样方法铺好床尾角大单；	
	(6) 双手同时拉平、拉紧大单中部边缘，平整塞入床垫下；	使大单平紧美观
	(7) 转至对侧，同样方法铺好对侧大单	
套好被套 S 形套被	(1) 将被套的纵中线对齐床面的纵中线，头端齐床头放置，分别向床尾、床两侧打开铺平；	护士站在对侧床头处，身体靠近床边，双脚分开，两膝稍弯曲，减少来回走动，节时省力
	(2) 将被套尾端开口处上层打开 1/3 处，将折好的 S 形棉胎（或毛毯）放于开口处；	便于放棉胎
	(3) 拉棉胎上缘中部至被套头端中部，分别套好床头两角，使棉胎两侧与被套侧缘平齐，于床尾处拉平棉胎及被套，系好带子或拉上拉链	防止被头空虚，避免棉胎下缘滑出被套

（续表）

操作流程	操作步骤	要　点
卷筒式套被法	（1）将被套反面向外折叠，同S形套被套法打开并平铺于床面上，将棉胎铺于被套上，上缘齐床头； （2）将棉胎与被套一并自床头卷向床尾，再由开口端翻转至床头，于床尾处拉平棉胎及被套，系好带子或拉上拉链	
折叠被筒	将盖被左右侧边缘向内折叠与床沿平齐，铺成被筒；再将被尾端向内折叠，与床尾平齐	盖被平整，中线对齐，上端距离床头15 cm
套枕放置	（1）于床尾处套好枕套； （2）开口背门，平放于床头盖被上	枕头平整、四角充实 使病室整齐美观
移回桌椅	将床旁桌椅移回原处	保持病室整齐
整理用物	（1）推车离开病室； （2）整理用物，洗手	用物放置指定位置

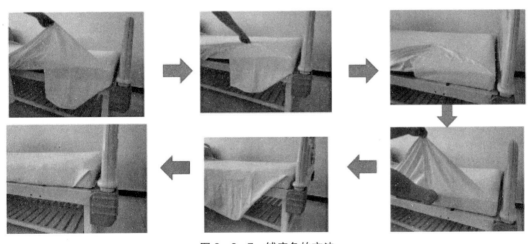

图 2-2-7　铺床角的方法

5. 评价

（1）操作熟练，方法正确，遵循节力原则。

（2）病床整洁、美观，符合实用、耐用、舒适、安全的原则。

6. 注意事项

（1）患者进餐或接受治疗时暂停铺床。

（2）运用人体力学原理，防止职业损伤。铺床时身体应靠近床边，保持上身直立，两脚根据活动需要前后或者左右分开，扩大支撑面，两膝稍弯曲以降低重心，增加身体的稳定性。

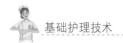

（3）操作中动作轻稳，避免尘埃飞扬。

（二）暂空床的准备

案例导入 2-2-3

　　患者李某，急性胆囊炎收入院第二天，医嘱完善术前检查，患者已离床前往医技楼拍胸片及心电图检查，请整理床单位。

1. 目的　保持病室整洁美观，供新入院或者暂时离床活动的患者使用。
2. 评估　评估患者的病情及伤口情况，其余同备用床。
3. 准备
（1）护士准备：着装整洁洗手，戴口罩。
（2）用物准备：同备用床，必要时备橡胶单及中单或一次性中单。
（3）环境准备：同备用床。
4. 操作步骤　详见表 2-2-3。

表 2-2-3　暂空床的准备操作流程及要点

操作流程	操作步骤	要点说明
备齐用物	（1）备齐并叠好用物，按使用先后顺序放于治疗车上，推至病床边； （2）有轮的床，固定脚轮闸	便于取用，提高工作效率，节省体力 避免床移动，方便操作
移开桌椅	（1）移开床旁桌，距床约 20 cm，移床旁椅至床尾正中，距床约 15 cm； （2）置用物于床尾椅上	便于操作 便于取用
折叠盖被	将暂空床的盖被上端向内折，然后扇形三折于床尾，使之与床尾平齐	方便患者上下床活动，并保持病室整齐美观
铺橡胶中单及中单（视病情需要）	将橡胶中单及中单的纵中线与床面的纵中线对齐，上缘距离床头 45～50 cm 放于床面上，逐层打开，两单边缘下垂部分一并平塞入床垫下。转至对侧，分别将橡胶中单和中单边缘下垂部分拉紧塞入床垫下	保护床免受污染；中单应完全遮盖住橡胶中单，避免橡胶中单外露，接触患者皮肤
整理用物	（1）推车离开病室； （2）整理用物，洗手	用物放置指定位置

5. 评价
（1）橡胶单、中单位置合适，符合病情需要。
（2）盖被折叠正确，患者使用方便。

6. 注意事项　同备用床的准备。

(三) 麻醉床的准备

案例导入 2-2-4

1床，患者李某，因交通事故导致双下肢骨折而急诊入院。现已送往手术室，在全麻下行截肢手术。请为其准备床单位。

1. 目的
(1) 便于接受和护理麻醉手术后患者。
(2) 使患者安全舒适，预防并发症。
(3) 保护被褥不被伤口渗液、呕吐物、排泄物等污染，保持床铺整洁。

2. 评估
(1) 患者的诊断、病情。
(2) 患者的手术部位和麻醉方式。
(3) 术后需要抢救和治疗的器械是否完好，物品是否齐全。

3. 准备
(1) 护士准备：了解患者的病情、手术部位、麻醉方式等。
(2) 用物准备
A. 床上用物：同备用床，另备橡胶中单和中单各两条。
B. 麻醉护理盘：①无菌巾内：压舌板、张口器、舌钳、牙垫、治疗碗、镊子、通气导管、输氧导管、吸痰导管和纱布数块；②无菌巾外：心电监护仪（或血压计、听诊器）、护理记录单和笔、弯盘、棉签、胶布手电筒。
C. 其他：输液架，必要时备负压吸引器、氧气、胃肠减压器、热水袋、毛毯。
(3) 环境准备：同备用床。

4. 操作步骤　详见表 2-2-4。

表 2-2-4　麻醉床的准备操作流程及要点

操作流程	操作步骤	要点说明
同备用床	同备用床步骤 1~5	
铺橡胶中单及中单	(1) 将橡胶中单和中单的纵中线与床面的纵中线对齐，放于床中部或齐床尾放置，逐层打开，两单边缘下垂部分一并平塞入床垫下；	根据患者的麻醉方式和手术部位铺橡胶中单和中单，非全麻手术患者只需在床中部铺橡胶中单和中单
	(2) 于床头铺另一条橡胶和中单，将橡胶中单和中单的纵中线与床面的纵中线对齐，上缘与床头齐放置，逐层打开，两单边缘下垂部分一并平塞入床垫下；	橡胶中单和中单的上缘应距床头 45~50 cm；腹部手术铺在床中部，下肢手术铺在床尾部；中单应完全盖住橡胶中单，避免橡胶中单外露接触患者皮肤

（续表）

操作流程	操作步骤	要点说明
	（3）转至对侧，分层铺好对侧大单、橡胶中单和中单	中线要对齐，各单应拉紧铺平
套好被套	同备用床步骤6	
折叠被筒	（1）同备用床，将盖被两侧边缘向内折叠与床沿齐，尾端向内折叠与床尾齐； （2）将盖被三折叠于一侧床边，开口向门	盖被平整中线对齐，上端距离床头15 cm 盖被三折置于一侧床边，便于将患者移到床上
套上枕套	于床尾处套好枕套，系带，开口背门，横立于床头	防止头部受伤，使病室整齐美观
移回桌椅	将床旁移原处，床旁椅移至盖被同侧	便于将患者搬移到床上
放麻醉盘	将麻醉护理盘放在床旁桌上，其余用物按需要放于合适位置	便于取用
整理用物	（1）推车离开病室； （2）整理用物，洗手	用物放置指定位置

5. 评价

（1）同备用床。

（2）适合术后患者使用，患者感觉舒适安全。

（3）护理术后患者用物准备齐全，患者能及时得到抢救和护理。

6. 注意事项

（1）同备用床的准备。

（2）应换上清洁被单，橡胶单及中单按患者需要放置，保证术后患者舒适。

（3）实施抢救和护理所需用物应齐全。

任务评价

1. 回答案例导入 2-2-1、2-2-2、2-2-3、2-2-4 提出的问题。

2. 独立完成练习题。

任务二习题

一、A₁/A₂型题

1. 病人床单位的设备不包括（　　　）。

    A. 床旁桌　　　　　B. 屏风　　　　　　C. 呼叫装置

    D. 床褥　　　　　　　　　　　　　　　E. 床头供氧管道

2. 铺床时移开床旁桌，离床（　　　）。

    A. 10 cm　　　B. 15 cm　　　C. 20 cm　　　D. 25 cm　　　E. 30 cm

3. 对枕头的描述不正确的是（　　　）。

A. 枕头四角要充实　　　　　　　B. 备用床的枕头平放于床头盖被上
C. 备用床的枕头开口背门　　　　D. 麻醉床的枕头平放于床头盖被上
E. 暂空床的枕头开口背门

4. 不符合铺床节力原则的是（　　）。
A. 备齐物品，按顺序放置　　　　B. 两脚左右或前后分开
C. 操作过程要平稳连续　　　　　D. 两膝稍弯曲以降低重心
E. 上身保持直立，身体尽量远离床边

5. 不符合节力原则的铺床方法是（　　）。
A. 按铺床顺序放置用物　　　　　B. 护士身体靠近床边
C. 上身保持一定弯度　　　　　　D. 两腿分开稍屈膝
E. 使用肘部力量连续进行

6. 患者女性，23岁，因甲状腺功能亢进住院。护士为其准备床单位应（　　）。
A. 将其安排在危重病房　　　　　B. 根据病情需要选择床位
C. 将其安置在隔离病室　　　　　D. 按其要求安排床位
E. 安排在靠近护士站的病室

7. 铺备用床物品放置顺序（由上而下）是（　　）。
A. 枕芯、枕套、棉胎、被套、大单　　B. 大单、被套、棉胎、枕套、枕芯
C. 枕芯、大单、枕套、棉胎、被套　　D. 被套、大单、枕芯、枕套、棉胎
E. 棉胎、被套、大单、枕芯、枕套

8. 以下铺备用床的操作方法错误的是（　　）。
A. 移开床旁桌，距床头20 cm　　　B. 移椅至床尾离床15 cm
C. 大单先铺床尾再铺床头　　　　D. 被盖铺成被筒
E. 枕头开口处背对门放置

二、A₃/A₄型题
题干：患者，男性，77岁，因脑出血入院，大小便失禁。

9. 该患者床单位需加铺橡胶单，其上端距床头（　　）。
A. 35～40 cm　B. 40～44 cm　C. 45～55 cm　D. 50～53 cm　E. 50～55 cm

10. 患者术后改为麻醉床，麻醉护理盘内不需要准备的物品是（　　）。
A. 张口器　　B. 牙垫　　C. 输氧导管　　D. 吸痰导管　　E. 导尿管

（宋　丹）

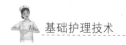

任务三 一般入院评估

学习目标

1. 理解各类评估量表的适用范围及对象。
2. 使用正确的评估量表进行患者入院评估。
3. 准确评估患者，理解患者的感受，关心关爱患者。

案例导入 2-3-1

患者王某，女性，60 岁。于入院前 1 天无明显诱因下出现头痛、头晕，伴恶心、呕吐，非喷射性，呕吐物为胃内容物，多次跌倒在地，单侧肢体无力，不能站起，伴记忆力减退，贪睡，生活需旁人协助。外院查头颅 CT 显示：左侧基底节区、左侧颞叶脑出血，血肿破入双侧侧脑室、第三脑室和第四脑室。在急诊科输注甘露醇，为进一步诊治，收入院。

既往史：高血压病史、血糖增高史、COPD、冠心病史。

生命体征：体温 38.2℃，脉搏 120 次/分，呼吸 16 次/分，血压 166/87 mmHg。

请问：该患者入院后需要进行哪些评估？

学习内容

入院评估是护士运用护理程序的工作方法评估入院患者的病情、收集临床护理资料，为确定护理问题、制定护理计划提供依据。在询问患者主诉、现病史、既往史及测量患者生命体征、系统查体的基础上，应用护理评估量表，评估患者日常生活能力（activity of living，ADL）、自理能力、跌倒危险因素、压力性损伤危险因素、疼痛情况、静脉血栓栓塞症（venous thromboembolism，VTE）风险、意识障碍状态、病情早期预警等，为确定患者的主要护理问题、安全风险提供依据，指引提供针对性护理。下面介绍几种常用护理评估量表。

一、自理能力评估及 Barthel 指数评分

自理能力是人类自我照护的能力，可以通过后天的实践和学习不断得到提高和发展。但是，受年龄、生活经历、社会文化背景、健康状况等因素影响，人的自理能力可能会

丧失或部分丧失。患者入院后，护士要评估其自理能力，提供适当的照护。Barthel 指数评定量表（Barthel index，BI）由美国学者 Barthel 和 Mahney 于 1965 年正式发表，主要应用于日常生活能力评定。因其评定简单、可信度及灵敏度高、可预测治疗效果及预后，广泛用于患者日常生活能力及自理能力评定，目前是最常用的评估日常生活能力及自理能力的量表。

（一）适用范围及对象

20 世纪 80 年代后期，Barthel 指数评定引入到我国医疗机构、康复机构，评定患者日常生活能力，确定患者自理能力。2013 年，原国家卫生计生委发布《护理分级（WS/T 431—2013）》行业标准，引入 Barthel 指数评定患者自理能力，医护人员根据患者病情、自理能力确定护理级别，确定患者需要照护的程度。

Barthel 指数评定包括进食、洗澡、修饰、穿衣、控制大便、控制小便、用厕和床椅转移、平地行走及上楼梯 10 项内容，总分 100 分，评分分值为 2～4 个等级（0、5；0、5、10；0、5、10、15）。完全依赖为 0 分。分数越高代表患者自理能力越高，各项目所得分之和为总分。

（二）评分量表

1. Barthel 指数（自理能力）评定量表 详见表 2-3-1。

表 2-3-1 Barthel 指数（自理能力）评定量表 1

项目	评估内容			
	完全独立	需部分帮助	需极大帮助	完全依赖
进食	10	5	—	—
洗澡	5	0	—	—
修饰	5	0	—	—
穿衣	10	5	—	—
控制大便	10	5	—	—
控制小便	10	5	—	—
如厕	10	5	—	—
床椅转移	15	10	—	0
平地行走	15	10	5	0
上下楼梯	10	5	—	—

2. 自理能力分级 详见表 2-3-2。

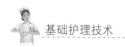

表 2-3-2 Barthel 指数（自理能力等级）评定量表 2

自理能力等级	等级划分标准	需要照护程度
重度依赖	总分≤40 分	全部需要他人照护
中度依赖	总分 41～60 分	大部分需他人照护
轻度依赖	总分 61～99 分	少部分需他人照护
无需依赖	总分 100 分	无需他人照护

（三）评分举例

如某脑卒中患者发病后 1 个月，经护理人员评定：该患者可自行进餐；能自己在床上坐起，但需要帮助才能从床转移到轮椅；可独立完成洗脸、梳头等；如厕时穿脱裤子需要帮助；洗澡需要帮助；在帮助或监督下可上下一层楼梯；穿脱衣服时需要帮助；大便能控制；偶有尿失禁；在监督或帮助下可行走 50 m。因此，该患者 Barthel 指数单项评分分别为 10、5、5、5、0、5、5、10、5、10，总分 60 分，中度依赖，大部分需要他人照护。

二、跌倒危险因素评估

跌倒（fall）指住院患者在医疗机构任何场所，未预见性地倒于地面或倒于比初始位置更低的地方，可伴有或不伴有外伤。住院患者跌倒是医院内患者不良事件之一，跌倒可能导致严重甚至危及生命的后果。住院患者跌倒发生率已纳入护理质量核心指标，进行严格管控。临床常采用 Morse 跌倒风险评估表识别成人患者跌倒危险因素，采取针对性预防措施。

（一）适用范围及对象

在患者入院 2 h 内即进行跌倒风险因素首次评估，发生病情变化（意识、肢体活动改变等）、转科时应进行跌倒风险因素再评估，评估为高危患者，应及时落实预防护理措施。

（二）评分量表

跌倒风险的评分量表见表 2-3-3、表 2-3-4。

表 2-3-3 Morse 跌倒风险评估表

项目	评分标准	
	评估项目	分数
近 3 个月有无跌倒	无	0
	有	25
多于一个疾病诊断	无	0
	有	15

（续表）

项目	评分标准	
	评估项目	分数
使用行走辅助用具	不需要/卧床休息/护士辅助	0
	拐杖、助步器、手杖	15
	依扶家具行走	30
静脉输液	否	0
	是	20
步态	正常、卧床不能移动	0
	虚弱乏力	10
	功能障碍/残疾	20
精神状态	量力而行	0
	高估自己能力/忘记自己受限制	15
总分		

危险程度	MFS分值
低度危险	0～24
中度危险	25～44
高度危险	≥45

表2-3-4 住院患儿跌落风险评估表

项目	评估项目	分数
活动度	自主活动而没有步态不稳	0
	自主活动或移动时需要辅助	1
	能自主活动但有不稳定的步态，没有辅助设施	1
	不能自主活动或移动	0
生理发育	生长发育正常并反应灵敏，能判断目标和方向	0
	生长发育迟缓	1
	分不清方向/目标，无判断力	2
	昏迷，无反应	0
排泄	独立完成	0
	能独立完成，但有频繁上厕所或腹泻	1
	如厕时需要协助	1
	用尿布/留置导尿	0

项目	评估项目	分数
跌落史	在住院前有跌落史（近1年内）	1
	在这次住院期间有过跌倒	2
	没有	0
目前用药	特殊用药，如抗癫痫药/阿片类/抗惊厥药等	1
	无特殊用药	0
评估分值		
护士签名		
评分≥3分，为高危险，实施跌倒/坠床预防措施		
备注		

1. 评估对象：年龄大于6个月小于3岁的患儿必须评估，3岁以上患儿如果有高危因素者需要评估。
2. 评估时机：新入院、转科，以及其他基于护士的临床判断可能存在风险改变的（如疾病突然变化导致虚弱、肌力改变、排泄改变、意识改变等）。

（三）评分举例

如某脑卒中患者，经护理人员评定：该患者3个月内曾有跌倒史；患者诊断为动脉瘤、高血压、糖尿病；患者行走时需抓扶家具；静脉输注乌拉地尔降压药；行走时虚弱无力；忘记自己活动受限，擅自下床活动。该患者Morse跌倒风险单项评分分别为25、15、15、20、10、15，总分100分，跌倒高度危险，应落实跌倒预防相关措施。

三、压力性损伤危险因素评估

压力性损伤（pressure injury，PI），过去称为褥疮，后改为压力性溃疡（pressure ulcer，PU），简称压疮。2016年4月，美国国家压疮咨询委员会（National Pressure Ulcer Advisory Panel，NPUAP）将压力性溃疡更改为压力性损伤，将分期从4期调整为6期。压力性损伤指局部皮肤或皮下软组织损伤，通常发生在骨隆突处或与医疗器械相关的位置；是皮肤完整的或开放性溃疡的损伤，并可能伴有疼痛；剧烈和（或）长期的压力或压力联合剪切力可导致压力性损伤出现。压力性损伤的发生会增加患者痛苦、住院时间、医疗费用和病死率，给患者、家庭和社会带来沉重负担，也增加护理工作量。住院患者压力性损伤发生率已纳入护理质量核心指标，进行严格管控。临床常采用Braden压力性损伤评分量表评估患者发生压力性损伤的危险因素，采取针对性预防措施。

（一）适用范围及对象

在患者入院2h内即进行压力性损伤危险因素首次评估，发生病情变化、手术时间>

4 h、转科时应进行风险因素再评估,评估为高危患者,应及时落实预防护理措施。院外压力性损伤患者还需评估压力性损伤的部位、面积、深度及来源。

(二)评估量表

压力性损伤危险因素评估表见表 2-3-5。

表 2-3-5　Braden 压力性损伤危险因素评估表

评分内容	评估项目与计分标准				评分
	1 分	2 分	3 分	4 分	
感知能力	完全受限	大部分受限	轻度受限	无损害	
潮湿程度	持续潮湿	常常潮湿	偶尔潮湿	罕见潮湿	
活动能力	卧床	坐椅子	偶尔步行	经常步行	
移动能力	完全受限	非常受限	轻微受限	不受限	
营养摄取能力	非常差	可能不足	充足	丰富	
摩擦力和剪切力	存在问题	潜在问题	不存在问题		

评分结果

　评分>18 分,无风险;评分 13～18 分,中低危;评分 10～12 分,高危;评分≤9 分,极高危

(三)评分举例

如某脑卒中患者,经护理人员评定:该患者只对疼痛刺激有反应;皮肤一直处于潮湿状态,每当移动或翻身时总能发现患者的皮肤是潮湿的;活动局限于床椅;不能完成翻身动作;白蛋白≤20 g/L;在床上或者椅子上经常滑落,需要极大协助。该患者 Braden 评分表单项评分分别为 2、1、2、2、1、1,总分 9 分,压力性损伤极高危患者,应落实压力性损伤预防相关措施。

(四)压力性损伤评估与处理流程

1. 全面的风险评估　评估时应注意对患者进行全面的风险评估。常见的风险因素:①长期卧床或坐轮椅;②脆弱的皮肤;③已存在任何分期的压力性损伤,包括已经愈合的溃疡;④血管性疾病、糖尿病或长期吸烟;⑤受压部位疼痛;⑥因大小便失禁或其他原因造成的环境潮湿;⑦患者自身营养状况及用药情况。

2. 定期重复评估　再评估的频率取决于患者实际情况的变化:①患者病情变化;②长期护理的患者,如果病情趋于稳定,评估周期可以慢慢延长。

3. 护理计划　根据风险评估制订护理计划。

(五)压力性损伤的预防策略

通过患者、家属和医护人员对压力性损伤的共同评估、预测和预防,可大大降低压力性损伤的发生率。预防涉及对危险因素的认知,采取适当姿势、使用保护装置等方面。

四、疼痛评估

疼痛（pain）是组织损伤或潜在组织损伤引起的不愉快感觉和情感体验，被列为"第五大生命体征"。疼痛是多种疾病的症状，也是临床诊断、治疗效果评价的重要指标。可运用疼痛评定量表评价疼痛程度，Wong-Banker 面部表情量表是常用量表之一，该量表采用 6 种面部表情，从微笑、悲伤至痛苦的哭泣的图画来表达疼痛程度。

（一）适用范围及对象

所有患者入院 8 h 内完成疼痛常规评估，入院 24 h 内完成疼痛全面评估，住院过程中进行动态评估。Wong-Banker 面部表情量表适用于任何年龄，没有特定的文化背景或性别要求，易于掌握。急性疼痛、老年人、儿童，以及表达能力丧失者特别适用。

（二）评分量表

面部表情疼痛评分量表见图 2 - 3 - 1。

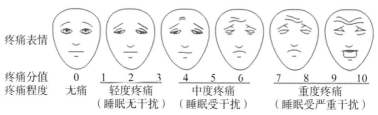

图 2 - 3 - 1 Wong-Banker 面部表情疼痛评分量表（示意图）

注：0：无痛；1～3：轻度疼痛；4～6：中度疼痛；8～10：重度疼痛。

（三）评分举例

如某脑卒中患者，经护理人员评定：该患者的疼痛未对睡眠造成干扰，该患者疼痛评分为 1 分，为轻度疼痛患者。

（四）疼痛评估与处理流程

1. 首次疼痛筛查　患者入院 8 小时内，护士进行首次疼痛筛查，此后每天 14 点进行疼痛评估，并记录于体温单。

2. 疼痛筛查和评估　若发现首次主诉疼痛，或疼痛评分≥3 分者，护士应及时报告医生，由医生决定处理措施。

3. 评估频次　对疼痛评分≥5 分的患者，护士每 4 小时评估疼痛一次，直至疼痛评分<5 分。对于使用止痛药物长期医嘱的患者，护士至少每 4 小时评估疼痛，直至该医嘱停止。特殊情况按医嘱执行疼痛评估。

4. 追踪评估　对于进行疼痛干预的患者，干预后护士应追踪评估（静脉或肌内注射后 30 分钟，口服药物后 1 小时），并记录结果。

（五）疼痛处理原则

1. 设立疼痛控制目标　①疼痛强度评分≤3 分；②24 小时内突发疼痛次数≤3 次；

③24 时内需要解救药的次数≤3 次。

2. WHO 癌痛三阶梯止痛治疗指南　①对于轻度疼痛患者（1～3 分）使用阿司匹林、对乙酰氨基酚（扑热息痛）等非类固醇止痛药物；②对于中度疼痛患者（4～6 分）按时服用可待因等弱阿片类药物，并可合用非甾体类抗炎药和（或）辅助用药；③对于有重度疼痛（7～10 分）的癌症患者，按时服用强阿片类药（以吗啡为代表），并可同时合用非甾体类抗炎药和（或）辅助用药。

五、住院患者静脉血栓栓塞症风险评估

静脉血栓栓塞症（venous thromboenmbolism，VTE）是指血液在静脉内不正常地凝结，使血管完全或不完全阻塞。包括深静脉血栓形成（deep vein thrombosis，DVT）与肺动脉栓塞（pulmonary thromboenmbolism，PTE）两种类型，是同一疾病在不同阶段、不同部位的两种重要临床表现形式。由于其高发病率、高致死率，引起临床高度重视，纳入患者安全目标管理。静脉血栓栓塞症是可防可治的疾病，早期筛查和识别非常重要。目前常用的评估量表为美国外科医生 Joseph A. Caprini 所设计的 Caprini 血栓风险评估量表，该量表基本涵盖了外科手术和住院患者可能发生静脉血栓栓塞症的所有危险因素，广泛用于临床。

（一）适用范围及对象

主要适用于内科和外科＞14 岁的住院患者静脉血栓栓塞症的风险评估。

（二）评分量表

住院患者静脉血栓栓塞症风险评估表与预防措施见表 2－3－6。

表 2－3－6　住院患者静脉血栓栓塞症风险评估表与预防措施

VTE 风险评分（基于 Caprini 模型）		预防措施
评分项目	分值	使用相应的警示标识，预防肺栓塞指导，按医嘱留家属陪护，告知有关注意事项，早期下床活动，早期功能锻炼，下肢抗血栓气压泵，根据医嘱给予抗凝药物治疗
年龄 41～60 岁	1	
肥胖（BMI≥25）	1	
不明原因死胎、反复流产（≥3 次）、因毒血症或胎儿生长停滞造成早产	1	
妊娠或产后状态（＜1 个月）	1	
口服避孕药或激素替代治疗	1	评分结果
需卧床休息的内科疾病	1	0 分：非常低危。无预防措施时，预计 VTE 基线风险＜0.5%。措施：宣传教育
下肢肿胀	1	
静脉曲张	1	
严重肺部疾病（包括肺炎；＜1 个月）	1	

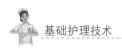

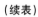

（续表）

VTE 风险评分（基于 Caprini 模型）		1～2 分：低危。无预防措施时，预计 VTE 基线风险＜1.5%。措施：尽早活动，宣传教育，物理预防
评分项目	分值	
肺功能异常（如慢性阻塞性肺气肿）	1	
急性心肌梗死	1	
充血性心力衰竭（1 个月内）	1	3～4 分：中危。无预防措施时，预计 VTE 基线风险＜3.0%。措施：通知医生，宣传教育，物理预防，悬挂黄色警示标识，报告护士长；必要时医生与家属沟通，实施药物干预措施等
脓毒血症（＜1 个月）	1	
大手术史（＜1 个月）	1	
其他风险因素	1	
计划小手术	1	
年龄 61～74（岁）	2	
石膏固定（＜1 个月）	2	
限制性卧床（＞72 小时）	2	
恶性肿瘤（既往或现患）	2	≥5 分：高危。无预防措施时，预计 VTE 基线风险＜6.0%。措施：通知医生，宣传教育，物理预防，悬挂红色警示标识，报告护士长，护士长查房；主管医生评估出血风险后与家属沟通，实施药物干预措施等
腹腔镜手术（＞45 分钟）	2	
关节镜手术	2	
中心静脉置管	2	
大手术（＞45 分钟）	2	
年龄≥75 岁	3	
深静脉血栓或肺栓塞病史	3	
血栓家族史	3	
肝素引起的血小板减少症（避免使用肝素）	3	
其他先天性或获得性易栓症	3	9 分及以上：极高危。措施同上
抗心磷脂抗体升高	3	注意：病情变化（包括手术）时，请及时重新评估 VTE 风险并更改预防措施。对有争议、疑难、特殊病例或未尽事宜请会诊
凝血酶原 20210A 突变	3	
V 因子 Leiden 突变	3	
狼疮样抗凝物质	3	
高半胱氨酸血症	3	
脑卒中（＜1 个月）	5	
急性脊髓损伤（瘫痪）（＜1 个月）	5	
择期下肢主要关节成形术	5	
髋部、盆腔或下肢骨折（＜1 个月）	5	是否发生 VTE：是，否 如果发生 VTE：DVT，PTE
多处创伤（＜1 个月）	5	
总分		

注：DVT 为深静脉血栓；PTE 为肺血栓栓塞症。

（三）评分举例

如某脑卒中患者，经护理人员评定：该患者 70 岁；BMI≥25；下肢肿胀；肺功能异常、中心静脉置管、脑卒中（<1 个月）。该患者 VTE 风险评分单项评分分别为 2、1、1、1、2、5，总分 12 分，VTE 极高危患者，应落实 VTE 预防相关措施。

六、意识障碍评估

意识障碍（disorder of consciousness）在临床非常常见，多种类型疾病均可引起不同程度的意识障碍，其转归可是意识完全恢复，或发展为昏迷（coma）、植物状态甚至脑死亡。临床上运用昏迷评分量表评估意识障碍程度，判断病情变化及治疗效果。1974 年，格拉斯哥大学的 Graham Teasdale 和 Bryan J. Jennett 研制了格拉斯哥昏迷评分量表（Glasgow Coma Scale，GCS），开始仅用于颅脑创伤患者，随后被广泛应用于中枢神经系统损伤和意识障碍状态患者的评定。

（一）适用范围及对象

格拉斯哥评分量表适用于内外科患者，一般在颅脑损伤、中枢神经系统损伤、脑血管意外、意识障碍等患者中应用较多。其适用场所非常广泛，在各级医院均可使用。

（二）评分量表

格拉斯哥评分量表最高得分 15 分，最低 3 分，分值越低表明患者意识越差（表 2-3-7）。临床意义：评分 3～8 分为重度意识障碍，9～12 分定义为中度意识障碍，13～15 分定义为轻度意识障碍。每一分级的意识障碍与预后高度相关。

表 2-3-7　格拉斯哥昏迷评分（GCS）

评分	睁眼反应	言语反应	运动反应
6			按吩咐动作
5		回答切题	刺痛能定位
4	自动睁眼	回答不切题	肢体回缩
3	呼唤睁眼	答非所问	肢体屈曲
2	刺痛睁眼	只能发音	肢体过伸
1	不睁眼	不能言语	不能运动

（三）评分举例

如某脑卒中患者，经护理人员评定：该患者呼唤睁眼；回答不切题；刺痛能定位。该患者格拉斯哥昏迷单项评分分别为 3、4、5，总分 12 分，患者中度意识障碍。

（四）注意事项

1. 评估顺序　先睁眼反应、言语反应，然后是动作反应。评分时，注意排除影响意识障碍观察的特殊因素，如饮酒、癫痫状态、使用镇静剂等。运动评分下降 1 分或者总分

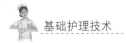

下降 2 分以上都应及时通知医生。

2. 疼痛刺激部位　应施加中心疼痛刺激。眶上按压是"金标准"。当眼眶有损伤或者有颅骨骨折时，应选用挤压斜方肌的方法。但要注意，斜方肌既有感觉神经元又有运动神经元，有引起脊髓反射的风险。若使用外周疼痛刺激，可用笔旋转碾压患者的示指或中指指头的外侧。原则上禁止按压胸骨，以避免引起外伤和患者不适。

3. 需避免语言沟通不良导致的误判　如果患者大脑的语言中枢受损，虽然清醒警觉，但却不能说话，仍然只能打 2 分。除非患者可以用书写、电脑等方式来代替交流。指正患者的错误答案后重新评估也很重要，细微的混淆是神经功能退化的最早预兆。

4. 肢体反应评估

(1) 在请患者做指令动作时，应要求患者执行两个不同的命令，如伸舌头、抬眉毛、抬高肢体等，相同的命令起码重复执行 2 次。请患者执行握手的动作时，必须发出松手的指令，以区分原始的握持反射。只有患者对言语命令没有反应的情况下才能使用疼痛刺激，患者有拉开氧气面罩或者通气管道的举动时除外，这种情况说明患者是可以定位的，不需要再额外施加疼痛刺激。

(2) 两侧肢体活动不对称时，应根据病情轻重情况进行评分。

七、病情早期预警评估

临床上早期、准确识别患者病情变化并及时干预非常重要。研究证实，运用早期预警评分工具能早期发现患者潜在的病情变化，为及时干预提供依据。1997 年，英国 Morgan 等首先提出了早期预警评分（Early Warning Score，EWS），2001 年，英国 Subbe 提出了改良早期预警评分（Modified Early Waring Score，MEWS），用呼吸频率、体温（腋温）、动脉收缩压、心率和意识水平 5 项生理指标为参数并赋值，每项参数范围为 0～3 分，评分分值区域为 0～14 分，依据评分分值对应的危险等级将患者分为低危、中危、高危 3 个危险级别进行预警。评分＞5 分时有明显的临床预警意义，分数越高表明患者病情越严重。

（一）适用范围及对象

MEWS广泛用于临床各科室成人患者病情预警评估，对于儿童的应用暂未见有报道。可应用于院前急救、急诊科、各专科病房。其局限性在于对潜在危重症患者临床结局、死亡风险预测上敏感度不够。

（二）评分量表

改良早期预警评分量表见表 2 - 3 - 8。

表 2 - 3 - 8　改良早期预警评分量表

项目	评分标准						
	3	2	1	0	1	2	3
体温（℃）		≤35.0	35.1～36	36.1～38	38.1～38.5	≥38.5	
呼吸（次/分）		≤8		9～14	15～20	21～29	≥30

(续表)

项目	评分标准						
	3	2	1	0	1	2	3
心率（次/分）		≤40	41～50	51～100	101～110	111～130	≥130
收缩压（mmHg）	≤70	71～80	81～100	101～199		≥200	
意识水平				清醒	对声音有反应	对疼痛有反应	无反应

1. 病情危险级别　根据评分，分为低危、中危、高危 3 个危险级别。

（1）低危：0～4 分。

（2）中危：5～8 分。

（3）高危：≥9 分。

2. 临床意义　单项评分 3 分或总分＞5 分均应引起重视。

（1）4～5 分：是鉴别患者病情严重程度的最佳临界点。

（2）＜5 分：多不需要住院治疗。

（3）≥5 分：病情恶化的可能性大，多需要住院治疗。

（4）≥9 分：死亡的危险性明显增加。

（三）评分举例

如某脑卒中患者，经护理人员评定：该患者体温 38.6℃；呼吸 32 次/分；心率≥130 次/分；收缩压 180 mmHg；患者对疼痛有反应。该患者 MEWS 单项评分分别为 2、3、3、0、2，总分 10 分，患者严重程度分级为危重病，中度意识障碍。

任务评价

1. 回答案例导入 2 - 3 - 1 提出的问题：王某入院后需要进行以下评估。

（1）Barthel 指数（自理能力）评定：5 分，重度依赖。评分依据：患者平地行走需极大帮助（5 分）。

（2）跌倒风险评估：100 分，高度危险。评分依据：近 3 个月有跌倒史（25 分）；多于一个疾病诊断（15 分）；依扶家具行走（30 分）；静脉输液（20 分）；肢体功能障碍（20 分）；忘记自己受限制（15 分）。

（3）压力性损伤风险评估：11 分，压力性损伤高危。评分依据：感知能力大部分受限（2 分）；常常潮湿（2 分）；卧床（1 分）；移动能力受限（2 分）；营养摄取可能不足（2 分）；移动时可能存在摩擦力和剪切力（2 分）。

（4）疼痛评估：3 分，中度疼痛。

（5）静脉血栓栓塞症风险评估：6 分，高危。评分依据：年龄 60 岁（1 分）；脑卒中（5 分）。

（6）格拉斯哥昏迷评分：12 分，嗜睡。评分依据：患者呼唤睁眼（3 分）；回答不切

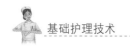

题（4分）；刺痛能定位（5分）。

（7）改良早期预警评分：5分，需立即处置。评分依据：体温38.2℃（1分）；呼吸16次/分（1分）；心率120次/分（2分）；血压166/87mmHg（0分）；对声音有反应（1分）。

2. 独立完成练习题。

任务三习题

一、A₁/A₂型题

1. 以下关于Morse跌倒风险评估量表分级表述不正确的是（　　）。
   A. 25分以下为低风险　　　　　　　　B. 25～45分为中风险
   C. 60分为高风险　　　　　　　　　　D. 25～55分为中风险
   E. 评分可以为0分

2. 以下跌倒高风险患者护理措施错误的是（　　）。
   A. 应有专人24h看护，保持患者在照护者的视线范围内
   B. 应每班床边交接跌倒风险因素及跌倒预防措施的执行情况
   C. 告知患者离床活动时无需有他人陪同
   D. 使用带轮子的床、轮椅等器具时，静态时应锁定轮锁，转运时应使用安全带或护栏
   E. 应在床边、就餐区、卫生间、盥洗间等跌倒高危区域及腕带上放置防跌倒警示标识

3. Braden量表中，潮湿程度为"每天大于等于2次换床单或每班都需要更换床单"，评分为（　　）。
   A. 1分　　　　B. 2分　　　　C. 3分　　　　D. 4分　　　　E. 偶尔潮湿

4. Braden量表中，感知为"对受压部位疼痛有感觉，但不能用语言表达（模糊、浅昏迷、昏睡、失语等），或者一半以上的部位对疼痛的感觉受限或障碍"，评分为（　　）。
   A. 1分　　　　B. 2分　　　　C. 3分　　　　D. 4分

5. Braden量表中，评分分级属于高危的是（　　）。
   A. 9分及以上　B. 15～18分　C. 13～14分　D. 10～12分　E. 13～18分

6. 下列选项中（　　）不是肺动脉血栓栓塞症的临床表现。
   A. 胸痛　　　　B. 咳嗽　　　　C. 呼吸困难　　　D. 静脉性坏疽　E. 晕厥

7. 患者，65岁，男性，身高170cm，体重80kg，BMI=27.7；既往COPD、糖尿病史、房颤；主诉：体检发现左肺部包块7天；病理诊断：左肺腺癌，左侧肺包块切除术后3天。该患者属于VTE的（　　）级风险患者。
   A. 低　　　　　B. 中　　　　　　C. 高　　　　　　D. 无风险

8. 人体的第五大生命体征是（　　）。
   A. 体温　　　　B. 呼吸　　　　C. 脉搏　　　　D. 血压　　　　E. 疼痛

9. 改良早期预警评分主要适用于（　　）以上的患者。
   A. 10岁　　　　B. 12岁　　　　C. 13岁　　　　D. 14岁　　　　E. 6岁

二、A₃/A₄型题

题干：患者，男，15岁，于2022年2月22日高处坠落后出现昏迷。入院诊断：外伤性脾破裂，左下肢骨折。

10. 格拉斯哥昏迷评分（GCS）不包括（　　）方面的评估。
    A. 是否能睁眼　　　　　　B. 回答是否切题　　　　　　C. 运动反应
    D. 能否进食　　　　　　　E. 能否发音

11. 格拉斯哥昏迷评分中，语言反应为"用词错乱"，评为（　　）分。
    A. 1　　　　　B. 2　　　　　C. 3　　　　　D. 4　　　　　E. 5

12. 格拉斯哥昏迷评分中，运动反应为"疼痛刺激屈曲反应"，评为（　　）分。
    A. 1　　　　　B. 2　　　　　C. 3　　　　　D. 4　　　　　E. 5

（马智群　袁　萍　李泞瀛）

任务四　护理分级

学习目标

1. 理解并记忆护理分级级别及分级方法、不同护理级别的适用对象。
2. 应用患者评估结果，为不同护理级别患者提供适当的护理。
3. 从患者护理级别的动态变化，了解患者病情，鼓励患者早日康复。

案例导入 2-4-1

　　患者贺某，女性，40岁，尿毒症晚期，今日行同种异体肾移植术，于下午2点术后返回病房，麻醉未醒，气管插管，呼吸机辅助呼吸，且留置伤口引流管。
　　请问：1. 应该为她提供何种护理级别？
　　　　　2. 该护理级别主要有哪些护理内容？

学习内容

一、护理分级及分级方法

（一）护理分级

根据《护理分级（WS/T 431—2013）》标准制定分级护理制度。护理分级指患者在

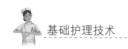

住院期间，医护人员根据患者病情、自理能力评定的护理级别。依据患者病情和自理能力分为特级、一级、二级和三级护理等 4 个级别。

（二）分级方法

（1）患者入院后，应根据患者病情严重程度评估确定病情等级。

（2）根据患者 Barthel 指数总分确定自理能力的等级。

（3）依据病情等级和（或）自理能力等级，确定患者护理分级。

（4）临床医护人员应根据患者的病情和自理能力的变化，动态调整患者护理分级。

二、自理能力分级及照护要求

（一）自理能力分级

自理能力指在生活中个体照料自己的行为能力。根据 Barthel 指数（BI）总分，将自理能力分为重度依赖、中度依赖、轻度依赖和无需依赖 4 个等级。

（二）评定方法及照护要求

BI 是测量患者日常生活活动的功能状态，总分为 0～100 分。临床护士采用 BI 评定量表，对患者进食、洗澡、修饰、穿衣、控制大便、控制小便、如厕、床椅转移、平地行走、上下楼梯 10 个项目进行评定，各项得分相加为总分。总分≤40 分为重度依赖，全部需要他人照护；总分 41～60 分为中度依赖，大部分需他人照护；总分 61～99 分为轻度依赖，少部分需他人照护；总分 100 分为无需依赖，无需他人照护。

三、护理分级适用对象及护理要求

护士应根据患者的护理分级、自理能力和医师制订的诊疗计划，为患者提供适宜的整体护理服务。各级护理的适用对象及相应护理要求见表 2-4-1。

表 2-4-1 护理分级适用对象与护理要点

护理级别	适用对象	护理要点
特级护理	1. 维持生命，实施抢救性治疗的重症监护患者； 2. 病情危重，随时可能发生病情变化需要监护、抢救的患者； 3. 各种复杂或大手术后、严重创伤或大面积烧伤的患者； 4. 使用呼吸机辅助呼吸，并需要严密监护病情的患者； 5. 实施连续性肾脏替代治疗（CRRT），并需要严密监测生命体征的患者； 6. 其他有生命危险，需要严密监护生命体征的患者	1. 设专人昼夜守护，严密观察患者病情变化，监测生命体征； 2. 根据医嘱，正确实施治疗、用药； 3. 急救药品、器材齐备完好，随时准备抢救； 4. 根据患者病情及自理能力，正确实施基础护理和专科护理，如口腔护理、压力性损伤护理、气道护理及管路护理等，实施安全措施。保持患者的舒适和功能位； 5. 做好监护护理记录。根据医嘱，准确记录出入量，各班按时小结和 24 小时总结，不足 24 小时按实际时间记录；至少 1 小时记录一次，病情变化随时记。特殊治疗、检查、输血及时记录； 6. 严格做到书面、口头、床旁三交班，交接好患者的病情、主要治疗、护理要点

(续表)

护理级别	适用对象	护理要点
一级护理	1. 病情趋向稳定的重症患者; 2. 病情不稳定或随时可能发生变化的患者; 3. 手术后或者治疗期间需要严格卧床的患者; 4. 自理能力重度依赖的患者	1. 每小时巡视患者,观察患者病情变化; 2. 根据患者病情,测量生命体征; 3. 根据医嘱,正确实施治疗、用药; 4. 根据患者病情及自理能力,正确实施基础护理和专科护理,如口腔护理、压力性损伤护理、气道护理及导管护理等,实施安全措施。提供适宜的照顾和康复、健康指导; 5. 根据医嘱记录出入量,病情变化随时记录,特殊治疗、特殊检查、特殊用药、输血等及时记录。各班按时小结和24小时总结,不足24小时按实际时间记录; 6. 严格做到书面、口头、床旁三交班,交接好患者的病情、主要治疗、护理要点
二级护理	1. 病情趋于稳定或未明确诊断前,仍需观察,且自理能力轻度依赖的患者; 2. 病情稳定,仍需卧床,且自理能力轻度依赖的患者; 3. 病情稳定或处于康复期,且自理能力中度依赖的患者	1. 每2小时巡视患者,观察患者病情变化; 2. 根据患者病情,测量生命体征; 3. 根据医嘱,正确实施治疗、用药; 4. 根据患者病情及自理能力,正确实施护理措施和安全措施。提供适宜的照顾和康复、健康指导
三级护理	病情稳定或处于康复期,且自理能力轻度依赖或无需依赖的患者	1. 每3小时巡视患者,观察患者病情变化; 2. 根据患者病情,测量生命体征; 3. 根据医嘱,正确实施治疗、用药; 4. 对患者提供适宜的照顾和康复、健康指导

任务评价

1. 独立完成练习。

2. 案例分析:患者贺某,女性,40岁,尿毒症晚期,昨日行肾移植术。今上午查房神志清醒,已拔除气管插管,呼吸平顺。体格检查:心率92次/分,血压130/87 mmHg,氧分压(SpO_2)100%,呼吸20次/分,双肺呼吸音清,未闻及干湿啰音,伤口干洁,尿量好(300～600 ml/h)。嘱继续密切观察病情变化。

请问:(1)应该为她提供何种护理级别?

(2)该护理级别主要有哪些护理内容?

任务四习题

一、A₁/A₂型题

1. 按分级护理要求,应2 h巡视一次的病人是( )。

A. 高热病人　　　　B. 脏器移植病人　　　　C. 瘫痪病人

D. 手术后病情稳定者　　E. 术前准备阶段病人

2. 一级护理适用于（　　　）。

    A. 病情危重，随时需要观察病情变化的病人

    B. 手术后绝对卧床休息的病人

    C. 生活不能完全自理但病情稳定的病人

    D. 年老或婴幼儿病人

    E. 病情危重．需抢救的病人

3. 需要特级护理的是（　　　）。

    A. 生活不能自理者　　　　　B. 年老体弱者　　　　　C. 肾移植术后脑出血者

    D. 长期瘫痪病人　　　　　　E. 高热病人

4. 应根据（　　　）确定患者护理分级。

    A. 患者病情严重程度　　　　　　　　B. 医生的医嘱

    C. 病情等级或自理能力等级　　　　　D. 患者的病情和自理能力

    E. 患者意愿

二、A₃/A₄ 型题

题干：病人贺某，女，40 岁，尿毒症晚期，今日行同种异体肾移植术，于下午 2 点术后刚返回病房，麻醉未醒，气管插管，呼吸机辅助呼吸，且留置有伤口引流管。

5. 护理人员应该为他提供的护理级别是（　　　）。

    A. 特级护理　　B. 特等护理　　C. 一等护理　　D. 一级护理　　E. 高危护理

6. 护理级别可以划分为（　　　）等级。

    A. 2 个　　　B. 3 个　　　C. 4 个　　　D. 5 个　　　E. 尚未统一

7. 二级护理的床头卡颜色应为（　　　）。

    A. 红色　　　B. 粉色　　　C. 绿色　　　D. 蓝色　　　E. 黄色

（鞠　珊　马智群）

01

模块一　入院护理

项目三　运送患者

📜 项目介绍 ◀

凡不能自行移动的患者入院、出院、接受检查或治疗时，护士可根据患者病情采用轮椅、平车等工具运送。

📚 相关知识储备 ◀

做好患者运送的工作需具备患者安全意识（详见项目四任务一）、基本沟通能力和人体力学相关知识（详见二维码）。

相关知识储备

📖 学习导航 ◀

运送患者
- 轮椅运送
  - 轮椅结构
  - 使用轮椅的目的
  - 轮椅运送的注意事项
  - 轮椅运送任务的实施
- 平车运送
  - 平车结构
  - 使用平车的目的
  - 平车运送的注意事项
  - 平车运送任务的实施

任务一　轮椅运送

📋 学习目标 ▶

1. 正确说出轮椅的主要结构、使用轮椅的目的、轮椅运送的注意事项。
2. 协助患者安全上下轮椅，正确使用轮椅运送患者，确保患者安全。
3. 转运过程熟练、流畅，关爱患者。

案例导入 3-1-1

　　患者李某，男性，67岁，约60 kg，有高血压病史10年，双下肢活动障碍，因受凉后咳嗽、咳痰3天来医院就诊。门诊医嘱：青霉素80万U，肌内注射。用药3天后患者病情无好转，且咳铁锈色痰，伴头痛、发热、全身无力，急诊就医。急诊医生以"大叶性肺炎"建议收住呼吸内科。患者在急诊留观室观察1天后接住院通知可以转入病区。

　　请问：1. 根据患者目前的情况，如何帮助患者由急诊留观室转入病区？
　　　　　2. 运送过程中应注意什么？

👨‍⚕️ 学习内容 ▶

一、轮椅结构

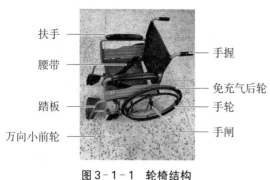

　　扶手
　　腰带
　　踏板
　　万向小前轮

　　手握
　　免充气后轮
　　手轮
　　手闸

图 3-1-1　轮椅结构

　　轮椅分为普通手动四轮轮椅、多功能手动轮椅、单手驱动轮椅、低坐位轮椅、电动助力轮椅、坐便轮椅、洗浴轮椅、普通手动三轮轮椅、电动轮椅、运动轮椅等。临床日常转运患者多使用普通手动四轮轮椅，其主要结构包括两个驱动轮和两个小前轮、扶手、踏板、腰带、手握、扶手等（图3-1-1）。

二、使用轮椅的目的

（1）护送不能行走但能坐起的患者入院、出院、检查、治疗或室外活动。

（2）帮助患者下床活动，促进血液循环及恢复体力。

三、轮椅运送的注意事项

（1）患者上下轮椅时椅背应与床尾平齐，固定好车闸。

（2）运送途中嘱患者身体尽量靠后坐，勿向前倾或自行下轮椅，以免摔倒；如患者身体不能保持平衡，应系安全带，避免发生意外。

（3）推行过程中注意患者情况，下坡应减速，嘱患者抓紧扶手；过门槛时，翘起前轮，避免过大震动，确保患者安全。

（4）运送过程中需随时关注患者的状态，避免发生意外事件。

四、轮椅运送任务的实施

1. 评估

（1）患者病情：病情危重程度；意识状态；肢体活动受限情况，如是否有皮肤、肌肉、骨骼的损伤或骨折的部位、石膏固定情况；体重；是否有坐轮椅的经验、配合程度；是否有各种引流管道及其固定情况。如案例中患者意识清楚，全身无力、发热、身体虚弱，此状况不允许患者步行进入呼吸内科，为确保患者的安全，留观室护士可以用轮椅运送。患者右手前臂有一留置针，为封闭状态，固定完好，在使用期限内，局部无异常。

（2）转运风险评估：掌握好转运时机，生命体征不平稳应报告医生。医生坚持要转运的情况下，要求主管医生随同。以下患者需实施急救后方可转运：心跳呼吸骤停需行CPR术者；中枢神经性或呼吸衰竭随时可能发生呼吸停止者；休克未纠正，血压测不到或过低者；严重心律失常未得到纠正者。

2. 运送前准备

（1）护士准备：着装整洁、举止大方，必要时戴口罩及手套，掌握沟通交流技巧，与相关科室确认情况。

（2）患者准备：向患者解释操作目的，上述案例中主要目的是安全地将患者送入呼吸内科，使患者了解并能主动配合。

（3）用物准备：轮椅各部件性能良好、备好患者衣服、拖鞋，交接记录单等，寒冷季节备毛毯。

（4）环境准备：环境宽敞，地面整洁、干燥、平坦；通道通畅。寒冷季节应注意室内外温差。

3. 安全运送　具体操作流程与要点见表3-1-1。

表 3-1-1 安全运送患者的操作流程与要点

操作流程	操作步骤	要点
核对解释	携用物至床旁,核对患者身份信息并再次向患者解释	避免差错
安置轮椅	将轮椅椅背与床尾平齐,面向床头,关闸固定车轮,翻起脚踏板。若无车闸,操作者应站在轮椅背后固定轮椅	车闸制动,防止滑动,确保安全
协助下床	扶患者坐起,穿上外衣、鞋袜,下床	
协助坐轮椅	(1)患者双下肢活动障碍,不能自行下床活动,可由护士环抱患者,将其放入轮椅中(能自行下床的患者,护士搀扶患者),使其身体尽量靠后坐在轮椅上; (2)嘱患者双手放在扶手上,翻下脚踏板,双脚置于脚踏板上,取舒适位置(图3-1-2)	(1)天冷时,可准备毛毯包裹患者,以防受凉; (2)如有下肢水肿、溃疡或者关节疼痛,可将脚踏板抬起,并垫软枕,双脚踏与软枕上
运送患者	患者坐稳后系上安全腰带,整理床单位,打开固定车闸,推患者到内科病房	(1)车闸制动,防止滑动,确保安全;系上安全带,防止跌倒; (2)推轮椅过程中注意安全,保持舒适坐位,推轮椅下坡时减慢速度,过门槛时翘起前轮,使患者头背后倾,并叮嘱其抓住扶手,以防发生意外
协助下轮椅	到达呼吸内科病房,与科室护士一起协助患者卧于病床上。将轮椅推至床尾,关闸制动,翻起脚踏板,由护士环抱患者,将其从轮椅中扶至病床上,脱去外衣和鞋袜,协助患者卧于床上,取舒适卧位休息	
交接病情	与病房护士交接病情,完善相关文件记录	询问患者有无不适反应
整理	整理床单位,清理用物,将轮椅推送至指定放置区域	

轮椅运送操作

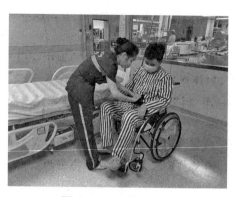

图 3-1-2 轮椅运送

4. 评价

(1) 运送患者安全、顺利，患者无意外发生。

(2) 患者感觉舒适，无疲劳感。

(3) 使用轮椅动作轻稳、节力、协调。

任务评价

1. 回答案例导入 3-1-1 提出的问题

(1) 该患者在明确生命体征稳定时，可选用轮椅运送。

(2) 注意保证患者上下轮椅时及途中的安全，随时关注患者的病情变化，做好应急处理。

2. 案例分析：患者，男性，65 岁，由家属从护士处借轮椅前往 CT 室做检查。运送途中，轮椅轮子意外脱落，导致患者从轮椅上摔下，颜面部皮肤挫伤。患者家属回护士站找到护士，质问护士为什么给他一个坏轮椅并打电话投诉到医院，要求医院赔偿经济损失。请分析发生意外的原因及预防方法。

解析：此案例中患者发生跌伤的直接原因怀疑为轮椅质量问题所致。预防措施：①选择正规厂家生产的合格产品并定期做好维护。②护士在操作前应切实认真执行用物准备这一环节，确保所用轮椅的完好性。

3. 独立完成习题。

任务一习题

一、A₁/A₂ 型题

1. 患者，80 岁，行动不便，需做心电图检查。护士协助患者坐轮椅前往，其错误的做法是（　　）。

   A. 检查轮椅是否完好　　　　　　　B. 椅背与床尾平齐，拉起车闸

   C. 推轮椅时嘱患者手扶轮椅扶手　　D. 身体尽量向前倾

   E. 下坡时要减慢速度

2. 患者，男，65 岁，脑血管意外康复期。护士推轮椅送患者户外活动，正确的方法是（　　）。

   A. 患者双手置于护士肩部，护上扶住患者腋下坐入轮椅

   B. 用毛毯盖住患者腋部以下的身体

   C. 患者扶着轮椅扶手，身体尽量后靠坐稳

   D. 上轮椅时，椅背与床头平齐，面回床头

   E. 上下坡时，使患者面向坡下坐稳

3. 护士在帮助患者坐轮椅时不正确的是（　　）。

   A. 下坡时要减慢速度，注意观察病情　　B. 护士站在轮椅后面固定轮椅防止滑动

   C. 患者坐好后，翻起脚踏板　　　　　　D. 身体不能平衡者系安全带

   E. 嘱患者尽量靠后座

4. 护送患者入病区时，不妥的操作是（　　）。

A. 不能行走的患者用轮椅护送　　　B. 危重患者用平车护送

C. 根据患者病情安置合适卧位　　　D. 护送途中注意安全和保暖

E. 严格控制输液并停止给氧

5. 李先生，自感全身不适前来就诊。医生检查后，建议立即将李先生送至急诊室。用轮椅运送病人，错误的做法是（　　　）。

A. 推轮椅至诊察床旁　　　　　　　B. 使椅背与床头平齐

C. 翻起轮椅的脚踏板　　　　　　　D. 站在轮椅背后固定轮椅

E. 嘱病人靠后坐，手握扶手

6. 中风康复期患者自行从床向轮椅转移时，正确的做法是轮椅置于患者健侧，（　　　）面向床尾，刹住轮椅。

A. 55～60°　　　B. 50～55°　　　C. 30～45°　　　D. 15～25°　　　E. 15～20°

7. 使用轮椅时，应评估患者的情况不包括（　　　）。

A. 家庭关系　　　　　　　　　　　B. 全身皮肤黏膜情况

C. 意识、肌力与肌张力　　　　　　D. 生活自理能力

E. 有无引流管及夹板固定情况

8. 用轮椅护送病人时，不符合安全转运原则的是（　　　）。

A. 头颈部控制不良的患者可使用头托或颈托

B. 躯干不能保持平衡者，应采用腰带固定

C. 患者保持正确、舒适体位

D. 正确选择轮椅

E. 臀部压疮患者可使用坐式轮椅转运

9. 护士用轮椅运送病人前应评估轮椅，不包括（　　　）。

A. 安全性能　　　　　B. 座高　　　　　　　　C. 座宽

D. 生产厂家　　　　　E. 座深和脚托高度

10. 协助中风康复期患者由床向轮椅转移，其错误的方法是（　　　）。

A. 协助患者移臀部到床边，使其坐起，双脚平放于地面

B. 转运者双脚顶住患者偏瘫侧膝关节，协助其用健侧手扶住轮椅扶手

C. 患者身体前倾，头朝向移动方向，肩部靠近转运者腹部

D. 转运者双手放在患者腋下，协助其移动重心到脚和健侧支撑手

E. 让患者逐渐将臀部坐在椅上

（余飞飞　袁　萍　李湖波）

任务二 平车运送

学习目标

1. 正确说出平车的主要构造及其作用、使用平车目的、平车运送的注意事项。

2. 根据患者病情及体重情况选择正确的搬运方法，观察患者病情变化，根据患者病情变化及时采取正确应对措施，确保患者安全。

3. 转运过程熟练、流畅，关爱患者。

案例导入 3-2-1

患者张某，男性，50 岁，体重 64 kg，因车祸致脾破裂急诊入院。入院后立即建立静脉通道，给予氧气吸入（5 L/min）。心电监护显示：心率 122 次/分，呼吸 28 次/分，血压 75/50 mmHg。积极行术前准备，现已做好皮试、备皮、导尿、安置胃管，并已注射术前针，即将送患者入手术室。

请问：1. 如何护送患者入手术室？

2. 选择什么方式搬运患者？

3. 运送过程中应注意什么？

学习内容

一、平车结构

常用医用转运平车有不锈钢担架平车、ABS 液压升降平车等。普通不锈钢担架平车主要结构包括脚轮、刹车、车架、台面（部分型号可抬起作为急救担架使用）、护栏，部分平车还配置杂物篮、输液架等（图 3-2-1）。

二、使用平车的目的

运送不能下床的患者入院或做各种检查、治疗、手术等。

三、平车运送的注意事项

（1）搬运时动作应轻稳、协调并注意节力，要确保患者安全、舒适。

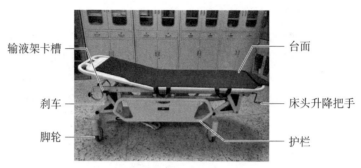

图 3-2-1　平车结构

（2）推车时，护士站于头侧，便于观察病情；车速适宜；上下坡时患者的头部应处于高处，以免引起不适；骨折患者车上需垫木板，并固定好骨折部位；有输液和引流时应保持管道通畅；颅脑损伤、颌面部外伤及昏迷患者，应注意头偏向一侧；气管插管、气管切开的患者，头部切勿后仰，搬运者身体水平上移，以防气管插管脱出；进出门时应先将门打开，不可用车撞门，避免震动患者及撞坏建筑物。

（3）如利用平车进行部门间的转送，应做好交接，并完善交接手续。

四、平车运送任务的实施

1. 评估

（1）患者病情：病情危重程度、意识状态、心理状态、肢体活动情况、配合能力、各种管路情况。案例中患者脾破裂，休克状态，病情极不稳定，属危重患者。

（2）转运风险评估：掌握好转运时机，生命体征不平稳应报告医生。医生坚持要转运的情况下，要求主管医生随同。以下患者需实施急救后方可转运：心跳呼吸骤停需行CPR术者；中枢神经性或呼吸衰竭随时可能发生呼吸停止者；休克未纠正，血压测不到或过低者；严重心律失常未得到纠正者。案例中患者脾破裂，休克状态，需由医护共同护送。

（3）对于高风险患者进行预处理：清除气道分泌物；颅内高压者遵医嘱应用脱水利尿药物，失血性休克患者扩容，心力衰竭患者遵医嘱应用血管活性药物调整，心律失常者遵医嘱药物纠正；出血部位予以止血包扎；血气胸患者胸腔闭式引流。

2. 运送前准备

（1）护士准备：应着装整洁、举止大方，必要时戴口罩及手套，掌握沟通交流技巧，与手术室确认其是否准备就绪。

（2）患者准备：向清醒患者或家属解释操作目的及转运的风险性，使其理解并能主动配合。

（3）用物准备：平车（性能良好）、毛毯、大单、枕头、中单等，骨折患者车上需垫木板；重症患者需备抢救物品、氧气袋、监护设备；交接单或检查单准备齐全等。

（4）环境准备：环境宽敞，地面干燥平坦，通道通畅。寒冷季节应注意室内外温差与患者的保暖。

3. 安全运送 具体操作流程与要点见表3-2-1。

表3-2-1 安全运送的操作流程与要点

操作流程	操作步骤	要 点
核对解释	备齐用物，仔细检查平车性能，将平车推至床边；核对床号、姓名，解释操作的目的和配合要点	保证安全，确认患者，取得合作
处理导管	妥善处理并固定好患者身上的导管（导尿管、胃管、输液导管等固定稳妥）	避免导管脱落、受压或反流
移开桌椅	移开床旁桌椅	
搬运		根据体重和病情确定搬运方法
挪动法	(1) 松开盖被，指导患者挪动方法。将平车护栏拉下，紧靠床边，平车头端与床头同向，拉起车闸固定车轮或抵住平车，调整病床使其与平车同高； (2) 协助按上半身、臀部、下肢的（回床时相反）顺序依次挪向平车，区分大小轮的平车，患者头部卧于大轮端，躺卧于平车中央（图3-2-2）	(1) 适用于病情较轻、能在床上平移者； (2) 防止车轮滑动，保证安全； (3) 大轮转动次数少，头部枕于大轮端可以减轻运送过程中的不适
1人搬运法	(1) 将平车推至床尾，拉下护栏，使其头端与床尾呈钝角，将车闸制动； (2) 操作者两脚一前一后，稍屈膝； (3) 一手从腋下伸至患者对侧肩外侧，另一手伸至对侧大腿下，屈曲手指，嘱患者双臂交叉依附于搬运者颈后； (4) 操作者抱起患者，移步转向平车，使其平卧于平车中央（图3-2-3）	(1) 适用于小儿或体重较轻、病情允许者； (2) 缩短搬运距离； (3) 固定车轮，保证安全； (4) 扩大支撑面，省力； (5) 手臂插入时嘱患者稍抬起身体
2人搬运法	(1) 将平车推至床尾，拉下护栏，使其头端与床尾呈钝角，将车闸制动； (2) 操作者站于床的同侧，两脚一前一后，稍屈膝； (3) 让患者双手交叉于胸前，甲一手托起头、颈、肩部，另一手托住腰部；乙托住的臀部和腘窝处； (4) 两人同时抬起，使患者身体向操作者倾斜，同时移步转向平车，将患者稳妥地放于平车中央	(1) 适用于病情较轻，但自己不能活动、体重较重者； (2) 固定车轮，保证安全； (3) 扩大支撑面，省力； (4) 操作者用力要一致，以保持身体平直，避免受伤
3人搬运法	(1) 将平车推至床尾，拉下护栏，使其头端与床尾呈钝角，将车闸制动； (2) 操作者站于床的同侧，两脚一前一后，稍屈膝； (3) 将患者双手交叉于胸前，甲托住头、颈、肩胛部，乙托住的背、臀部，丙托住腘窝和小腿，3人同时用力抬起，使患者身体向搬运者倾斜，同时移步转向平车，将患者稳妥地放于平车中央（图3-2-4）	(1) 适用于病情较轻，但自己不能活动、体重更重者； (2) 缩短搬运距离； (3) 扩大支撑面，省力； (4) 操作者用力要一致，以保持身体平直，避免受伤；应使患者头部位于较高位置，减轻不适

（续表）

操作流程	操作步骤	要点
4人搬运法	（1）在患者身下铺一帆布中单或大单； （2）将平车推至床边，拉下护栏，使其纵向紧靠床缘，将车闸制动。调整病床，使之与平车同高； （3）操作者甲站于床头托住患者的头、肩部，颈椎骨折者应保持头颈部中立位并制动，昏迷者头偏向一侧；操作者乙站于床尾托住脚和小腿；操作者丙、丁分别站于平车和病床的两侧，抓住帆布中单或大单的四角；由一人发出口令，4人同时用力抬起，将患者稳妥地放于平车中央（图3-2-5）； （4）用盖被包裹，先盖脚部，再盖两侧，露出头部，上层边缘向内折叠成衣领状； （5）拉上平车两边的护栏	（1）适用于颈椎、腰椎骨折，体重或病情较重者； （2）注意检查大单的质量，保证安全； （3）颈椎骨折的头颈部应保持中立位并制动，可防止骨折断端移位所致的脊髓损伤； （4）昏迷患者头应偏向一侧，保持呼吸道通畅； （5）防止跌伤
整理床单元	整理床单位，铺暂空床	使病室整齐美观
运送患者	（1）确认所有管道妥善安置，松开车闸，与医生一同推送到手术室； （2）推行时护士应站在患者头侧，以便观察；上下坡时患者头部应在高处一段，以免引起不适； （3）结合患者病情备转运急救包	（1）注意保暖； （2）运送途中，注意观察患者病情，保持各管道固定通畅
交接患者	到达手术室后，与手术室工作人员核对交接患者情况	确认患者无误
再次搬运	将平车推至手术床边，将车闸制动，松开盖被，以同样的搬运方法，将患者稳妥地搬至手术床上，协助取适宜卧位，再次确认各管道通畅、固定完好	注意安全，防止跌伤
洗手，记录	（1）完善患者运送交接单，确认无误后，携平车及相关用物回科室； （2）所有用物按规定处理，将平车放回指定区域； （3）洗手并完善相关医疗文件记录	

平车运送
操作视频

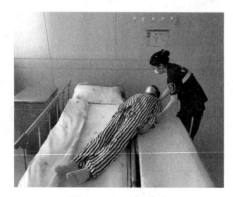

图3-2-2 挪动法

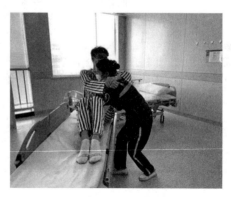

图3-2-3 1人搬运法

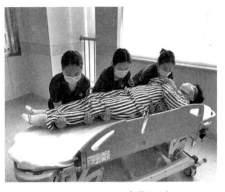

图 3-2-4　3 人搬运法

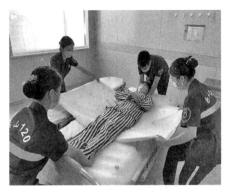

图 3-2-5　4 人搬运法

4. 评价

（1）患者运送过程中安全、平稳，无疲劳和不舒适感，未中断治疗。

（2）护患沟通协调，患者能够主动配合。

（3）护士动作协调、节力，运送患者顺利。

☺ 知识拓展

担架运送法

在急救过程中，担架是运送患者最基本、最常用的工具，其特点是运送患者平稳舒适，乘各种交通工具上下方便，对体位影响小。担架运送法的目的与具体操作（用物除担架外）同平车运送法。由于担架位置低，应先由两人将担架抬起与床平齐，便于搬运患者。

任务评价

1. 回答案例导入 3-2-1 提出的问题

（1）患者体重 64 kg，体重较重，可选择 3、4 人搬运。

（2）搬运时动作应轻稳、协调并注意节力，要确保患者安全、舒适。推车时，护士站于头侧，便于观察病情；车速适宜；上下坡时患者的头部应处于高处；如有骨折，车上需垫木板，并固定好骨折部位；输液导管、胃管、导尿管等应保持管道通畅；进出门时应先将门打开，不可用车撞门，避免震动患者及撞坏建筑物。送至手术室后，应与手术室工作人员做好交接，并完善交接手续。

2. 请讨论以下案例最佳运送方式

（1）患者王某，女性，28 岁，孕 40 周，入院待产，体重 76.5 kg，神志清楚，欲将其从待产室送去产房。

（2）患者张某，女性，68 岁，车祸外伤，意识不清，怀疑脊椎损伤，欲将患者从车祸现场抬到救护车上。

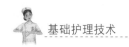

（3）患者张某，女性，65岁，脑出血后左侧肢体偏瘫住院，患者昏迷，作为该患者的责任护士，你将如何运送患者去做检查？

（4）患者欧某，男性，25岁，右下肢骨折，意识清醒，需进行X线检查，应该如何运送患者？

3. 请讨论以下转运情景最佳处理方式：患者李某，男性，20岁，体重48 kg，因"自发气胸"急诊入院。入院后立即建立静脉通道，给予氧气吸入（3 L/min）。心电监护显示：心率112次/分，呼吸29次/分，血压110/65 mmHg。医生床旁安置胸腔闭式引流管，引流管通畅，波动良好。护士小张遵医嘱转运患者去复查CT，转运过程中胸引管不慎脱出，护士小张该如何处置？

4. 独立完成习题。

任务二习题

一、案例分析

老张因车祸受伤，当时感觉颈部剧痛，双上肢及左脚皮肤及软组织挫伤，尚能活动；右小腿中段明显疼痛．肿胀，按压时剧痛并能听到骨擦音，活动受限。医务人员未到时，几位群众分别拉着老张的手和脚将其抬至公路旁。经他们拉抬后老张感觉颈部疼痛加剧，四肢出现麻木感并不能活动，呼吸变得急促并出现轻度的呼吸困难。请思考：

（1）老张被拉抬后，为什么会出现颈部疼痛加剧？

（2）应该采取什么搬运方法？

（3）搬运前应对病人做哪些紧急处理？

（4）转运途中要注意什么？

二、A1/A2型题

1. 护士采用挪动法协助病人从床上向平车移动的顺序是（　　）。
   A. 上身、臀部、下肢　　　　　　B. 上身、下肢、臀部
   C. 下肢、臀部、上肢　　　　　　D. 臀部、上身、下肢
   E. 臀部、下肢、上身

2. 单人搬运法适合（　　）。
   A. 体重较重者　　　　　　　　　B. 小儿患者或体重较轻者
   C. 腰椎骨折者　　　　　　　　　D. 颈椎骨折者
   E. 颅脑损伤者

3. 两人搬运病人的正确方法是（　　）。
   A. 甲托头肩部，乙托臀部　　　　B. 甲托背部，乙托臀、腘窝部
   C. 甲托颈、腰部，乙托大腿和小腿　D. 甲托头、背部，乙托臀和小腿
   E. 甲托头颈肩、腰部，乙托臀腘窝部

4. 病人，男性，36岁。因车祸致下肢瘫痪来诊，初步诊断为颈椎骨折。搬运病人正确的方法是

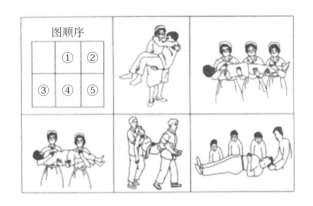

A. ①　　　B. ②　　　C. ③　　　D. ④　　　E. ⑤

5. 单人搬运法适合（　　）。
　A. 体重较重者　　　　　　　　　　B. 小儿患者或体重较轻者
　C. 腰椎骨折者　　　D. 颈椎骨折者　　　E. 颅脑损伤者

6. 李某，颈椎骨折，现需搬运至平车上，平车与床的适当位置是（　　）。
　A. 头端与床尾相接　　B. 头端与床头平齐　　C. 头端与床尾呈钝角
　D. 头端与床头呈钝角　　E. 头端与床尾呈锐角

7. 用平车搬运腰椎骨折患者，下列措施不妥的是（　　）。
　A. 车上垫木板　　　　　　B. 先做好骨折部位的固定
　C. 宜用四人搬运法　　　　D. 下坡时头在后
　E. 让家属推车，护士在旁密切观察

三、A₃/A₄ 型题

题干：病人，男性，38 岁。体重 80 kg，从高空坠落后导致肝破裂，入院后须立即进行手术治疗。

8. 住院处护理人员首先应（　　）。
　A. 给予卫生处置　　　B. 通知科室医生　　　C. 办理住院手续
　D. 护送病人入院　　　E. 收集病情资料

9. 病房护士接到手术通知后首先应（　　）。
　A. 准备床单位，铺麻醉床　B. 测量生命体征　　C. 填写住院病历
　D. 通知医生　　　E. 收集病情资料，确立护理问题

10. 护士将该病人移至床上的方法为（　　）。
　A. 挪动法　　B. 一人搬运法　C. 二人搬运法　D. 三人搬运法　E. 四人搬运法

（余飞飞　袁　萍　李湖波）

01

模块一 入院护理

项目四 入院常规标本采集

项目介绍

标本采集（collecting specimens）是指采集患者少许的血液、体液（胸腔积液、腹水）、分泌物（痰、鼻咽分泌物）、排泄物（尿、粪）、呕吐物以及脱落细胞（食管、阴道）等样本，通过物理、化学或生物学等实验室技术和方法进行检验，作为判断患者有无异常的依据，检验结果在一定程度上可以反映机体正常的生理现象和病理变化。

相关知识储备

在临床护理工作中，经常要采集患者的排泄物、分泌物、呕吐物、血液、体液等标本送检，其目的是通过实验室的检查，协助了解疾病的性质及病情的进展，对疾病的诊断、治疗和预后的判断具有重要价值，而高质量的检验标本是获得准确而可靠检验结果的首要环节。因此，护士必须了解各种检验的临床意义，掌握标本采集的正确方法，以保证检验结果不受影响。2020 年 10 月 1 日，国家卫生健康委员会发布的新版《静脉血液标本采集指南》开始实施，该指南对不同采血管的采集顺序有了新的规定，采集顺序如下：01 血培养瓶；02 柠檬酸钠抗凝采血管（蓝、黑）；03 血清采血管，包括有促凝剂和（或）分离胶（红、黄）；04 含有或不含分离胶的肝素抗凝采血管（绿）；05 有/无分离胶的 EDTA 抗凝采血管（紫）；06 葡萄糖酵解抑制采血管（灰）。

学习导航

入院常规标本采集 {
血液标本采集（方法、原则、操作步骤、注意事项）
尿液标本采集（方法、原则、操作步骤、注意事项）
粪便标本采集（方法、原则、操作步骤、注意事项）
痰液标本采集（方法、原则、操作步骤、注意事项）
咽拭子标本采集（方法、原则、操作步骤、注意事项）

任务一　血液标本采集

📋 学习目标 ▶

1. 阐述血标本采集方法及注意事项。
2. 根据医嘱正确采集血液标本，标本采集操作规范，方法正确，标本采集正确。
3. 良好的护患沟通，患者配合，知晓相关知识。

案例导入 4-1-1

患者张某，女性，50岁，3天来持续发热，测体温39.1～40℃。护理查体：患者面色潮红，呼吸急促，口唇轻度发绀，意识清楚。为明确诊断，遵医嘱需查心肌酶、血沉及血培养。

请问：1. 应该准备哪些标本采集的器材？

2. 血标本如何采集，采集时应注意什么？

👩‍⚕️ 学习内容 ▶

一、血液标本采集方法

血液是判断机体各种生理功能和病理变化的重要指标之一，是临床最常用的检验项目。血液标本的采集包括毛细血管血液、静脉血液和动脉血液3种。毛细血管血液标本均由检验人员采集。

1. 静脉血采集　临床上采集的静脉血标本分为三大类，即全血标本、血清标本和血培养标本。

2. 动脉血采集　根据医嘱，从患者动脉中采集血液标本并送检。常用的采血部位有桡动脉、股动脉。

3. 末梢血采集　即毛细血管采血法常用于血常规检查，常用采血部位为耳垂和手指末梢。此采血方法由检验人员执行，具体方法略。

二、血液标本采集原则与规范

1. 遵医嘱采集标本　各种标本的采集应遵照医嘱执行。由医生开出检验申请单，字迹清楚，目的明确，申请人签全名。若护理人员对检验申请单有疑问，应及时核实，无误后方可执行。

2. 做好充分准备

（1）护士准备：操作前应修剪指甲，着装整洁，洗手，戴口罩、帽子和手套，必要时穿隔离衣。

（2）患者准备：采集标本前向患者及家属解释留取标本的目的和要求，以取得合作。

（3）物品准备：根据检验目的选择合适的容器，在容器外面贴上标签，标明患者的姓名、性别、年龄、科室、床号、住院号、检验项目、送检日期和时间。

（4）护士应明确：采集标本前应明确检验项目和目的、采集标本量、采集标本的方法及注意事项。

3. 严格查对　严格查对是保证标本采集无误的重要环节之一。采集前应双人核对医嘱，核对申请项目、标本容器、患者的姓名、床号、住院号等。采集完毕和送检前应再次查对。

4. 正确采集标本　标本的采集方法、时间、部位及采集量要准确，以保证标本的质量。细菌培养标本应放入无菌容器内，采集时严格执行无菌操作技术，以防污染，不可混入防腐剂、消毒剂及其他药物，以免影响检验结果。最好在使用抗生素之前采集，如已使用，应在血药浓度最低时采集，并在检验单上注明。如做妊娠试验，应留晨尿。

5. 及时送检　采集好的标本要及时送检，不可放置时间过久，以免影响检验结果。特殊标本（如血气分析标本、阿米巴原虫标本等）应注明采集时间并立即送检。运送途中应妥善放置，避免过度震荡，防止标本被污染、破坏和变质。不能及时送检的标本，应与检验部门联系，选择正确的保存方法。

三、血液标本采集操作步骤及注意事项（配操作视频）

1. 操作步骤　详见表 4-1-1、表 4-1-2。

表 4-1-1　静脉血液标本采集操作步骤及要点

操作流程	流 程 说 明	操 作 要 点
护士准备	护士着装整洁，洗手，戴口罩，必要时戴无菌手套	
用物准备	注射盘内放皮肤消毒剂、止血带、棉签、弯盘、5 ml 或 10 ml 一次性注射器（按采血量选用）或真空采血针、真空采血管、一次性治疗巾、手套、检验单。按检验的目的备标本容器，必要时备酒精灯和火柴	全血标本备抗凝管，血清标本备干燥试管，血培养标本备血培养瓶
环境准备	环境整洁，光线充足，清除床旁桌上多余物品	
核对解释	核对患者的床号、姓名、腕带、检验单、标本容器，向患者解释静脉采血的目的和配合方法，以及采血后注意事项	确认患者并取得配合

(续表)

操作流程	流程说明	操作要点
选择血管	选择合适的静脉,戴手套	
消毒皮肤	在穿刺点上方约6cm处扎止血带,常规消毒皮肤,嘱患者握拳,戴手套	严格执行标准预防、无菌操作
采集标本	(1) 注射器采血:按静脉注射法穿刺,见回血后抽取所需血量,松开止血带,嘱患者松拳,拔针用棉枝按压穿刺点至不出血。取下针头,将血液注入采血容器,同时留取几种血液标本时注入血液顺序如下:①血培养标本:血培养瓶为密封瓶,除铝盖中心部分,消毒瓶盖待干,更换针头,将血液注入瓶内,轻轻摇匀;②全血标本:取下针头,将血液沿管壁缓慢注入盛有抗凝剂的试管内,立即轻轻旋转摇动试管8~10次;③血清标本:取下针头,将血液沿管壁缓慢注入干燥试管内。 (2) 真空采血器采血:①手持真空采血针,按静脉注射法穿刺,见回血后,将真空采血针另一端针头刺入真空采血管,血液即迅速流入真空采血管内,自动留取至所需血量,取下真空采血管;②如需继续采集,须在当前试管采血的同时选择一只需采血的试管并及时置换;③最后一管应在采血量还差0.3~0.5 ml时松开止血带拔针,按压局部1~2分钟	严格无菌操作,不可注入消毒剂、防腐剂及药物而影响结果 勿将泡沫注入,防止血液凝固 避免震荡,防止细胞破裂溶血 采血针软管内血液被采血管剩余负压吸入管内,注意按压时间,不可按揉,避免出现皮下血肿
再次核对	再次查对床号、姓名和检查项目	
整理	按医疗废物处理条例处置用物、脱手套、洗手,协助患者取舒适卧位,整理床单位	采血针放入锐器盒内集中销毁
记录送检	记录,将血标本连同化验单及时送检	特殊标本须注明采集时间

表4-1-2 动脉血液标本采集操作步骤及要点

操作流程	流程说明	操作要点
护士准备	护士着装整洁,洗手,戴口罩,必要时穿一次性隔离衣、戴防渗透性的口罩和防护眼镜	
用物准备	注射盘内放皮肤消毒剂、无菌棉签、纱布、一次性使用动脉采血器、医用手套、锐器盒、标本盒。必要时备局部麻醉剂、垫巾/软枕、冰袋或冰桶	消毒剂首选2%葡萄糖酸氯己定乙醇溶液作为皮肤消毒剂。如果对氯己定乙醇有使用禁忌,可使用碘酊、碘伏(聚乙烯吡咯烷酮碘)或75%酒精 宜使用含有冻干肝素盐或其他适当抗凝剂的自充式、高密度聚丙烯材质、一次性使用的动脉采血器

（续表）

操作流程	流程说明	操作要点
环境准备	温度适宜、光线充足、干净整洁	
核对解释	核对患者的床号、姓名、住院号、检验申请单等，向患者解释静脉采血目的和配合方法、采血后注意事项，嘱患者平卧或静坐5分钟	确认患者并取得配合
患者评估	评估患者的体温、氧疗方式、呼吸机参数、吸氧浓度等；评估患者穿刺部位有无创伤、感染、硬结、皮疹、破溃等；评估患者的血小板计数、凝血功能检测结果，是否使用抗凝药物	（1）如氧疗方式或吸氧浓度改变，采血前宜至少等待20～30分钟，以达到稳定状态； （2）血压过低者采血前应将针栓推至0刻度，缓慢抽拉采血 （3）凝血功能障碍者，尽量避免穿刺股动脉
采血部位选择	选择位置表浅、易于触及、便于穿刺、具有丰富侧支循环的动脉	首选桡动脉→肱动脉→足背动脉→股动脉
采血器准备	按照产品说明书要求将针栓调整到预设位置	
采集标本	**（1）桡动脉穿刺采血** ① 行改良Allen试验检查，也可通过超声评估，通过者方可采血； ② 体位：根据患者病情，取平卧位或半卧位，上肢外展，手掌朝上，手指自然放松，腕关节下垫一小软枕； ③ 确定穿刺点位置：距腕横纹一横指约1～2cm、距手臂外侧0.5～1cm，动脉搏动最强处；或以桡骨茎突为基点，向尺侧移动1cm，再向肘部方向移动0.5cm，动脉搏动最强处； ④ 戴手套，消毒：消毒患者穿刺区域皮肤，消毒范围≥8cm，消毒2次，消毒剂需与皮肤保持接触至少30s，待干；消毒操作者的左手食指及中指指节掌面及双侧面； ⑤ 穿刺采血：用左手食指或食指、中指固定搏动最强处血管。另一只手，以持笔姿势持动脉采血器，距离定位食指5～10mm，针头斜面向上逆血流方向，与皮肤呈30°～45°缓慢穿刺，见血后停止进针，待动脉血自动充盈采血器至预设位置后拔针； ⑥ 按压止血：拔针后立即用棉球或纱布按压至少3～5分钟，直至出血停止； ⑦ 排气：若血标本中有气泡，应翻转采血器，将纱布置于动脉采血器上端，轻推针栓，缓慢排出气泡； ⑧ 标本处理：拔针后立即封闭动脉采血器，并将血液与动脉采血器内的抗凝剂充分混匀，标记标本	严格无菌操作，穿刺时如需再次触摸穿刺点时，戴无菌手套 血管穿刺困难患者可在床旁超声引导下穿刺 高血压、凝血时间延长或应用抗凝药物患者，应延长按压时间。如未能止血或开始形成血肿，应重新按压直至完全止血，不可使用加压包扎替代按压止血 轻柔地将采血器颠倒混匀5次，掌心搓动5s

（续表）

操作流程	流程说明	操作要点
	（2）肱动脉穿刺采血 ① 体位：患者手臂完全伸展，转动手腕使手心向上，必要时可使用小枕帮助肘部保持过伸和定位； ② 确定穿刺点位置：肘窝上2 cm靠内侧搏动最明显处或以肘横纹为横轴，肱动脉搏动为纵轴，交叉点周围0.5 cm范围； ③ 戴手套、消毒方法，同桡动脉穿刺采血 ④ 穿刺采血：建议进针角度为45°，余同桡动脉穿刺采血； ⑤ 按压止血、排气、标本处理等，同桡动脉穿刺采血	当桡动脉因畸形、疤痕等不能使用时，可选用肱动脉穿刺
	（3）足背动脉穿刺采血 ① 体位：足背过伸绷紧； ② 确定穿刺点位置：足背内、外踝连线中点至第一跖骨间隙的中点处，动脉搏动最明显处； ③ 戴手套、消毒方法，同桡动脉穿刺采血； ④ 穿刺采血：建议进针角度为15°～30°，余同桡动脉穿刺采血； ⑤ 按压止血、排气、标本处理等，同桡动脉穿刺采血	足背动脉位置表浅，易于触及，但由于足背动脉较细且神经末梢丰富，且难以实施侧支循环检查，一般只作为以上两种动脉不能使用或穿刺失败时的选择
	（4）股动脉穿刺采血 ① 体位：围帘遮挡，协助患者脱去内裤，取平卧位，下肢略外展； ② 腹股沟韧带中点下方1～2 cm，或耻骨结节与髂前上棘连线中点，股动脉搏动最明显处； ③ 戴手套：同桡动脉穿刺采血； ④ 消毒：同桡动脉消毒方法，必要时剪除穿刺部位的阴毛； ⑤ 穿刺采血：用已消毒手指再次确认穿刺点，食指及中指沿动脉走向固定血管。另一只手，以持笔姿势持动脉采血器，在食指与中指之间，穿刺针头与皮肤垂直进针，见血后停止进针，待动脉血自动充盈采血器至预设位置后拔针； ⑥ 按压止血、排气、标本处理等，同桡动脉穿刺采血	适用于血容量不足、血压偏低、动脉搏动不明显患者
再次核对	再次查对床号、姓名和检查项目	
整理	按医疗废物处理条例处置用物、脱手套、洗手，协助患者取舒适卧位，整理床单位	采血针放入锐器盒内集中销毁
记录送检	记录，将血标本连同化验单立即送检，运送过程中动作应轻柔，切忌用力震荡	30分钟内无法完成检验应在0℃～4℃下低温保存，但也不可超过2小时

2. 注意事项

(1) 根据医嘱采集标本，根据检验目的与要求确定采集时间、方法和试管，按要求打印采血条形码（图4－1－1）。

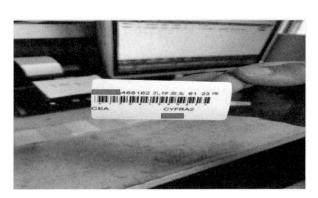

图4-1-1 打印采血条形码

(2) 采血条形码应沿着试管塞下端粘贴，要求平整无折，注意不要遮盖采血管上的刻度（图4－1－2、图4－1－3）。

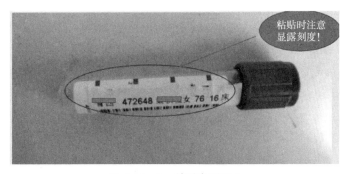

图4-1-2 粘贴条形码1

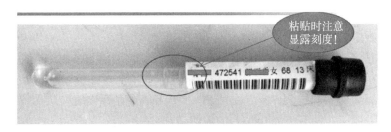

图4-1-3 粘贴条形码2

(3) 标本容器准备：应根据真空采血对照表准备核对试管。

(4) 应严格执行无菌操作，严禁在正在输液或输血的肢体或针头、输液或输血穿刺点上方、皮管内采血标本，应在对侧肢体采血。

(5) 如同时采多个项目的标本，采血顺序：血培养→不含添加剂的试管→凝血标本

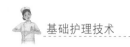

管→其他标本管,需抗凝的试管拔出后按要求轻轻摇匀。

(6) 凝血功能障碍患者拔管后按压时间延长至 10 分钟。

(7) 输血的血液标本采集应按照输血血液标本采集流程。

3. 血液标本送检

(1) 严格执行送检规范流程:协调检验科制定规范的标本采集、送检和验收流程,明确职责分工,对血型、配血、血培养等要求较高的项目由检验科采集,护士协助核对。规范送检环节,并要求各责任人签名登记,完善问题备查和追究制度。

(2) 具体流程:下达医嘱→办公室护士核对、粘贴标签、登记、签名,通知责任护士→责任护士核对,紧急检查的患者准备物品床边采集,需空腹采集血液标本的患者提前通知,做好检查前的健康教育,并签名→小夜班护士核对、准备用物,再次通知患者并签名→大夜班护士核对、准备,请患者或家属核对床号、姓名,采集血标本,签名→与送检人员交接、签名→检验人员把关验收并签名。若有不合格标本,应退回临床科室,并在备注栏注明原因。

4. 评价

(1) 护患沟通有效,患者能主动配合。

(2) 标本采集正确,及时送检并符合检验项目要求。

(3) 严格按照无菌操作采集标本。

任务评价

1. 回答案例导入 4 - 1 - 1 提出的问题。

2. 独立完成练习题。

任务一习题

一、A₁/A₂ 型题

1. 血标本采集时,下列不妥的是(   )。

    A. 肝功能标本需饭后抽血　　　　　　B. 全血标本需充分混匀

    C. 检查项目的注意事项告知病人　　　D. 采集血培养标本时,应防污染

    E. 操作过程中,注意无菌原则

2. 关于防止血标本溶血的措施,下列错误的是(   )。

    A. 避免血标本过度震荡　　　　　　　B. 血标本及时送检

    C. 选用干燥注射器和针头　　　　　　D. 采集全血标本时,应加抗凝剂

    E. 采血后去针头,沿管壁将血液和泡沫慢慢注入

3. 需采集全血标本的检验项目是(   )。

    A. 血脂　　　　B. 血钠　　　　C. 血糖　　　　D. 肝功能　　　　E. 血清酶

4. 病人男性,65 岁。2 年前确诊心绞痛,今日午后无明显诱因出现心前区疼痛,疼痛剧烈,硝酸甘油不能缓解,急诊入院。医嘱查肌酸磷酸激酶(CPK)。适宜的取血时间为(   )。

    A. 晚饭前　　　B. 即刻　　　C. 服药后 2 h　　　D. 睡前　　　E. 明日晨起空腹

5. 采取生化检验的血标本宜在（　　　）。

    A. 临睡前　　　B. 午后　　　　C. 清晨空腹　　D. 傍晚　　　　E. 饭前

6. 患者，女性，52岁，近期乏力明显，食欲下降，巩膜黄染。医嘱查碱性磷酸酶，护士取血的时间应该是（　　　）。

    A. 即刻　　　　B. 饭前　　　　C. 睡前　　　　D. 清晨空腹时　E. 饭后2h

7. 采血做（　　　）检查时，需用抗凝管采血。

    A. 甘油三酯的测定　　　　B. 肝功能检查　　　　　　C. 血清酶测定

    D. 尿素氮测定　　　　　　E. 血钠测定

8. 下列说法错误的是（　　　）。

    A. 血常规检查使用抗凝管　　　　　　B. 查找血液中病原菌使用培养瓶

    C. 肝功能检查使用干燥管　　　　　　D. 测定血清酶使用抗凝管

    E. 测定电解质使用干燥管

二、A₃/A₄型题

题干：患者，李某，诊断为亚急性感染性心内膜炎。

9. 做血培养时，采血标本最适宜的时间在（　　　）。

    A. 发热时，抗生素应用后　　　　　　B. 发热后，抗生素应用后

    C. 发热时，抗生素应用前　　　　　　D. 发热前，抗生素应用后

    E. 任何时间均可

10. 血标本取血量应为（　　　）ml。

    A. 5　　　　　　B. 10　　　　　C. 20　　　　　D. 50　　　　　E. 100

（邓叶青　胡增青　王　瑞）

任务二　尿液标本采集

🔖 学习目标

1. 阐述尿标本采集方法及注意事项。

2. 根据医嘱正确采集尿液标本，标本采集操作规范，方法正确，标本采集正确。

3. 良好的护患沟通，患者配合，知晓相关知识。

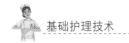

案例导入 4-2-1

　　患者王某，男性，60岁，糖尿病15年。近1周主诉腰腿疼痛，行走困难。入院后进行护理检查：体温36.8℃，脉搏90次/分，呼吸18次/分，血压135/98mmHg，意识清楚。为了明确诊断，遵医嘱需要查尿常规、尿艾迪计数检查。

　　请问：1. 应该准备哪些标本采集器材？
　　　　　2. 尿液标本如何采集，采集时应注意什么？

学习内容

　　尿液是机体的代谢产物，是临床上常见的入院检查项目之一。由于尿液容易受到机体各个系统的功能影响，因此尿液的理化性质和有形成分也会随之改变。因此在临床上，常用的留取尿液标本分为3种，包括尿常规标本、12小时或24小时尿标本以及尿培养标本，主要用于诊断泌尿系统、内分泌系统以及其他系统的常见疾病。

一、尿液标本的采集方法

　　1. 尿常规标本采集　嘱患者留取晨起第一次尿液于容器内。如测量尿比重，需要留尿100 ml，其余检查需留尿30～50 ml即可。

　　2. 12小时或24小时尿标本采集　留取12小时尿标本，嘱患者于下午19时排空膀胱后开始留取尿液至次日早晨上午7时留取最后一次尿液；留取24小时尿标本，嘱患者于上午7时排空膀胱后开始留取尿液至次日早晨上午7时留取最后一次尿液。

　　3. 尿培养标本采集　按无菌导尿操作法清洁、消毒外阴部及尿道口，嘱患者将前端尿液排于便器内，留取中段尿5～10 ml于无菌有盖试管中并盖好，其余尿液排入便器中。注意留取尿液时，容器管口切勿接触外阴部。

二、尿液标本采集原则与规范

　　1. 准确采集标本　严格按照医嘱内容执行，准确采集相应尿标本。对检验申请单有疑问时，应及时确认，确认无误后方可执行。

　　2. 采集前的准备

　　(1) 护士准备：采集任何尿标本前，护士应该明确检验项目、检验目的、留取标本的方法、盛放标本的容器、留取标本的量，以及相关注意事项等。同时，护士要做好自身的准备，如衣帽整洁、修剪指甲、洗手、戴口罩等。

　　(2) 患者准备：护士应该向患者详细告知采集标本的目的、方法以及注意事项，以取得患者的配合。

　　(3) 物品准备：根据检验的项目做好相应的物品准备，并在盛放标本的容器外壁贴好标签或条形码。

　　(4) 环境准备：采集各种标本时环境应该整洁、安静、整齐、温湿度适宜、光线适宜，并且注重保护患者的隐私。

3. 严格查对　采集前双人核对医嘱，无误后执行。采集完毕后以及送检前再次进行双人核对。

4. 正确采集标本

（1）为了保证送检标本的质量以及结果的准确，护士必须掌握正确的采集标本的方法，如妊娠时期检验尿标本要留取晨尿，因为早晨绒毛膜促性腺激素的含量较高，容易获得阳性的结果。

（2）留取尿培养标本时，要在患者使用抗菌药物之前采集。若患者已经服用了抗菌药物，要在检验单上标记注明。

（3）采集前严格检查集容器是否破损、是否污染等，严格执行无菌操作技术。除留取12 小时或 24 小时尿标本时需加入规定的防腐剂外，不可混入其他防腐剂、消毒剂等药物，以免影响检验结果。

（4）由患者自己留取标本时，要详细告知患者标本留取的方法、注意事项，从而保证高质量符合要求的标本。

5. 及时送检　留取的标本要做到及时采集，标本要新鲜，留取的量要准确，留取完毕后不可放置时间过久，以免标本受到污染或变质从而影响检查结果。

三、尿液标本采集操作步骤及注意事项

1. 目的

（1）尿常规标本采集：检查尿液色泽、透明度、pH 值、尿比重、尿蛋白、葡萄糖、细胞、管型、酮体、隐血等。

（2）12 小时或 24 小时尿标本采集：做尿生化检查以及尿浓缩检查结核杆菌等，用于诊断，为治疗提供依据。

（3）尿培养标本采集：进行细菌学检查和细菌敏感试验，以了解病情，协助诊断。

2. 评估

（1）患者的病情程度、诊断以及相应的治疗情况。

（2）患者需留取的标本项目，以及留取标本的目的。

（3）患者的意识状态、配合程度、排尿情况以及患者的需求。

（4）患者的心理状态、理解能力等。

3. 准备

（1）护士准备：衣帽整齐，修剪指甲、洗手戴口罩，向患者耐心详细解释尿标本采集的目的及注意事项，与患者进行有效沟通。

（2）用物准备：检验申请单、标签或条形码、手消毒液、生活垃圾桶、医用垃圾桶，还要根据留取标本的不同，再准备以下物品：①尿常规标本，尿常规标本容器（容量在100 ml 以上），必要时要准备便盆或尿壶；②12 小时或 24 小时尿标本，集尿器（容量在3 000～5 000 ml 以上）、防腐剂；③尿培养标本，无菌标本试管、无菌手套、长柄试管夹、消毒液、便盆或尿壶、屏风、酒精灯、外阴消毒用物，必要时准备导尿包。

（3）患者准备：告知患者留取标本的方法、目的、注意事项，以取得患者的配合，留取正确的尿标本。

（4）环境准备：整洁、安静、整齐、温湿度适宜、光线适宜，注重保护患者的隐私。

4. 操作步骤

（1）尿常规标本采集操作步骤及要点见表4-2-1。

案例导入4-2-2

患者张某，男性，51岁，1年来出现晨起眼睑水肿，下午起双下肢水肿。1周以来水肿加重，尿量减少。目前血压164/98 mmHg，入院诊断为慢性肾炎伴高血压。遵医嘱留取尿常规标本，以明确诊断。

请问：1. 根据医嘱，应该如何正确留取尿液标本？

2. 若该患者明确诊断，其主要依据是什么？

表4-2-1 尿常规标本采集操作步骤及要点

操作流程	操作步骤	操作要点
准备	根据检验目的选择适当容器，检查容器外观是否完好，容器外壁粘贴好化验单标签或条形码	避免差错事故的发生
核对、解释	携用物至患者床旁，核对床尾卡信息，查对患者姓名、住院腕带，核对患者与检验申请单标签或条形码信息是否一致，并向患者解释留取标本的目的、配合方法以及注意事项等，必要时保护患者的隐私	确认患者，消除患者的紧张情绪，取得患者的配合
留取尿常规标本	自理患者：将尿标本容器交给患者，告知将晨起的第一次尿液留于容器内30～50 ml。但若测量尿比重时，应告知患者留取100 ml 非自理患者：使用便盆或尿壶留取尿液，再收集尿液于标本容器中 留置导尿患者：于集尿袋内收集尿液于标本容器中	（1）晨起后的尿液较浓缩，而且未受饮食的影响，检验结果较为准确，更具有参考意义； （2）留取尿标本时不可将粪便混入尿液中，以防尿液变质； （3）女性患者在月经期不宜留取尿液； （4）注意保护患者的隐私
整理床单位及用物		（1）按医疗废物常规消毒处理用物； （2）使患者舒适
洗手记录		（1）记录尿液的总量、颜色、气味等； （2）确保信息无误
标本及时送检		保证标本未污染或变质，确保结果准确

（2）12小时或24小时尿标本采集操作步骤及要点见表4-2-2。

案例导入 4-2-3

　　患者谢某，男性，56 岁，双下肢水肿半年余，全身反复水肿 3 个月，1 周前患者尿量减少，感冒时水肿明显加重，入院拟诊为"肾病综合征"。为明确诊断，遵医嘱为患者留取 24 小时尿标本。

　　请问：1. 留取 24 小时尿标本的操作步骤是什么？

　　　　　2. 应该选用何种防腐剂固定尿液？

表 4-2-2　12 小时或 24 小时尿样本采集操作步骤及要点

操作流程	操作步骤	操作要点
准备	根据检验目的选择适当容器，检查容器外观是否完好，容器外壁粘贴好化验单标签或条形码	避免差错事故的发生
核对、解释	携用物至患者床旁，核对床尾卡信息，查对患者的姓名以及住院腕带，核对患者与检验申请单标签或条形码信息是否一致，并向患者解释留取标本的目的、配合方法以及注意事项等，必要时保护患者的隐私	确认患者，消除患者的紧张情绪，取得患者的配合
留取 12 小时或 24 小时尿标本	容器准备：将检验申请单标签或条形码贴于集尿器上，要详细注明起止时间及日期 留取 12 小时尿标本：请患者于晚上 19 点排空膀胱后开始留尿于容器中，至第 2 日早晨 7 点最后一次留尿于容器中 留取 24 小时尿标本：请患者于早上 7 点排空膀胱后开始留尿于容器中，至第 2 日早上 7 点最后一次留尿于容器中 加入防腐剂：患者第一次排尿后加入防腐剂（常用防腐剂见表 4-2-3） 记录总量：留取最后一次尿液后，要测量尿液的总量并记录，及时送检	（1）注意保护患者的隐私； （2）必须在规定的时间内留取尿液，不可多于或少于 12 小时或 24 小时，以免影响检验结果； （3）时间节点为检查前膀胱内存留的尿液不应留取于集尿器内； （4）集尿器应该放置于阴凉处，并放置防腐剂，避免尿液变质，影响结果； （5）留取 12 小时或 24 小时尿液完毕，充分混匀，从中取出适量尿液于标本容器内，及时送检
整理床单位及用物		（1）按医疗废物常规消毒处理用物； （2）使患者舒适
记录送检	洗手，记录，及时送检	（1）记录尿液的总量、颜色、气味等； （2）确保信息无误 （3）保证标本未污染或变质，确保结果准确

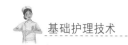

表4-2-3 常用防腐剂的作用及用法

名称	作　　用	用　　法	应用
甲醛	固定尿液中的有机成分,防止细菌生长	每30 ml尿液中加40%甲醛1滴	艾迪计数等
浓盐酸	使尿液在酸性环境中,防止尿中激素被氧化,用于内分泌系统的检查	24小时尿液中加浓盐酸5～10 ml	17-羟类固醇、17-酮类固醇等
甲苯	尿液表面加甲苯,使之形成薄膜覆盖在尿液表面,防止细菌污染,延缓尿液中化学成分的分解	第一次尿液倒入后,每100 ml尿液中加0.5%～1%甲苯2 ml。如果测定尿中的钠、钾、氯、肌酐等,需要加甲苯10 ml	尿蛋白定量、尿糖定量等

（3）尿培养标本采集操作步骤及要点见表4-2-4。

案例导入 4-2-4

患者张某,女性,30岁,已婚。2天前劳累后出现左侧腰背酸痛,全身乏力,并出现尿频、尿急、尿痛。入院拟诊为尿路感染,遵医嘱对其尿液进行尿培养。

请问: 1. 如何留取尿培养标本?

2. 留取尿培养标本的注意事项是什么?

表4-2-4 尿培养标本采集操作步骤及要点

操作流程	操作步骤	操作要点
准备	根据检验目的选择适当容器,检查容器外观是否完好,容器外壁粘贴好化验单标签或条形码	避免差错事故的发生
核对、解释	携用物至患者床旁,核对床尾卡信息,查对患者的姓名以及住院腕带,核对患者与检验申请单标签或条形码信息是否一致,并向患者解释留取标本的目的、配合方法以及注意事项等,必要时保护患者的隐私	确认患者,消除患者的紧张情绪,取得患者的配合
留取尿培养标本	中段尿留取法:协助患者取舒适体位,遮挡屏风,暴露外阴。按无菌导尿操作法清洁、消毒外阴部及尿道口,嘱患者排尿,弃去前段尿,用试管夹夹住标本容器于酒精灯火焰上消毒试管口后,接取中段尿5～10 ml于容器内。接取完毕后,再次消毒标本容器管口和盖子,随即盖紧容器口,其余尿液排于便器内。协助患者穿好衣物,取舒适体位	（1）清洁消毒时,严格执行无菌操作技术,防止尿液污染; （2）留取尿培养标本时,在膀胱充盈时留取,弃去前段尿能起到冲刷尿道的作用; （3）长期留置导尿的患者应该更换导尿管后再留取标本; （4）注意留取中段尿时试管口切勿接触外阴;

（续表）

操作流程	操作步骤	操作要点
	导尿术留取法：按导尿术清洁、消毒外阴部及尿道口，再按照导尿术常规操作引出尿液后弃去前段，接中段尿 5～10 ml 于无菌容器内，并盖好盖子，及时送检。协助患者穿好衣物，取舒适体位	(5) 注意保护患者的隐私，必要时采用屏风遮挡
整理床单位及用物		(1) 按医疗废物常规消毒处理用物； (2) 使患者舒适
记录送检	洗手，记录，及时送检	(1) 记录尿液的总量、颜色、气味等； (2) 确保信息无误 (3) 保证标本未污染或变质，确保结果准确

5. 评价

(1) 留取尿液标本的方法以及尿量准确，符合检验要求。

(2) 标本送检及时。

(3) 患者准备充分，操作中配合度良好，无不良反应发生。

(4) 护士与患者沟通有效，患者无不适感。

6. 注意事项

(1) 尿液留取要严格按照规定要求，留取新鲜尿液，以免影响结果。

(2) 留取的尿液标本中要注意避免异物如粪便、厕纸等混入，对结果造成影响。

(3) 女性患者月经期间不宜留取标本。

(4) 尿标本留取后要及时送检，最好不超过 2 小时。

(5) 留取尿培养标本时要严格执行无菌操作，标本不可倒置。要在患者使用抗菌药物前留取，使用抗菌药物要详细备注说明。

任务评价

1. 案例分析：患者，女性，32 岁，由于尿路感染入院。护理检查：体温 38.9℃，脉搏 90 次/分，呼吸 18 次/分，血压 110/80 mmHg，意识清楚。为了明确诊断，遵医嘱需要留取尿常规、尿培养标本。

请问：

(1) 经积极抗感染治疗后，患者尿培养细菌尿转为阴性，是否可以判断为已经治愈？

(2) 对于不能憋尿的情况，护士应该如何留取尿培养标本？

2. 独立完成练习题。

任务二习题

一、A₁/A₂型题

1. 下列（　　）不是留取 24 h 尿标本的目的。
   A. 检查尿中的钾钠氯　　　　　　　　　B. 做尿糖定量或尿浓缩试验
   C. 做细菌学检查　　　　　　　　　　　D. 做尿 17 -羟类固醇、17 -酮类固醇检查
   E. 检查结核杆菌

2. 做尿爱迪计数时，尿标本中加甲醛的作用是（　　）。
   A. 保持尿液化学成分不变　　　　　　　B. 防止尿液改变颜色
   C. 固定尿中的有机成分　　　　　　　　D. 防止尿中激素被氧化
   E. 避免尿液被污染

3. 下列（　　）不属于尿常规检查的目的。
   A. 尿的颜色. 透明度　　　B. 密度　　　　　　　　　C. 细胞和管型
   D. 尿糖定量　　　　　　　E. 尿蛋白和尿糖定性

4. 做尿蛋白及尿糖定性检查用（　　）。
   A. 尿培养标本　B. 10 h 尿标本　C. 12 h 尿标本　D. 24 h 尿标本　E. 尿常规标本

5. 测定 17 -酮类固醇的尿标本中应加入防腐剂（　　）。
   A. 稀盐酸　　　B. 甲醛　　　　C. 甲苯　　　　　D. 乙醇　　　　E. 浓盐酸

6. 尿常规检查应在（　　）留取标本最合适。
   A. 饭前半 h　　　　　　　　B. 全天尿液　　　　　　　　C. 早晨第一次尿
   D. 随时收集尿液　　　　　　E. 饭后半小时

7. 留取中段尿主要检查（　　）。
   A. 糖　　　　　B. 红细胞　　　　C. 蛋白质　　　　D. 肌酐. 肌酸　E. 细菌

8. 为患者留取尿标本，下列表述不正确的是（　　）。
   A. 注意核对，避免差错事故发生　　　　B. 避免尴尬，让患者或家属留取
   C. 操作前解释，消除患者紧张情绪　　　D. 尊重患者，保护隐私
   E. 拉上围帘，注意保暖

二、A₃/A₄型题

题干：患者，女性，28 岁，1 周来晨起眼睑水肿，排尿不适，尿色发红，疑急性肾小球肾炎，需留 12 h 尿做艾迪计数。

9. 为防止久放致细菌生长，应在尿液中加入（　　）。
   A. 乙醚　　　　B. 甲醛　　　　C. 甲苯　　　　　D. 稀盐酸　　　　E. 浓盐酸

10. 留取尿液的正确方法是（　　）。
    A. 晨 7 时开始留尿，至晚 7 时弃去最后一次尿
    B. 晨 7 时排空膀胱后开始留尿，至晚 7 时最后一次尿
    C. 晚 7 时开始留尿，至次晨 7 时弃去最后一次尿
    D. 晚 7 时排空膀胱后开始留尿，至次晨 7 时留取最后一次尿
    E. 任意取连续 12 h 尿液

（梁诗晗）

任务三　粪便标本采集

学习目标

1. 阐述粪便标本采集方法及注意事项。
2. 根据医嘱正确采集粪便标本，标本采集操作规范，方法正确，标本采集正确。
3. 良好的护患沟通，患者配合，知晓相关知识。

案例导入 4-3-1

　　患者张某，男性，42岁，因反复腹泻1年入院。患者1年前无诱因出现油腻餐后腹泻，为稀水便，可见油滴及未消化食物，无脓血，每天20余次，量中，伴脐周钝痛，里急后重，无恶心及呕吐，诊断为"肠炎"。
　　请问：1. 应该准备哪些标本采集器材？
　　　　　2. 粪便标本如何采集，采集时应注意什么？

学习内容

一、粪便标本采集方法及目的

　　粪便标本采集是指采集患者新鲜粪便并送检的过程。粪便标本包括常规标本、细菌培养标本、潜血标本和寄生虫或虫卵标本。

　　1. 常规标本　检查粪便的一般性状、颜色、细胞等。
　　2. 培养标本　检查粪便中的致病菌。
　　3. 潜血标本　检查粪便中肉眼不能观察到的微量血液。
　　4. 寄生虫标本　检查粪便中的寄生虫、幼虫及虫卵。

二、粪便标本采集原则与规范

　　1. 按照医嘱采集标本　双人核对医嘱，打印和粘贴条形码于容器，向患者解释标本采集的方法和目的，取得患者的理解和配合。
　　2. 粪便标本采集规范　粪便标本的采集直接影响结果的准确性，通常采用自然排出的粪便。

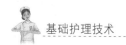

（1）标本要新鲜，避免污染粪便：检验应取新鲜标本，盛于洁净、干燥、无吸水性的有盖容器内。粪便标本中不得混有尿液，不可有消毒剂及污水，以免破坏有形成分，使病原菌死亡和污染腐生性原虫。标本采集后一般应于1小时内检查完毕，以防止因 pH 值变化及消化酶等导致有形成分的分解破坏及病原菌死亡。

（2）取材要合理选择：采集标本时采用干净的竹签选取含有黏液、脓血等病变成分的粪便；外观无异常的粪便须从表面、深处及粪便多处取材，其量至少为手指头大小。

（3）查溶组织阿米巴原虫滋养体时应于排便后立即检查。

（4）寒冷季节标本传送及检查时均需保温。

三、粪便标本采集操作步骤及注意事项

1. 粪便标本采集操作步骤　见表4-3-1。

表4-3-1　粪便标本采集操作步骤及要点

操作流程	流 程 说 明	操 作 要 点
护士准备	着装整洁、修剪指甲、洗手、戴口罩、手套	
用物准备	检便盒（内附棉签或检便匙）、清洁便盆，培养标本另备无菌培养瓶、无菌棉签、消毒便盆。寄生虫及虫卵标本另备透明胶带、载玻片（查找蛲虫）	
环境准备	病室宽敞明亮、安静、安全、隐蔽	
核对解释	备齐用物至床旁，核对患者床号、姓名、腕带，向患者及家属做好解释	取得患者配合
操作准备	查对医嘱，核对检验单，按要求在容器外贴好标签	防止发生差错
采集标本	常规标本：嘱患者排便于清洁便盆内，用检便匙取中央部分或异常部分约5g放入检便盒 隐血标本：按常规标本留取 培养标本：①嘱患者排便于消毒便盆内，用无菌棉签取中央部分或异常部分2～5g放入无菌培养瓶内，塞紧瓶塞。②如患者无便意，可用无菌长棉签蘸无菌等渗盐水，插入肛门6～7cm处，沿一方向边旋转边退出棉签，放入无菌培养试管中并塞紧瓶塞 寄生虫及虫卵标本：①检查寄生虫卵：嘱患者排便于清洁便盆内，用检便匙取不同部位带血或黏液粪便5～10g。②检查阿米巴原虫：先将便器加热至接近人的体温后再排便，便后连同便盆立即送检。③检查蛲虫：嘱患者睡觉前或清晨未起床前，将透明胶带贴在肛门周围处，取下黏有虫卵的透明胶带贴在载玻片上或将透明胶带对合送检	（1）水样便应盛于容器中； （2）用无菌长棉签直接采取标本进行培养，可提高阳性率； （3）服用驱虫药后或做血吸虫孵化检查，留取全部粪便送检； （4）阿米巴原虫在低温环境下失去活力而难以查到； （5）蛲虫常在午夜或清晨爬到肛门处产卵

（续表）

操作流程	流 程 说 明	操 作 要 点
整理	协助患者穿裤，给患者安置舒适卧位，整理床单位和用物，脱手套	
记录、送检	洗手、记录，标本及时送检	

2. 注意事项

（1）采集潜血标本：嘱患者检查前3天禁食肉类、动物肝、血和含铁丰富食物，3天后采集标本，以免造成假阳性。

（2）检查阿米巴原虫：在采集标本前几天停服钡剂、油质或含金属的泻剂，以免金属制剂影响阿米巴虫卵或胞囊的显露。

（3）采集粪便标本时避免大小便混合，以免影响检验结果。

3. 粪便标本送检

（1）标本送检：护士收集好标本应尽快送检，不能及时送检的标本，室温保存少于2小时。如采集后2小时内未培养，标本应放入培养基中4℃冰箱保存，一般可保存24小时。

（2）粪便标本的验收与拒收程序：采用一次性无菌杯，瓶盖严密，留取时间符合要求者为合格标本；否则为不合格标本，应拒收。当怀疑沙门菌、志贺菌以外的细菌引起的腹泻时，临床医生应及时和检验科联系，因为分离大肠埃希菌O157：H7等细菌需要特殊的实验程序和培养基。

4. 评价

（1）护患沟通有效，患者情绪稳定，愿意接受并积极配合。

（2）患者及家属能理解粪便标本采集的目的，并了解采集的相关知识及注意事项。

（3）能严格执行操作规程，操作程序规范，方法正确，送检及时。

任务评价

1. 回答案例导入4-3-1提出的问题。

2. 独立完成练习题。

任务三习题

一、A₁/A₂型题

1. 下列说法错误的是（　　　）。

    A. 大便常规标本取中央部分或黏液脓血部分

    B. 大便隐血取中央部分或黏液脓血部分

    C. 做血吸虫孵化检查留取全部粪便

    D. 大便寄生虫标本取中央部分或黏液脓血部分

    E. 检查蛲虫将透明胶带于睡前或清晨未起床前贴在肛门周围

2. 采集粪便标本做隐血试验时应禁食（　　　）。

A. 牛奶　　　　B. 西红柿　　　C. 动物肝脏　　D. 豆制品　　　E. 土豆

3. 患者，女性，24岁，血吸虫感染，现需留取粪便标本做血吸虫孵化检查。护士告知患者标本留取的正确方法是（　　）。

　　A. 进试验饮食后第4日留便送检　　　　B. 将便盆加温再留取少许粪便
　　C. 用检便匙取脓血处粪便　　　　　　　D. 取少量异常粪便置蜡纸盒送检
　　E. 留取全部粪便并及时送检

4. 患者，男性，25岁，需留取粪便标本检查蛲虫，护士应告知患者标本采集的时间为（　　）。

　　A. 早餐后立即　　　　B. 早餐后半小时　　　C. 午餐后半小时
　　D. 晚餐后半小时　　　E. 晚上睡觉前

5. 为了保证化验标本的质量，采集标本时避免（　　）。

　　A. 方法采集　　　　B. 采集准确　　　C. 放置时间过久
　　D. 特殊标本注明时间　　　E. 量准确

6. 张女士，急性肠炎入院，留取粪便做培养标本查致病菌。下列叙述不正确的是（　　）。

　　A. 取黏液部分粪便送检　　　　　　　B. 置于带盖容器内送检
　　C. 置于加温容器中送检
　　D. 如无便意，可用无菌棉签由肛门插入6～7 cm处取标本
　　E. 用无菌棉签取标本

7. 检查粪便中的寄生虫卵应（　　）。

　　A. 取中间部位的粪便　　　B. 取边缘部位的粪便　　　C. 取不同部位的粪便
　　D. 随机取少许粪便　　　　E. 留取全部粪便

二、A₃/A₄ 型题

题干：患者，女性，42岁，因反复腹泻3日入院。

8. 患者反复腹泻水样便，护士应指导患者（　　）。

　　A. 留取标本时取5 g中央部分　　　B. 留取标本1勺即可
　　C. 全部留取于清洁容器中　　　　　D. 尽量不喝水，减少腹泻
　　E. 留取睡前到清晨未起床前的粪便

9. 以下（　　）需留取全部粪便作为标本。

　　A. 大便潜血试验　　　B. 大便常规检查　　　C. 查寄生虫卵
　　D. 血吸虫孵化检查　　　E. 大便培养

（邓叶青）

任务四 痰液标本采集

学习目标

1. 阐述痰液标本采集方法及注意事项。
2. 根据医嘱正确采集痰液标本，标本采集操作规范，方法正确，标本采集正确。
3. 良好的护患沟通，患者配合，知晓相关知识。

案例导入

患者李某，男性，60岁，近3个月无明显原因体重下降5 kg，伴有刺激性咳嗽，痰中带血，到医院就诊。李某有40余年吸烟史。医院怀疑其为肺癌收治入院。责任护士小王接待了他，遵医嘱采集痰液标本，查找癌细胞。

请问：1. 应该如何进行痰常规标本的采集？

2. 应该选择何种溶液固定痰液标本？

学习内容

一、痰液标本采集方法

1. 常规痰标本采集

（1）目的：用于检查痰液中的细菌、虫卵、癌细胞等。

（2）方法：若患者能自行留痰，护士应嘱患者晨起漱口，深呼吸数次后用力将气管深处的痰液咳出，吐于痰盒内。若患者无力咳嗽或不配合，护士应协助患者取合适卧位，叩击胸背部，使痰液松动，将集痰试管链接于吸痰管与吸引器之间，按吸痰法将痰液吸入至集痰试管中。

2. 痰培养标本采集

（1）目的：用于检查痰液中的致病菌，为抗生素的选择提供依据。

（2）方法

1）成人取痰法：若患者能自行留痰，护士应嘱患者晨起后先用漱口液漱口，再用清水漱口，数次深呼吸后用力咳出气管深处痰液盛于无菌痰盒中。若患者无力咳痰或不配合，收集方法与常规标本留取方法相同，将痰液收集于无菌痰盒内。痰量不得少于1 ml。

用物均需无菌。

2) 小儿取痰法：护士用弯压舌板向后压舌，将无菌拭子深入小儿咽部，使小儿因压舌板刺激引起咳嗽，喷出的肺或气管分泌物沾在拭子上，即可送检。用物均需无菌。

3. 24 小时痰标本采集

（1）目的：用于检查 24 小时痰量，观察痰液量、颜色、性状、气味以及内容物或浓缩结核菌检查。

（2）方法：从晨起漱口后（上午 7 时）第一口痰开始留取，至次日晨起漱口后（上午 7 时）第一口痰结束，将 24 小时的痰液全部收集于集痰器内，记录 24 小时痰液总量。

二、痰液标本采集原则与规范

1. 原则

（1）遵照医嘱：采集标本应当严格按照医嘱执行，检验申请单字迹必须清晰，目的应明确，申请人签写全名，护士认真查对。若检验单有疑问，护士应及时核对，确认无误后方可执行。

（2）准备充分

1) 护士准备：在采集标本前，护士应明确标本采集的相关事宜，着装整洁、修剪指甲、洗手、戴口罩。

2) 患者准备：采集标本前，护士应向患者及家属解释留取标本的目的、方法、临床意义、注意事项及配合要点，患者及家属愿意配合采集工作并按要求在采集前做好相应准备。

3) 物品准备：根据检验目的准备相应物品。

4) 环境准备：环境应清洁、安静、光线。温湿度适宜，保护隐私。

（3）严格查对：查对是保证标本采集结果准确性的重要保障之一，采集标本前应认真查对医嘱，核对检验申请单、标签（或条形码）、标本采集容器，以及患者床号、姓名、住院号及腕带等，确认无误后方可操作。

（4）正确采集：采集标本既要保证及时送检，又须保证标本的质量。因此，应保证采集方法正确，采集时间、标本容器、标本量、防腐剂等要符合专业检验要求。

（5）及时送检：标本的采集和运送是保障检验结果准确性的重要环节之一。采集标本后应当及时送检，以免影响检验结果。

2. 规范

（1）常规标本采集：嘱患者清晨起床后用清水漱口，随即采集。

（2）痰培养标本采集：嘱患者清晨起床后先用漱口液漱口，再用清水漱口后采集。

（3）24 小时痰标本采集：从晨起漱口后（上午 7 时）第一口痰开始留取，至次日晨起漱口后（上午 7 时）第一口痰结束。

（4）标本采集结束后，按常规消毒处理用物。

（5）若患者痰液不易咳出，可先进行雾化吸入以湿化痰液。

三、痰液标本采集操作步骤及注意事项

1. 评估与解释

（1）评估：评估患者病情、临床诊断、治疗、检验目的、意识状态、心理状态及合作程度。

（2）解释：向患者及家属解释检查的目的、方法、注意事项及配合要点。

2. 准备

（1）环境准备：光线充足，温度适宜，环境安静。

（2）用物准备：除检验单、标签（或条形码）、手消毒剂、医疗垃圾桶、生活垃圾桶外，根据不同检验目的，另备下列用物。

1）常规标本：痰盒。

2）痰培养标本：无菌痰盒、漱口液。

3）24 小时痰标本：广口大容量集痰器、防腐剂（如苯酚）。

4）无力咳痰或不合作者：吸痰用物、一次性手套和集痰器。

（3）患者准备：了解检验目的、采集方法、注意事项及配合要点；患者漱口。

（4）护士准备：着装整洁、修剪指甲、洗手、戴口罩。

3. 操作步骤　详见表 4－4－1。

表 4－4－1　痰液标本采集操作步骤及注意事项

操作流程	操 作 步 骤	注 意 事 项
准备用物	核对医嘱、检验申请单、标签（或条形码）。根据检验目的选择适当容器，检查容器完整性无误后，将申请单标签或条形码粘贴于容器外壁	防止差错事故的发生，保证检验结果的准确性
核对解释	携用物至患者床旁，根据检验申请单核对患者床号、姓名、住院号及腕带；核对检验申请单、容器、标签（或条形码）三者是否一致；向患者做好解释说明工作，告知采集的目的、方法、注意事项及配合要点；遮挡屏风或窗帘	（1）确认患者，取得其配合； （2）保护患者隐私
收集标本 1. 常规标本		
能自行咳痰者	嘱患者清晨起床后，用清水漱口，深呼吸数次后用力将气管深处的痰液咳出，吐于痰盒中	（1）清理口腔中杂质； （2）若痰液不易咳出，可使用雾化吸入等方法使痰液松动； （3）操作者戴手套，注意自我防护
无力咳痰或不配合者	护理人员协助患者取合适卧位，叩击胸背部。将集痰试管链接于吸痰管与吸引器之间，按吸痰法将痰液吸入至集痰试管中	

(续表)

操作流程	操作步骤	注意事项
2. 痰培养标本		
能自行咳痰者	清晨起床后，嘱患者先用漱口水（如朵贝氏液、复方硼砂溶液）漱口，再用清水漱口。深呼吸数次后用力将气管深处的痰液咳出，收集于无菌痰盒中。痰量不得少于1 ml	（1）去除口腔内杂菌； （2）若痰液咳出困难，可先用雾化吸入生理盐水，再进行咳痰； （3）注意无菌操作，勿将唾液、鼻涕、漱口水等混入； （4）用物均需无菌
无力咳痰或不配合者	收集方法与常规标本留取方法相同，将痰液收集于无菌痰盒内	
小儿取痰法	用弯压舌板向后压舌，将无菌拭子深入小儿咽部，使小儿因压舌板刺激引起咳嗽，喷出的肺或气管分泌物沾在拭子上，即可送检	
3. 24小时痰标本	嘱患者从晨起漱口后（上午7时）第一口痰开始留取，至次日晨起漱口后（上午7时）第一口痰结束，将24小时的痰液全部收集于集痰器内	勿将唾液、鼻涕、漱口水等混入
整理记录	（1）协助患者取舒适体位； （2）按医疗废物处理条例处理废物，脱去手套，洗手，记录	（1）避免交叉感染； （2）记录痰液的外观和性状

4. 痰液标本送检　将痰标本连同化验单及时送检，以确保结果的准确性。留取常规痰标本查找癌细胞时应立即送检，也可用95％乙醇或10％甲醛固定后立即送检。

任务评价

1. 案例分析：呼吸科护士小李，于清晨7时，遵医嘱为患者进行痰培养标本的采集。小李嘱患者先用漱口液漱口，再用清水漱口后咳出痰液，但患者痰液黏稠，不易咳出。

请问：（1）患者在采集标本前可以用哪些漱口液漱口？
（2）针对患者痰液黏稠不易咳出的情况，小李可以采取哪些措施？

2. 独立完成练习题。

任务四习题

A_1/A_2型题

1. 李先生，71岁，吸烟史30余年，近期出现刺激性咳嗽，痰中带血，怀疑肺癌。为明确诊断，该患者留痰后固定痰标本的溶液应该是（　　　）。
A. 5％石碳酸　　　　B. 0.2％苯扎溴铵　　　　C. 25％～35％乙醇
D. 75％乙醇　　　　E. 95％乙醇

2. 留取24 h痰标本的正确方法是（　　　）。

A. 晨 7 时开始留，至次日 7 时弃去清晨的第一口痰
B. 晨 7 时开始留，至次日 7 时第一口痰结束
C. 24 h 内的任意 3 次痰液
D. 24 h 内的任意 5 次痰液
E. 任意取连续 24 h

（尹　鑫）

任务五　咽拭子标本采集

学习目标

1. 阐述咽拭子标本采集方法及注意事项。
2. 根据医嘱正确采集咽拭子标本，操作规范，方法正确，标本采集正确。
3. 建立良好的护患沟通，患者配合，知晓相关知识。

案例导入 4-5-1

　　患者李某，男，68 岁，意识清醒，出现发热、全身无力、咳嗽症状 1 天，有 COPD 病史。为明确诊断，医生开具咽拭子检查项目。请问：

　　1. 应该如何进行咽拭子标本的采集？
　　2. 如何确保咽拭子标本采集的有效性？

学习内容

一、咽拭子标本采集方法

　　咽拭子标本采集是一种临床常用的操作，从咽部或扁桃体部取分泌物做病毒分离，以协助临床诊断、治疗、护理。在新型冠状病毒感染的诊断中，采集咽拭子进行核酸检测，是重要的检查手段。临床常用咽拭子标本采集方法有 2 种。

　　1. 鼻咽拭子采集

　　（1）定义：鼻咽拭子是通过鼻腔进入采集鼻咽部的标本。鼻咽拭子对采集者操作水平要求高，采样过程慢，单检出率明显高于口咽拭子。

（2）方法：采集标本前请患者摘下口罩，用纸巾擤鼻涕以便清除鼻腔内多余的分泌物；从包装中取出拭子，让患者头部向后稍微倾斜，沿着鼻中隔轻柔插入鼻咽拭子，鼻咽拭子的插入深度应该等于从鼻孔到耳朵外部开口的距离；鼻咽拭子到达鼻咽底部后应该放置几秒钟以便拭子顶端能够吸收分泌物，然后在旋转拭子的同时慢慢地将其移除出来；将拭子头浸入含 2～3 ml 病毒保存液中；靠近顶端处折断无菌拭子杆，尾部弃去，旋紧管盖并用封口膜封闭。

2. 口咽拭子采集

（1）定义：口咽拭子是采样工具通过口腔进入采集口咽部的标本。口咽拭子检出率低于鼻咽拭子，但采样操作简单，速度较快。

（2）方法：患者坐下，头后倾，张大嘴，并发"啊"音；用压舌板固定舌头，拭子越过舌根到咽后壁及扁桃体隐窝、侧壁等处；应先用拭子适度用力来回擦拭双侧咽扁桃体至少 3 次，再在咽后壁至少擦拭 3 次，3～5 次为宜；将拭子头浸入含 2～3 ml 病毒保存液试管中；靠近顶端处折断无菌拭子杆，尾部弃去，旋紧管盖并用封口膜封闭。

二、咽拭子标本采集原则与规范

1. 原则

（1）遵照新型冠状病毒感染（新冠）疫情防控要求采集：新入院患者需完成新冠病毒咽拭子标本采集，需患者身份证号，住院患者需开检验条码，条码字迹必须清晰。护士认真查对，确认无误后方可执行。

（2）准备充分：

护士准备：在采集标本前，护士应明确标本采集的相关事宜，执行三级防护措施，保持良好心态。

患者准备：采集标本前，护士应向患者及家属解释采集标本的目的、方法、注意事项及配合要点，患者及家属配合采集工作并按要求在采集前做好相应准备。

物品准备：根据检验目的准备相应物品。

环境准备：清洁、安静、宽敞、光线适宜。

（3）严格查对：采集标本前应认真查对医嘱，核对检验条形码，以及患者床号、姓名、住院号、身份证等，确认无误后方可操作。

（4）正确采集：采集标本既要保证及时送检，又须保证标本的质量。因此，应保证采集方法正确，采集时间、标本容器等符合专业检验要求。

采集部位要求：

① 口咽拭子：尽可能采集患者发病 3 d 内的咽拭子标本。患者头部后仰，保持不动。用拭子棒自鼻孔垂直面部方向插入，深入距离最少应达耳垂部位到鼻尖长度的一半。遇到阻力后即到达后鼻咽，应停留数秒吸取分泌物（一般要求 15～30 s），应旋转拭子 3～5次。宜轻轻旋转取出拭子，取样后将拭子头浸入采样液中，尾部弃去，旋紧管盖，避免泄露。

② 鼻咽拭子：尽可能采集患者发病 3 d 内的鼻咽拭子标本。将植绒拭子由鼻腔插入鼻咽部（位置大于鼻孔至外耳距离的一半）遇阻后旋转 3～5 圈，取样后将拭子头浸入采样

液中，尾部弃去，旋紧管盖。

③ 标本保存：用于病毒核酸检测的标本应尽快检测，能在 24 小时内检测的标本可置于 4℃ 保存；24 小时内无法检测的标本则应置于 -70℃ 或以下保存（如无 -70℃ 保存条件，则于 -20℃ 冰箱暂存）。

（5）及时送检：标本的采集和运送是保证检验结果准确性的重要环节之一，采集标本后应当及时送检，以免影响检验结果。

2. 规范

（1）标本采集前，患者停止进食，用清水漱口，以免影响采集效果。

（2）拭子适度用力来回擦拭双侧咽扁桃体至少 3 次，再在咽后壁至少擦拭 3 次，3～5 次为宜。

（3）物品齐全，使用前检查采集器及病毒保存液试管包装是否完整及有效期。

（4）含病原体的标本与标本接触过的医疗废物，离开污染区前，应再次对封口包装表面采用 1 000 mg/L 的含氯消毒液均匀喷洒或在其外面加套一层医疗废物包装袋。

（5）医疗废物应放入专用转运箱密闭转运，转运箱外应粘贴红色高感染性废弃物标识及"新冠"标签。

三、咽拭子标本采集操作步骤与注意事项（口咽拭子为例）

1. 评估与解释

（1）评估：评估患者、病情、临床诊断、治疗、检验目的、意识状态、心理状态及合作程度。

（2）解释：向患者及家属解释检查的目的、方法、注意事项及配合要点。

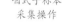

咽式子标本
采集操作

2. 准备

（1）环境准备：光线充足、温度适宜、环境安静。

（2）用物准备：

① 按照三级防护要求着装：戴 N95 及以上防护口罩、护目镜、防护面屏、双层乳胶手套、防护服、一次性隔离衣、靴套、鞋套。

② 操作用物：生理盐水漱口液、一次性杯子、压舌板、一次性咽拭子采集器、病毒保存液试管、手电筒、医疗废物桶、执行单、笔、手消毒液。

（3）患者准备：了解检验目的、采集方法、注意事项及配合要点；患者漱口。

3. 操作步骤

以新型冠状病毒核酸检测为例，详见表 4-5-1。

表 4-5-1 口咽拭子标本采集操作步骤及要点

操作流程	流 程 说 明	操作要点
用物准备	核对医嘱，检验条形码、一次性咽拭子采集器、病毒保存液试管。检查完整性无误后，将条形码粘贴在保存液试管外壁	防止差错事故的发生，保证检验结果的准确性

(续表)

操作流程	流程说明	操作要点
核对解释	携用物至患者床旁，根据医嘱和条形码核对患者的床号、姓名、住院号、标本条码、输入患者身份证号码，告知采集的目的、方法、注意事项及配合要点	确认病人并取得配合
患者评估	评估患者有无假牙，口腔有无异物，食物残渣，口腔黏膜是否完好	必要时行漱口
采集标本	体位：嘱患者坐下，头后仰； ② 张大嘴，暴露口咽部（如口咽部暴露不充分，可用压舌板按压舌根部）； ③ 采集：采样器越过舌根，到达咽后壁、两侧扁桃体、侧壁，3～5次； ④ 将采样管盖打开，注意手不可污染采样管内部 ⑤ 将拭子头浸入含 2～3 ml 病毒保存液试管中，从折痕处折断采样器尾部并弃去； ⑥ 旋紧管盖，用杰雪喷洒管盖消毒； ⑦ 将采样管装入生物安全袋并密封，再用杰雪消毒生物安全袋	保证检验结果的真实准确，拭子适度用力来回擦拭双侧咽扁桃体至少3次，然后再在咽后壁至少擦拭3次，3～5次为宜
再次核对	再次查对患者信息、医嘱、试管条形码信息	
整理记录	(1) 协助患者取舒适体位； (2) 按照医疗废物处理条例处理服务，按照正确要求脱去三级防护服，洗手、记录	避免交叉感染

4. 咽拭子标本送检

将标本保持直立，避免剧烈摇晃及时送检，以确保结果的准确性。

任务评价

1. 案例分析：李某，男，76岁，因 COPD 加重伴呼吸困难入院治疗，遵医嘱进行咽拭子标本采集，现病人用无创呼吸机通气。

请问：(1) 应该为患者进行口咽拭子还是鼻咽拭子采集？

(2) 如果为口咽拭子采集，如何保证采集的有效性？

（王　瑞　夏青莹）

01

模块一 入院护理

项目五 生命体征的评估与护理

项目介绍

　　生命体征（vital signs）是体温、脉搏、呼吸和血压的总称。从患者入院，护士就需要按照护理程序准确监测和动态评估患者的体温、脉搏、呼吸、血压，并做好记录。若发现患者生命体征异常，应及时向医生报告，并尽快采取恰当的护理措施予以护理。因此，护生必须熟悉生命体征的异常情况，掌握生命体征测量的基本技能和护理方法，为临床护理工作做好准备。

学习导航

生命体征的评估与护理

- 体温的评估与护理
  - 正常体温及生理变化
  - 异常体温的临床表现
  - 体温的测量
  - 异常体温的护理
- 脉搏的评估与护理
  - 正常脉搏及生理变化
  - 异常脉搏的临床表现
  - 脉搏的测量
  - 异常脉搏的护理
- 呼吸的评估与护理
  - 正常呼吸及生理变化
  - 异常呼吸的临床表现
  - 呼吸的测量
  - 异常呼吸的护理措施
- 血压的评估与护理
  - 正常血压及生理变化
  - 异常血压的评估
  - 血压的测量
  - 异常血压的护理

任务一 体温的评估与护理

学习目标

1. 理解并记忆异常体温的临床表现、体温测量的注意事项。
2. 为患者正确测量体温，根据所测体温准确判断患者体温异常情况，给予恰当护理。
3. 良好的护患沟通，患者配合，知晓相关知识。

案例导入 5-1-1

  患者余某，男性，35 岁，发热 3 天，体温持续在 39℃以上，以"发热待查"于上午 9 时收入院。体格检查：体温 39.8℃，脉搏 110 次/分，呼吸 26 次/分，血压 124/84 mmHg，神志清楚，面色潮红，口唇干裂，食欲不佳。

  请问：1. 该患者体温属于发热的哪种程度？

     2. 从该患者的症状可看出其处于发热的哪个阶段？

学习内容

一、正常体温及生理变化

  体温（body temperature，T）是指身体胸腔、腹腔和中枢神经的温度，也称为体核温度（core temperature）。体核温度较体表温度高且相对稳定。身体表层的温度称为体表温度，受环境温度影响，低于体核温度。

  （一）体温的产生

  体温是由人体摄入的糖、脂肪、蛋白质三大营养物质氧化分解而产生。三大营养物质在体内氧化时释放能量，其总量的 50% 以上迅速转化成热能，以维持体温，并不断地散发到体外；其余不足 50% 的能量贮存于三磷酸腺苷（ATP）内，供机体利用，最终仍转化为热能散发到体外。

  （二）体温的调节

  体温调节分生理性体温调节和行为性体温调节两种方式。生理性体温调节指通过下丘脑的体温调节中枢，控制产热与散热效应器的活动，将体温维持在一个调定点，即 37℃左右。如果体温偏离此调定数值，则调整受控系统来维持体温的恒定。如通过血管的舒缩、骨骼肌及汗腺的活动，使体温维持恒定，与调定点一致。一般所说的调节是指生理性调节。

行为性体温调节是人类有意识的行为活动。人可以根据外界环境的冷热舒适、感受程度及情绪状态等调节体温。如增减衣物、调整身体的活动量、开关门窗及使用冷暖空气调节器等可随意控制的行为，调节体温。因此，行为性体温调节是以生理性调节为基础，是对生理性调节的补充。

（三）产热与散热

1. 产热过程

机体的产热过程是细胞新陈代谢的过程。人体的主要产热器官是肝和骨骼肌。主要通过骨骼肌运动、食物的氧化分解、交感神经兴奋、甲状腺素及肾上腺皮质激素的分泌增多等来产生热量。

2. 散热过程

皮肤是主要的散热器官，此外，呼吸、排尿及排便也能散发少部分热量。人体的热量主要通过辐射、传导、对流、蒸发4种方式散发。

（1）辐射：辐射散热是人体以红外线的形式将体热传给外界较冷物体的一种散热方式。一般在气候温和的条件下，安静时的辐射散热所占的百分比较大，可达总散热量的60%。

（2）传导和对流：传导是指人体将热量直接传递给与之接触物体的一种散热方式。其散热量的多少与所接触物体的导热性能、面积及温差大小有关。临床上根据传导散热的原理，常用冰袋、冰帽给高热患者降温。对流散热是指通过气体或液体流动来交换热量的一种方式，是传导散热的一种特殊方式，通常情况下主要是气体流动的方式。对流散热受风速的影响，风速越大，散热量越多。

（3）蒸发：是利用水分从体表汽化时吸收体热的一种散热方式。蒸发散热的方式有不显汗和显汗两种。汗液蒸发可散发大量体热，每蒸发1g水，可散失2.43kJ热量，使体热不致淤积体内而导致体温升高。临床上常用温水拭浴、乙醇拭浴为高热患者降温就是根据蒸发的原理。当外界环境温度高于或等于人体皮肤温度时，蒸发就成为人体唯一的散热方式。

（四）体温的生理变化

1. 正常体温

临床上测量体温常以口腔、直肠、腋窝等部位所测温度为标准。其中，以直肠温度最接近人体深部温度，受外界环境影响小，但在日常工作中，采用口腔、腋下测量温度更为方便而常用。正常体温范围见表5-1-1。

表5-1-1　健康成人不同部位的体温范围及平均值

部位	正常范围（℃）	平均值（℃）
口腔	36.3~37.2	37.0
腋下	36.0~37.0	36.5
直肠	36.5~37.7	37.5

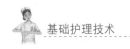

温度可用摄氏温度（℃）和华氏温度（℉）来表示，两者的换算公式为：

摄氏温度（℃）＝（华氏温度－32）×5/9，　华氏温度（℉）＝摄氏温度×9/5＋32

3. 体温的生理变化

体温不是固定不变的，可随昼夜、年龄、性别、活动、药物等因素的影响而出现生理性变化，但变化的范围很小，上下波动不超过0.5～1.0℃。

（1）昼夜变化：正常人的体温在24小时内周期性波动，凌晨2～6时较低，因此时活动量相对较少；下午2～8时活动量相对较大，体温较高。这种规律性的变化与机体昼夜活动的生物节律有关。

（2）年龄：老年人代谢较低，运动少，所以体温略低于成年人。婴幼儿略高于成年人。新生儿由于体温调节中枢尚未发育完善，调节体温的能力差，体温易受外界环境温度的影响而不稳定。

（3）性别：一般女性皮下脂肪较男性厚，体温稍高于男性。成年女性的基础体温随月经周期出现规律性的变化，即排卵后体温上升，这与体内孕激素水平的周期性变化有关，孕激素具有升高体温的作用。

（4）活动：活动可使身体的代谢速率增快，产生更多的热量，使体温暂时性上升。

（5）环境温度：环境温度较高，体温略高；反之，体温略降。如环境温度太低，则可造成体温过低。开关门窗、冷暖气的运用，均可调节环境温度，有助机体体温调节。

（6）药物：药物可改变体温调节中枢的调定点。如麻醉药物可抑制体温调节中枢或影响传导路径的活动，并能扩张血管，增加散热，降低机体对寒冷环境的适应能力，因此手术患者术中、术后应注意保暖。

（7）情绪：强烈的情绪反应会造成生理和心理上的压力，导致体温发生变化。情绪激动时体温上升；情绪低落时体温下降。此外，进食也会对体温产生影响。

二、异常体温的临床表现

（一）体温过高

体温过高（hyperthermia）是指机体在致热源的作用下，体温调节中枢的调定点上移而引起的体温升高超过正常范围的状态。体温过高又称为发热。一般而言，当腋下温度超过37℃或者口腔温度超过37.3℃，一昼夜体温波动在1℃以上即可称为发热。

1. 发热的临床分度　以口腔温度为标准，发热程度可划分为以下4种。

（1）低热：37.3～38.0℃（99.1～100.4℉）。

（2）中等热：38.1～39.0℃（100.6～102.2℉）。

（3）高热：39.1～41.0℃（102.4～105.8℉）。

（4）超高热：41.0℃以上（105.8℉以上）。

2. 发热的过程及临床表现　发热的临床过程分为3个阶段。

（1）体温上升期：此期特点为产热大于散热，体温升高。临床表现：患者畏寒或寒战、无汗、皮肤苍白，伴全身疲乏不适。体温上升的方式有骤升和渐升两种。体温突然升高，在数小时内升至高峰，称为骤升，见于肺炎球菌性肺炎、疟疾、急性肾盂肾炎等，体温逐渐升高，在数天内达到高峰，称为渐升，见于伤寒、肺结核等。

（2）高热持续期：此期特点为产热和散热在较高水平上趋于平衡，体温维持在较高状态。临床表现：患者颜面潮红，皮肤灼热，口唇干燥，呼吸深快，脉搏加快，头痛、头晕，食欲下降，全身不适，软弱无力，尿量减少，严重者可出现谵妄、昏迷。此期可持续数小时、数天甚至数周，因疾病及治疗效果而异。持续高热可引起大脑受损，尤其是小儿，要及时采取降温措施。

（3）退热期：此期特点为散热大于产热，散热增加而产热趋于正常，体温调节水平恢复正常。临床表现：患者大量出汗、皮肤温度下降。退热的方式有骤降和渐降两种。骤降是指体温在数小时内急剧下降，如大叶性肺炎、疟疾、急性肾盂肾炎等；体温骤降患者由于大量出汗，体液丧失，易发生虚脱和休克，表现为血压下降、脉搏细速、四肢湿冷等，应严密观察，及时处理。体温渐降是指体温在数天内降至正常。

（二）体温过低

体温过低（hypothermia）是指体温持续低于正常范围。体温过低是一种危险信号，常常提示疾病的严重程度和预后不良。

1. 体温过低的原因

（1）散热过多：长时间暴露在低温环境中，使机体散热过多、过快；在寒冷环境中大量饮酒，使血管过度扩张，热量散失。

（2）产热减少：重度营养不良、极度衰竭等，使机体产热减少。全身衰竭的患者体温不升，常是临终前的表现。

（3）体温调节中枢受损：中枢神经系统功能不良，如颅脑外伤、脊髓受损；药物中毒，如麻醉药、镇静药。

（4）体温调节中枢发育不完善：新生儿尤其是早产儿，体温调节中枢发育不完善，对外界环境温度变化无法自行调节，从而导致体温过低。

2. 临床分度

（1）轻度：32.1～35.0℃（89.8～95.0 ℉）。

（2）中度：30.0～32.0℃（86.0～89.6 ℉）。

（3）重度：<30.0℃（86.0 ℉），瞳孔散大，对光反射消失。

（4）致死温度：23.0～25.0℃（73.4～77.0 ℉）。

3. 临床表现　患者可表现发抖，皮肤苍白，四肢冰冷，口唇青紫，心跳、呼吸减慢，血压降低，意识障碍，甚至昏迷。

三、体温的测量

（一）体温测量的方法

1. 目的

（1）判断体温有无异常。

（2）动态监测体温变化，分析热型。

（3）协助诊断，为疾病预防、治疗、康复、护理提供依据。

2. 评估

(1) 患者年龄、病情、治疗情况、心理状态及合作程度。

(2) 有无影响体温测量准确性的因素。

(3) 向患者及家属解释测量体温的目的、方法、配合要点及注意事项。

3. 准备

(1) 护士准备：护士着装整洁，修剪指甲，洗手、戴口罩。熟悉体温测量的方法和注意事项。

(2) 用物准备：治疗盘内备容器2个（一个盛放已消毒的体温计，另一个盛放使用后的体温计）、消毒纱布、秒表、记录本、笔。若测肛温需另备润滑油、卫生纸、棉签。

(3) 患者准备：了解测量体温的目的、方法、配合要点及注意事项；体位舒适，情绪稳定。测温前若有运动、进食、冷热饮、洗澡、坐浴、冷热敷、灌肠等，应休息30分钟。

(4) 环境准备：环境安静、整洁、光线明亮、温湿度适宜，必要时采用屏风或围帘遮挡。

4. 操作流程　详见表5-1-2。

表5-1-2　体温测量操作步骤及要点

操作流程	操作步骤	要点
备体温表	根据不同体温测量部位选择合适体温计	检查是否完好，水银柱是否在35℃以下
核对解释	携用物至床旁，核对患者并解释，协助患者取舒适体位	
测量体温	根据患者病情、年龄、意识状态等选择合适的测量方法	
1. 测口温	将体温计汞端斜放于患者舌下热窝处，嘱患者紧闭双唇含住口表（图5-1-1）测量时间3分钟	(1) 舌下热窝位于舌下系带两侧，靠近舌动脉，是口腔中温度最高部位； (2) 嘱患者勿用牙咬体温计，用鼻呼吸
2. 测腋温	协助患者解开衣扣，擦干腋下汗液，将体温计汞端放于腋窝深处并紧贴皮肤，嘱患者屈臂过胸夹紧体温计（5-1-2），测量时间10分钟	小儿、老人及不能合作者应协助夹紧手臂
3. 测肛温	(1) 协助患者侧卧、俯卧或屈膝仰卧位，露出臀部； (2) 用棉签蘸润滑油润滑肛表汞端，分开臀裂，将肛表轻轻插入肛门3～4 cm（图5-1-3）； (3) 测量时间3分钟	婴幼儿可取仰卧位，护士一手握住其脚踝并提起，另一手将肛表插入肛门（婴儿1.25 cm，幼儿2.5 cm），并固定

（续表）

操作流程	操作步骤	要　点
取表读数	取出体温计，用消毒纱布擦干净，检视体温数值，准确读数	肛表取出后先用卫生纸擦净，再用消毒纱布擦拭
整理记录	（1）协助患者穿好衣裤，取舒适体位，询问患者感觉，致谢； （2）用物分类处理，体温计放于消毒液容器内； （3）洗手，记录体温值，并将体温结果录入电子病历或绘制在体温单上	测量肛温者先用卫生纸擦净肛门，再穿衣裤

5. 评价

（1）患者理解体温测量的目的，能主动配合，护患沟通有效。

（2）体温测量值准确，与患者病情相符。

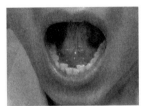
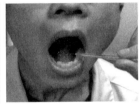
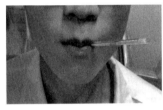

图 5-1-1　口腔测温法

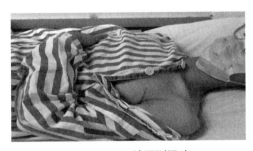
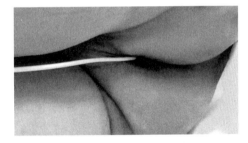

图 5-1-2　腋下测温法　　　　　　　图 5-1-3　直肠测温法

6. 注意事项

（1）测量体温前后应清点体温计数量，并检查体温计有无破损、水银柱是否在 35℃以下。甩体温计时用腕部力量，勿触及他物，以防撞碎。

（2）根据病情选择合适的测量方法：

1）婴幼儿、精神异常、昏迷、口鼻手术、口腔疾病、张口呼吸患者不宜测量口腔温度。

2）肩关节受伤或消瘦不能夹紧体温计、腋下出汗较多，以及腋下有炎症、创伤或手术的患者不宜测量腋温。

3）直肠或肛门手术、腹泻、心肌梗死的患者不宜测量肛温。

（3）避免影响测量体温的各种因素：如患者进食、面部冷热敷后，应间隔 30 分钟再测量口腔温度；腋窝局部冷热敷后，应间隔 30 分钟再测量腋下温度；坐浴、灌肠后，应间隔 30 分钟再测量直肠温度。

（4）测口温时，嘱患者勿用牙咬体温计。若不慎咬破体温计，应立即清除玻璃碎屑，以免损伤口腔和食管、胃肠道黏膜；然后协助患者口服牛奶或蛋清液，以延缓汞的吸收；如病情允许，可食用粗纤维食物（如韭菜等），加速汞的排出。

（5）特殊患者：如婴幼儿、危重患者、躁动者测量体温时，应有人守护，以防发生意外。

（6）发现体温和病情不相符时应重新测量，并查找原因。

（二）体温计的检测与消毒

1. 体温计的检测　新的水银体温计使用前或定期消毒后应进行检测，以保证测温准确。

检测方法：将全部体温计的水银甩至 35℃ 以下，于同一时间放入已测好的 40℃（36～40℃）的水中，3 分钟后取出检视。凡误差在 0.2℃ 以上或玻璃管有裂缝、水银柱自动下降等，都不能使用。合格的体温计擦干，水银甩至 35℃ 以下，放入容器内备用。

2. 体温计的消毒　为了防止交叉感染，用过的体温计必须消毒处理。

（1）水银体温计：采用浸泡消毒法，常用的消毒液为 75% 乙醇、0.5% 碘伏、1% 过氧乙酸。将使用后的体温计放于盛有消毒液的容器中浸泡约 30 分钟后取出，清水冲洗，擦干后用离心机或腕部力量将水银柱甩至 35℃ 以下，存放于清洁容器内备用。注意口表、腋表、肛表应分别消毒和存放，消毒液每日更换一次。

（2）电子体温计：仅消毒电子感温探头部分，根据制作材料的性质选用不同的消毒方法，如浸泡法、熏蒸法等。

四、异常体温的护理

案例导入 5-1-2

患者张某，男性，28 岁，建筑工人，夏天高空作业导致中暑，体温高达 40℃，面色潮红，皮肤灼热，口唇干裂，无汗，并伴有呼吸、脉搏明显增快。

请问：该患者现存的最主要的护理诊断是什么？请针对性地采取相应的护理措施。

（一）体温过高的护理

1. 实施降温　根据患者情况可选用物理降温或药物降温方法。物理降温有局部冷疗和全身冷疗两种方法（详见"冷疗法"）。局部冷疗可采用冷毛巾、冰袋、化学制冷袋降温；全身冷疗可采用温水拭浴、乙醇拭浴等方法。实施降温措施 30 分钟后应测量体温并记录。应用药物降温应注意用药的剂量，尤其对年老体弱及心血管疾病患者应注意防止出现虚脱或休克现象。

2. 密切观察 定时测量体温，一般每日测体温 4 次，高热患者应至少每 4 小时测量 1 次，待体温恢复正常 3 天后，改为每日 2 次。注意观察患者热型、临床表现、伴随症状和降温效果。

3. 补充营养和水分 给予患者高热量、高蛋白、高维生素、易消化的流质或半流质食物，少量多餐，以补充高热的消耗，提高机体的抵抗力。鼓励患者多饮水，以每日 3 000 ml 为宜，必要时按医嘱静脉补充液体，以补充高热消耗的大量水分，并促进毒素及代谢产物的排出。

4. 保证休息 为患者提供温湿度适宜、空气流通、安静的休息环境。低热者酌情减少活动，适当休息；高热者需卧床休息，以减少能量的消耗，利于机体康复。

5. 口腔护理 高热患者由于唾液分泌减少，口腔黏膜干燥，机体抵抗力下降，有利于病原体生长繁殖，极易引起口腔炎症及溃疡。护士应在晨起、餐后及睡前协助患者做好口腔护理，保持口腔清洁，预防口腔感染。如口唇干裂可涂润滑油保护。

6. 皮肤护理 高热患者在退热期大量出汗，应及时擦干汗液，更换衣被，以保持皮肤清洁干燥，防止受凉。对长期持续高热卧床的患者，还应注意预防压疮和坠积性肺炎等并发症。

7. 安全护理 高热患者有时出现躁动不安、谵妄，应注意防止坠床、舌咬伤，必要时使用床栏或用约束带保护患者。

8. 心理护理 患者在发热的各个阶段出现不同的临床症状，如体温上升期易出现畏寒、寒战、面色苍白，而退热期则易出现大汗，患者会产生紧张、不安、恐惧等心理反应。护士应经常巡视和问候患者，耐心解答各种问题，合理满足患者的需求，给予心理支持和安慰。

9. 健康教育 教会患者及家属正确监测体温及物理降温的方法，告诉患者勿私自滥用退烧药，讲解休息、补充营养和水分、口腔清洁卫生的重要性。

（二）体温过低的护理

1. 保暖升温 添加衣物，给予毛毯、棉被、热水袋、电热毯，防止体热散失，给予热饮料，新生儿使用温箱保暖，以提高机体温度。提供合适的环境温度，维持室温在 22～24℃。

2. 病情观察 持续监测体温的变化，至少每小时测量一次，直到体温恢复至正常且稳定，同时监测脉搏、呼吸、血压的变化。

3. 病因治疗 去除引起体温过低的病因，使体温逐渐恢复正常。

4. 健康教育 向患者及家属介绍引起体温过低的因素，讲解如何避免体温过低的发生。

任务评价

1. 案例分析：患者吴某，女性，75 岁，车祸导致颅脑外伤，近日病情日趋加重，呼吸衰竭。体格检查：体温不升（35.0℃以下），脉搏 60 次/分，呼吸 12 次/分，血压 62/40 mmHg。

请问：（1）针对该患者目前的体温情况，作为护士你可采取哪些护理措施？

（2）为该患者升温保暖时应特别注意什么？为老年人升温如何防止烫伤？

2. 独立完成练习题。

任务一习题

一、A₁/A₂ 型题

1. 以口腔温度为标准，高热的范围是指（　　）。

   A. 37.3～41℃　　　　　B. 37.3～38℃　　　　　C. 38.1～39℃

   D. 39.1～40℃　　　　　E. 39.1～41℃

2. 可选择口腔测量体温的患者是（　　）。

   A. 昏迷患者　　　　　B. 精神异常患者　　　　C. 呼吸困难患者

   D. 消瘦患者　　　　　E. 婴幼儿

3. 患者体温下降期因大量出汗易出现（　　）。

   A. 畏寒　　　　B. 皮肤潮红　　　C. 呼吸加快　　D. 虚脱　　　E. 低温

4. 可以测量肛温的情况是（　　）。

   A. 直肠术后　　B. 痔疮术后　　　C. 昏迷　　　D. 心肌梗死　　E. 阿米巴痢疾

5. 患者，男，56岁，肺炎，入院时测得体温为40.0℃。为观察体温的变化，测量体温的频率应为（　　）。

   A. 每8小时1次　　　　　B. 每6小时1次　　　　C. 每4小时1次

   D. 每日1次　　　　　　E. 每晚1次

6. 体温过低患者的护理措施，下列不妥的是（　　）。

   A. 提高室温　　　　　B. 足底放热水袋　　　　C. 饮热饮料

   D. 加盖被　　　　　　E. 增加患者活动量

二、A₃/A₄ 型题

题干：患者，男，65岁，急性上呼吸道感染入院，入院时测得体温39.9℃，神志清楚，面色潮红，口唇干裂，身体消瘦，食欲差。

7. 入院时患者的体温属于（　　）。

   A. 正常　　　　B. 低热　　　　C. 中等热　　　D. 高热　　　E. 超高热

8. 入院时属于发热过程中的（　　）。

   A. 体温上升期　　B. 高热持续期　　C. 退热期　　　D. 体温下降期　　E. 低热期

9. 行冰袋降温后，给患者重测体温的时间为（　　）。

   A. 10 min 后　　B. 20 min 后　　C. 30 min 后　　D. 40 min 后　　E. 60 min 后

（黄 丽 杨 梅）

任务二 脉搏的评估与护理

学习目标

1. 理解并记忆异常脉搏的临床表现、脉搏测量的注意事项。
2. 为患者正确测量脉搏，根据所测脉搏准确判断患者脉搏异常情况，给予恰当护理。
3. 良好的护患沟通，患者配合，知晓相关知识。

案例导入 5-2-1

　　患者高某，女性，47 岁，因"活动后心悸气促 5 年多，症状加重伴咳嗽 10 余天"收住院。体格检查：二尖瓣面容，颈静脉怒张，心前区浊音界向左扩大，心率128 次/分，脉搏 116 次/分，心律不齐。心电图：右心室增大，快速心房颤动。心脏B 超提示：风湿性心脏病。

　　请问：1. 此患者脉搏正常吗？如果不正常，属于哪种异常？
　　　　　2. 思考如何为这种患者测量脉搏？

学习内容

一、正常脉搏及生理变化

脉搏（pulse，P）是动脉脉搏的简称。在每个心动周期中，随着心脏的收缩和舒张，动脉内的压力和容积也发生周期性变化，致使动脉管壁产生有节律的搏动，称为动脉脉搏（arterial pulse）。

（一）脉搏的形成

心脏窦房结的自律细胞发出兴奋冲动，传至心脏各部，致使心脏收缩。当心脏收缩时，左心室将血液摄入主动脉，由于弹性贮器血管及外周阻力的作用，动脉管壁随之扩张。当心脏舒张时，动脉管壁弹性回缩。这种动脉管壁随着心脏的舒、缩而出现周期性的起伏搏动，就形成了动脉脉搏。

（二）正常脉搏及生理变化

1. 脉率（pulse rate）

脉率即每分钟脉搏搏动的次数。在安静状态下，正常成人的脉率为每分钟 60～100

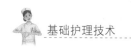

次。正常情况下脉率与心率一致，当脉率微弱难以测量时，应测心率。影响脉率的生理因素如下：

（1）性别：一般情况下，女性比男性脉率稍快，约 5 次/分钟。

（2）年龄：一般婴幼儿较快，成年人逐渐减慢，老年时稍微加快。

（3）体型：瘦高者较矮胖者慢。

（4）其他：运动、进食、情绪激动时脉搏可暂时增快；休息、睡眠、抑郁时较慢。

2. 脉律（pulse rhythm）

脉率即脉搏的节律性。它反映了左心室的收缩情况，正常脉搏搏动均匀规则，间隔时间相等。但正常小儿、青年和一部分成年人中，可发生吸气时增快，呼气时减慢，称为窦性心律不齐，一般无临床意义。

3. 脉搏的强弱

脉搏的强弱是触诊时对血流冲击血管壁所产生力量强度的主观感觉。正常情况下每搏强弱相同。脉搏的强弱取决于心排血量、动脉充盈度、周围血管阻力、脉压差等因素。

4. 动脉壁的情况

动脉壁的情况即触诊时可感觉到的动脉壁的性质。正常动脉管壁柔软、光滑且有弹性。

二、异常脉搏的临床表现

（一）频率异常

1. 心动过速（tachycardia）　是指在安静状态下成人脉率超过 100 次/分，又称为速脉。常见于发热、甲状腺功能亢进、心力衰竭、血容量不足等患者。一般体温每升高 1℃，成人脉率约增加 10 次/分，儿童约增加 15 次/分。

2. 心动过缓（bradycardia）　是指在安静状态下成人脉率低于 60 次/分，又称为缓脉。常见于颅内压增高、房室传导阻滞、甲状腺功能减退等患者。

（二）节律异常

1. 间歇脉（intermittent pulse）　是指在一系列正常规则的脉搏中出现一次提前而较弱的脉搏，其后有一较正常延长的间歇（代偿间歇），亦称期前收缩（过早搏动）。发生机制是心脏异位起搏点过早发出冲动而引起心脏搏动提早出现。如每隔 1 个或 2 个正常搏动后出现 1 次期前收缩，则前者称为二联律，后者称为三联律。间歇脉常见于各种器质性心脏病，如心肌病、心肌梗死等，也可见于洋地黄中毒的患者。正常人在过度劳累、精神兴奋、体位改变时也会偶尔出现。

2. 脉搏短绌（pulse deficit）　在单位时间内脉率少于心率，称为脉搏短绌（简称"绌脉"）。表现为心脏听诊时心律完全不规则，心率快慢不一，心音强弱不等。发生机制是由于心肌收缩力强弱不等，有些心输出量少的心脏搏动可产生心音，但不能引起周围血管的搏动，导致脉率低于心率。常见于心房颤动的患者。绌脉越多，心律失常越严重；当病情好转时，绌脉可消失。

（三）强弱异常

1. 洪脉（bounding pulse） 当心输出量增加、周围动脉阻力较小、动脉充盈度和脉压较大时，脉搏搏动强大有力，称为洪脉。常见于高热、甲状腺功能亢进、主动脉瓣关闭不全等患者。

2. 细脉（small pulse） 当心输出量减少、周围动脉阻力较大、动脉充盈度和脉压较小时，脉搏细弱无力，触之如细丝，称为细脉，也称丝脉。常见于心功能不全、大出血、休克、主动脉瓣狭窄等患者。

3. 水冲脉（water hammer pulse） 是指脉搏骤起骤落，急促有力，犹如潮水冲涌。其产生主要是由于收缩压偏高、舒张压偏低、使脉压增大所致。常见于甲状腺功能亢进、主动脉瓣关闭不全、先天性动脉导管未闭等患者。触诊时，将患者前臂抬高过头，检查者紧握其手腕掌面，就可感到急促有力冲击感的桡动脉搏动。

4. 交替脉（alternating pulse） 是指脉搏节律正常而强弱交替出现。其产生主要由心室收缩强弱交替而引起，是心肌损害的一种表现，为左心室衰竭的重要体征之一。常见于高血压性心脏病、冠心病等患者。

5. 奇脉（paradoxical pulse） 在吸气时脉搏明显减弱或消失称为奇脉，其产生主要与吸气时因病理因素使左心室搏出量减少有关。常见于缩窄性心包炎、心包积液的患者，是心脏压塞的重要体征之一。

（四）动脉壁异常

由于动脉管壁的弹性纤维减少，胶原纤维增多，使血管壁弹性减弱而变硬，呈条索状，严重时动脉迂曲，甚至有结节，触诊时有紧张条索感，如按在琴弦上。常见于动脉硬化的患者。

三、脉搏的测量

（一）目的
（1）判断脉搏有无异常。
（2）监测脉搏变化，间接了解心脏及其他疾病情况。

（二）测量部位
身体浅表且靠近骨骼的大动脉均可作为测量脉搏的部位。常用的是桡动脉，其次是颞动脉、颈动脉、肱动脉、腘动脉、足背动脉、胫骨后动脉和股动脉等（图 5-2-1）。

（三）测量方法
1. 评估
（1）患者年龄、病情、治疗情况；心理状态，合作程度；有无影响脉搏测量的因素。
（2）向患者及家属解释测量脉搏的目的、方法、配合要点及注意事项。

2. 准备
（1）护士准备：着装整洁，剪指甲、洗手、戴口罩。
（2）用物准备：治疗盘内备秒表、笔、记录本，必要时备听诊器。

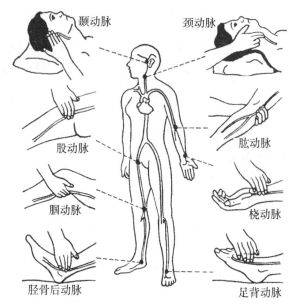

图 5-2-1　测量脉搏常用部位

（3）患者准备：了解测量脉搏的目的、方法、配合要点及注意事项；患者体位舒适，情绪稳定。测量前若有剧烈运动、紧张、恐惧、哭闹等，应休息 20～30 分钟。

（4）环境准备：病室安静整洁，光线充足，温度适宜。

3. 操作流程　以桡动脉为例，采用触诊法。脉搏测量操作步骤及要点见表 5-2-1。

表 5-2-1　脉搏测量操作步骤及要点

操作流程	操作步骤	要点
核对解释	备齐用物携至床边，核对患者，做好解释，取得患者合作	
安置体位	患者取坐位或卧位，手臂放于舒适位置，腕部伸展	
测量脉搏	（1）护士以示指、中指、无名指并拢，指端轻按于桡动脉处（图 5-2-2），按压力量的大小以能清楚触及搏动为宜，开始计数； （2）正常脉搏计数 30 秒，将所测得数值乘以 2，即为脉率； （3）异常脉搏、危重患者应测 1 分钟； （4）脉搏细弱触摸不清时，应用听诊器测心率 1 分钟，代替触诊； （5）绌脉测量方法：发现脉搏短绌的患者，应由 2 名护士同时测量，一人听心率，另一人测脉率，由听心率者发出"开始"与"停止"口令，计数 1 分钟（图 5-2-3）	（1）压力太小感觉不清脉搏搏动，压力太大阻断脉搏搏动； （2）测量时同时注意脉律、脉搏强弱、动脉壁的弹性； （3）心脏听诊部位可选择锁骨中线内侧第 5 肋间处

（续表）

操作流程	操作步骤	要　点
整理记录	（1）整理床单位，协助患者取舒适体位； （2）整理用物； （3）洗手，记录测量值（次／分）； （4）绌脉记录方式：心率／脉率	

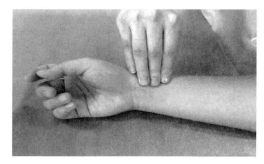

图 5-2-2　桡动脉测量法

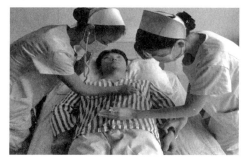

图 5-2-3　绌脉测量法

4. 评价

（1）患者理解脉搏测量的意义并能主动配合。

（2）脉搏测量值准确，与患者病情相符合，患者满意。

5. 注意事项

（1）测量脉搏前若患者有剧烈运动、紧张、恐惧、哭闹等情况，应安静休息 20～30 分钟后再测量。

（2）勿用拇指诊脉，因拇指小动脉搏动明显，易与患者的脉搏相混淆。

（3）为偏瘫或肢体有损伤的患者测量脉搏应选择健侧肢体，以免患侧肢体血液循环不良影响测量结果的准确性。

四、异常脉搏的护理

案例导入 5-2-2

　　患者杨某，男性，70 岁，患冠心病 10 余年，今日早餐后突感心慌、胸闷，心前区压榨样疼痛，被急送医院。患者入院时神志清楚，精神紧张。体格检查：体温 36.7℃，脉搏 112 次/分，呼吸 22 次/分，血压 134/88 mmHg。

　　请问：如果你是该患者的主管护士，应该做好哪些护理工作？

1. 观察病情　观察患者脉搏的脉率、节律、强弱及动脉壁情况，观察药物疗效及不良反应。根据病情，必要时给予氧疗。对于安置心脏起搏器患者应做好相应护理。

2. 注意休息　指导患者增加卧床休息的时间，减少心肌耗氧量。有呼吸困难的患者应取半坐卧位，以减轻心脏负担。

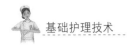

3. 急救准备　备好急救药品及设备，如抗心律失常药物、除颤仪等。

4. 心理护理　稳定患者情绪，缓解紧张、恐惧心理反应。

5. 健康教育　教育患者保持情绪稳定，戒烟限酒，饮食清淡易消化，按时服药。教会患者自我监测脉搏的方法及观察药物的不良反应。告知患者及家属简单的急救方法。

任务评价

1. 请为案例导入 5-2-1 的高某（心房颤动）测量脉搏。一名同学扮演心房颤动患者，另两名同学扮演护士，准备相关用物，进行脉搏测量。

2. 案例分析：患儿小宝，男性，2.5 岁，因气温骤降，在托儿所未及时添加衣服，回家后即出现发热、咳嗽等症状，2 天后咳嗽加重，并伴有喘息。入院经医生诊断为：小儿肺炎。医嘱要求密切监测小宝的体温、脉搏和呼吸。分析引导：小宝，2.5 岁，属于婴幼儿，婴幼儿测量体温时常不配合，爱哭闹，容易影响脉搏和呼吸测量的准确性。应该如何安排测量的顺序？测量前应充分做好哪些准备？

3. 独立完成练习题。

任务二习题

一、A$_1$/A$_2$ 型题

1. 护士测量脉搏一般首选（　　）。

　　A. 颈动脉　　　　B. 肱动脉　　　　C. 股动脉　　　　D. 桡动脉　　　　E. 腘动脉

2. 测量脉搏时，下列选项不妥的是（　　）。

　　A. 诊脉前向病人解释，并让病人处于安静状态

　　B. 手臂放于舒适位置

　　C. 将食指．中指．无名指的指腹放在桡动脉处

　　D. 发现细脉，应由两人同时测量

　　E. 计数 15 s，将测得脉率乘以 4

3. 窦性心动过速是指心率大于（　　）次/分钟。

　　A. 180　　　　B. 100　　　　C. 120　　　　D. 160　　　　E. 80

4. 绌脉常见于（　　）。

　　A. 发热患者　　　　　　　　　　B. 房室传导阻滞患者

　　C. 洋地黄中毒患者　　　　　　　D. 心房纤维颤动患者

　　E. 甲亢患者

5. 患者，男，58 岁，因心慌．乏力入院。入院后查体：心率 109 次/分钟，脉搏 79 次/分钟，体温 37.0℃，呼吸 18 次/分钟。该患者的脉搏为（　　）。

　　A. 绌脉　　　　B. 奇脉　　　　C. 洪脉　　　　D. 丝脉　　　　E. 缓脉

6. 患者，女性，27 岁，诊断为甲状腺功能亢进，患者常测到的脉搏为（　　）。

　　A. 间歇脉　　　　B. 二联律　　　　C. 三联律　　　　D. 绌脉　　　　E. 洪脉

7. 刘先生，58 岁，住院期间，护士为其测量脉搏发现脉搏强弱交替出现，但节律正常，此脉搏为（　　）。

A. 间歇脉　　　B. 二联律　　　C. 丝脉　　　D. 交替脉　　　E. 缓脉

二、A₃/A₄ 型题

题干：患者，女性，50 岁。因先天性心脏病．心房纤维颤动．左侧肢体偏瘫收住院。

8. 该患者常见的脉搏为（　　）。
   A. 洪脉　　　B. 速脉　　　C. 绌脉　　　D. 缓脉　　　E. 丝脉

9. 此脉搏属于（　　）。
   A. 频率异常　　　B. 波形异常　　　C. 节律异常
   D. 强弱异常　　　　　　E. 动脉壁弹性异常

10. 护士为其测量心率．脉率的正确方法是（　　　）
    A. 先测心率，再在右侧测脉率
    B. 先测心率，再在左侧测脉率
    C. 一人同时测心率和脉率，共测 1 min
    D. 一人听心率，一人在右侧测脉率，同时测 1 min
    E. 一人听心率，一人在左侧测脉率，同时测 1 min

（黄　丽　杨　梅）

任务三　呼吸的评估与护理

学习目标

1. 理解并记忆异常呼吸的临床表现、呼吸测量的注意事项。
2. 为患者正确测量呼吸，根据所测呼吸准确判断患者呼吸异常情况，给予恰当护理。
3. 良好的护患沟通，患者配合，知晓相关知识。

案例导入 5-3-1

患者李某，男性，67 岁，入院诊断为慢性阻塞性肺疾病。护士巡视病房，发现患者呼之不应，呼吸 27 次/分，呼吸由浅慢逐渐变为深快，然后呼吸暂停 5～20 秒后，又开始重复以上周期性变化。

请问：1. 请判断该患者属于哪种异常呼吸？
　　　2. 如果你是责任护士，将采用哪种方式测量呼吸？

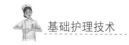 学习内容

一、正常呼吸及生理变化

呼吸（respiration，R）是机体与外界环境气体交换的总过程。其中，气体排出体外的过程称为呼气；气体进入肺的过程称为吸气。呼吸是维持机体新陈代谢和其他功能活动所必需的基本生理过程之一。一旦呼吸停止，生命过程也将终止。

（一）呼吸的调节

1. 呼吸中枢

呼吸中枢指中枢神经系统内产生和调节呼吸运动的神经细胞群，它们分布于大脑皮质、间脑、脑桥、延髓、脊髓等部位。各部位调节呼吸的作用不同。延髓和脑桥是产生基本正常的节律性呼吸的中枢，中脑以上的高级中枢存在于下丘脑和大脑皮质，大脑皮质可随意控制呼吸运动。

2. 呼吸的反射性调节

（1）肺牵张反射：当肺扩张时，可引起吸气动作的抑制而产生呼气，当肺缩小时，可引起呼气动作的终止而产生吸气，这种反射称为牵张反射。它属于负反馈调节机制。其生理意义是使吸气不致过长、过深，促使吸气转为呼气，以维持正常的呼吸节律。它与脑桥呼吸调节中枢共同调节着呼吸的频率和深度。

（2）本体感受性反射：呼吸肌本体感受器传入冲动参与维持正常呼吸。当呼吸道阻力增加时，可加强呼吸肌的收缩力，使呼吸运动增强。

（3）防御性呼吸反射：包括咳嗽反射和喷嚏反射。喉、气管和支气管黏膜上皮的感受器受刺激时，可引起咳嗽反射，将呼吸道内异物咳出。鼻黏膜受到刺激可引起喷嚏反射，能排出异物和有害刺激物。

3. 化学性调节

动脉血氧分压（PaO_2）、二氧化碳分压（$PaCO_2$）和氢离子浓度（$[H^+]$）的改变对呼吸运动的影响，称为化学性调节。当血液中 $PaCO_2$ 升高、$[H^+]$ 升高、PaO_2 降低时，刺激化学感受器，从而作用于呼吸中枢，引起呼吸加深、加快，维持 PaO_2、$PaCO_2$ 和 $[H^+]$ 的相对稳定。其中，$PaCO_2$ 在呼吸调节过程中有很大的作用。

（二）正常呼吸及生理变化

1. 正常呼吸 是自发的，节律规则，均匀无声且不费力。正常成人安静状态下呼吸频率为16～20次/分钟。男性、儿童以腹式呼吸为主，女性以胸式呼吸为主。

2. 生理性变化

（1）年龄：年龄越小，呼吸频率越快，儿童比成年人快，老年人稍快。

（2）性别：同龄女性比男性呼吸频率稍快。

（3）运动：运动时呼吸频率加快；休息和睡眠时减慢。

（4）情绪：强烈情绪变化如激动、害怕、紧张、愤怒等可刺激呼吸中枢，导致呼吸增快或屏气。

（5）其他：环境温度升高或海拔增加，均会使呼吸加深、加快。

二、异常呼吸的临床表现

（一）频率异常

1. 呼吸过速（tachypnea）　又称气促（polypnea），是指成人在安静状态下呼吸频率大于 24 次 / 分。常见于甲状腺功能亢进、发热、疼痛等患者。一般体温每升高 1℃，呼吸频率增加 3～4 次/分。

2. 呼吸过缓（bradypnea）　成人在安静状态下呼吸频率小于 12 次 / 分，称为呼吸过缓。常见于颅内压增高、麻醉剂或镇静剂过量等患者。

（二）节律异常

1. 潮式呼吸　又称陈-施呼吸（Cheyne-Stokes respiration）。呼吸由浅慢逐渐变为深快，达高潮后又由深快逐渐变为浅慢，然后呼吸暂停 5～20 秒后，又开始重复以上周期性变化，其形态如潮水起伏，周期 30～120 秒。产生机制是由于呼吸中枢兴奋性降低，只有当缺氧严重、二氧化碳积聚到一定程度，才能刺激呼吸中枢，使呼吸恢复或加强，当积聚的二氧化碳呼出后，呼吸中枢又失去有效的刺激，呼吸又再次减弱继而暂停，从而形成了周期性变化。常见于脑炎、脑膜炎、颅内压增高、巴比妥类药物中毒等患者。

2. 间断呼吸（cogwheel breathing）　又称毕奥呼吸（Biot respiration）。有规律地呼吸几次后，突然停止呼吸，间隔短时间后又开始呼吸，如此反复交替，即呼吸与呼吸暂停现象交替出现。产生机制同潮式呼吸，是呼吸中枢兴奋性显著降低的表现，比潮式呼吸更为严重，预后更差，常在临终前发生。

（三）深度异常

1. 深度呼吸　又称库斯莫尔呼吸（Kussmaul respiration）。是一种深而规则的大呼吸。常见于尿毒症酸中毒和糖尿病酮症酸中毒等患者。

2. 浅快呼吸　表现为呼吸浅表而不规则的呼吸，有时呈叹息样。常见于呼吸肌麻痹、某些肺与胸膜疾病、肋骨骨折等患者，也可见于濒死患者。

（四）声音异常

1. 蝉鸣样呼吸　吸气时发出一种高音调似蝉鸣样的音响。产生机制是由于声带附近阻塞，使空气吸入困难。常见于喉头水肿、喉头痉挛、喉头异物等患者。

2. 鼾声呼吸　呼吸气时发出一种粗大鼾声。产生机制是由于气管或支气管内有较多的分泌物积聚。常见于昏迷患者。

（五）型态异常

1. 胸式呼吸减弱，腹式呼吸加强　正常女性以胸式呼吸为主。当肺、胸膜或胸壁疾病（如肺炎、胸膜炎、胸壁外伤等）产生剧烈疼痛时，均可使胸式呼吸减弱，腹式呼吸加强。

2. 腹式呼吸减弱，胸式呼吸增强　正常男性及儿童以腹式呼吸为主。当腹膜炎、大量腹水、肝脾极度肿大、腹腔内巨大肿瘤等，使膈肌下降受限，可使腹式呼吸减弱，胸式呼吸增强。

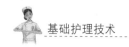

（六）呼吸困难

呼吸困难是指呼吸频率、节律和深浅度的异常。患者主观感到空气不足、胸闷；客观上表现为呼吸费力，烦躁不安，可出现端坐呼吸、鼻翼扇动、发绀等。临床上可分为以下几种类型。

1. 吸气性呼吸困难　其特点是吸气费力，吸气时间延长，有明显的三凹征（吸气时胸骨上窝、锁骨上窝、肋间隙出现凹陷）。由于上呼吸道部分梗阻，气流进入肺部不畅，吸气时呼吸肌收缩，肺内负压极度增高所致。常见于喉头水肿或气管、喉头异物等患者。

2. 呼气性呼吸困难　其特点是呼气费力，呼气时间延长。由于下呼吸道部分梗阻，气流呼出不畅所致。常见于支气管哮喘、阻塞性肺气肿等患者。

3. 混合性呼吸困难　其特点是吸气和呼气均感费力，呼吸频率增加。主要由于广泛性的肺部病变使呼吸面积减少，影响换气功能所致。常见于重症肺炎、大面积肺不张、广泛性肺纤维化、大量胸腔积液等患者。

三、呼吸的测量

1. 评估
（1）评估患者年龄、病情、治疗情况；心理状态，合作程度；有无影响呼吸测量的因素。
（2）向患者及家属解释呼吸测量的目的、方法及注意事项。

2. 准备
（1）护士准备：着装整洁、修剪指甲、洗手、戴口罩。
（2）用物准备：治疗盘内备秒表、笔、记录本，必要时备棉签。
（3）患者准备：了解测量呼吸的目的、方法及注意事项；体位舒适，情绪稳定，保持自然呼吸状态；测量前若有剧烈运动、情绪激动等，应休息20～30分钟后再测量。
（4）环境准备：病室整洁、安静，光线充足，温度适宜。

3. 操作流程　详见表5-3-1。

表5-3-1　呼吸测量操作步骤及要点

操作流程	操作步骤	要点
核对患者	携用物至床旁，核对患者	患者明白呼吸测量的目的并能主动配合
摆体位	协助患者取舒适体位	让患者精神放松
测量方法	护士将手放在患者的诊脉部位似诊脉状，眼睛观察患者胸部或者腹部起伏（图5-3-1），一起一伏为一次呼吸，一般患者测30秒，将结果乘2，即为呼吸频率。呼吸异常患者或婴幼儿应测1分钟。危重或呼吸微弱患者，如不易观察，可用少许棉花置于患者鼻孔前，观察棉花被吹动的次数（图5-3-2），计数1分钟	（1）手腕处保持诊脉姿势，以避免患者紧张而影响检查结果； （2）测量时应同时注意观察呼吸的深度、频率、节律、型态及有无呼吸困难

（续表）

操作流程	操作步骤	要　点
整理记录	（1）整理床单位，协助患者取舒适体位； （2）清理用物； （3）洗手，记录测量值	呼吸测量值准确，与患者病情相符合

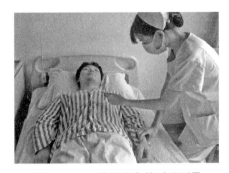

图 5-3-1　普通患者的呼吸测量

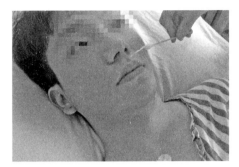

图 5-3-2　危重患者的呼吸测量

4. 注意事项

（1）测量呼吸前若患者有剧烈运动、紧张、恐惧、哭闹等情况，应休息 20～30 分钟后再测量。

（2）由于呼吸受意识控制，因此测量呼吸前不必解释，测量过程中不使患者察觉，以保证测量结果的准确性。

四、异常呼吸的护理措施

1. 观察病情　密切观察患者呼吸的频率、节律变化，观察有无咳嗽、咳痰、咯血、发绀、呼吸困难等症状和体征。

2. 改善环境　调节室内温度和湿度，提供安静、整洁、舒适的环境，以利于患者休息。

3. 休息与活动　根据病情采取恰当的体位卧床休息，减少耗氧量。病情好转则适当增加活动，以不感到疲劳为度。

4. 保持呼吸道通畅　指导患者有效咳嗽，及时清除呼吸道分泌物，必要时吸痰。

5. 改善通气　遵医嘱给药，根据病情给予氧气吸入或使用人工呼吸机，以改善呼吸困难。

6. 心理护理　消除患者紧张、恐惧心理，使其情绪稳定，主动配合治疗和护理。

7. 健康教育　讲解呼吸监测及保持呼吸道通畅的重要性；教会患者有效咳嗽的方法；指导患者戒烟限酒，进餐不宜过饱，避免食用产气食物，以免膈肌上抬，影响呼吸。

五、任务实施

根据案例导入 5-3-1，从准备到护理措施，完成临床呼吸测量的全流程，针对本案例操作应注意或吸取的经验。

1. 患者评估

(1) 进行呼吸测量前护士需要了解患者年龄、性别、情绪、活动情况等，了解有无影响呼吸测量的因素。

(2) 本病例为老年男性，需要搀扶说明患者行动不便，因此应该引导患者到病床休息，确保患者安全。

(3) 该患者登楼梯步行入院，说明其刚进行过运动，需要休息 20～30 分钟后再测量。

(4) 护士和患者交谈过程中，可以了解到患者情绪是否稳定，意识是否正常，判断患者能不能配合测量，从而选择合适的测量方法。

(5) 本病例采用普通患者测量呼吸方法即可。

2. 测量准备

(1) 护士准备：护士按照呼吸测量准备要求准备就绪，准确核对患者身份信息，然后以关心体贴的语气与患者沟通，例如："我即将为您测量脉搏，请您配合。"测量过程中注意不使患者察觉，以保证测量结果的准确性。

(2) 患者准备：引导患者采取平卧位或半卧位，保持情绪稳定及自然呼吸状态；患者刚才步行活动，应休息 20～30 分钟后再测量。

3. 呼吸测量　学员（生）按照正确方法为"患者"进行呼吸测量，教师对学员（生）操作进行点评，扮演患者和家属的学员反馈对操作和沟通是否满意。

护士："李爷爷，我马上给你测量脉搏，请您保持安静，暂时不说话。"

答：好的。

护士操作：脉搏测量完毕，继续将手指放在患者的桡动脉处似诊脉状，开始测量呼吸。一手持手表确定测量呼吸起始时间。眼睛观察患者胸部或者腹部起伏，一般患者测 30 秒，将结果乘 2，即为呼吸频率。操作完毕，将患者手臂置于舒适体位，冬季应将手臂放入被子，注意保暖。

护士："李爷爷，测量完毕，脉搏 116 次/分，呼吸 31 次/分。医生会根据您的情况开具医嘱，我会及时处理，请您稍等。"

答：好的。

护士："请问您还有什么需要协助的事情吗？"

答：暂时没有。

护士："好的，如果有事情可以按床头的呼叫器，我会及时过来帮助您！"

答：嗯，谢谢！

护士操作：洗手，记录测量值。

4. 对测量结果进行分析　责任护士为该患者测量生命体征，体温 36.9℃，脉搏 116 次/分，呼吸 31 次/分（节律正常），血压 142/68 mmHg。如果你是责任护士，请判断该患者的呼吸是否正常？如果异常，可以采取哪些护理措施？

(1) 分析：该患者呼吸 31 次/分（节律正常）。根据正常成人在安静状态下，呼吸频率为 16～20 次/分，节律规则，均匀无声且不费力，可以判断该患者在安静状态下呼吸频率大于 24 次/分，出现了异常呼吸，评估为呼吸过速。

（2）根据该患者呼吸异常情况应采取的护理措施。学员（生）简述该患者护理措施，教师进行点评。

正常呼吸评估

知识拓展

呼吸困难的分度

呼吸困难按其严重程度分为轻、中、重度呼吸困难。轻度呼吸困难由中度及中度以上体力活动引起；中度呼吸困难由轻度体力活动引起；重度呼吸困难可由洗脸、穿衣等活动引起，甚至休息时也有发作。

任务评价

1. 根据案例导入 5-3-1 的相关资料，回答提出的问题。
2. 独立完成练习题。

任务三习题

一、A₁/A₂ 型题

1. 测量呼吸的方法错误的是（　　）。
    A. 一般患者观察其胸部或腹部起伏次数，一起一伏为 1 次，观察 30 s，结果乘以 2
    B. 患者剧烈活动后应休息 30 min 再测量
    C. 测量呼吸时注意不要让患者察觉
    D. 危重患者通常观察棉花被吹动的次数 30 s，结果乘以 2
    E. 诊脉结束后，护士的手不离开诊脉的部位即开始测量呼吸

2. 鼾声呼吸常见于（　　）。
    A. 慢性阻塞性肺疾病患者　　B. 深昏迷患者　　　　　C. 高热患者
    D. 喉头水肿患者　　　　　　E. 尿毒症患者

3. 气促是指在安静状态下成人呼吸的频率超过（　　）。
    A. 20 次/分钟　　　　　　B. 22 次/分钟　　　　　　C. 24 次/分钟
    D. 26 次/分钟　　　　　　E. 28 次/分钟

4. 患者，女性，2 岁，因误服安眠药中毒，意识模糊不清，呼吸微弱，浅而慢，不易观察。
    护士应采取的测量方法是（　　）。
    A. 观察腹部起伏，一起一伏为一次
    B. 先测脉率，将数值除以 4 得出呼吸次数
    C. 用手放在患者鼻孔前感觉呼吸气流计数
    D. 测脉率后保持诊脉姿势，观察胸部起伏次数
    E. 用少许棉花置患者鼻孔前观察棉花飘动次数计数

5. 测量呼吸时，护士的手不离开诊脉的部位，主要是为了（　　）。

A. 易于记录时间　　　　　　　B. 保持患者体位不变

C. 易于观察呼吸的深浅度　　　D. 防止被患者察觉，以免紧张

E. 保持护士姿势不变，以免疲劳

6. 代谢性酸中毒患者的呼吸是（　　）。

A. 浅快呼吸　　　　　B. 蝉鸣样呼吸　　　　　C. 鼾声呼吸

D. 叹息样呼吸　　　　E. 深而规则的大呼吸

7. 巴比妥类药物中毒可出现（　　）。

A. 呼吸过速　　B. 呼吸过缓　　C. 深度呼吸　　D. 浅快呼吸　　E. 鼾声呼吸

8. 在安静状态下，成人呼吸的频率正常值为（　　）次/分钟。

A. 16～20　　　B. 20～22　　　C. 20～24　　　D. 22～26　　　E. 12～16

二、A₃/A₄ 型题

题干：患者，男性，47 岁，因误服大量巴比妥类药物入院。住院期间，患者呼吸呈周期性变化：呼吸由浅慢逐渐变为深快，然后转为浅慢，经过一段时间呼吸暂停，又重复上述变化，其形态如潮水起伏。

9. 该患者的呼吸节律称为（　　）。

A. 浅快呼吸　　B. 潮式呼吸　　C. 深度性呼吸　D. 鼾声呼吸　　E. 间断呼吸

10. 潮式呼吸的呼吸节律中，呼吸变为深快的主要机理是（　　）。

A. 呼吸中枢兴奋性增强

B. 高度缺氧刺激颈动脉体化学感受器

C. 二氧化碳浓度增高刺激颈动脉体和主动脉弓的化学感受器

D. 二氧化碳浓度降低刺激主动脉弓的化学感受器

E. 高度缺氧刺激呼吸中枢，使其兴奋性增强

（黄　丽　杨　梅）

任务四　血压的评估与护理

学习目标

1. 理解并记忆异常血压的临床表现、血压测量的注意事项。

2. 为患者正确测量血压，根据所测血压准确判断患者脉搏异常情况，给予恰当护理。

3. 良好的护患沟通，患者配合，知晓相关知识。

案例导入 5-4-1

患者王某，女性，70岁，因车祸伤，双上臂骨折就诊。高血压病史10余年。急诊科交接单上记录血压为162/98 mmHg。

请问：1. 请根据高血压分类标准判断该患者血压类别。

2. 为该患者测量血压宜选择哪个部位？

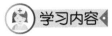 学习内容

一、正常血压及生理变化

血压（blood pressure，BP）是血液在血管内流动时对血管壁的侧压力。一般指体循环的动脉血压。当心室收缩时，血液对动脉管壁所形成的压力最大，称为收缩压（systolic pressure），当心室舒张时，血液对血管壁所产生的压力最低，称为舒张压（diastolic pressure）。收缩压和舒张压之差称为脉压差（pulse pressure）。

（一）血压的形成

心血管系统内足够的血容量是血压形成的前提，心脏射血和外周阻力是形成血压的基本因素。心肌收缩所释放的能量分为两部分：一部分表现为血液的动能，用于推动血液向前流动；另一部分表现为血液对血管壁的侧压力，使动脉血管扩张，贮存血液和势能。如果不存在外周阻力，心肌收缩所释放的能量将全部表现为血液的动能，迅速向外周流失，而不对血管壁产生侧压力，就不能形成动脉血压。只有存在外周阻力，左心室射出的血量（每次60～80 ml）仅1/3流向外周，其余2/3暂存于主动脉和大动脉内，形成较高的收缩压。心室舒张，主动脉和大动脉管壁回缩，将贮存的势能转化为动能，推动血液继续流动，维持舒张压。

（二）影响血压形成的因素

1. 心排血量　动脉血压和心排血量成正比（其他条件不变），心排血量增加时，射入动脉的血量增多，动脉收缩压明显升高。因此，收缩压的大小主要反映每搏量的大小。

2. 外周阻力　在心排血量不变而外周阻力增大时，收缩压与舒张压均增高，但舒张压升高的幅度大于收缩压。外周阻力增大时，血液向外周流动的速度变慢，心脏舒张期末存留于动脉内的血量增多，因而舒张压明显升高；心脏收缩期内由于动脉压升高，血流速度加快，动脉内增多的血量相对较少，所以收缩压的升高不如舒张压明显。因此，舒张压的高低主要反映外周阻力的大小。

3. 主动脉和大动脉管壁的弹性　这对动脉血压有缓冲作用。动脉血管壁硬化时，大动脉的弹性贮器作用减弱，故收缩压升高，舒张压降低，脉压增大。

4. 循环血量与血管容积　如果循环血量不变，血管容积增大，或血管容积不变，循环血量减少，均会导致循环系统平均充盈压下降，使动脉血压下降。

（三）正常血压及生理变化

1. 正常血压测量血压一般以肱动脉的血压为标准

正常成年人在安静时的血压范围是：收缩压 90～139 mmHg（12.0～18.5 kPa），舒张压 60～89 mmHg（8.0～11.8 kPa），脉压 30～40 mmHg（4.0～5.3 - kPa）。1 mmHg = 0.133 kPa，1 kPa = 7.5 mmHg。

2. 生理变化

（1）年龄：一般情况下，随着年龄的增长，血压缓慢平稳上升，以收缩压增高显著。儿童血压的计算公式为：收缩压 = 80 + 年龄×2，舒张压 = 收缩压×2/3。

（2）性别：一般成年男性的血压略高于同年龄女性，但女性在绝经期后血压逐渐升高，与男性差别较小。

（3）体型：高大、肥胖者血压较高。

（4）昼夜和睡眠：清晨起床前血压最低，白天逐渐升高；傍晚血压最高，睡觉时又会降低；过度劳累或睡眠不住时，血压可稍升高。

（5）环境温度：在寒冷环境中，血管收缩，血压可略有升高；在高温环境下，皮肤血管扩张，血压可略下降。

（6）体位：体位不同，人体的血压可有一定范围的变化。站立血压高于躺位和卧位血压，坐位血压高于卧位血压，与重力代偿机制有关。

（7）部位：一般右上肢高于左上肢血压 10～20 mmHg（1.33～2.67 kPa），大多数人下肢比上肢高 20～40 mmHg（2.67～5.33 kPa）。

（8）其他：情绪激动、紧张、恐惧、兴奋、吸烟、剧烈运动等均可使血压升高。

二、异常血压的评估

正常血压值与血压计种类

1. 高血压（hypertension）　是指在未服用降压药的情况下，18 岁以上的成年人收缩压≥140 mmHg 和（或）舒张压≥90 mmHg。另外，患者既往有高血压史，目前正在使用降压药物，血压即使低于 140/90 mmHg，也诊断为高血压。中国高血压分类标准 2010 年版见表 5-4-1。

表 5-4-1　中国高血压分类标准（2010 年版）

类别	收缩压（mmHg）		舒张压（mmHg）
正常血压	<120	和	<80
正常高值	120～139	和（或）	80～89
高血压	≥140	和（或）	≥90
1级高血压（轻度）	140～159	和（或）	90～99
2级高血压（中度）	160～179	和（或）	100～109
3级高血压（重度）	≥180	和（或）	≥110
单纯收缩期高血压	≥140	和	<90

注：当收缩压和舒张压分属于不同级别时，以较高分级为准。

2. 低血压（hypotension）　成人血压低于 90/60 mmHg，称为低血压。当血压低于正常范围时有明显的血容量不足的表现，如脉搏细速、心悸、头晕等。常见于休克、大量失血、急性心力衰竭等患者。

3. 脉压异常

（1）脉压增大：常见于主动脉瓣关闭不全、主动脉硬化、动静脉瘘、甲状腺功能亢进等患者。

（2）脉压减小：常见于心包积液、缩窄性心包炎、末梢循环衰竭等患者。

三、血压的测量

（一）血压测量方法

1. 直接测量法　是指经体表插入各种导管或监测探头到心脏或血管腔内（常用的置管部位为桡动脉、足背动脉等）直接测定血压的方法，也叫有创血压 IBP 监测（图 5-4-1）。属于侵入性操作，护理要求颇高；其优点是可随时读取血压值，相对无创血压更准确、更可靠。常用于急危重症患者、严重休克患者，以及心脏等其他大手术的术中、术后血压监测。

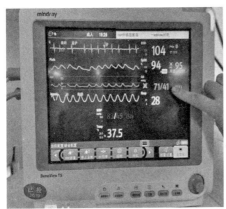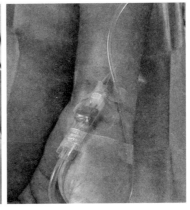

图 5-4-1　有创血压 IBP 监测仪

2. 间接测量法　即采用血压计测量血压。血压计是根据血液通过狭窄的血管形成涡流时发出的响声而设计的，方法简单、方便操作、无创伤，是目前临床上普遍应用的方法。测量血压是以血压和大气压作比较，用血压高于大气压的数值表示血压的高度。本任务将以间接测量为重点，采用水银血压计示范测量步骤。

（二）血压测量操作流程及注意事项

1. 评估

（1）评估患者年龄、病情、治疗情况；心理状态，合作程度；有无影响血压测量的因素。

（2）向患者及家属解释测量血压的目的、方法、配合要点及注意事项。

2. 准备

（1）护士准备：同脉搏测量。

（2）用物准备：治疗盘内备血压计、听诊器、笔、记录本。

（3）患者准备：了解测量血压的目的、方法、配合要点及注意事项；体位舒适，情绪稳定。测量前若有剧烈运动、情绪激动、吸烟等，应休息 20～30 分钟后再测量。

（4）环境准备：病室整洁、安静，光线充足，温度适宜。

3. 操作步骤

（1）上肢肱动脉血压测量法：详见表 5-4-2。

表 5-4-2 上肢肱动脉血压测量法操作步骤及要点

操作流程	操作步骤	要点
核对解释	备齐用物携至床旁，核对患者，做好解释，取得配合	
取体位	患者取坐位或仰卧位，卷衣袖，露出上臂，被测肢体肱动脉和心脏处于同一水平，即坐位时平第四肋软骨（图 5-4-2、图 5-4-3），仰卧位时平腋中线，肘臂伸直，掌心向上	（1）必要时脱袖，以免衣袖过紧影响血流，从而影响测量值的准确性； （2）若肱动脉高于心脏水平，由于血液重力作用的影响，测得血压值偏低，反之偏高
开启血压计	放平血压计，打开盒盖呈 90° 垂直位置，开启汞槽开关	避免倾倒
缠袖带	驱尽袖带内空气，平整地将袖带缠于上臂中部，使袖带下缘距肘窝 2～3 cm，松紧以能插入一指为宜	（1）袖带缠绕太松，充气后呈气球状，有效面积减少，使得血压测量值偏高； （2）袖带缠得太紧，未注气已受压，影响血压测量的准确性
袖带充气	戴好听诊器，将听诊器胸件置于肱动脉搏动最强点，护士一手固定胸件，另一手握住加压气球，关闭压力活门，挤压加压气球，打气至肱动脉搏动音消失，再升高 20～30 mmHg	（1）胸件勿塞在袖带内，以免局部受压过大和听诊时出现干扰声； （2）打气不可过猛过快，以免水银溢出和患者不适； （3）肱动脉搏动音消失说明袖带内压力大于心脏收缩压，血流被阻断
缓慢放气	松开压力活门，使汞柱缓慢下降，速度以每秒 4 mmHg 为宜，并注视汞柱所指的刻度	（1）放气太慢，静脉充盈，舒张压偏高； （2）放气太快，未注意到听诊间隔，猜测血压
判断血压值	当从听诊器中听到第一声搏动音时汞柱所指刻度为收缩压；随后搏动音逐渐增强，当搏动音突然变弱或消失时，汞柱所指刻度为舒张压	视线应与汞柱的弯月面同一水平。视线低于汞柱弯月面水平，读数偏高；反之，读数偏低

（续表）

操作流程	操作步骤	要　点
整理记录	（1）测量完毕，解下袖带，驱尽袖带内空气，拧紧输气球阀门，卷好袖带，连同输气球一同放置盒内； （2）将血压计盒盖右倾 45°使汞液回流汞槽，关闭汞槽开关，防止水银倒流，再将盒盖关闭、放妥； （3）协助患者整理衣袖，整理床单位，清理用物； （4）洗手，记录。记录方法：以分数式表示，收缩压／舒张压（mmHg）。读血压数值时应先读收缩压，后读舒张压	如变音与消失音之间有差异时，2 个读数都应记录，记录方法：收缩压／变音～消失音（mmHg）

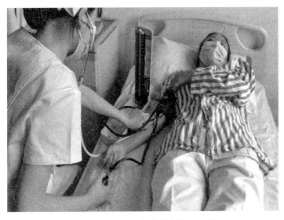

图 5-4-2　肱动脉测量血压

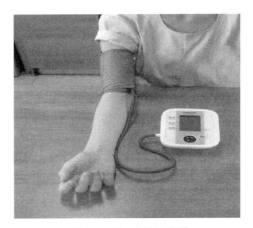

图 5-4-3　肱动脉位置

（2）下肢腘动脉血压测量法（图 5-4-4）：详见表 5-4-3。

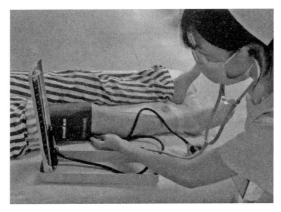

图 5-4-4　腘动脉测量血压

表 5-4-3　下肢腘动脉血压测量法操作步骤及要点

操作流程	操作步骤	要　　点
核对解释	备齐用物携至床旁，核对患者，做好解释，取得配合	患者明白血压测量的目的并能主动配合
取体位	患者取仰卧位、俯卧位或侧卧位	一般采用屈膝仰卧位
开启血压计	放平血压计，打开盒盖呈 90°垂直位置，开启汞槽开关	
缠袖带	驱尽袖带内空气，平整地将袖带缠于大腿下部，使袖带下缘距腘窝 3～5 cm，松紧以能插入一指为宜	袖带松紧适宜
袖带充气	(1) 戴好听诊器，将听诊器胸件置于腘动脉搏动最强点； (2) 剩余操作同肱动脉测量血压法	血压测量值准确，与患者病情相符合

4. 注意事项

（1）定期检测校对血压计。测量前，需检查血压计，包括玻璃管有无裂损，水银有无漏出，输气球和橡皮管有无老化、漏气，听诊器是否完好等。

（2）测量血压前如有运动、情绪激动、吸烟、进食等活动，应安静休息 20～30 分钟再测量。

（3）需密切监测血压者应做到"四定"，即定时间、定部位、定体位、定血压计，有助于测量值的准确性和可比性。

（4）对偏瘫、一侧肢体外伤或手术的患者测量血压，应选择健侧肢体，避免选择正在静脉输液、监测血氧饱和度的肢体测量血压。

（5）如发现血压听不清或异常应重测。重测时，先将袖带内气体驱尽，待水银柱降至"0"点，稍待片刻再测量。

（6）根据患者选择合适袖带，袖带太窄，需加大力量才能阻断动脉血流，测得的血压值偏高；袖带太宽，大段血管受阻，测得的血压值偏低；橡胶管过长、水银量不足等也可使测得的血压值偏低。

四、异常血压的护理

1. 加强观察　监测血压的变化，遵医嘱用药，注意药物的不良反应（如低血压、器官功能损害等），观察有无潜在并发症的发生。

2. 注意休息　根据患者病情，合理规划活动，不宜剧烈运动，保证充足的睡眠，休养环境宜安静、舒适、温湿度适宜、通风良好。

3. 合理饮食　进食易消化、低脂肪、低胆固醇、高维生素、富含纤维素、优质蛋白的食物，控制烟、酒、浓茶、咖啡、辛辣刺激性等摄入。根据血压的高低适当限制盐的摄入。

4. 心理护理　提供针对性的心理护理，消除患者的紧张、激动、烦躁、焦虑等易诱发高血压的不良情绪，保持心情舒畅，使其主动配合治疗和护理。

5. 健康教育 指导患者按时服药，饮食清淡，戒烟限酒，情绪稳定，生活规律，保持大便通畅。教会患者监测血压及判断异常血压的方法。指导患者参加力所能及的体力劳动和适当的体育运动，以改善血液循环，增强心血管功能。但须注意量力而行，循序渐进。

五、任务实施

案例导入 5-4-2

　　患者王某，女性，70 岁，高血压病史 10 余年，平时不按医嘱口服药物，近日因头晕、头痛不适入院就诊。遵医嘱测血压每日 2 次，早上 9:00 护士小张进病房准备为该患者测量血压，患者和家属因琐事正在争吵。

　　请问：护士小张此时该如何处置？

　　解析 1：护士小张进入病房发现患者和家属因琐事正在争吵，此时患者情绪激动，不宜马上测量血压。小张应该先劝慰患者及家属停止争吵。如果劝说无效，应该报告主管医生、护士长协助沟通处理，待患者情绪平稳后 20～30 分钟后再测量。

案例导入 5-4-3

　　患者王某，女性，70 岁，高血压病史 10 余年，入院后根据医嘱需要监测血压。如果你是责任护士，测量血压时怎样保证测量值的准确性？

　　解析 2：要对患者进行评估，测量血压前至少坐位安静休息 5 分钟。若有剧烈运动、情绪激动、吸烟等，应休息 20～30 分钟后再测量。选择合适的体位，若肱动脉高于心脏水平，由于血液重力作用的影响，测得血压值偏低，反之，则偏高。衣袖应宽松，以免衣袖过紧影响血流，因而影响测量值的准确性。血压计袖带松紧以能插入一指为宜。袖带缠绕太松，充气后呈气球状，有效面积减少，使得血压测量值偏高。袖带缠得太紧，未注气已受压，血压测量值偏低。匀速充气，充气至肱动脉搏动音消失，再升高 20～30 mmHg，充气不足或过度充气都会影响测量结果。放气应缓慢，速度以每秒 4 mmHg 为宜，并注视汞柱所指的刻度。放气太慢，舒张压偏高；放气太快，会导致未注意到听诊间隔。

　　🩺 知识拓展

高血压患者的非药物治疗

　　高血压患者的非药物治疗主要指生活方式干预，即去除不利于身体和心理健康的行为和习惯。健康的生活方式可以预防或延迟高血压的发生，也可降低血压，提高降压药物的疗效，降低心血管疾病风险，适用于各级高血压患者（包括使用降压药物治疗的患者）。主要措施包括：①控制体重；②减少食物中钠盐的摄入量，并增加钾盐的摄入量；③减少脂肪摄入；④戒烟、限酒；⑤适当运动；⑥减少精神压力，保持心理平衡。

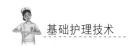

1. 根据案例导入 5-4-1 的病例资料,回答提出的问题。

2. 分组训练。学生分组进行血压测量操作并互评,讨论血压测量过程中存在的问题,分析如何保证血压测量结果准确。

3. 独立完成练习题。

任务四习题

一、A₁/A₂ 型题

1. 患者男性,34 岁,血压值为 132/88 mmHg,属于 (　　)。

    A. 理想血压 　　　　　　　B. 正常血压 　　　　　　　C. 正常高值

    D. 收缩压偏低,舒张压偏高 　　　　　　　E. 收缩压偏高,舒张压偏低

2. 用成人血压计袖带给幼儿测血压时,其测量数值会出现 (　　)。

    A. 偏高 　　　　B. 偏低 　　　　C. 脉压差大 　　　D. 脉压差小 　　　E. 不能测出

3. 测血压时,松开气门使汞柱缓慢下降,听到第一声搏动音时,袖带内压力 (　　)。

    A. 大于心脏收缩压 　　　　B. 等于心脏收缩压 　　　　C. 小于心脏收缩压

    D. 等于心脏舒张压 　　　　E. 小于心脏舒张压

4. 患者,男性,45 岁,多次测得血压均为 125/85 mmHg,应考虑患者为 (　　)。

    A. 低血压 　　　B. 高血压 　　　C. 脉压大 　　　D. 正常血压 　　　E. 临界高血压

5. 患者,女性,69 岁。连续 3 天测血压 85/50 mmHg,属于 (　　)。

    A. 正常血压 　　　　　　　B. 低血压 　　　　　　　C. 临界低血压

    D. 收缩压正常,舒张压降低 　　　　　　　E. 收缩压降低,舒张压正常

6. 下列不属于生命体征的是 (　　)。

    A. 呼吸 　　　B. 体温 　　　C. 意识 　　　D. 脉搏 　　　E. 血压

7. 在为体检病人量血压时,不正确的测量方法是 (　　)。

    A. 测量前让病人休息 　　　　　　　B. 病人坐位时肱动脉平第四肋软骨

    C. 将袖带下缘紧贴肘窝 　　　　　　　D. 袖带平整缠在上臂中部

    E. 袖带松紧度以能放入一指为宜

8. 下列可使血压测量值偏低的因素是 (　　)。

    A. 患者情绪波动 　　　　B. 在寒冷环境中测量 　　　　C. 袖带缠得过松

    D. 肢体位置高于心脏水平 　　E. 放气太慢

二、A₃/A₄ 型题

题干:王某,女,60 岁,高血压病史 5 余年,自行走入科室。现根据医嘱监测血压。

9. 如果你是责任护士,测量血压时为保证测量值的准确性,不应采用 (　　)。

    A. 要对患者评估,测量血压前至少坐位安静休息 5 min

    B. 匀速充气,充气至肱动脉搏动音消失,再升高 20~30 mmHg

    C. 测量时血压计 0 点与心脏﹑肱动脉在同一水平

    D. 听诊器胸件应塞在袖带内便于固定

E. 放气速度宜慢，4 mmHg/s

10. 跟患者沟通得知，患者刚刚自行爬了 5 层楼梯到达科室，此时护士应（　　　　）。

　A. 休息 2 min 再测　　　　　　　　　B. 休息 20～30 min 后再测

　C. 立即测量　　　　　　　　　　　　D. 向医生汇报是否测量

　E. 向护士长汇报是否测量

（黄　丽　杨　梅）

02

模块二　院内护理

项目六　医院感染的预防与控制

项目介绍

随着新医疗技术广泛开展，治疗手段增多，病原体的可变性及人们对医院感染认知的改变，医院感染已成为全球关注的突出公共卫生问题。医院感染的发生，将影响患者的身心健康，也将影响医疗机构的声誉和医务人员的身心健康。因此，判断医院感染是否发生，预防和控制医院感染的关键措施（如清洁、消毒、灭菌、手卫生、无菌技术、隔离等相关技术）就显得非常重要。而这些措施与护理工作密切相关，因此护理人员在预防和控制医院感染中发挥着重大作用。

相关知识储备

学习医院感染的相关知识，首先需要了解感染、灭菌等名词的基本概念，感染性疾病和传染病的区别及感染发生的基本条件。此部分知识可扫描二维码进行学习。

医院感染相
关知识储备

学习导航

医院感染的预防与控制
- 认识医院感染
  - 医院感染的概念
  - 医院感染的分类
- 预防与控制医院感染
  - 控制感染源
  - 切断传播途径
  - 保护易感宿主

任务一　认识医院感染

学习目标

1. 理解并记忆医院感染概念、分类。
2. 能区别医院感染事件和非医院感染事件。
3. 发生院感事件时，对患者做好沟通与解释，取得理解与支持。

案例导入 6-1-1

　　内科某新进医生向医院感染管理科报告1例医院感染病例，系当日新入院诊断为肺结核患者（传染病报告病例和医院感染报告病例混淆）。

　　请问：该患者所患肺结核是否应作为医院感染案例上报医院感染防控部门？

学习内容

一、医院感染的概念

　　医院感染（nosocomial infection）又称为医院获得性感染（hospital-acquired infection），是指住院患者在医院内获得的感染，包括在住院期间发生的感染和在医院内获得于出院后发生的感染，但不包括入院前已开始或入院时已处于潜伏期的感染（常见医院感染情况判别请扫描二维码学习）。

二、医院感染的分类

　　1. 根据病原体的来源分类　可分为内源性感染和外源性感染两种。

　　2. 根据病原体的种类分类　可分为细菌感染、真菌感染、病毒感染、支原体感染、衣原体感染等，其中以细菌感染和真菌感染最常见。

　　3. 根据感染的部位分类　根据医院感染发生的人体各系统、各器官、各组织部位分类（医院感染分类的详细知识请扫描二维码学习）。

常见医院感染情况判别

医院感染的分类

任务评价

　　1. 案例分析：患者何某，女性，32岁，因胎膜早破3天，妊娠36周整，入院剖宫产产下一男婴。经医生诊断，确诊男婴新生儿肺炎。家属对新生儿肺炎不予理解，认为是医护人员在接生过程中导致的新生儿感染。作为新进护士，请判断该名男婴发生的新生儿肺炎是否属于医院感染事件？

2．为防止外源性感染的发生，医护人员可采取哪些预防措施？

参考答案

3．为防止内源性感染的发生，医护人员可采取哪些预防措施？

（参考答案请扫描二维码）

4．独立完成练习题。

任务一习题

A_1/A_2 型题

1．调查证实，出现医院感染爆发时，医院应在（　　）内报告当地卫生行政部门。

　　A．12 h　　　　　B．24 h　　　　　C．36 h　　　　　D．48 h

2．关于医院感染的概念错误的是（　　）。

　　A．入院时处于潜伏期的感染不是医院感染

　　B．医院感染是指在医院内获得的感染

　　C．慢性感染急性发作是医院感染

　　D．与上次住院有关的感染是医院感染

　　E．婴幼儿经胎盘获得的感染不是医院感染

3．医院感染主要发生在（　　）。

　　A．门诊、急诊病人　　　　B．探视者　　　　　　　　C．医务人员

　　D．住院病人　　　　　　　E．陪护人员

4．下列情况属于医院感染的是（　　）。

　　A．在皮肤、黏膜开放性伤口只有细菌定植而无临床症状或体征者

　　B．由损伤而产生的炎症或由非生物因子刺激产生的炎性反应

　　C．婴儿经胎盘获得的感染，如 CMV、弓形虫，发生在出生后 48 h 以内者

　　D．住院中由于治疗措施而激活的感染

　　E．由于输注水外渗引起的局部水肿

5．有关医院感染预防与控制的概念，错误的是（　　）。

　　A．外源性感染是可以预防的

　　B．洗手是预防医院感染的重要措施

　　C．做好消毒隔离就可以杜绝医院感染的发生

　　D．内源性感染是可以预防的

　　E．滥用抗菌药物可致二重感染

6．医院感染按其病原体的来源可分为（　　）。

　　A．外源性医院感染　　　　　　　　B．内源性医院感染

　　C．外源性医院感染和内源性医院感染　　D．交叉感染

　　E．医院内感染和医院外感染

7．医院感染爆发·流行的主要途径是（　　）。

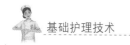

A. 空气传播　　　　　B. 接触传播　　　　　　C. 共同媒介物传播
D. 以上都是　　　　　E. 以上都不是

（毛羽佳　赵鸿鹰　龚　静　杨梦培）

任务二　医院感染的预防与控制

学习目标

1. 理解医院感染预防与控制的 3 个关键环节，记忆清洁、消毒、灭菌、隔离的概念。

2. 选择合适的消毒灭菌方法进行医院日常消毒灭菌工作，正确实施手卫生、穿脱防护用品，运用无菌技术操作原则正确实施无菌技术操作。

3. 在医院感染防护工作中做好自身防护，关怀患者，发生疫情等突发公共卫生事件时主动担当。

案例导入 6-2-1

2019 年 1 月 19 日 9:00，某病区 4 例新生儿均需输注 20 ml 脂肪乳。江护士从治疗盘内拿出 1 瓶开瓶时间为当日 8:00 的脂肪乳，从中分别抽取 20 ml 为新生儿输注，导致该 4 例新生儿感染，抢救无效后死亡。2005 年，10 例患者在宿州某医院接受白内障手术后发生眼部铜绿假单胞菌（绿脓杆菌）感染，其中 9 例患者的单眼眼球被摘除。

请问：1. 以上案例中发生了什么事件？
　　　2. 作为一线临床护士，该如何预防此类事件的发生？

学习内容

一、控制感染源

患者或病原携带者是重要的感染源。在日常护理工作中，应将感染与非感染、不同感染部位患者分开安置。在诊疗护理操作中，实施分组护理或将感染患者安排在最后。在安排择期手术台次顺序时，应遵循清洁切口、清洁-污染切口、污染切口、感染切口的原则合理安排。对传染性疾病患者，应根据其传播途径采取空气、飞沫、接触隔离措施，控制感染源。空气、水源、设备、器械、药品及食品等被病原菌污染后，有可能成为重要的感染源。采取清洁、消毒、灭菌等方法，可以有效清除感染源。

二、切断传播途径

(一) 清洁

清洁是利用物理作用，清除物体表面的污物，除去或减少微生物数量的过程。常用的清洁方法包括清洁剂或去污剂去污、水洗、机械去污、超声清洗等，适用于医院地面、家具、墙壁、医疗护理用品等物体表面的处理及重复使用的物品消毒、灭菌前的清洁处理。物品的清洁质量直接影响消毒灭菌效果，所以清洁是相当重要的过程。

1. 地面及环境的清洁　①应采取湿式卫生的清洁方式，避免尘埃飞扬。清洁病房或诊疗区域时，应由上而下、由里到外、由轻污染到重污染的顺序有序进行；②被患者体液、血液、排泄物、分泌物等污染的环境表面，应先采用可吸附的材料将其清除，再根据污染的病原体特点选用适宜的消毒剂消毒；③应根据清洁和污染的程度分区使用清洁工具，实行颜色标记。清洁工具使用后应清洁、消毒、干燥待用。

2. 医用物品及器械　①应将可拆卸的部分充分拆卸后清洗；②以清洗剂清洁洗涤后，用流动水充分冲洗；③橡皮类应用冷水清洗、晾干或机械干燥，勿置于日光下曝晒，以免橡皮老化干裂；④金属类可用软毛刷清洗，尤其轴节及齿槽部分必须完全刷净，待清洁后及时擦干，避免生锈；⑤玻璃类可用清洗剂清洗，再用清水冲净，但清洗及擦干时需小心，避免破损，防止受伤；⑥被患者的血液、体液、分泌物、排泄物等污染或被隔离的感染性疾病患者使用的布类，应放入感染性织物袋（感染性污衣袋），与普通脏污布类分开收集并做好标识，先消毒再清洁。

3. 布类局部污渍　①局部污渍处理应遵循"先干后湿、先碱后酸的原则"。②去污剂种类包括有机溶剂，如丙酮或乙醇；酸性溶液，如氟化氢钠、氟化氢铵、氢氯酸；还原剂或脱色剂，如连二亚硫酸钠或亚硫酸氢钠；氧化剂，如次氯酸钠或过氧化氢。

4. 空气过滤除菌　通过三级空气过滤器（图 6-2-1），选用合理的气流方式，使室内 0.5～5 μm 的尘埃和微生物随气流方向排出房间，从而达到洁净空气的目的，适应于手术室、烧伤病房、器官移植病室、ICU 病室。

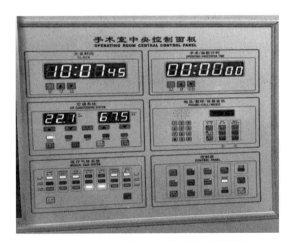

图 6-2-1　三级空气过滤器控制面板

案例导入 6-2-2

某科室张护士准备为患者测量血压时，发现血压计袖带上有几处陈旧性血迹，该护士随手用爱尔碘涂抹血液污染处后，用该血压计为多位患者测量血压。

请问：该护士的行为是否正确？

（二）消毒灭菌

1. 物理消毒灭菌法

（1）低温消毒法：又称巴斯德消毒法、巴氏消毒法，是一种利用较低的温度既可杀死病菌又能保持食品中营养物质风味不变的消毒法。如加热至 62℃ 持续 30 分钟，或 72℃ 持续 15 秒，常用来防止酒类的发酵变酸及牛奶消毒。目前还有瞬间高温消毒法，是指加热至 130℃ 持续 2～3 秒，可获得同样的效果。

> 🩺 **知识拓展**
>
> 经巴氏消毒法消毒后残留的只是部分嗜热菌、耐热性菌及细菌芽胞等，但这些细菌多数是乳酸菌，乳酸菌不但对人无害反而有益健康。

煮沸消毒的
注意事项

（2）煮沸消毒法：是最简单最经济的消毒法，但无法达到灭菌效果，不能用于外科手术器械的灭菌。适用于耐湿、耐高温的物品，如金属玻璃和橡胶类等物品的消毒（煮沸消毒的注意事项扫描二维码）。

（3）流通蒸汽消毒法：在常压下用 100℃ 左右的蒸汽消毒。从产生蒸汽后开始计时，15～30 分钟即可达到消毒效果，常用于食具、便器的消毒。

紫外线消毒法
的注意事项

（4）紫外线消毒法：紫外线属于电磁波，杀菌作用最强的波段是 250～275 nm，一般以 253.7 nm 作为杀菌紫外线的代表。紫外线穿透力弱，所以适用于空气、物体表面等消毒。如空气消毒，紫外线消毒灯（图 6-2-2），安装数量为不小于 1.5 W/m² （普通 30 W 直管型紫外线灯在 1 m 处的使用强度应不低于 70 μW/cm²，30 W 高强度紫外线新灯辐照强度应不低于 180 μW/cm²），照射时间不少于 30 分钟，照射后病室应通风换气；如果是物品消毒，照射前先将物品摊开或挂起，扩大照射消毒的面积，有效照射距离为 25～60 cm，照射时间一般 20～30 分钟（紫外线消毒法的注意事项扫描二维码）。

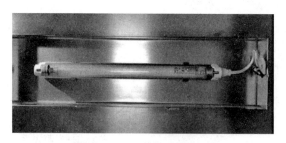

图 6-2-2　紫外线消毒灯

（5）日光暴晒法：用于床垫、床褥、棉被、棉胎、枕芯、毛毯、衣服、书籍等物品的消毒。因其穿透力差，消毒时应将物品放在阳光下直接暴晒 6 小时，并定时翻动，以使物品各面接受日光照射。

（6）臭氧消毒法：将空气中的氧气转换成高纯度臭氧，依靠其强大的氧化作用杀菌，可杀灭细菌繁殖体、病毒、芽胞、真菌并可破坏肉毒杆菌毒素。适用于室内空气、物品表面（图6-2-3）、污水和诊疗用水的消毒。但臭氧对人体有害，有致癌性，现已不常用。

（7）微波消毒法：微波可杀灭各种微生物，常用于食物、非金属餐具、医疗药品及耐热非金属材料器械的消毒灭菌。

（8）干热灭菌法：用干热灭菌器（图6-2-4）通过高温杀死细菌和细菌芽胞进行灭菌。适用于不能被蒸汽透过或不耐水的物品，如尖锐器械、玻璃、粉剂、油剂类、凡士林、石蜡等，禁用于塑料制品、纤维织物等的灭菌。干烤灭菌所需的温度和时间根据被灭菌物品的种类及烤箱的类型而确定，消毒条件为箱温120～140℃，时间

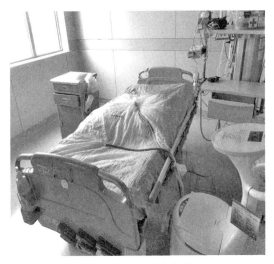

图6-2-3 臭氧机消毒床面

10～20分钟；灭菌条件为160℃、2小时，或170℃、1小时，或180℃、30分钟。灭菌时间应从达到灭菌温度时算起，同时需打开进风柜体的排风装置，中途不能打开灭菌器新放物品，灭菌后需待温度降到40℃以下时才能打开灭菌器。

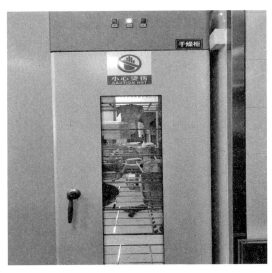

图6-2-4 特制烤箱

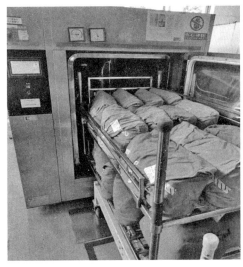

图6-2-5 预真空压力蒸汽灭菌器（下排气式）

压力蒸汽灭菌法的使用方法、效果监测及注意事项

（9）压力蒸汽灭菌法：主要是利用高压下的高温饱和蒸汽杀灭所有微生物，包括细菌芽胞，是热力消毒灭菌中效果最可靠、临床使用最广的一种灭菌方法。耐湿、耐热的容器、器具和物品应首选压力蒸汽灭菌，但禁用于非水溶性物质如液状石蜡、油脂类及塑料制品等。根据排冷空气的方式和程度不同，分为下排气式压力蒸汽灭菌、预真空压力蒸汽灭菌（图6-2-5，其使用方法、效果监测及注意事项扫描二维码）。

知识拓展

1. 压力蒸汽灭菌参数　详见表6-2-1。

表6-2-1　压力蒸汽灭菌器灭菌参数表

设备类别	物品类别	灭菌设定温度（℃）	最短灭菌时间（min）	压力参考范围（kPa）
下排气式	敷料	121	30	102.8～122.9
	器械		20	
预真空式	器械、敷料	132	4	184.4～210.7
		134		201.7～229.3

2. **压力蒸汽灭菌器种类**

（1）小型压力蒸汽灭菌器：由电加热产生蒸汽或外接蒸汽的自动控制，其灭菌室容积不超过60 L，简称"小型灭菌器"。

（2）快速压力灭菌器：专门用于处理立即使用物品的压力蒸汽灭菌过程。该灭菌过程不应作为物品的常规灭菌程序。

（10）电离辐射灭菌法：是指应用放射性核素^{60}Co发射的射线或电子加速器产生的高能电子束辐射灭菌，是在常温下灭菌，故又称为"冷灭菌"。适用于不耐高温物品的消毒灭菌，如一次性医疗用物、纤维胃镜等精密仪器、生物医学制品灭菌，该方法常在生产企业内使用。

2. **化学消毒灭菌法**　是利用气体或液体的化学药物渗透到微生物体内，使菌体蛋白凝固变性，酶失去活性，抑制代谢和生长或破坏细胞膜结构，使细胞破裂溶解。适用于皮肤、黏膜、排泄物、环境等的消毒。

（1）化学消毒剂使用原则：①根据被消毒物品的性能和不同微生物的特性选择恰当的消毒剂；②严格掌握消毒剂的有效浓度、消毒时间及使用方法；③消毒剂应定期更换，易挥发的消毒剂要加盖并定期检测其浓度；④待消毒的物品必须洗净、擦干，浸泡时应将物品全部浸没，并注意打开物品的轴节和套盖，管腔内要灌满消毒液；⑤消毒途中如再加入物品，应重新计时；⑥消毒液中禁止放纱布、棉花等物品，因其可吸附消毒剂，因而降低消毒效果；⑦消毒后的物品在使用前应用无菌生理盐水冲洗，以防消毒液刺激组织；⑧熟悉消毒剂的毒副作用，做好防护。

（2）化学消毒剂的使用方法：

1）浸泡法：是将物品清洁擦干后浸没在标准浓度的消毒液中，在规定时间内消毒灭菌的方法（图6-2-6）。适用于耐湿不耐热物品和器械的消毒灭菌，如锐利器械、精密仪器、化学纤维制品等。

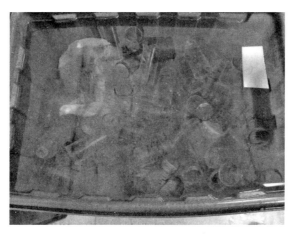

图 6-2-6　浸泡法消毒

案例导入 6-2-3

　　某乡镇医疗机构无压力蒸汽灭菌器，采用化学消毒灭菌方法浸泡无菌剪。张医生于上午 10 时将手术剪放入化学消毒灭菌容器左侧浸泡；上午 10 时 20 分李医生打开化学消毒灭菌容器盖，从右侧拿出另一把手术剪。

　　请问：李医生的行为有错误吗？

　　2）擦拭法：是用标准浓度的消毒剂擦拭人体体表或物体表面，以达到消毒的目的（图 6-2-7）。一般选用易溶于水、穿透力强、无显著刺激性的消毒剂。适用于皮肤、地面、墙壁及家具的消毒。

　　3）喷雾法：是用喷雾器将化学消毒剂均匀喷洒于空气中或物体表面，在规定的时间内达到消毒的目的（图 6-2-8）。适用于环境、墙壁和地面等的消毒。

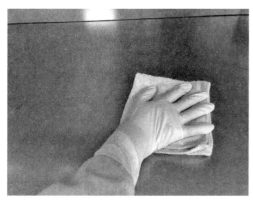

图 6-2-7　擦拭法消毒

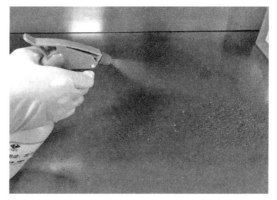

图 6-2-8　喷雾法消毒

案例导入 6-2-4

张护士为患者进行静脉输液穿刺时，用洁雪消毒剂对穿刺部位进行喷洒消毒后进行静脉穿刺。

请问：张护士的静脉消毒操作是否正确？

4）熏蒸法：将标准的消毒剂加热或加入氧化剂，使之呈气体，在规定的时间内达到消毒灭菌的目的。适用于不耐高温、怕湿物品、精密仪器及室内空气的消毒灭菌，如血压计、听诊器、手术室、病室等。

5）低温灭菌法：常用低温灭菌法主要包括：环氧乙烷灭菌、过氧化氢低温等离子体灭菌、低温甲醛蒸汽灭菌。①环氧乙烷灭菌，适用于不耐热、不耐湿的诊疗器械、器具和物品的灭菌，如电子仪器、光学仪器、纸质制品、化纤物品、塑料制品、陶瓷及金属等制品，不适用于食品、液体、油脂类、粉剂类等灭菌；②过氧化氢低温等离子体灭菌，适用于不耐热、不耐湿的诊疗器械、器具和物品的灭菌，不适用于布类、纸类、水、油类、粉剂等材质的灭菌；③低温甲醛蒸汽灭菌，适用于不耐热、不耐湿的诊疗器械、器具和物品的灭菌，不能用于可吸附甲醛或甲醛不易穿透的包装材料，如布类、普通纸类、聚乙烯膜、玻璃纸等。

（3）化学消毒剂的分类：化学消毒灭菌剂种类繁多，使用时要根据被消毒物品的性质、污染微生物的种类、被污染的程度、消毒灭菌要求及可能影响消毒效果的因素选择最适宜、最有效的消毒剂。根据化学消毒剂消毒效果的强弱，将化学消毒剂分为4类。

1）灭菌剂：指能杀灭一切微生物（包括细菌芽胞），使其达到灭菌效果的制剂，如环氧乙烷、戊二醛、过氧乙酸、过氧化氢、甲醛等。这些化学灭菌剂须规定条件下，以合适的浓度和有效的作用时间方能达到灭菌水平。

2）高效消毒剂：指可以杀灭一切细菌繁殖体，以及结核杆菌、病毒、真菌及其孢子，并对细菌芽胞有显著杀灭作用，但不能保证灭菌水平的制剂，如部分含氯消毒剂、碘酊等及灭菌水平的消毒剂。

3）中效消毒剂：能杀灭分枝杆菌、真菌、病毒及细菌繁殖体等微生物的消毒制剂，如乙醇、碘伏、复方氯己定和复方季铵盐类消毒剂等。

4）低效消毒剂：能杀灭细菌繁殖体和亲脂病毒的消毒制剂，如氯己定、季铵盐类等。

高、中、低效消毒剂需在规定条件下，以合适浓度和有效作用时间消毒，可达到相应的消毒水平（常用化学消毒剂扫描二维码）。

（三）手卫生

手卫生（hand hygiene）是医务人员在从事职业活动过程中的洗手、卫生手消毒和外科手消毒的总称。

1. 洗手（handwashing）　医务人员用流动水和洗手液（肥皂）揉搓冲洗双手，去除手部皮肤污垢、碎屑和部分微生物的过程。

2. 卫生手消毒（antiseptic handrubbing）　医务人员用手消毒剂揉搓双手，以减少手部暂居菌的过程。

常用化学消毒剂

洗手与卫生手消毒

3. 外科手消毒（surgical hand antisepsis）　外科手术前医护人员用流动水和洗手液揉搓冲洗双手、前臂至上臂下 1/3，再用手消毒剂清除或者杀灭手部、前臂至上臂下 1/3 暂居菌和减少常居菌的过程。

手卫生的具体操作程序见操作技能"洗手与卫生手消毒"和"外科手消毒"二维码。

外科手消毒

知识拓展

（1）常居菌（resident skin flora）：是指能从大部分人体皮肤上分离出来的微生物，是皮肤上持久的固有寄居菌，不易被机械摩擦清除，如凝固酶阴性葡萄球菌、棒状杆菌属、丙酸菌属、不动杆菌属等。一般情况下不致病，在一定条件下能引起导管相关感染和手术部位感染等。

（2）洗手与卫生手消毒应遵循以下原则：①当手部有血液或其他体液等肉眼可见的污染时，应首先肥皂（皂液）和流动水洗手；②手部没有肉眼可见污染时，宜使用速干手消毒剂消毒双手代替洗手。

（3）戴手套不能代替手卫生，摘手套后应进行手卫生。卫生手消毒时首选速干手消毒液。

（四）隔离

1. 概念　采用某种方法、技术，防止病原体从患者及携带者传播给他人的措施。隔离（isolation）是预防医院感染的重要措施之一，遵循"标准预防"和"基于疾病传播途径的预防"的原则。

2. 隔离措施

（1）根据患者获得感染危险性的程度，将医院分为以下 4 个区域：

1）低危险区域：包括行政管理区、教学区、图书馆、生活服务区等。

2）中等危险区域：包括普通门诊、普通病房等。

3）高危险区域：包括感染疾病科（门诊、病房）等。

4）极高危险区域：包括手术室、重症监护病房、器官移植病房等。

（2）隔离要求：应明确服务流程，保证洁污分开，防止因人员流程、物品流程交叉导致污染。根据建筑分区的要求，同一等级分区的科室宜相对集中，高危险区的科室宜相对独立，宜与普通病区和生活区分开。通风系统应区域化，防止区域间空气交叉污染。各区域配备合适的手卫生设施。

（3）传染病病区的建筑布局与隔离要求：应设在医院相对独立的区域，分为清洁区、潜在污染区和污染区，设立两通道和 3 区之间的缓冲间（详细划分及隔离要求见二维码）。

传染病区的建筑布局与隔离要求

（4）隔离区的隔离病房设置要求：①以患者为隔离单位，每个患者有单独的环境与用物，与其他患者隔离；②以病室为隔离单位，同病种患者安排在同一病室内，但病原体不同者，应分病室收治；③单独隔离，未确诊的或发生混合感染，或有强烈传染性及危重患者应单独隔离；④隔离病房的门外及病床床头挂隔离标识，黄色为空气传播的隔

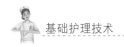

离，粉色为飞沫传播的隔离，蓝色为接触传播的隔离，并限制人员的出入；⑤床尾及门口放置速干手消毒液，门外设置隔离衣悬挂架，备洗手设施，另挂避污纸、手套及消毒用物。

知识拓展

终末消毒

终末消毒是指传染源离开疫源地后，对疫源地进行的一次彻底的消毒。如传染病患者出院、转院或死亡后，对病室进行的最后一次消毒。

3. 不同传播途径的隔离

（1）标准预防：基于患者的血液、体液、分泌物（不包括汗液）、非完整皮肤和黏膜均可能含有感染性因子，而针对医院所有患者和医务人员采取的一组预防感染措施，包括手卫生，根据预期可能的暴露选用手套、隔离衣、口罩、护目镜或防护面屏，以及安全注射，也包括穿戴合适的防护用品处理患者环境中污染的物品与医疗器械。一种疾病可能有多种传播途径时，应在标准预防的基础上，结合医院的实际情况，采取相应传播途径的隔离与预防。

（2）基于疾病传播途径的隔离和预防：

1）接触隔离：适用于确诊或可疑感染经接触传播的疾病，如肠道感染、多重耐药菌感染、皮肤感染等。在标准预防的基础上还应采取接触隔离措施（详细内容见二维码）。

2）空气传播隔离：适用于接触确诊或可疑经空气传播的呼吸道传染疾病，如肺结核、麻疹、水痘等。在标准预防的基础上还应采取空气传播隔离措施（详细内容见二维码）。

基于疾病传播途径的隔离和预防

3）飞沫传播隔离：适用于接触经飞沫传播的疾病，如百日咳、白喉、流行性感冒、流行性腮腺炎、流行性脑脊髓膜炎等。在标准预防的基础上还应采取飞沫传播隔离措施（详细内容见二维码）。

4）严密隔离：适用于传染性强或传播途径不明的疾病所采取的隔离措施，如鼠疫、霍乱、传染性非典型肺炎（SARS）等（详细内容见二维码）。

知识拓展

（1）呼吸道卫生（respiratory hygiene）：是指呼吸道感染患者佩戴医用外科口罩，在咳嗽或打喷嚏时用纸巾盖住口鼻，接触呼吸道分泌物后实施手卫生，并与其他人保持1 m以上距离的一组措施。

（2）咳嗽礼仪：当你要咳嗽或喷嚏时，无论你是否健康，均应采用餐巾纸或手绢捂住口、鼻部，也可采取"袖口遮挡法"，即用衣服袖管的内侧遮掩住口鼻部，防止唾沫飞扬；使用过的餐巾纸应丢入垃圾箱内。

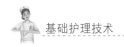 基础护理技术

6-12

4. 隔离技术相关技能操作

（1）帽子、口罩的使用：

1）帽子：可以防止医务人员的头屑飘落，防止头发散落或被污染。帽子分为一次性帽子和布制帽子（图6-2-9、图6-2-10）。使用帽子时要注意：①进入污染区和洁净环境前及进行无菌操作等应戴帽子；②帽子要大小合适，能遮住全部头发；③被患者血液、体液污染后应及时更换；④一次性帽子应一次性使用，使用后放入医疗垃圾袋集中处理；⑤布制帽子保持清洁干燥，每次或每天更换与清洁。

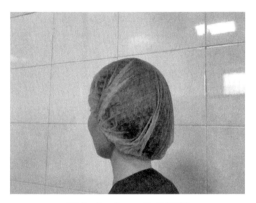

图6-2-9　一次性帽子

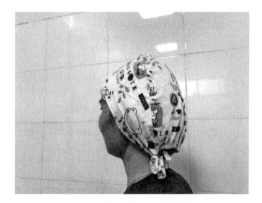

图6-2-10　布制帽子

2）口罩：能防止对人体有害的可见或不可见的物质吸入呼吸道，也能防止飞沫污染无菌物品或清洁物品。口罩分为普通口罩、外科口罩、医用防护口罩（图6-2-11、图6-2-12），口罩分类说明及取戴方法见二维码。

口罩分类及
取戴方法

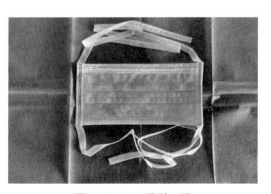

图6-2-11　外科口罩

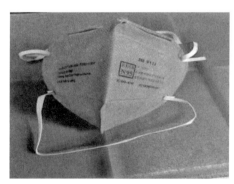

图6-2-12　N95口罩

口罩分类及
取戴方法视频

案例导入6-2-5

　　某护士为一名艾滋病患者进行护理操作时，从科室防护用品专柜中拿取了一个N95口罩。护士长知道后，要求其佩戴外科口罩。

　　请问：艾滋病的传播途径包括哪些？该如何正确选择佩戴口罩？

知识拓展

N95 口罩是指符合美国国家职业安全与健康研究所（National Institute for Occupational Safety and Health，NIOSH）标准的呼吸防护具，可用以防护非油性悬浮微粒（如粉尘、酸雾、漆雾、微生物等）。"N"表示不耐油（not resistant to oil），"95"表示暴露在规定数量的专用试验粒子条件下，口罩内的粒子浓度要比口罩外粒子浓度低 95% 以上。其中，95% 这一数值不是平均值，而是最小值。故 N95 口罩能将 95% 或以上的 0.3 μm 以下的悬浮微粒予以隔离，可预防由患者体液或血液飞溅引起的飞沫传染。因此 N95 不是特定的产品名称，只要符合 N95 标准，并且通过 NIOSH 审查的口罩就可以称为 N95 口罩。

（2）穿脱隔离衣：隔离衣是用于保护医务人员避免血液、体液和其他感染性物质污染，或用于保护患者避免感染的防护用品，分为一次性隔离衣和复用隔离衣。一次性隔离衣通常用无纺布制作，由帽子、上衣和裤子组成，可分为连身式（图 6-2-13）、分身式两种。通常根据患者的病情、隔离种类及要求，确定是否穿隔离衣，并选择其型号。下列情况应穿隔离衣：①接触经接触传播的感染性疾病患者如甲型肝炎等传染性疾病、多重耐药菌感染患者等时；②对患者实行保护性隔离时，如大面积烧伤、骨髓移植等患者的诊疗、护理时；③可能受到患者血液、体液、分泌物、排泄物喷溅时（穿脱隔离衣操作步骤见二维码）。

（3）穿脱防护服：医务人员在接触甲类或按甲类管理的传染病患者，或者接触经空气传播或飞沫传播的传染病患者，可能受到患者血液、体液、分泌物排泄物喷溅时须穿防护服。防护服属于一次性防护用品，应具有良好的防水抗静电和过滤效能，无皮肤刺激性，穿脱方便，结合部严密，袖口、脚踝口应为弹性收口。防护服分为连体式（图 6-2-14）和分体式两种（防护服穿脱操作步骤见二维码）。

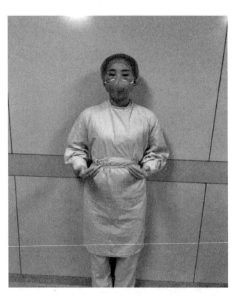

图 6-2-13　连身式隔离衣

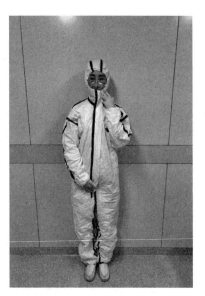

图 6-2-14　连体式防护服

案例导入 6-2-6

　　2020 年，新型冠状病毒肺炎（corona virus disease 2019，COVID-19，简称"新冠肺炎"）疫情突然来袭。在党中央部署下，从疫情暴发至 2 月 28 日，全国 29 个省区市、新疆生产建设兵团和军队系统就派出 4 万余名医务人员驰援湖北（武汉），他们成为抗击疫情保卫战中最美逆行者。他们夜以继日、连续奋战，为了节省防护服，忍着口渴不喝水！防护服本身就有几层厚，而且密不透风，稍微做体力大一点的活就会出一身汗；一天下来，里面的单衣经常是干了又湿，湿了又干！在山东广播电视台推出的抗击疫情系列公益广告《前线日记——我想看看你的样子》中，选取了 4位分别来自武汉火神山医院、大别山区域医疗中心、体育中心方舱医院、济南市传染病医院的患者，他们除了一句感谢之外，更想看脱掉防护服、摘掉口罩后的最可爱白衣天使们的样子。还有"援鄂抗疫，乐医整装待发""小护士的大情怀""舍小家、为大家""别样的 2020，我们隔空拥抱""推迟婚期，但幸福不会延迟"等诸多感人视频或链接都展示了护理人员的大爱、敬业和奉献！作为护理事业的接班人，当你们看到这些信息时有何感想？

　　（4）避污纸的使用：使用避污纸目的在于保持双手或物品不被污染，以省略消毒程序。取避污纸时，应从页面抓取，不可掀页撕取（图 6-2-15）；避污纸用后应立即丢弃，集中焚烧处理。

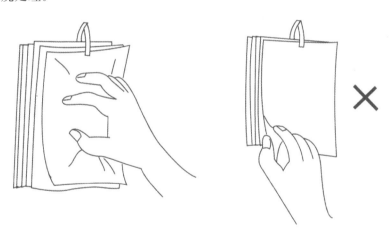

图 6-2-15　避污纸使用方法

　　（5）护目镜、防护面罩的使用：护目镜能防止患者的血液、体液等具有感染性物质溅入人体眼部；防护面罩能防止患者的血液、体液等具有感染性物质溅到人体面部。下列情况应使用护目镜或防护面罩：①在诊疗、护理操作中，可能发生患者血液、体液分泌物等喷溅时；②近距离接触经飞沫传播的传染病患者时；③产生气溶胶操作，例如气管插管及相关操作，心肺复苏、支气管镜检、吸痰、咽拭子采样、尸检，以及采用高速设备（如钻、锯、离心等）的操作等；④为呼吸道传染病患者进行气管切开、气管插管等近距离操作，可能发生患者血液、体液、分泌物喷溅时，应根据疾病特点选用全面型防护

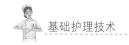

面罩。

戴护目镜、防护面罩之前应检查有无破损，佩戴装置有无松脱；佩戴后应调节舒适度；摘下护目镜、防护面罩时应捏住靠头或耳朵的一边，放入医疗垃圾袋内；如需重复使用，放入回收容器内，以便清洁、消毒。

案例导入6-2-7

疫情就是命令，防控就是责任。广大医务人员在党中央的号召下，逆行而上，这充分体现了全国人民坚决维护习近平总书记在党中央和全党的核心地位，坚决维护党中央权威和集中统一领导，也充分体现了中华民族是一个团结友爱、勇于担当、互帮互助的强大民族。作为护理人，我们首先为自己是一名中国人而感到无比自豪骄傲！同时经过疫情，护理人员表现出来的大爱、敬业与奉献，引起了全国、全世界人民对中国护士的尊重！作为护生，我们应向为这来之不易的社会稳定而付出的千万"逆行者"们致敬，坚定对护理职业的尊重与热爱，对生命充满珍惜，同时也更应"只争朝夕，不负韶华"！

（五）无菌技术

1. 相关概念

（1）无菌技术（aseptic technique）：是指在医疗、护理操作中防止一切微生物入侵机体和防止无菌物品及无菌区域被污染的技术，是预防医院感染的一项重要基本措施。

（2）无菌物品（aseptic supplies）：经物理或化学方法灭菌后未被污染的物品。

（3）无菌区域（aseptic area）：经灭菌处理而未被污染的区域。

（4）非无菌区（non-aseptic area）：是指未经过灭菌处理或经灭菌处理后又被污染的区域。

2. 无菌技术操作原则

（1）工作人员准备：工作人员衣帽整齐，戴口罩、修剪指甲、洗手，必要时穿无菌衣、戴无菌手套。

（2）环境准备：操作环境应清洁、宽敞，操作台面清洁、干燥、平坦，用物清洁。操作前30分钟停止清扫工作，减少走动，防止尘埃飞扬。

（3）无菌物品保管：①无菌物品必须与非无菌物品分开放置，且有明显标识；②无菌物品不可暴露在空气中，应放于无菌包或无菌容器中；③无菌包或容器外需标明物品名称、灭菌日期和失效日期，按失效期先后顺序摆放；④普通棉布材料包装的无菌物品在未达到存放环境标准时，有效期不应超过7天，符合存放环境温湿度要求时有效期14天；⑤医用一次性纸质包装的无菌物品，有效期宜为30天；⑥使用一次性医用皱纹纸、一次性医用纸塑包装的无菌物品、医用无纺布的无菌物品、硬质容器包装的无菌物品，有效期宜为180天。无菌物品一旦过期或受潮、已有污染或怀疑污染应立即更换并重新清洗消毒灭菌。

案例导入 6-2-8

　　某科护士与消毒供应中心人员交接无菌包过程中，不慎将一个无菌包掉落在地板上，该护士顺手捡起无菌包将其放入无菌物品柜内。

　　请问：该护士的行为可能会导致什么不良后果？

　　（4）无菌物品的取用：取用无菌物品时应使用无菌持物钳；无菌物品一经取出，虽未使用，也不得放回无菌容器内。

　　（5）操作中保持无菌：无菌操作时，操作者应与无菌区保持一定距离；取放无菌物品时，应面向无菌区，不可或最低程度跨越无菌区；手臂应保持在腰部或操作台面以上；不可面对无菌区谈笑、咳嗽、打喷嚏；未经消毒的物品不可触及无菌物品或跨越无菌区域。

　　（6）防止交叉感染：一份无菌物品只供一位患者使用，防止交叉感染。

案例导入 6-2-9

　　某医院门诊王护士遵医嘱为甲、乙、丙、丁4位患者进行皮试操作。该护士用1 ml注射器配置了1针筒青霉素皮试液，使用该注射器更换针头后分别为4位患者进行青霉素皮试。

　　请问：该护士的行为违反了哪项原则？

　　3. 无菌技术基本操作方法　无菌技术基本操作包括无菌持物钳的使用、无菌容器的使用、无菌包的使用、铺无菌盘、取用无菌溶液、戴脱无菌手套等（各项操作技能见二维码）。

无菌技术
操作技能

案例导入 6-2-10

　　某市卫生执法监督支队在进行执法检查中，见某医疗机构治疗室无菌持物钳放置在含有2%戊二醛消毒液的镊子桶中，立即要求整改。

　　请问：要求其整改的原因是什么？

无菌技术基本
操作视频

三、保护易感宿主

　　锻炼身体，改善营养，可提高人群的非特异性免疫能力。有计划地进行预防接种，可提高人群的主动和被动的特异性免疫能力。加强个人防护和药物预防对预防某些传染病也有一定作用。预防接种对传染病的控制和消灭起着关键作用。

　　（一）提高非特异性免疫力

　　养成良好卫生和生活习惯，锻炼身体，增加营养，改善居住条件，保持良好心情等，可增强人群非特异性免疫力。

（二）提高特异性免疫力

1. 人工主动免疫 将纯化抗原疫苗、减毒活菌、类毒素接种于人体，使人体产生特异性免投力，称为人工主动免疫。免疫力可保持数月甚至数年，主动免疫是控制传染病以至最终消灭传染病的主要措施。

2. 人工被动免疫 将特异性抗体或免疫血清注入人体，使人体迅速获得免疫力，称人工被动免疫。免疫力可维持 2～4 周，可用于治疗，也可用于易感接触者的紧急预防。常用制剂有白喉抗毒素、破伤风抗毒素、特异性免疫球蛋白、人丙种球蛋白、胎盘球蛋白等。

（三）药物预防

有些传染病可用药物预防，如口服磺胺药物预防流行性脑脊髓膜炎、口服 HIV 抗病毒药物预防 HIV 暴露。为了保障医疗安全、提高医疗质量，各级各类医院应将医院感染管理纳入到医院日常管理工作中。建立和完善相应的医院感染防控制度、操作规程及质量标准，加强医院感染专业队伍建设，加大相关法规、规章及规范的贯彻执行力度等，有效预防医院感染发生。

任务评价

1. 独立完成练习题。

2. 当有可能发生血液、体液大面积飞溅，或者有污染操作者身体的可能时，护士应选择哪些防护用品？如何穿戴？

3. 为患者换药，护士需提前准备换药盘，涉及以下操作步骤（表 6 - 2 - 2），请评价自己能否完成。

表 6 - 2 - 2　无菌换药盘的准备及操作步骤

序号	任务完成鉴定点	是/否	备注
1	操作环境清洁明亮，符合无菌操作要求；修剪指甲、洗手，自身准备完全；根据病情，用物准备完全		
2	正确取用无菌治疗巾，完成铺盘		
3	正确打开无菌包，使用无菌持物钳取用无菌物品		
4	正确倒取无菌溶液和消毒液		
5	正确戴、脱无菌手套		
6	换药完毕，能按医院感染控制与预防的要求分类处理用物		

任务二习题

A_1/A_2 型题

1. 关于煮沸消毒法，正确的是（　　　）。

A. 煮沸 10 min 可杀灭多数细菌芽胞

B. 水中加入亚硝酸钠可提高杀菌效果

C. 橡胶类物品在冷水中或温水中放人

D. 中途加入其他物品，需等再次水沸后再开始计时

E. 物品需全部浸入水中，相同的容器应重叠放在一起

2. 王某，42 岁，因脚被铁钉刺伤，发热、抽搐、牙关紧闭入院，诊断为破伤风。其换下的敷料应（　　）。

A. 先清洗再浸泡消毒　　　B. 先浸泡消毒再清洗　　　C. 先清洗再蒸汽灭菌

D. 先蒸汽灭菌再清洗　　　E. 焚烧

3. 刘某，女，59 岁，因化学治疗后白细胞达 $2.0 \times 10^9/L$。对该病人应（　　）。

A. 接触性隔离　B. 昆虫隔离　　C. 呼吸道隔离　D. 保护性隔离　E. 消化道隔离

4. 正确的无菌技术操作是（　　）。

A. 用无菌持物钳夹取无菌油纱布　　　B. 将无菌敷料接触无菌溶液瓶口倒溶液

C. 打开无菌容器盖使外面向上放于桌上　D. 解开无菌包系带卷放在包布上

E. 将无菌盘盖巾扇形折叠，开口边向外

5. 能杀灭所有微生物以及细菌芽胞的方法是（　　）。

A. 清洁　　　　B. 消毒　　　　C. 抑菌　　　　D. 灭菌　　　　E. 抗菌

6. 各种内镜的消毒灭菌法常选用（　　）。

A. 煮沸　　　　　　B. 高压蒸汽　　　　　C. 0.5% 氯胺喷雾

D. 紫外线照射　　　E. 戊二醛浸泡

7. 一名护士正在练习取用无菌溶液，下列内容需指导教师纠正的是（　　）。

A. 擦净瓶子　　　　　B. 核对瓶签　　　　　C. 检查溶液质量

D. 倒溶液时标签朝下　E. 剩余溶液注明开瓶日期和时间

8. 能够杀灭芽胞的化学消毒剂是（　　）。

A. 乙醇　　　B. 过氧乙酸　　C. 碘酊　　　D. 碘伏　　　E. 氯己定

9. 煮沸消毒金属器械时，为了增强杀菌作用和去污防锈，可加入（　　）。

A. 氯化钠　　B. 硫酸镁　　C. 稀盐酸　　D. 碳酸氢钠　　E. 亚硝酸钠

10. 取用无菌溶液时，先倒出少量溶液的目的是（　　）。

A. 检查液体有无特殊气味　B. 冲洗瓶口　　　　C. 查看溶液的颜色

D. 查看溶液的黏稠度　　　E. 检查溶液有无沉淀

11. 患者，女性，45 岁，上腹部不适，医嘱胃镜检查。胃镜消毒宜选用的化学消毒法是（　　）。

A. 擦拭法　　B. 浸泡法　　C. 喷雾法　　D. 熏蒸法　　E. 干粉搅拌法

12. 患者，男性，45 岁，诊断为乙型肝炎，住感染病区。护士应告诉患者属于清洁区的是

A. 病房　　　B. 患者浴室　　C. 医生值班室　D. 化验室　　E. 消毒室

13. 有关使用隔离衣的要求，正确的是（　　）。

A. 每周更换一次　　　　　B. 要保持袖口内外面清洁

C. 必须完全盖住工作服　　D. 隔离衣潮湿后立即晾干

E. 隔离衣挂在病房内应内面向外

14. 取用无菌溶液应首先检查（   ）。

A. 瓶盖有无松动　　　　　　B. 瓶签是否符合　　　　　　C. 溶液有无变色

D. 瓶子有无裂缝　　　　　　　　　　　　　　　　　E. 溶液有无沉淀物

15. 下述（   ）符合无菌技术操作要求。

A. 无菌操作前 30 min 清扫地面　　　B. 无菌包潮湿待干后使用

C. 取出的无菌物品未用立即放回原处　　D. 治疗室每周用紫外线照射一次

E. 操作时手臂保持在腰部水平以上

16. 铺好的无菌盘，有效期为（   ）。

A. 2 h　　　　　B. 3 h　　　　　C. 4 h　　　　　D. 5 h　　　　　E. 6 h

17. 使用无菌容器时，下列错误的是（   ）。

A. 打开无菌容器盖后，盖内面朝上放置　B. 无菌物品取出后，未用应立即放回

C. 手持无菌容器时应托住底部　　　　　D. 手不可触及无菌容器的内面

E. 取物后，立即将无菌容器盖盖严

18. 下列违反无菌技术操作原则的是（   ）。

A. 倒取无菌溶液时，手不可触及瓶塞的内面

B. 手持无菌容器时，应托住边缘部分

C. 取、放无菌持物钳时，钳端向下

D. 打开无菌容器盖时，盖的内面向上

E. 铺无菌盘时，手不可触及治疗巾的内面

19. 不适合用煮沸消毒法消毒的是（   ）。

A. 灌肠筒　　　B. 搪瓷药杯　　　C. 玻璃量杯　　　D. 纤维胃镜　　　E. 橡胶管

20. 戴无菌手套的方法错误的是（   ）。

A. 戴手套前，先检查手套的号码和有效期　B. 戴手套前，修剪指甲、洗手

C. 未戴手套的手可触及手套的外面　　　D. 已戴手套的手可触及另一手套的外面

E. 戴好手套后两手应置于操作台面以上

21. 禁用高压蒸汽灭菌的物品是（   ）。

A. 金属类　　　B. 化纤织物　　　C. 搪瓷类　　　D. 棉织品　　　E. 细菌培养基

22. 下列不能用于金属物的消毒的是（   ）。

A. 燃烧法　　　　　　　B. 干烤法　　　　　　　C. 煮沸消毒法

D. 微波消毒灭菌法　　　E. 压力蒸汽灭菌法

23. 下列穿脱隔离衣的操作步骤，正确的是（   ）。

A. 双手伸入袖内后扣袖扣　　　　　B. 扣好领扣后立即系腰带

C. 将腰带交叉在背后打结　　　　　D. 消毒手后先解开领扣

E. 将隔离衣内面向外，挂传染病室内

24. 关于碘酊和碘伏，正确的描述是（   ）。

A. 碘酊属于低效消毒剂，碘伏属于中效消毒剂

B. 碘酊对黏膜刺激性强，碘伏对黏膜无刺激

C. 碘酊和碘伏都用于皮肤和黏膜等的消毒

D. 碘酊对金属有腐蚀性，而碘伏没有　　E. 皮肤对碘过敏者禁用碘酊，可用碘伏

25. 下列不符合隔离原则的是（　　）。

　　A. 隔离单位标记鲜明　　　　　　　　B. 脚垫用消毒液浸湿

　　C. 门口设消毒盆、毛巾、手刷　　　　D. 使用过的物品冲洗后立即消毒

　　E. 穿隔离衣后不得进入清洁区

26. 在无菌技术操作原则中，预防交叉感染的关键措施是（　　）。

　　A. 操作区域要清洁·宽敞　　　　　　B. 取无菌物品时，必须使用无菌持物钳

　　C. 一份无菌物品只能供一个病人使用　D. 无菌物品与非无菌物品分别放置

　　E. 无菌物品疑有污染不可再用

27. 王某，男，32 岁，急性黄疸性肝住院，其护理措施不妥当的是（　　）。

　　A. 接触病人应穿隔离衣　　　　　　　B. 病人的排泄物倒入马桶中冲洗

　　C. 护理病人前后均应洗手　　　　　　D. 给予低脂肪食物

　　E. 病人用过的饭菜用含氯石灰消毒

28. 保管无菌物品，下列做法错误的是（　　）。

　　A. 无菌物品与非无菌物品应分别放置　B. 无菌包必须注明灭菌日期

　　C. 打开过的无菌包，48 h 后必须重新灭菌

　　D. 取出的无菌敷料不得再放回无菌容器内

　　E. 无菌物品应放在清洁干燥固定的地方

29. 使用 2% 戊二醛浸泡手术刀片时，为了防锈，在使用前可加入（　　）。

　　A. 5% 碳酸氢钠　　　　B. 5% 亚硝酸钠　　　　C. 0.5% 醋酸钠

　　D. 0.5% 亚硝酸钠　　　　　　　　　　E. 0.5% 碳酸氢钠

30. 不适合用于干热灭菌的是（　　）。

　　A. 玻璃制品　　B. 陶瓷类　　C. 油剂　　　D. 粉剂　　　E. 橡胶制品

　　　　　　　　　　　　　　　　　　　（毛羽佳　赵鸿鹰　龚　静　杨梦培）

02

模块二　院内护理

项目七　患者舒适护理

📜 项目介绍

舒适护理是一种整体的、个体化的、有效的及创造性的护理模式，通过实施舒适护理，可以使患者在生理、心理、社会、精神上达到最舒适的状态。经过多年的推广，这种护理模式被广泛应用于各个临床科室，现已被大量的实践证明其在患者护理中成效显著。

📚 相关知识储备

扫描二维码，了解多功能病床的结构和功能，有助于在体位摆放时正确使用。

多功能病床

📖 学习导航

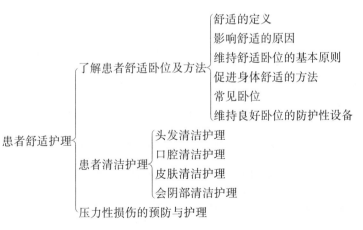

患者舒适护理

- 了解患者舒适卧位及方法
  - 舒适的定义
  - 影响舒适的原因
  - 维持舒适卧位的基本原则
  - 促进身体舒适的方法
  - 常见卧位
  - 维持良好卧位的防护性设备
- 患者清洁护理
  - 头发清洁护理
  - 口腔清洁护理
  - 皮肤清洁护理
  - 会阴部清洁护理
- 压力性损伤的预防与护理

任务一　了解患者舒适卧位及方法

学习目标

1. 理解并记忆舒适护理的定义、影响舒适的原因、维持舒适卧位的基本原则。
2. 根据患者病情需要，正确摆放并维持各种舒适卧位，正确使用防护性设备。教会患者正确摆放舒适卧位。
3. 做好舒适护理，促进患者早日康复。

案例导入 7-1-1

患者刘某，男性，70 岁，入院诊断为风湿性心脏病合并心力衰竭。入院后患者呼吸困难、恐惧、烦躁，不能平卧，被迫端坐于床边，双手撑住床面，两腿下垂。

请问：1. 该患者的卧位舒适吗？应当采取何种卧位？

2. 应该如何指导刘某维持合适的卧位？需要哪些辅助装置？

学习内容

正确的姿势能让患者感到舒适，在一定程度上缓解疼痛、完成疾病诊断所需的辅助检查、治疗疾病、预防并发症的发生等。护理人员应当熟练掌握维持各种姿势的原则与促进身体舒适的方法，能够根据患者的需要提供适宜的卧位，以提高患者的舒适感，预防并发症的发生。

一、舒适的内涵

（一）舒适的定义

舒适（comfort）是个体身心健康、满意、无疼痛、无焦虑、轻松自在的自我感觉，是患者最希望护理人员帮助其满足的基本需要之一。

舒适包括生理舒适，心理、精神舒适，环境舒适和社会舒适。它们相互联系，互为因果，只有这 4 个方面同时得到满足，个体才能感到舒适，否则会感到不舒适。舒适程度可分为若干等级，最高水平的舒适表现为个体情绪稳定、精力充沛、心情舒畅，感到安全和完全放松，一切生理、心理需要都能得到满足。

（二）影响舒适的原因

影响舒适的因素有很多，护士必须掌握这些因素，才能准确分析原因，从而采取适当的措施，促进患者舒适。

1. 身体因素

（1）疾病的影响：疾病本身和诊断、治疗疾病的手段都会影响患者的舒适程度，如疾病造成的疼痛、头晕、恶心、呕吐、麻木、发热、呼吸困难、肌肉紧张等，以及留置导尿管、各种引流管、24 小时心电监护仪等的使用，均会给患者造成不适。

（2）体位不当：因疾病或治疗需要导致患者活动受限，不能随意改变体位、下床活动、局部肢体需保持制动等。由于疾病造成的强迫体位，造成关节的过度屈曲、伸张，使局部肌肉、关节疲劳、麻木、疼痛等，均能引起机体不舒适。

（3）保护具或矫形器械使用不当：约束带捆绑过紧、时间过长，骨折部位的石膏、夹板绷带过紧等使局部组织受压，引起不适。

（4）个人卫生不良：长期卧床、极度虚弱和昏迷的患者，自理能力降低，又缺乏照顾时，个人卫生状况差，常伴有口腔异味、汗臭、皮肤污垢、瘙痒等，均可引起不适。

2. 心理社会因素

（1）恐惧与焦虑：担心疾病造成的伤害，基本生理、心理需求得不到满足，担心治疗效果，恐惧死亡；疾病对家庭、经济、工作等的影响均会加重患者的思想负担。这些患者往往会出现坐卧不安、心率加速、烦躁、失眠等表现。

（2）角色改变：个体由普通的社会角色变换为患者角色时，可出现角色缺失、角色冲突、角色恐惧等，不能适应角色转变，造成患者不能积极配合治疗，影响病情的转归。如患者是母亲，希望提前出院回家照顾孩子等。

（3）社会环境改变：新住院患者对医院环境、医护人员和病友等不熟悉，往往出现不适应和安全感缺乏；同时，患者住院期间的起居和生活习惯发生了巨大改变，形成压迫感，产生不舒适。

（4）不被关心与尊重：医护人员缺乏沟通技巧，对患者照顾与关心不够；医疗护理操作时造成其身体过分暴露；疾病导致隔离；被亲朋好友、医护人员忽视等，均可使患者感到不被关心与尊重，甚至是自尊心受到损害等。

3. 物理环境因素　病室内的温湿度、光线、气味、噪声、墙壁颜色等控制不当，可影响患者的情绪，引起不适。如病室温度过高或过低、病室内长期不通风导致的异味重、病友痛苦的呻吟和表情、病室内探视者过多等。

二、维持舒适卧位的基本原则

舒适的卧位，能让患者在卧床时身体各部位均处于合适的位置，感觉轻松自在。护理人员必须掌握舒适卧位的基本要求，以便协助或指导患者卧于正确而舒适的位置，按照患者的实际需要使用适合患者的支持物及保护性设施。

1. 卧床姿势　应符合人体力学的要求，尽量扩大支撑面，维持身体各部位良好的功能和位置。

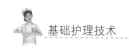

2. 变换体位　应经常变换体位，至少每 2 小时变换一次。应加强受压部位皮肤护理，预防压力性损伤的发生。

3. 适当活动　在无禁忌证的情况下，每天活动患者身体各部位，改变卧位时做全范围关节运动练习。

4. 保护隐私　当患者卧床或护理人员对其进行各项护理操作时，应注意保护患者隐私，根据操作需要适当遮盖患者身体，促进患者身心舒适。

😊 知识拓展

卧位的性质

根据卧位的主动性，可将卧位分为主动卧位、被动卧位和被迫卧位。

(1) 主动卧位：身体活动自如，能根据自己的意愿和习惯随意改变体位。

(2) 被动卧位：自身无力变换卧位，躺卧于他人安置的卧位。

(3) 被迫卧位：意识清醒，有变换卧位的能力，但由于疾病的影响或治疗的需要，被迫采取卧位。

三、促进身体舒适的方法

患者由于受疾病、心理、社会及周围环境等多种因素的影响，经常处于不舒适的状态，产生不舒适的感觉。这就要求护理人员在工作中必须细致地观察患者，如面色、神志、表情、语言、活动能力、皮肤颜色等，认真地倾听患者的主诉和家属提供的线索，科学地分析，再采取有效的措施消除或减轻患者的不舒适，促进患者舒适。

1. 预防为主，促进舒适　身体、心理社会和环境方面因素可能单一地或者同时地导致患者不舒适，针对这些因素护理人员应提前做好预防，如保持病室的安全舒适、帮助新入院患者尽快熟悉环境、对患者态度亲切、加强生活护理、关心患者的心理状态等。

2. 加强观察，减轻不适　有语言障碍、文化差异大、重症或昏迷的患者，往往不会主诉不舒适，这就需要护理人员仔细观察患者的非语言表现，如面部表情、姿势、活动能力、饮食、睡眠、皮肤颜色、脉搏、呼吸、大小便、有无异味等，判断患者的舒适程度，针对问题采取有效措施，解除患者的不舒适。如术后患者烦躁不安，活动性出血多，肢体冰凉，脉搏细速，就提示患者，出现休克需要立即通知医生，并采取吸氧、补液等措施。

3. 护患沟通，心理支持　护士与患者、家属建立相互信任的关系是顺利实施护理的必要条件，也是给予心理支持的基础。心理社会因素是造成患者不舒适的三大因素之一，护理人员可以通过耐心的倾听、有效的沟通、温柔的安抚等措施，使患者宣泄内心的焦虑与恐惧，教会患者调节情绪，正确积极地面对疾病等。

四、常见卧位

(一) 仰卧位

仰卧位也称平卧位。仰卧位的基本姿势为患者仰卧，头下置一枕头，两臂放于身体两侧，两腿自然放平。根据患者病情或检查、治疗的需要可采取下述不同卧位。

1. 去枕仰卧位

（1）安置方法：患者去枕仰卧，头偏向一侧，两臂放于身体两侧，两腿自然放平，将枕头横立于床头（图7-1-1）。

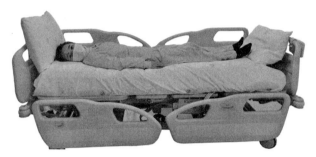

图7-1-1 去枕仰卧位

常用卧位

（2）适用范围：

1）昏迷或全身麻醉未清醒的患者：采用去枕仰卧位，头偏向一侧，可防止呕吐物误入气管而引起窒息或肺部感染。

2）脊髓腔穿刺后或椎管内麻醉后6～8小时的患者：采用此种卧位，可预防颅内压减低而引起的头痛。因穿刺后，脑脊液可随穿刺点漏出至脊膜腔外，导致颅内压降低，牵拉颅内静脉窦和脑膜等组织引起头痛。

2. 中凹卧位

（1）安置方法：患者仰卧，两臂放于身体两侧，抬高头胸部10°～20°，抬高下肢20°～30°。为了使患者保持舒适和稳定，可以在患者膝下垫软枕（图7-1-2）。

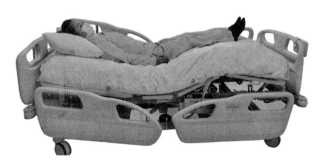

图7-1-2 中凹卧位

（2）适用范围：休克患者。抬高患者头胸部，有利于保持气道通畅，改善通气功能，从而改善缺氧症状；抬高患者下肢，有利于静脉血回流，增加回心血量，使休克症状得到缓解。

3. 屈膝仰卧位

（1）安置方法：患者仰卧，头下垫枕，两臂放于身体两侧，两膝屈起，并稍向外分开（图7-1-3）。检查或操作时注意保暖及保护患者隐私。

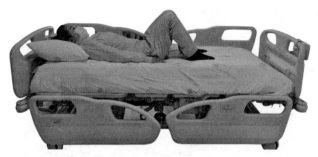

图 7-1-3　屈膝仰卧位

（2）适用范围：

1）导尿和会阴冲洗等操作：暴露操作部位，便于操作。

2）腹部检查：有利于腹部肌肉放松，便于检查。

（二）侧卧位

1. 安置方法　患者侧卧，两臂屈肘，一手放在枕旁，一手放在胸前，下腿伸直，上腿弯曲。必要时在患者两膝之间、胸腹部、后背部放置软枕，以扩大支撑面，增加稳定性，使患者感到舒适与安全（图 7-1-4）。

协助病人
更换卧位

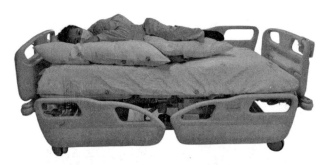

图 7-1-4　侧卧位

2. 适用范围

（1）灌肠、肛门检查及配合胃镜、肠镜检查等：暴露操作部位，便于操作。

（2）预防压力性损伤：侧卧位与平卧位交替，避免局部组织长期受压，便于护理局部受压部位。

（3）臀部肌内注射：采用该体位注射时，患者应上腿伸直，下腿弯曲，使注射部位的肌肉充分放松。

（三）半坐卧位

1. 安置方法　患者仰卧于床上，以髋关节为轴心，根据需要的高度摇起床头支架，使上半身抬高，与床成 30°～50°，再摇起膝下支架，以防患者下滑。必要时，床尾可放置一软枕，垫于患者足底支撑患者。放平时，应先摇平膝下支架，再摇平床头支架（图 7-1-5）。

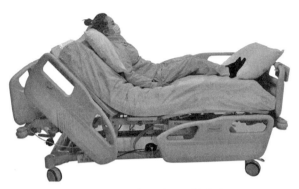

图 7-1-5 半坐卧位（摇床法）

2. 适用范围

（1）面部及颈部手术后患者：采取半坐卧位可减少局部出血。

（2）心肺疾病引起呼吸困难的患者：采取半坐卧位，由于重力的作用，部分血液滞留于下肢和盆腔脏器中，使回心血量减少，从而减轻肺淤血和心脏负担；同时可使膈肌位置下降，胸腔容量扩大，减轻腹腔内脏器对心肺的压力，同时使肺活量增加，有利于气体交换，使患者呼吸困难的症状得到改善。

（3）腹腔、盆腔手术后或有炎症的患者：采取半坐卧位，使腹腔渗出液流入盆腔，防止感染向上蔓延引起膈下脓肿，促使感染局限。因为盆腔腹膜抗感染性较强，而吸收较弱，半坐卧位可以防止炎症扩散和毒素吸收，减轻中毒反应。此外，腹部手术后患者采取半坐卧位，可以减轻腹部切口缝合处的张力，缓解疼痛，促进舒适，而且有利于切口愈合。

（4）疾病恢复期体质虚弱的患者：采取半坐卧位，可以使患者逐渐适应体位改变，有利于向站立姿势过渡。

（四）端坐位

1. 安置方法　协助患者坐起，身体稍向前倾，在半坐卧位的基础上，用床头支架将床头抬高 70°～80°，使患者能够向后倚靠。若患者虚弱，可在床上放一跨床小桌板，桌上放软枕，患者可伏桌休息；同时膝下支架抬高 15°～20°，必要时加床挡，以保证患者的安全（图 7-1-6）。

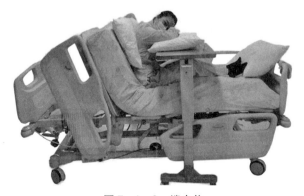

图 7-1-6 端坐位

2. 适用范围　心力衰竭、心包积液、支气管哮喘发作的患者。患者由于极度呼吸困难而被迫采取端坐卧位。

（五）俯卧位

1. 安置方法　患者俯卧，头偏向一侧，两臂屈曲放于头的两侧，两腿伸直，胸下放置两个软枕，呈八字形摆放可避免呼吸不畅，踝部放一软枕支撑（图7-1-7）。

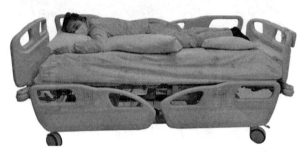

图7-1-7　俯卧位

2. 适用范围

（1）腰背部检查或配合胰、胆管造影检查时。

（2）脊椎手术后或腰、背、臀部有伤口，不能平卧或侧卧的患者。

（3）胃肠胀气导致腹痛时，患者采取俯卧位，可使腹腔容积增大，从而缓解胃肠胀气所致的腹痛。

（六）头低足高位

1. 安置方法　患者仰卧，头偏向一侧，将一软枕横立于床头，以防碰伤头部。床尾高于床头15～30 cm（图7-1-8）。因为这种体位的患者会感到不适，所以不宜过长时间使用。孕妇、高血压等患者慎用，颅内高压患者禁用。

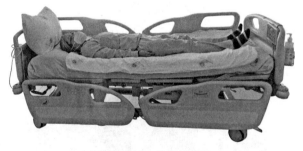

图7-1-8　头低足高位

2. 适用范围

（1）体位引流：肺部分泌物引流，使痰易于咳出。

（2）十二指肠引流术：采取右侧卧位并抬高床尾15～30 cmm或垫高臀部，有利于胆汁引流。

（3）妊娠时胎膜早破：可预防脐带脱垂。

（4）跟骨牵引或胫骨结节牵引：该体位可利用人体重力作为反牵引力。

（七）头高足低位

1. 安置方法　患者仰卧，床头高于床尾 15～30 cm 或根据病情而定，床尾横立一软枕，以防止足部触碰床尾而引起患者不适（图 7-1-9）。

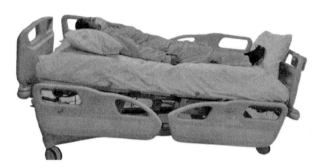

图 7-1-9　头高足低位

2. 适用范围

（1）颈椎骨折患者做颅骨牵引：该体位可以利用人体重力作为反牵引力。

（2）颅脑疾病或颅脑手术后的患者：减轻颅内压，预防脑水肿，缓解颅内高压产生的症状。

（八）膝胸卧位

1. 安置方法　患者跪卧，两小腿平放于床上，稍分开，大腿和床面垂直，胸部贴于床面，腹部悬空，臀部抬起，背部伸直，头转向一侧，两臂屈肘，放于头的两侧（图 7-1-10）。孕妇可采用此卧位纠正胎位不正，摆放时应注意保暖，每次不应超过 15 分钟。

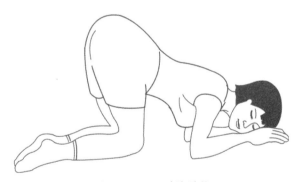

图 7-1-10　膝胸卧位

2. 适用范围

（1）肛门、直肠、乙状结肠镜检查及治疗。

（2）矫正胎位不正或子宫后倾。

（3）促进产后子宫复原。

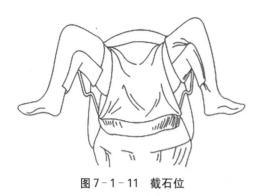

图 7-1-11 截石位

（九）截石位

1. 安置方法　患者仰卧于检查台上，两腿分开放在支腿架上（支腿架上放软垫），臀部向前齐台边，两手放在身体两侧或胸前（图 7-1-11）。采用该体位应注意患者的遮挡及保暖。

2. 适用范围

（1）会阴、肛门部位的检查、治疗或手术，如妇产科检查、阴道灌洗、膀胱镜等。

（2）产妇分娩。

五、维持良好姿势的防护性设备

为协助患者保持良好的姿势，减轻受压，需要借由一些设备给予适当的支托。

1. 枕头　为了维持患者身体功能位置，提供适当支托，减少骨隆突处的摩擦，促进舒适，可制作各种大小形式不同的软枕或硬枕。如长方形枕头可支撑背部，L 型枕头可用于支持手臂或脚，方形枕头可用于支托腰背或小腿，圆形长短枕头可供患者抱于胸前或支撑背部。

2. 床上桌　横跨床面或直接置于床上的桌子，可供呼吸困难者伏趴休息及患者坐于床上洗漱、进食或书写等。

3. 支被架　适用于烧伤患者，伤口需暴露或肢体上石膏未干者。其目的是避免盖被直接压迫或接触患处，造成感染或疼痛。

4. 足托板　可解除压在患者足部的压力，并保持脚部的功能位置，预防足下垂，避免足部外旋。使用时应保持足部正常位置（背侧屈曲），足底要靠底板（足托板的高度要比脚趾高），每隔 6 小时拿开，并做踝关节运动。

5. 砂袋　适用于骨折手术后的患者，有维持固定所需姿势或加压止血的目的，如预防肢体外翻或垂腕、垂足等。

任务评价

1. 独立完成练习题。
2. 回答案例导入 7-1-1 提出的问题。

任务一习题

一、A₁/A₂ 型题

1. 产妇胎膜早破时，采取头低足高位的目的是防止（　　）。

 A. 感染　　　　　　　B. 减少局部缺血　　　　　C. 羊水流出

 D. 脐带脱出　　　　　E. 有利于引产

2. 关于卧位及翻身，下列描述正确的是（　　）。

A. 膝胸卧位可用于膀胱镜检查　　　　　B. 颅脑术后应取患侧位

C. 术前病人的敷料浸湿，应在翻身前更换敷料

D. 颅骨牵引的病人翻身应放松牵引

E. 为病人翻身侧位，应使其下腿弯曲上腿伸直

3. 患者，男性，57 岁，患肝硬化伴食管、胃底静脉曲张。入院后不久，患者主诉腹部
不适、恶心，继而呕吐大量鲜血。查体：呼吸急促，脉搏细速，血压 60/40 mmHg，
冷汗。护士应立即将患者安置为（　　）。
　　A. 仰卧位　　　　B. 侧卧位　　　　C. 中凹卧位　　　D. 屈膝仰卧位　E. 头低足高位

4. 患者，男性，47 岁。诊断为乙型脑炎。查体：神志处于深度昏迷状态。该患者应该
采取的卧位为（　　）。
　　A. 俯卧位　　　　　　　　　B. 侧卧位　　　　　　　　C. 头高足低位
　　D. 头低足高位　　　　　　　E. 仰卧位，头偏向一侧

5. 患者，女性，31 岁，甲状腺术后，血压平稳。采取半坐卧位的目的主要是（　　）。
　　A. 预防感染　　　　　　　B. 减轻局部出血　　　　　　C. 避免疼痛
　　D. 改善呼吸困难　　　　　E. 有利伤口愈合

6. 王某，男，34 岁，无痛性血尿 2 周，疑为膀胱癌，做膀胱镜检查。应协助其采用的
卧位为（　　）。
　　A. 仰卧位　　　　B. 侧卧位　　　　C. 半坐卧位　　　D. 截石位　　　E. 膝胸卧位

7. 急性左心衰竭病人应采取（　　）。
　　A. 中凹卧位　　　B. 半坐卧位　　　C. 端坐卧位　　　D. 侧卧位　　　E. 俯卧位

8. 摆放半卧位时应（　　）。
　　A. 先摇起膝下支架，再摇起床头支架　　　B. 先摇起床头支架，再摇起膝下支架
　　C. 先放平床头支架，再放平膝下支架　　　D. 床头支架和膝下支架同时摇起
　　E. 床头支架和膝下支架同时放平

9. 患者，男性，54 岁。中毒性痢疾，体温 39℃，脉搏 124 次/分钟，血压 80/50 mmHg，
伴呼吸困难急促，出冷汗。患者需采取的合适卧位为（　　）。
　　A. 仰卧位头偏向一侧　　　B. 头高足低位　　　　　　C. 中凹卧位
　　D. 端坐卧位　　　　　　　E. 侧卧位

10. 患者，男性，45 岁。椎管麻醉下行胆囊切除术，现返回病房。应采取的卧位是（　　）。
　　A. 半坐卧位　　　B. 屈膝仰卧位　C. 中凹卧位　　　D. 去枕仰卧位　E. 侧卧位

11. 罗先生，32 岁，建筑工人，不慎自脚手架跌下，造成严重颅脑损伤作颅骨牵引。该
病人翻身时应（　　）。
　　A. 头侧向一边后再翻身　　B. 翻身后头侧向一边　　　C. 先松牵引后再翻身
　　D. 翻身后放松牵引　　　　E. 不可放松牵引

12. 扶助病人翻身侧卧，下述正确的是（　　）。
　　A. 病人身上置引流管，应夹闭再移动　　B. 病人肥胖，应两人同时对称托住后翻身
　　C. 为颅骨牵引病人翻身先放松牵引　　　D. 二人操作时将病人稍抬起再移动
　　E. 敷料潮湿时先翻身再更换

13. 刘女士，原有食管静脉曲张，因食入油炸食物致破裂出血，呕血后感心慌、气促、胸闷，脉细弱。护士应立即为其安置（　　）。
    A. 半坐卧位　　B. 侧卧位　　C. 俯卧位　　D. 中凹卧位　　E. 平卧位

14. 患者，男性，45岁。椎管麻醉下行胰腺切除术，术后第3天，无头痛等症状。患者取半坐卧位的目的是（　　）。
    A. 增加肺活量　　　　　　　B. 减少局部出血　　　　　　C. 减轻心脏负担
    D. 利于向站立过渡　　　　　E. 减轻腹部切口疼痛

15. 患者，男性，22岁。面部有开放性伤口。清创缝合后，应采取的卧位是（　　）。
    A. 头高足低位　　B. 半坐卧位　　C. 仰卧位　　D. 膝胸位　　E. 侧卧位

16. 患者，女性，55岁，以支气管扩张入院。患者慢性咳嗽，有大量脓痰。在体位引流时，应采取的体位是（　　）。
    A. 头高足低位　　B. 头低足高位　　C. 屈膝仰卧位　　D. 侧卧位　　E. 俯卧位

17. 患者，女性，24岁，输液过程中突然呼吸困难，感到胸闷、气促，咳粉红色泡沫痰，肺部闻及湿啰音。应立即给予的体位是（　　）。
    A. 去枕仰卧位　　B. 中凹卧位　　C. 屈膝仰卧位　　D. 头高脚低位　　E. 端坐位

18. 患者，男性，64岁，因肺心病导致呼吸困难。采用半坐卧位的原因是（　　）。
    A. 使患者逐渐适应体位变化，利于向站立过渡
    B. 减轻切口疼痛　　　　　　　　　C. 防止感染向上蔓延
    D. 减少局部出血　　　　　　　　　E. 减轻心脏负担

19. 患者，男性，60岁，3天前感冒诱发支气管哮喘发作，持续12h以上；坐起呼吸，大汗淋漓，口唇发绀，显著呼吸困难。该病人应采用的体位性质是（　　）。
    A. 主动卧位　　B. 被迫卧位　　C. 被动卧位　　D. 习惯卧位　　E. 特异卧位

20. 截石位适于下列（　　）。
    A. 脊柱手术　　B. 产妇分娩　　C. 心包积液　　D. 灌肠　　E. 休克病人

21. 一人扶助病人移向床头的操作方法，错误的是（　　）。
    A. 视病情放平靠背架
    B. 取下枕头，病人仰卧屈膝
    C. 护士用手稳住病人双脚，同时在臀部助力
    D. 请病人双手握住床头栏杆，双脚蹬床面
    E. 护士、病人协作配合，同时开始上移

22. 下列（　　）为不舒适的最严重的形式。
    A. 烦躁不安　　B. 紧张　　C. 疼痛　　D. 不能入睡　　E. 身体无力

23. 病人实施臀部肌肉注射可采用的体位是（　　）。
    A. 头高足低位　　B. 头低足高位　　C. 侧卧位　　D. 中凹位　　E. 屈膝仰卧位

24. 张先生，因颈椎骨折行颅骨牵引，应采取的卧位是（　　）。
    A. 仰卧位　　B. 半坐卧位　　C. 头高足低位　　D. 头低足高位　　E. 端坐位

25. 将昏迷病人头偏向一侧的目的是（　　）。
    A. 减少压迫枕骨防止枕后褥疮　　　　B. 便于头部固定避免颈椎骨折
    C. 引流分泌物保持呼吸道通畅　　　　D. 利于观察病情及时治疗护理

E. 保持颅骨外形防止偏斜

26. 患者，女性，40 岁，颅脑术后第 3 天，需更换卧位。下列表述错误的是（　　　）。

    A. 先将导管安置妥当再翻身　　　　　B. 两人协助患者翻身

    C. 先换药，再翻身　　　　D. 注意节力原则　　　　E. 卧于患侧

二、A₃/A₄ 型题

题干：黄女士，68 岁，患慢性肺心病近 8 年，近日咳嗽、咳痰加重，明显紫绀。

27. 此时给予半坐卧位的主要目的是（　　　）。

    A. 使回心血量增加　　　　　　　　B. 使肺部感染局限化

    C. 使膈肌下降，呼吸通畅　　　　　D. 减轻咽部刺激

    E. 促进排痰，减轻紫绀

28. 以下情况中，也应采取半坐卧位的病人是（　　　）。

    A. 胎膜早破　　B. 颈部手术后　　C. 脑水肿　　　D. 脊柱手术后　　E. 颅骨牵引

（刘　容　杨　洁）

任务二　患者清洁护理

学习目标

1. 理解并记忆清洁护理技术操作的目的、操作过程中的注意事项。
2. 根据患者病情和需要，实施适宜的清洁护理技术。
3. 保持患者清洁，预防医院感染，促进患者康复。

案例导入 7-2-1

    患者，女性，54 岁，体温 39.1℃，有脑梗死病史，偏瘫，左侧肢体活动障碍，因再次发生脑梗死入院，导致右侧肢体活动障碍。入院 7 天，保留胃管、尿管，目前患者发热原因待查，可闻到患者头发散发出异味。

    请问：1. 你认为该患者目前需要我们提供哪些清洁服务？

          2. 在为患者行头发清洁护理时应选择何种适宜的头发清洁方式？

          3. 患者在保留尿管期间应当如何落实会阴部护理？

学习内容 ◀

一、头发清洁护理

多数患者可自行完成头发的清洁护理，但患病或身体衰弱会妨碍个体进行日常的头发清洁。对于长期卧床、关节活动受限、肌张力降低或共济失调的患者，护士应协助其完成头发的清洁护理和梳理。

（一）床上梳发

坐位或半坐卧位患者，铺治疗巾于患者肩上；卧床患者，铺治疗巾于枕上。将头发从中间分成两股，护士一手握住一股头发，一手持梳子，由发根梳向发梢。根据患者喜好，将长发编辫或扎成束。

1. 目的

（1）去除头皮屑及污垢，保持头发清洁整齐，减少感染机会。

（2）按摩头皮，促进头部血液循环，促进头发的生长和代谢。

（3）维持患者良好形象，使患者舒适美观。

2. 评估

（1）患者的年龄、病情、意识、自理能力；头发、头皮基本状况，如长度、头发脱落情况等。

（2）患者个人卫生习惯、对自身仪表的重视程度、头发护理知识的了解程度及配合程度。

3. 准备

（1）操作者准备：衣帽整洁，修剪指甲，洗手，戴口罩；掌握沟通交流技巧。

（2）患者准备：了解梳发目的、方法及配合要点，愿意合作。

（3）用物准备：治疗车上层放治疗盘，治疗盘内备梳子、治疗巾、纸袋（装脱落头发用）、必要时备发夹、橡皮圈、30％乙醇，治疗盘外备手消毒液；治疗车下层备生活垃圾桶、医用垃圾桶。

（4）环境准备：安静、整洁、明亮，必要时关门窗，调节室温。

4. 操作步骤及要点　详见表7-2-1。

表7-2-1　床上梳头的操作步骤及要点

操作流程	操作步骤	要点
核对解释	将用物携至床旁，核对床号、姓名及手腕带后，向患者解释目的、方法、注意事项及配合要点	操作前查对，避免差错
取位铺巾	取坐位或仰卧位，铺治疗巾于肩上或枕上，协助患者头侧向一侧	

（续表）

操作流程	操 作 步 骤	要　　点
梳发	短发从发根梳至发梢，长发将头发从中间分成两股，左手握紧一股头发，由发梢梳到发根	
打结处理	遇有打结时，将头发分成小股，绕在示指上慢慢梳通；头发纠结成团，可用30%乙醇湿润后，再小心梳顺；一侧梳好，再梳另一侧	避免强行梳拉头发
梳理发型	长发酌情编辫或扎成束	发型尽可能符合患者喜好
整理归位	（1）将落发置于纸袋中，撤下治疗巾； （2）协助患者取舒适体位； （3）整理床单元，清理用物	
洗手、记录	（1）用手消毒液清洁双手； （2）记录执行时间及护理效果	减少致病菌传播

5. 评价

（1）护患沟通有效，患者头发整齐美观，感觉舒适。

（2）操作轻稳节力，患者满意。

6. 注意事项

（1）动作轻柔，避免强行梳拉，编好的辫子每天至少松开1次。

（2）操作过程中，通过与患者交流了解其喜好，尊重其习惯。

（3）梳发过程中，可用指腹按摩患者头皮，促进头部血液循环。

（二）床上洗发

1. 目的

（1）去除头皮屑和污物，清洁头发，减少感染机会。

（2）按摩头皮，促进头部血液循环及头发生长代谢。

（3）促进患者舒适美观，增进身心健康，建立良好的护患关系。

2. 洗发方式　临床上应根据患者病情、年龄和体力，选择适合的洗发方式。身体状况好的患者，可指导在浴室内采用沐浴方法洗发；不能沐浴的患者，可协助患者坐于床旁椅上行床边洗发；卧床患者可行床上洗发。洗发时应以确保患者安全、舒适、不影响治疗为原则。长期卧床患者应每周洗发一次。

（1）坐位洗发：协助患者取坐位，将毛巾围于颈部，用别针固定，置坐位洗头器于患者后颈下，洗头器下方的排污管接入污水桶。

（2）平躺式洗发：协助患者取仰卧位，撤去枕头，取下床头挡板，松开患者衣领向内折，将毛巾围于颈部，用别针固定。置"平躺式洗头器"于患者头下，洗头器下方的排污管接入污水桶。

坐位洗发护理操作视频

平躺式洗发
护理操作视频

3. 评估

（1）患者的年龄、病情、意识、自理能力；头发、头皮基本状况，如头发长度、清洁度和脱落情况等。

（2）患者个人卫生习惯、对自身仪表的重视程度、头发护理知识的了解程度及配合程度。

4. 准备

（1）操作者准备：衣帽整洁，修剪指甲，洗手，戴口罩；掌握沟通交流技巧。

（2）患者准备：了解洗发的目的、方法及配合要点，愿意合作。

（3）用物准备：治疗车上层放置治疗盘内置纱布或眼罩、别针、棉球2只（不吸水棉花为宜）、洗发液、梳子、镜子、纸袋、护肤品（患者自备）；治疗盘外放仰视洗头器1个（图7-2-1，适用于坐位洗头法）或平躺式洗头盆1个（图7-2-2，适用于平躺式洗头法）、毛巾2条（患者自备）、水壶（内盛40～45℃热水）、量杯，必要时备电吹风；治疗车下层放置污水盆（桶）、生活垃圾桶、医用垃圾桶，必要时备便盆。

（4）环境准备：根据季节关窗，室温22～26℃为宜。

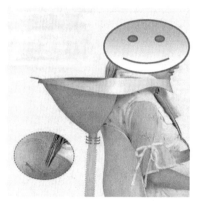

图7-2-1　仰视洗头器

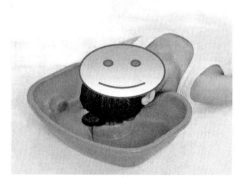

图7-2-2　平躺式洗头器

5. 操作步骤及要点　详见表7-2-2。

表7-2-2　床上洗发的操作步骤及要点

操作流程	操作步骤	要点
核对解释	将用物携至床旁，核对床号、姓名及手腕带后，向患者解释目的、方法、注意事项及配合要点。按需给予便盆	操作前查对，避免差错
安置体位	冬季应关闭门窗，调节室温22～26℃，移开床旁桌，协助患者取坐位，操作者站在床头，取下床头挡板，便于操作。病情允许时，可协助患者坐于床旁椅子上	保证患者体位安全舒适

（续表）

操作流程	操作步骤	要　点
安置洗头器	松开患者衣领向内折，将毛巾围于颈部，用别针固定。坐位洗头法将"坐位洗头器"于患者后颈下，平躺式洗头法将"平躺式洗头器"于患者头下，洗头器下方的排污管均接入污水桶	（1）防止衣服、床单、枕头被沾湿； （2）防止水流入患者眼内或耳内
保护眼耳	用棉球塞好双耳，纱布盖好双眼	
洗净头发	试水温，询问患者感受后，用热水充分湿润头发，再用洗发液涂遍头发，反复揉搓；同时用指腹轻轻按摩头皮，然后用热水冲洗，直至洗净为止，毛巾包裹头发	（1）揉搓力度适中，避免指甲搔抓，以防损伤头皮； （2）按摩可促进头部血液循环
撤去洗头器	取下纱布和棉球，撤去洗头器	
擦干头发 梳理发型	松开包头毛巾，帮助患者擦干头发，用电吹风吹干后梳理成患者喜欢的发型	
整理用物	（1）协助患者取舒适卧位； （2）整理床单元，清理用物	
洗手、记录	（1）用手消毒液清洁双手； （2）记录执行时间及护理效果	减少致病菌传播

6. 评价

（1）护患沟通有效，患者头发清洁，自我感觉清爽舒适。

（2）操作轻稳节力，患者满意。

（3）整个洗头过程不影响治疗，患者安全、舒适、能耐受。

7. 注意事项

（1）洗发过程中注意调节水温与室温，避免打湿衣服和床铺，及时擦干头发，以防患者着凉。

（2）注意观察病情变化，如发现面色、脉搏、呼吸异常时，应立即停止操作。必要时通知医生，配合医生进行相应处理。生命体征不平稳、身体极度虚弱者不宜洗头。

（3）洗发时间不宜过久，注意保持患者舒适体位，以免引起患者疲劳。

（4）洗发时注意保护患者伤口及各种管路，防止浸湿伤口或引起脱管事件。

（5）护士为患者洗头时，正确运用人体力学原理，身体尽量靠近床边，保持良好姿势，避免疲劳。

（三）灭头虱、虮

1. 目的

消灭头虱和虮，预防患者间传染和疾病传播。

2. 评估

患者的年龄、病情、意识、自理能力、心理状态、合作程度及头虱、虮的情况。

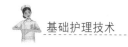

3. 准备

(1) 操作者准备：穿好隔离衣，修剪指甲，洗手，戴口罩、手套。

(2) 患者准备：了解灭头虱和虮的目的、方法及配合要点；必要时剪短头发，剪下的头发应用纸袋包裹焚烧。

(3) 用物准备：洗头用物、治疗巾 2～3 块、篦子（齿间嵌少许棉花）、治疗碗（内盛灭虱药液）、纱布数块、塑料帽子、隔离衣、布口袋、纸袋、清洁衣裤、清洁大单、被套、枕套、手消毒液等。

灭虱药液 30% 百部含酸剂配置：百部 30 g，加 50% 乙醇 100 ml，再加入纯乙酸 1 ml 盖严，48 小时即可使用。

(4) 环境准备：同床上洗头法。

4. 操作步骤及要点　详见表 7 - 2 - 3。

表 7 - 2 - 3　灭头虱、虮的操作步骤及要点

操作流程	操作步骤	要点及说明
核对解释	携用物至床旁，核对腕带上的床号、姓名，向患者解释	确认患者，便于操作
擦拭药液	按洗头法准备，将头发分成若干小股，用纱布蘸灭虱药液，按顺序擦遍头发，并反复揉搓 10 分钟，使之湿透全部头发	充分发挥灭虱药液的作用
包裹头发	用塑料帽子包住头发	避免挥发，保证作用效果
篦虱和虮	24 小时后取下帽子，用篦子篦去死虱和虮，并清洁头发	如发现仍有活虱需重复用药
更换衣物被服	灭虱完毕，协助患者更换衣裤、被服，将污衣裤和被服放入布口袋内；脱下隔离衣，装入布口袋内，扎好袋口	按隔离原则处理，防止虱、虮传播
整理用物	整理床单位及用物	篦子上的棉花用纸包好后焚烧；梳子和篦子消毒后刷洗干净
洗手记录	洗手，记录执行时间及护理效果	

5. 评价

(1) 患者头发清洁，虱、虮已去除，感觉舒适，保持良好个人形象。

(2) 护患沟通有效，患者获得头发护理的基本知识和技能。

6. 注意事项

(1) 操作中应注意防止药液溅入患者面部及眼部。

(2) 用药过程中注意观察患者局部及全身反应。

(3) 护士在操作过程中，应注意保护自己，避免传染。

二、口腔清洁护理

　　正常人的口腔内存有大量的致病性和非致病性微生物。当身体处于健康状态时，机体抵抗力强，每天的饮水、进食、刷牙和漱口等活动对微生物具有一定的清除作用，通常不会出现口腔健康问题。当患病时，由于机体抵抗力降低，饮水、进食、刷牙、漱口等活动减少，口腔内的微生物得以大量繁殖，常可引起口腔炎症、溃疡，甚至可通过腮腺管开口继发腮腺炎，也可通过咽鼓管蔓延至中耳引发中耳炎等并发症。同时，还可引起口臭、龋齿，从而影响患者的自我形象，影响食欲及消化功能，产生一定的社交心理障碍。

　　（一）口腔卫生指导

　　1. 正确选择和使用口腔清洁用具　牙刷是清洁口腔的必备用具，应尽量选用刷头较小且表面平滑、刷柄扁平而直、刷毛质地柔软且疏密适宜的牙刷。不可使用已磨损的牙刷或硬毛牙刷，不仅清洁效果欠佳，且易导致牙齿磨损及牙龈损伤。牙刷在使用间隔应保持清洁和干燥，至少每隔3个月更换一次。牙膏可根据需要选择含氟或药物牙膏等无腐蚀性牙膏，以免损伤牙齿。

　　2. 采用正确的刷牙方法

　　（1）颤动法：将牙刷毛面与牙齿成45°角，刷头指向牙龈方向，使刷毛进入龈沟和相邻牙缝内，作短距离的快速环形震颤（图7-2-3A）；每次只刷2、3颗牙，刷完一个部位再刷临近部位；刷前排牙齿内面时，用牙刷毛面顶部以环形颤动方式刷洗（图7-2-3B）；刷咬合面时，将刷毛压在咬合面上，将毛端深入裂沟区做短距离的前后来回颤动（图7-2-3C）；刷完牙后，再刷舌面（图7-2-3D）。

　　（2）竖刷法：将牙刷刷毛末端置于牙龈和牙冠交界处，沿牙齿方向轻微加压，并沿牙缝纵向刷洗，牙齿的内、外、咬合面都应刷到。切忌横向刷牙，以免造成牙齿楔状缺损。

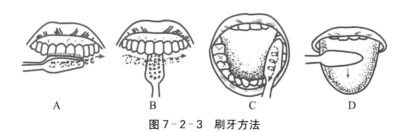

图7-2-3　刷牙方法

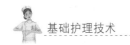

3. 正确使用牙线　可选择剔牙专用牙线，没有牙线时也可选择尼龙线、丝线、涤纶线作为牙线材料，每餐后按需剔牙一次。

（二）特殊口腔清洁护理

临床上对禁食、昏迷、高热、鼻饲、大手术后及口腔疾患等常采用特殊口腔清洁护理，每日2~3次。

1. 目的

（1）保持口腔清洁、湿润，使患者舒适，预防口腔感染等并发症。

（2）防止口臭、牙垢，促进食欲，保持口腔正常功能。

（3）观察口腔黏膜、舌苔的变化及特殊的口腔气味，提供病情变化的信息，协助疾病诊断。如肝功能不全的患者，出现氨臭味，常是肝昏迷的先兆。

2. 评估

（1）基本状况和自理能力：患者的临床诊断、意识状态，自理能力，进食、进水情况及口腔卫生状况，有无传染性；患者的心理反应、合作程度。

（2）口腔状况

1）口唇：观察色泽、湿润度，有无干裂出血、疱疹等。

2）牙齿：观察牙齿数量，有无松动、活动性义齿、牙结石、牙垢。

3）牙龈：观察颜色、完整性，有无炎症、溃疡等。

4）口腔黏膜：观察黏膜色泽、完整性，有无出血、溃疡、感染。

5）舌：观察颜色、湿润度，有无肿胀、舌苔厚薄及颜色。

6）口咽部：观察扁桃体颜色，有无肿胀、分泌物。

7）气味：有无特殊气味，如烂苹果味、氨臭味等。

（3）口腔保健知识评估：患者是否知晓保持口腔卫生的重要性，患者有无保持口腔卫生的知识及原有的口腔卫生习惯。

（4）义齿状况评估：询问并观察患者有无活动性义齿、义齿佩戴是否合适，以及有无义齿间连接过紧、松动、滑落等情况。患者活动性义齿的保养知识。

3. 准备

（1）患者准备：了解口腔护理的目的、方法及配合要点，取舒适体位。

（2）环境准备：宽敞、光线充足或有足够的照明。

（3）操作者准备：衣帽整洁，修剪指甲，洗手，戴口罩。

（4）用物准备：治疗车上层的治疗盘内备口腔护理包（内有治疗碗盛无菌棉球不少于16个、弯盘、弯止血钳、镊子、压舌板）、水杯（内盛漱口液）、吸水管、棉签、手电筒、纱布数块、治疗巾及口腔护理液（表7-2-4）、液体石蜡或润唇膏（患者自备）；治疗盘外备手消毒液，需要时备开口器、口腔外用药（常用的有口腔溃疡膏、西瓜霜、维生素B$_2$粉末等）；治疗车下层放置生活垃圾桶、医用垃圾桶。

4. 操作步骤　详见表7-2-5。

表7-2-4 常用口腔护理液

名　　称	作用及使用范围
0.9%氯化钠溶液	清洁口腔，预防感染
复方硼酸溶液（朵贝溶液尔）	轻度抑菌，除臭
0.02%呋喃西林溶液	清洁口腔，广谱抗菌
0.08%甲硝唑溶液	适用于厌氧菌感染
1%～3%过氧化氢溶液	防腐、除臭，适用于口腔感染有溃烂、坏死组织者
1%～4%碳酸氢钠溶液	属碱性溶液，适用于真菌感染
2%～3%硼酸溶液	酸性防腐溶液，有抑制细菌的作用
0.1%醋酸溶液	适用于铜绿假单胞菌感染

表7-2-5 口腔清洁护理操作步骤及要点

操作流程	操作步骤	要　　点
核对解释	选择合适的漱口溶液，携用物至患者床旁，核对床号、姓名及手腕带，向患者及家属解释操作的目的及配合方法，以取得合作	操作前查对，避免差错
安置体位	协助患者侧卧或平卧，头偏向一侧，面向护士。铺治疗巾于患者颈下，置弯盘于患者口角旁（图7-2-4）	便于操作，防止误吸
观察口腔	清点棉球，用棉球湿润口唇后，协助患者用吸管吸清水漱口。嘱患者张口，护士一手持手电筒，一手用压舌板轻轻撑开颊部，观察口腔情况	(1) 昏迷患者禁止漱口，以免引起误吸； (2) 长期用抗生素、激素者注意观察有无真菌感染
擦洗口腔	(1) 用弯止血钳夹住含有无菌溶液的棉球，用镊子配合拧干棉球； (2) 嘱患者咬合上下齿，用压舌板轻轻撑开左侧（对侧）颊部，擦洗对侧牙齿的外面（图7-2-6）。按顺序由臼齿向门齿纵向擦洗。同法擦洗右侧（近侧）牙齿的外面； (3) 嘱患者张口，擦洗牙齿左上内侧面、左下内侧面、左下咬合面，以弧形擦洗左侧颊部（图7-2-7）。同法擦洗右侧牙齿； (4) 擦洗舌面、硬腭面及舌窝，勿过深，以免引起患者恶心	(1) 弯血管钳一次夹一个棉球，棉球要包裹血管钳尖端（图7-2-5），棉球不可过湿，以不能挤出液体为宜，防止因水分过多造成误吸； (2) 擦洗勿过深，以免触及咽部引起患者恶心不适

（续表）

操作流程	操作步骤	要　点
再次漱口	意识清醒者协助患者用吸管吸漱口液漱口，然后将漱口水吐入弯盘内，用纱布擦净口唇。再次观察口腔状况，确定口腔清洁有效。用棉签蘸液体石蜡或用润唇膏涂于口唇上	（1）如有溃疡、真菌感染，酌情涂药； （2）口唇干裂者可涂液状石蜡
整理用物	（1）清点棉球，撤去弯盘及治疗巾； （2）协助患者取舒适卧位，整理床单位。用物按规定分类处理	（1）非一次性用物按医院感染预防与控制要求处理； （2）传染病患者的用物需按消毒隔离原则处理
洗手、记录	（1）用消毒液清洁双手； （2）记录执行时间及护理效果	

口腔护理
操作视频

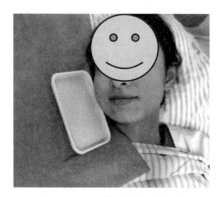

图 7-2-4　弯盘置于口角旁

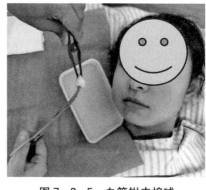

图 7-2-5　血管钳夹棉球

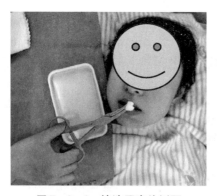

图 7-2-6　擦洗牙齿外侧面

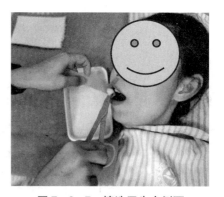

图 7-2-7　擦洗牙齿内侧面

5. 评价

（1）患者口腔无异味，感到清洁、舒适、满意。

（2）患者口腔感染减轻或痊愈，黏膜及牙龈无损伤。

（3）操作方法正确，达到目的，无并发症发生。

（4）护患沟通有效，患者能配合操作，对服务满意。

6. 注意事项

（1）昏迷患者禁忌漱口。开口器应从臼齿（磨牙）处放入，牙关紧闭者不可使用暴力，以免造成损伤。

（2）擦洗时动作要轻柔，以免损伤口腔黏膜及牙龈，特别是凝血功能差的患者。

（3）擦洗时棉球不宜过湿，要夹紧，防止遗留在口腔。发现患者痰多时，应及时吸出，避免呛咳。

（4）对长期应用抗生素的患者，应观察口腔黏膜有无真菌感染。

（5）活动性义齿应先取出清洁，待操作结束后协助患者戴上。暂时不用的义齿，可清洁后放入冷开水杯中，每天换水一次。义齿不可浸在热水中，也不能用乙醇等消毒溶液浸泡或擦拭，以免变形、变色、老化。

（6）操作中避免清洁、污染物的交叉混淆。

（7）操作前后必须清点核对棉球数量。

（8）传染病患者用物须按消毒隔离原则处理。

三、皮肤清洁护理

皮肤是身体最大的器官。完整的皮肤具有天然的屏障作用，可避免微生物的入侵，它具有保护机体，调节体温，吸收、分泌、排泄及感觉等功能。皮肤的新陈代谢迅速，其排泄的废物如皮脂、汗液及脱落的表皮碎屑与外界微生物及尘埃结合成污垢，易黏附于皮肤表面，可刺激皮肤，降低皮肤的抵抗力，破坏其屏障作用，成为微生物入侵的门户，造成各种感染及其他并发症。因此，护士应加强对患者的皮肤清洁护理。

（一）淋浴法

适用于能自行完成淋浴过程的患者，护士根据其自理能力给予协助。

1. 目的

（1）去除皮肤污垢，保持皮肤清洁，使患者舒适。

（2）促进皮肤血液循环，增强皮肤的排泄功能，预防皮肤感染、压力性损伤等并发症的发生。

（3）使紧张的肌肉得以放松，增强皮肤对外界刺激的抵抗力。

（4）观察和了解患者的情况，促进护患交流，和谐护患关系。

2. 评估

（1）患者的年龄、病情、意识状态及自理能力，皮肤完整性及清洁度等。

（2）患者对皮肤清洁卫生知识的了解程度，日常洗浴习惯，对皮肤护理的心理反应及配合程度。

3. 准备

（1）操作者准备：衣帽整洁，洗手，戴口罩；掌握沟通交流技巧。

（2）患者准备：了解淋浴的目的、方法及注意事项，必要时协助患者排便。

（3）用物准备：淋浴椅1张、毛巾2条、浴巾、浴皂或浴液、清洁衣裤、防滑拖鞋

（患者自备）。

（4）环境准备：调节浴室温度 24℃±2℃，水温 40～45℃为宜，浴室内有应急按钮、扶手，地面有防滑设施。

4. 操作步骤　详见表7-2-6。

表7-2-6　淋浴法操作步骤及要点

操作流程	操作步骤	要点
介绍及指导	向患者介绍浴室内物品使用方法及有关事项，如贵重物品妥善存放、水温调节、应急按钮使用方法等	提示患者保护人身和财产安全，避免滑倒、跌伤
浴前	妥善放置淋浴椅于淋浴器下方，携带用物送患者入浴室，如需帮助的淋浴患者，护士可协助脱衣、沐浴和穿衣	浴室应在门外挂牌示意，以防出现意外
沐浴中	如时间过久应予询问患者有无不适，以防发生意外。若遇患者发生晕厥或滑倒等意外，应迅速到位抢救	注意患者淋浴时间，一般不超过20分钟
浴后观察	再次观察患者情况，必要时做记录，护送患者回病室	

5. 评价

（1）患者淋浴过程安全，无意外发生。

（2）患者感到清洁舒适。

（3）护患沟通有效，患者满意。

6. 注意事项

（1）淋浴应在进餐1小时后，以免影响消化功能。

（2）妊娠7个月以上的孕妇禁用盆浴；生命体征不平稳、身体虚弱者、创伤和患心脏病等需要卧床休息的患者不宜淋浴。

（3）传染病患者根据病种、病情，按隔离消毒原则进行。

（二）床上擦浴

适用于病情较重、卧床、活动受限及无法自行淋浴的患者，如使用石膏、牵引或必须卧床等无法自行淋浴的患者。

案例导入7-2-2

　　患者刘某，因重症胰腺炎入院，现身体留置胃管、尿管。今晨，家属为患者进行床上擦浴，不慎将留置的胃管拔出。立即通知护理人员，护理人员只得重新为患者置管。

　　请就该案例中出现的问题进行分析，护理人员应如何预防此类事件的发生？

1. 目的

(1) ～（4）同淋浴法。

(5) 协助患者活动肢体，防止关节僵硬和肌肉挛缩等并发症的发生。

2. 评估

(1) 患者的年龄、病情、意识状态及自理能力，皮肤完整性及清洁度，伤口及引流管情况。

(2) 患者对皮肤清洁卫生知识的了解程度，日常洗浴习惯，对皮肤护理的心理反应及配合程度。

3. 准备

(1) 操作者准备：衣帽整洁，洗手，戴口罩；掌握沟通交流技巧。

(2) 患者准备：了解床上擦浴的目的、方法、注意事项及配合要点；病情稳定，全身皮肤情况较好。

(3) 用物准备：治疗车上备脸盆、足盆各 1 只，水桶 2 只（一桶盛 50～52℃热水，另一桶盛接污水）；治疗盘内置毛巾 2 条、浴巾 2 条、成人护理垫、浴皂或浴液、梳子、小剪刀、PE 手套/橡胶手套 2 双、润肤霜（乳）、清洁衣裤和被服。另备便器及便器巾，屏风。以上用物如果患者有自己的，应当选择使用患者的物品。

(4) 环境准备：关好门窗，调节室温 22～26℃，屏风或床帘遮挡。

4. 操作步骤　详见表 7 - 2 - 7。

表 7 - 2 - 7　床上擦浴操作步骤及要点

操作流程	操作步骤	要点
核对解释	备齐用物携至床旁，查对床号、姓名及手腕带，解释目的、方法、注意事项及配合要点，按需提供便器	操作前查对，避免差错
物品准备	关好门窗，调节室温 22～26℃，热水桶、污水桶放于床旁，移开床尾椅，备好脸盆、水、毛巾、浴皂	
患者准备	用屏风或围帘遮挡患者，如病情许可，放平床头及床尾支架，松开床尾盖被	
调节水温	将脸盆、浴皂放于床旁桌上，倒入温水至 2/3 满	
擦洗面部及颈部	将一条浴巾铺于患者枕上，另一条浴巾盖于患者胸前，将毛巾叠成手套状，包于护士手上，将包好的毛巾放入水中彻底浸湿后拧干，温水擦洗眼部，从内眦到外眦；按顺序洗净并擦干前额、面颊、鼻翼、耳后、下颌直至颈部	(1) 使用毛巾不同部位轻轻擦干眼部； (2) 注意擦净耳廓、耳后、颈部皮肤皱褶处
脱衣、垫巾	为患者脱下上衣盖好被子，将浴巾铺于近侧手臂下	先脱近侧再脱对侧或者先脱健肢再脱患肢

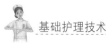

（续表）

操作流程	操作步骤	要点
擦洗上肢	（1）移去近侧手臂上的被子，先用涂皂液的毛巾擦洗患者上肢，直至腋窝，然后再用清水毛巾擦洗至无皂液为止，最后用浴巾擦干； （2）将浴巾对折放于患者床边，脸盆置于浴巾上。协助患者将手放于脸盆内洗手，洗净后擦干； （3）操作后移至对侧，同法擦洗对侧上肢	（1）擦洗顺序：前臂→上臂→肩外侧→腋窝； （2）根据情况修剪指甲。若手部过于干燥，可使用润肤霜或润肤乳
擦洗胸腹部	（1）根据需要换水，将浴巾盖于患者胸部，将被子向下折叠至患者脐部。护士一手掀起浴巾一边，用另一包有毛巾的手擦洗患者胸部，彻底擦干胸部皮肤； （2）将浴巾纵向盖于患者胸、腹部（可使用2条浴巾）。将被子向下折叠至会阴部。护士一手掀起浴巾一边，用另一包有毛巾的手擦洗患者腹部，彻底擦干腹部皮肤	（1）擦洗女性患者乳房时应环形用力，注意擦净乳房下皮肤皱褶处； （2）擦洗腹部时注意脐部清洁
擦洗背部	协助患者侧卧，背向护士，将浴巾纵向铺于患者身下，将被子盖于患者肩部和腿部，依次擦洗颈部、背部、臀部。必要时行背部按摩	注意保暖，减少身体不必要的暴露
协助穿衣	协助患者平卧，穿上衣	先穿对侧再穿近侧，或者先穿患侧再穿健侧
擦洗下肢	根据需要换水，脱下近侧裤腿盖于对侧腿上，将被子盖于胸腹部及对侧腿上，浴巾铺于近侧腿下，护士用包有毛巾的手依次擦洗患者踝部→小腿→膝关节→大腿→髋部。擦洗至腹股沟处，应擦净皮肤皱褶处，洗净后彻底擦干。同法擦洗对侧下肢	
泡脚	换盆换水，戴手套，将脚盆放于足下，盆下垫浴巾和成人护理垫，托起患者小腿轻轻放入盆内清洗足部及趾间，取出洗脚盆，两脚放于浴巾上彻底擦干足部	根据情况修剪趾甲，若足部过于干燥，可使用润肤霜或润肤乳
擦洗会阴部	详见会阴部护理	
整理用物	整理床单位，必要时更换床单，清理用物	
洗手、记录	洗手，如有特殊情况，做好记录	

5. 评价

（1）患者床上擦浴过程安全，无意外发生。

（2）患者感到清洁、舒适、满意。

（3）操作方法正确节力，护患沟通效果好。

6. 注意事项

（1）擦浴时应注意患者保暖，随时调节水温，减少患者翻动次数和暴露时间，及时为患者盖好被子，防止受凉。

（2）擦浴过程中应遵循节时省力原则，动作轻柔敏捷，擦浴时间一般控制在15～30分钟内。

（3）擦浴过程中，应密切观察患者病情变化及皮肤情况。如患者出现寒战、面色苍白、脉速等征象，应立即停止擦浴并给予恰当处理。

（4）有伤口或各种管道，应注意保护，避免伤口受压、管路打折扭曲。

四、会阴部清洁护理

会阴部的清洁护理包括清洁会阴部和其周围组织，可在淋浴时进行，也可单独进行。由于会阴部的特殊生理结构，以及其温暖、潮湿、透气较差、阴毛较密利于微生物生长繁殖等特点，成为病原微生物侵入人体的主要途径。故经常进行会阴部清洁护理，对预防感染及增进患者舒适十分必要。

1. 目的

（1）保持会阴部清洁舒适，预防和减少感染。

（2）为导尿术、中段尿标本留取和会阴部手术做准备。

2. 评估

（1）患者的年龄、病情、意识状态及自理能力，患者会阴部皮肤的清洁度，是否留置尿管，皮肤有无异常等。

（2）患者及家属对会阴部卫生知识的了解程度，对会阴部护理的心理反应和配合程度。

3. 准备

（1）操作者准备：着装整洁，修剪指甲，洗手，戴口罩。

（2）患者准备：患者了解会阴部护理的目的、过程和注意事项，愿意配合。

（3）用物准备：治疗车上层的治疗盘内备毛巾浴巾、无菌溶液、清洁棉球、大量杯（或会阴冲洗壶）、镊子、一次性手套、卫生纸；治疗盘外备成人护理垫、水壶（盛有50～52℃的温水）、手消毒液。以上用物如果患者有自己的，应当选择使用患者的物品。治疗车下层放置生活垃圾桶、医用垃圾桶，必要时备便盆。

（4）环境准备：根据情况调节室温，关闭门窗，拉上围帘或用屏风遮挡。

4. 操作步骤　详见表7-2-8。

表7-2-8　会阴部清洁护理操作步骤及要点

操作流程	操作步骤	要点
核对解释	备齐用物，携至床旁；核对患者床号、姓名，解释操作目的及配合要点	确认患者，取得合作

(续表)

操作流程	操作步骤	要点
环境准备	关闭门窗，拉上围帘或用屏风遮挡	保护患者隐私
安置体位	(1) 协助患者取仰卧位，脱去对侧裤腿盖在近侧腿上，且加盖浴巾； (2) 被子盖于胸腹部及对侧腿上，两腿屈曲略外展，暴露会阴部，臀下垫成人护理垫； (3) 戴一次性手套	(1) 保暖； (2) 防止浸湿床单
清洁会阴部	(1) 男性患者：轻轻提起阴茎，取毛巾或棉球由尿道口向外环形擦洗，直至擦净；沿阴茎体由上向下擦洗，注意阴茎下面的皮肤；托起阴囊，注意擦洗阴囊下面及腹股沟皮肤褶皱处； (2) 女性患者 1) 擦洗：用毛巾依次擦洗腹股沟、阴阜、大阴唇、小阴唇、尿道口、阴道口（图7-2-8、图7-2-9）； 2) 冲洗：将便盆放于患者臀下，护士一手持装有温水的大量杯，另一手持夹有棉球的大镊子，边冲水边擦洗会阴部，从会阴部冲洗至肛门部。冲洗后，将会阴部彻底擦干，撤去便盆	(1) 擦洗方向为从污染最小部位至污染最大部位，防止细菌向尿道口传播； (2) 擦洗顺序为由上到下，由对侧至近侧，注意皮肤褶皱处； (3) 每擦洗一处，更换毛巾的不同位置； (4) 女性月经期，可用棉球清洁； (5) 每擦洗一处，更换一个棉球
擦洗肛周及肛门	协助患者取侧卧位，擦洗肛周及肛门	必要时在擦洗肛门前，可先用卫生纸擦洗
整理用物	(1) 撤去成人护理垫，协助患者穿好裤子，取舒适卧位； (2) 整理床单元，按要求处理用物	
洗手、记录	洗手，做好相关记录	

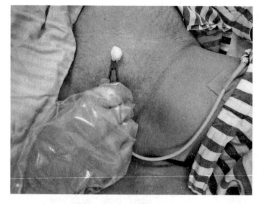

图7-2-8 擦洗阴阜

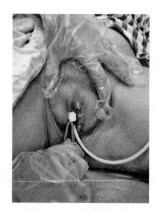

图7-2-9 擦洗尿道口

5. 评价

(1) 患者会阴部清洁，感觉舒适，对服务满意。

(2) 护士操作轻柔，尊重并保护患者隐私。

6. 注意事项

(1) 按顺序清洁会阴部。留置导尿管者，由尿道口处向远端依次清洁，每清洁一处均需变换毛巾部位；如用棉球清洁，则一处一个棉球。

(2) 清洁时注意观察会阴部皮肤情况，注意有无红肿及分泌物等。发现异常，应及时报告医生，并配合处理。如会阴部有伤口，需按无菌技术操作。

(3) 操作中注意保暖及保护患者隐私。

(4) 护士操作时，保持良好的姿势，注意节时省力。

(5) 女性患者经期宜采用会阴冲洗。

任务评价

1. 独立完成练习题。

2. 请回答案例导入 7－2－1 提出的问题。

3. 请回答案例导入 7－2－2 提出的问题。

任务二习题

一、A₁/A₂ 型题

1. 患者，男性，34 岁，在局麻下行左上臂外伤缝合术，术后帮助其更换上衣的步骤是（   ）。

　　A. 先脱右侧，后穿右侧　　　B. 先脱左侧，不穿右侧　　　C. 先脱左侧，后穿左侧

　　D. 先脱左侧，后穿右侧　　　E. 先脱右侧，后穿左侧

2. 患者男性，34 岁，现经气管插管，口腔 pH 值为中性，护士选用 0.02% 呋喃西林溶液为患者进行口腔护理的作用是（   ）。

　　A. 遇有机物放出氧分子杀菌　　　　　B. 改变细菌生长的酸碱环境

　　C. 清洁口腔，广谱抗菌　　　　　　　D. 防腐生新，促进愈合

　　E. 使蛋白质凝固变性

3. 关于清洁护理的水温，下列说法错误的是（   ）。

　　A. 洗发常用水温为 40～45℃　　　　　B. 淋浴常用水温为 41～46℃

　　C. 盆浴常用水温为 41～46℃　　　　　D. 擦浴常用水温为 41～46℃

　　E. 会阴部护理常用水温为 50～52℃

4. 合并铜绿假单胞菌感染，应选用的漱口液是（   ）。

　　A. 0.9% 氯化钠　　　　　B. 0.1% 醋酸溶液　　　　　C. 0.2% 呋喃西林

　　D. 1%～3% 过氧化氢　　　E. 1%～4% 碳酸氢钠

5. 患者，女性，16 岁，患白血病，长期用抗生素。护士在口腔评估的过程中，应特别注意观察口腔黏膜（   ）。

　　A. 有无溃疡　　　　　B. 有无口臭　　　　　C. 口唇是否干裂

D. 有无真菌感染　　　　　　E. 牙龈是否肿胀出血

6. 患者，女性，32 岁，因高热多日入院。护士接诊时发现患者的长发已经纠结成团，为其梳理时可选用（　　）。
   A. 75％酒精　　B. 50％酒精　　　C. 30％酒精　　D. 生理盐水　　E. 油剂

7. 为右下肢骨折病人穿脱衣服的正确做法是（　　）。
   A. 先脱右侧，先穿右侧　　B. 先脱右侧，先穿左侧　　C. 先脱左侧，先穿左侧
   D. 先脱左侧，先穿右侧　　E. 没有顺序要求

8. 下列适宜盆浴的病人是（　　）。
   A. 严重心脏疾患　　　　　　B. 阑尾炎术后第七日　　　　C. 严重创伤
   D. 极度衰弱　　　　　　　　E. 妊娠 7 个月

9. 给位左上肢外伤病人床上擦浴，下述正确的是（　　）。
   A. 由外眦向内眦擦拭眼部　　　　　　B. 脱上衣时先脱左肢
   C. 擦毕按摩骨突处　　　　　　　　　D. 穿上衣时先穿右肢
   E. 擦洗动作要轻慢

10. 为昏迷病人进行口腔护理时，不需要准备的用物是（　　）。
    A. 棉球　　　B. 吸管　　　　C. 弯血管钳　　D. 开口器　　E. 压舌板

11. 孙女士，患急性白血病，牙龈和口腔黏膜有瘀点。为该病人做口腔护理时，下列不妥的是（　　）。
    A. 耐心解释护理目的　　B. 先取下活动义齿　　　C. 每次夹紧一个棉球擦拭
    D. 等渗盐水棉球不宜过湿　　E. 用棉球轻轻擦去瘀点

12. 为凝血功能差的病人进行口腔护理时，应特别注意（　　）。
    A. 夹紧棉球　　　　　　　　B. 先取下义齿　　　　　　　C. 动作轻柔
    D. 擦拭时勿触及咽后壁　　　　　　　　　　　　　　　　 E. 不可漱口

二、A₃/A₄ 型题

题干：患者男性，77 岁，因慢性支气管炎合并感染入院，患者高热，精神差，疲乏无力。

13. 护士在为患者评估时发现义齿，病人的义齿取下后应放在（　　）中。
    A. 乙醇　　　B. 84 消毒液　　C. 冷开水　　D. 新洁尔灭　　E. 生理盐水

14. 护士继续评估患者口腔黏膜时发现有散在白色瘀点，做特殊口腔护理时，应选用的漱口液是（　　）。
    A. 0.9％氯化钠　　　　　　B. 0.1％醋酸溶液　　　　　　C. 0.2％呋喃西林
    D. 1％～3％过氧化氢　　　E. 1％～4％碳酸氢钠

（刘　容　杨　洁）

任务三　压力性损伤的预防与护理

学习目标

1. 理解并记忆压力性损伤发生的危险因素、发生机理、分期。
2. 正确使用压力性损伤危险因素评估工具；根据评估结果，实施适宜的预防措施。
3. 预防压力性损伤发生，促进患者康复。

案例导入 7-3-1

　　患者李某，男，78岁，因意识不清、左侧肢体偏瘫6小时急诊入院，有高血压病史。患者入院后，在明确诊断、积极抢救治疗的同时，预防压力性损伤是重要护理工作之一。请问：

　　1. 如何评估压力性损伤的危险因素？

　　2. 根据压力性损伤危险因素评估结果，如何实施适宜的预防措施？

学习内容

　　压力性损伤（pressure injury，PI）的名称是从褥疮（bedsore）、压力性溃疡（pressure ulcer，PU，简称压疮）演变而来的。其定义也发生了很大变化，指局部皮肤或皮下软组织损伤，通常发生在骨隆突处或与医疗器械相关的位置；是皮肤完整的或开放性溃疡的损伤，并可能伴有疼痛；剧烈和（或）长期的压力或压力联合剪切力可导致压力性损伤出现。

　　压力性损伤是卧床患者及坐轮椅者常见并发症之一，严重者导致感染而危及生命。患者发生压力性损伤后，不但痛苦，而且护理时间、治疗费用明显增加，耗费医疗资源，影响患者治疗结局。通过长期的研究和实践，压力性损伤防治这一长期困扰国内外医护人员的难题，近20年来取得了突破性进展，95%的压力性损伤可防可治。压力性损伤预防已纳入患者安全目标、护理质量核心指标进行严格管控，是护士必须掌握的临床技能，也是必须做好的临床护理工作。请结合项目二任务三中"压力性损伤危险因素评估"相关内容学习。

一、引起压力性损伤的危险因素

　　引起压力性损伤的危险因素有两种，一种是外在因素，包括压力、剪切力、摩擦力、潮湿、手术。另一种是内在因素，包括活动障碍、失去知觉、反应性充血衰竭（如严重慢性病极度衰竭或濒死者）、严重营养不良、组织水肿、年龄70岁以上、精神紧张、吸烟、发热、感染。单纯的外在因素不会有引起压力性损伤的危险，因为患者无论卧位还是坐位，局部长时间受压时均会使其感到不舒适、肢体发麻或疼痛，这会刺激机体采取无意识的非条件反射，如变换姿势或体位等保护性反应来恢复局部血液循环。但是，当某种外在因素与内在因素同时存在时，压力性损伤就有可能发生。

二、压力性损伤发生的机理

人体自身的压力不会导致组织损伤。只有当外部施于人体的压力使人自身压力分配不均匀，造成机体局部相互毗邻的组织区域有压力差时，才会引起组织变形、影响其血液供应。所以，压力性损伤的发生，至少要有来源于两个方向的压力：一个是身体的重力，另一个是床或座椅等其他支撑物的支撑力。Gebhardt（2002）研究认为，压力、剪切力和摩擦力具有协同作用，三种力量均存在时会加速皮肤或其他软组织的损伤，导致压力性损伤发生，详见图7-3-1。

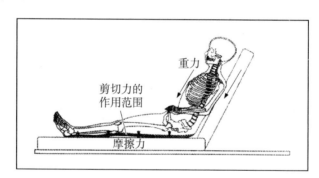

图7-3-1　压力、剪切力和摩擦力作用于机体致压力性损伤示意图
［引自：Gebhardt K. Nursing Times, 2002；98（11）：42］

床或座椅的支撑面坚硬、不平坦，可造成患者身体与其接触部位压力不均匀。若此时患者还存在内在因素，不能采取保护性反应（如变换体位）来减轻外部压力引起的不适和疼痛，即会发生压力性损伤。轻者可致皮肤损伤，重者致深部组织缺血坏死。

压力性损伤的轻与重，取决于压力的大小、持续时间。压力经皮肤由浅入深扩散，呈圆锥性分布，最大压力在骨突处的周围。Gebhardt利用压力性损伤病因学模式图，简明地勾画了压力对机体组织产生破坏作用的机理，详见图7-3-2。

三、压力性损伤的分期

压力性损伤的发生是一个渐进的过程，分期根据组织损伤程度而定。随着对压力性损伤发生机理认识的深入，术语、概念在发生变化，分期也在发生变化。目前国际上将"压力性溃疡"更改为"压力性损伤"，将分期从4期调整为4期＋两种状态，见图7-3-3。

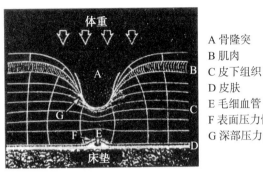

图 7 - 3 - 2　压力性损伤发生的机理

［引自：Gebhardt K. Nursing Times，2002；98（11）：41］

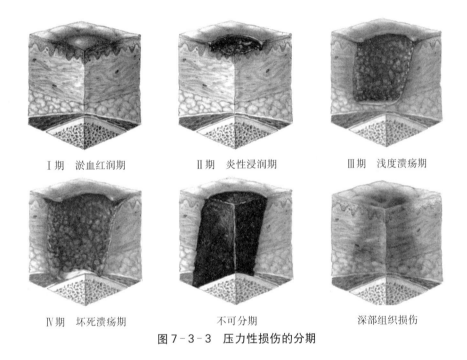

Ⅰ期　淤血红润期	Ⅱ期　炎性浸润期	Ⅲ期　浅度溃疡期
Ⅳ期　坏死溃疡期	不可分期	深部组织损伤

图 7 - 3 - 3　压力性损伤的分期

1. Ⅰ期　淤血红润期，为压力性损伤初期。皮肤完整，表现为红、肿、热、痛或麻木，出现压之不褪色红斑。此期皮肤完整性未被破坏，仅出现暂时性血液循环障碍，为可逆性改变。

2. Ⅱ期　炎性浸润期，皮肤的表皮层、真皮层或二者发生损伤或坏死。受压部位呈紫红色，皮下产生硬结。皮肤因水肿而变薄，常有水疱形成，且极易破溃。水疱破溃后表皮脱落显露潮湿、红润的创面，患者有疼痛感。

3. Ⅲ期　浅度溃疡期，全层皮肤破坏，可深及皮下组织和深层组织。表皮水疱逐渐扩大、破溃，真皮层创面有黄色渗出液，感染后表面有脓液覆盖，致使浅层组织坏死，形成溃疡，疼痛感加重。

4. Ⅳ期　坏死溃疡期，为压力性损伤严重期。坏死组织侵入真皮下层和肌肉层，感染向周边及深部扩展，可深达骨面。坏死组织发黑，脓性分泌物增多，有臭味。严重者

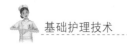

细菌入血可引起脓毒败血症，造成全身感染，甚至危及生命。

5. 不可分期 全层组织缺失，创面基底部覆盖腐肉和（或）焦痂。此期无法确定其实际缺损深度，彻底清除坏死组织和（或）焦痂，暴露创面基底部后方可判断其实际深度和分期（Ⅲ期还是Ⅳ期）。清创前通常渗液较少，甚至干燥，痂下感染时可出现溢脓、恶臭。

6. 深部组织损伤 皮肤完整，局部区域出现紫色或褐红色颜色改变，或出现充血性水疱，是由于压力和（或）剪切力所致皮下软组织受损所致，常发生于骨骼和肌肉交界面。可伴疼痛、坚硬、糜烂、松软、潮湿、皮温升高或降低。肤色较深者难以识别深层组织损伤。

> ### 知识拓展
>
> #### 国际 NPUAP/EPUAP 压疮分类系统
>
> 美国国家压疮咨询委员会（National Pressure Ulcer Advisory Panel，NPUAP）、欧洲压疮咨询委员会（European Pressure Ulcer Advisory Panel，EPUAP）联合发布"国际 NPUAP/EPUAP 压疮分类系统"，指引压疮分期及预防、护理和治疗。2007年，NPUAP 首次提出在Ⅰ～Ⅳ期压疮分期的基础上，增加可疑深部组织损伤期和不可分期压疮。2014 年，国际 NPUAP/EPUAP 压疮分类系统明确将压疮分为Ⅰ～Ⅳ期、不可分期压疮、可疑深部组织损伤压疮。2016 年，将"压力性溃疡"更改为"压力性损伤"，将"可疑深部组织损伤"明确为"深部组织损伤"。新的压力性损伤分期进一步描述了局部组织损伤累及的深度和结构，澄清了临床上难以划分的压力性损伤分期，有助于提高判断分期的准确性，见表 7-3-1。
>
> 表 7-3-1　术语与分期
>
> | 术语 | 概念 | 分期 | 时间 |
> | --- | --- | --- | --- |
> | 褥疮 Decubitus or Bedsore | 局部组织长期受压，血液循环障碍，持续缺血、缺氧、营养不良而致的软组织溃烂和坏死 | 分为 4 期：淤血红润期、炎性浸润期、浅度溃疡期、坏死溃疡期 | 1989 年以前 |
> | 压力性溃疡（压疮）Pressure Ulcer，PU | 由压力或（和）剪切力引起任何组织的急性缺血性损伤。分为医院获得性压疮（HAPU，又称为院内压疮）、社区获得性压疮（CAPU） | 分为 4 期：与褥疮分期一致 | 1989 年，国际 NPUAP/EPUAP 压疮分类系统提出 |
> | 压力性损伤 Pressure Injuries，PI | 局部皮肤或皮下软组织损伤，通常发生在骨隆突处或与医疗器械相关的位置。是皮肤完整的或开放性溃疡的损伤，并可能伴有疼痛。剧烈和（或）长期的压力或压力联合剪切力可导致 PI 出现 | 分为 4 期＋两种状态　增加了不可分期、深部组织损伤 | 2016 年 4 月，国际 NPUAP/EPUAP 压疮分类系统将"压力性溃疡"这一术语更改为"压力性损伤"，以此来同时体现表皮完整和表皮溃烂的损伤 |

四、压力性损伤的预防

预防压力性损伤发生是最经济的压力性损伤护理手段。预防护理的重点及途径是：护士首先必须评估患者发生压力性损伤的所有危险因素，并判断其发生危险的程度，以区分高危、中危、低危者，采取相应的预防措施，及时评价预防效果，修正不恰当或无效的护理措施，尽可能地减少浪费，提高预防护理效果。

(一) 危险因素评估

1. 评估时机

在患者入院 2 小时内即进行首次评估，发生病情变化、手术时间超过 4 小时、转科时应进行风险因素再评估。院外压力性损伤患者还需评估其部位、面积、深度及来源。及时、动态、客观、综合、有效地评估，判断危险因素、识别压力性损伤发生的高危人群及确定易患部位，从而对高危人群制定并采取个体化预防措施是有效预防压力性损伤的关键。

2. 评估工具

常用结构化评估工具包括 Braden 危险因素评估表、Norton 压力性损伤风险评估量表、Waterlow 压力性损伤风险评估量表及 Andersen 危险指标记分法等。

(1) Braden 危险因素评估表：是目前国内外用来预测压力性损伤发生的较为常用的方法之一，见表 7-3-2，对压力性损伤高危人群具有较好的预测效果，且评估简便、易行。Braden 危险因素评估表的评估内容包括感觉、潮湿、活动力、移动力、营养及摩擦力和剪切力 6 个部分。总分值范围为 6～24 分，分值越少，提示发生压力性损伤的危险性越高。评分 13～18 分，为中低危；评分 10～12 分，为高危；≤9 分，为极高危。≤18分，提示患者有发生压力性损伤的危险，根据危险因素及危险级别采取针对性预防措施。

表 7-3-2　Braden 危险因素评估表

项目＼分值	1	2	3	4
感觉：对压力相关不适的感受能力	完全受限	非常受限	轻度受限	未受损
潮湿：皮肤暴露于潮湿环境的程度	持续潮湿	潮湿	有时潮湿	很少潮湿
活动力：身体活动程度	限制卧床	坐位	偶尔行走	经常行走
移动力：改变和控制体位的能力	完全无法移动	严重受限	轻度受限	未受损
营养：日常食物摄取状态	非常差	可能缺乏	充足	丰富
摩擦力和剪切力	有问题	有潜在问题	无明显问题	—

(2) Norton 危险因素评估表：也是目前公认用于预测压力性损伤发生的有效评分方法，见表 7-3-3，特别适用于老年患者的评估。Norton 风险评估量表评估 5 个方面的危险因素：身体状况、精神状态、活动能力、灵活程度及失禁情况。总分值范围为 5～20分，分值越少，表明发生压力性损伤的危险性越高。评分≤14 分，提示易发生压力性损

伤。由于此评估表缺乏营养状态的评估，临床使用时需补充相关内容。

表7-3-3 Norton危险因素评估表

身体状况	精神状态	活动能力	灵活程度	失禁情况
良好 4	思维敏捷 4	可以走动 4	行动自如 4	无失禁 4
一般 3	无动于衷 3	需协助 3	轻微受限 3	偶有失禁 3
不好 2	不合逻辑 2	坐轮椅 2	非常受限 2	经常失禁 2
极差 1	昏迷 1	卧床 1	不能活动 1	两便失禁 1

3. 高危人群

压力性损伤发生的高危人群包括：①神经系统疾病病人；②脊髓损伤病人；③老年病人；④身体衰弱、营养不良病人；⑤肥胖病人；⑥水肿病人；⑦疼痛病人；⑧发热病人；⑨使用医疗器械病人；⑩手术病人。对上述高危人群需加强压力性损伤预防与管理。

4. 易患部位

（1）长期受压及缺乏脂肪组织保护、无肌肉包裹或肌层较薄的骨隆突处：卧位不同，受压点不同，多发部位亦不同。

仰卧位：多发于枕骨粗隆、肩胛部、肘部、脊椎体隆突处、骶尾部及足跟部。

侧卧位：多发于耳廓、肩峰、肋骨、肘部、镜部、膝关节内外侧及内外踝处。

俯卧位：多发于面烦部、耳廓、肩部、女性乳房、男性生殖器、髂晴、膝部及足尖处。坐位：多发于坐骨结节处。

（2）医疗器械与皮肤接触的相关部位：如无创面罩、连续加压装置、夹板、支架、尿管等医疗器械与皮肤接触的部位。

（二）压力性损伤的预防

压力性损伤预防的关键在加强管理，消除危险因素。精心、科学的护理及管理可将压力性损伤的发生率降到最低。最新的循证护理证据，压力性损伤的预防要点为风险评估、体位活动、皮肤护理、营养支持、健康教育、监测训练及领导支持。

1. 风险评估 预防工作的第一步。风险评估越早，处理风险越快。尽早使用结构化风险评估工具来识别、发现患者存在的风险。鉴别其他风险因素对压力性损伤的影响，包括已经发生的压力性损伤和其他疾病（如糖尿病、血管问题）。要进行风险动态评估，寻找需要干预的方面。在风险评估的基础上制定护理措施，确认需要干预的问题及其优先级别。护士的态度和责任心很重要，要掌握评估标准，正取评估。

2. 体位与活动 活动受限是造成压力性损伤的重要因素。活动受限可能是以下几个原因引起的：年龄、健康状况不佳、镇静、瘫痪和昏迷。若无禁忌症，对存在此风险的患者进行翻身和改变体位。

（1）定时翻身，减除局部持续受压是预防压力性损伤最有效的措施。对于高危患者，每1～2小时应翻1次身或变换体位，夜间不超过3小时，给患者安置正确的体位和姿势。

（2）翻身后，在患者腰骶部、膝关节、踝关节等骨突出部位垫软枕，可有效减轻骨突出部位的压力。翻身枕不宜太小，否则翻身后又逐渐侧向垫侧，使受压部位持续受压。

（3）高密度的泡沫海绵床垫是一种安全、舒适、费用低但却有效的预防工具。

（4）患者有血压不稳定、颅内压高、脊髓损伤等危重情况不宜翻身时，可抬高下肢15～30°，每2～3小时在病人肩胛部、腰骶部、膝关节、踝关节等骨突出部位垫软枕，并按摩受压部位，左右交替，增加局部的透气性，减轻骨突出部位的压力。

（5）按摩能增进局部血液循环，适用于正常健康的皮肤，给予适度的按摩能起到预防压力性损伤的作用。但发红部位禁用按摩疗法，因为按摩反而会加重皮肤深层组织的损伤。

（6）气垫床是高危压疮患者及病情危重患者有效的预防工具。

（7）促进肢体血液循环，鼓励患者尽可能早活动是非常有效的预防措施。卧床患者进行主动被动肢体功能锻炼，每天2次，每次45分钟。

3. 皮肤护理　保护并监测患者的皮肤情况是一项重要工作。它不仅可以预防压力性损伤，而且可以尽早发现Ⅰ期压伤并在其加重前给予治疗。入院时检查皮肤，且至少每天检查一次。评价压力点、温度以及医疗器械下皮肤的情况。与压力性损伤有关的医疗器材包括鼻胃管、氧气输送管、静脉导管、导尿管、矫形设备、约束带、便盆、腹带、支架、石膏等。正确放置设备，选择合适的大小和类型，保障安全。根据患者一般医疗状况、舒适程度、行动能力来确定位置变换的频率。在医疗允许的情况下，尽快停止器材的使用。失禁后及时清理皮肤，使用皮肤清洁剂，平衡皮肤 pH 值，以及使用护肤液，避免患者的压力性损伤处再次受压。

4. 营养　住院患者存在着营养不良的极大风险，使用行之有效的工具来评价患者的营养不良风险，提供适宜的营养支持，以维持正氮平衡。丰富的蛋白质摄入可以预防压力性损伤，维生素和矿物质在构建新组织和对损伤组织的修复中都十分重要。根据病人的营养状态和胃肠道功能，选择适宜的营养途径。能够经口腔进食，就不用管喂；能够管喂，就不用静脉高营养。常规评价患者体重以及其口服、肠内、肠外摄入的营养是否足够，为有适应症的患者补充 30～35 kcal/kg 热量。

5. 健康教育　健康教育非常重要。一是教育患者认识压力性损伤的危害，减少受压的危险因素，教会患者采用多种方法改变体位。二是向患者家属普及预防知识，教会相关技能，特别是按时翻身、变换体位、清洁护理、营养调理及心理情感支持，可以有效帮助患者预防压力性损伤。三是提供针对性的心理疏导，特别是重症患者，心理支持非常重要。良好的心理支持增加护患之间的心理沟通，缓解患者的负性情绪和不良心理，促进机体免疫机制的恢复。四是戒烟。吸烟是发生压力性损伤的重要危险因素，吸烟者足跟压力性损伤是非吸烟者的4倍，吸烟量与压力性损伤的发生率及严重程度呈正相关。

6. 监测、训练及领导支持　要正确监测压力性损伤的流行情况及发生率，对护士及多学科小组成员进行教育和训练，保证人人清楚护理措施，做好落实并记录，做好交接班。正确的监测、训练和足够的领导支持，确保压力性损伤预防工作及质量改进工作顺利推进。

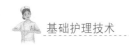

五、压力性损伤的治疗与护理

（一）预期压力性损伤的判断

近 20 年来，对压力性损伤的认知还有一个突破性观点，即并非所有的压力性损伤均可预防，提出了"预期压力性损伤"的判断标准。以强迫体位，如重要脏器功能衰竭（肝衰、心衰、昏迷等）、偏瘫、高位截瘫、骨盆骨折、生命体征不稳定等病情需要严格限制翻身为基本条件，并存高龄≥70 岁、白蛋白≤30 g/l、极度消瘦、高度水肿、大小便失禁等五项中的一项或几项，积极采取了预防护理措施后，仍发生了压力性损伤，可判断为预期压力性损伤。

（二）压力性损伤的治疗

压力性损伤采取局部治疗和全身治疗相结合的综合性治疗措施。

1. 全身治疗与护理

积极治疗原发病，补充营养和进行全身抗感染治疗等。良好的营养是创面愈合的重要条件，因此，应给予患者平衡饮食，增加蛋白质、维生素及微量元素的摄入。对长期不愈的压力性损伤，可静脉滴注复方氨基酸溶液。低蛋白血症患者可静脉输入血浆或人血清蛋白，提高血浆胶体渗透压，改善皮肤血液循环。胃肠道摄入、消化和吸入营养障碍者可采用全胃肠外营养治疗，保证营养物质供给以满足机体代谢需要。此外，应遵医嘱给予抗感染治疗，预防败血症发生。同时加强心理护理，消除不良心境，促进身体早日康复。

2. 局部治疗与护理

除可采取上述预防措施用于压力性损伤的局部治疗和护理外，还需根据压力性损伤各期创面的特点和伤口情况，采取针对性的治疗和护理措施。Ⅰ期淤血红润期的护理重点是去除致病原因，保护局部皮肤，促进局部血液循环，防止压力性损伤继续发展；Ⅱ期炎性浸润期的护理重点是保护皮肤，加强创面水疱内渗液的保护和处理，预防感染；Ⅲ期和Ⅳ期溃疡期的护理重点是清洁伤口，清除坏死组织，妥善处理伤口渗出液，促进肉芽组织生长，预防和控制感染。

（1）压力性损伤评估及愈合监测：全面评估是制定压力性损伤治疗和护理方案的前提，初始评估后，需每周评估至少一次，评估内容包括压力性损伤的部位、分期、大小（长宽深）、颜色、组积类型、创缘、窦道、渗出、气味及伤口周围情况等；每次更换敷料时需根据创面情况、渗出液变化和有无感染迹象等判断压力性损伤是否改善或恶化。伤口面积增大、组织类型改变、伤口渗液增多或出现临床感染等迹象，提示压力性损伤恶化，需及时调整治疗方案；渗液减少、伤口面积缩小和创面组织好转，提示压力性损伤愈合良好。

（2）疼痛评估与处理：压力性损伤会产生痛感，无论在静息状态和进行治疗和护理操作时均可出现。因而，做好疼痛评估、预防和管理，尤其是预防和减轻治疗和护理操作所致的疼痛至关重要。如为患者变换体位时可使用吊带或转运床单以减少摩擦力和剪切力，同时保持床单平整无皱褶；摆放体位时避开压力性损伤部位和避免采用导致压力增加的体位;；选择更换频率低、容易去除的敷料，避免对皮肤产生机械性损伤。在伤口治疗和护理操作开始前需采取充分的疼痛控制手段。

（3）使用伤口敷料：湿性伤口愈合理论提出，适度湿润、密闭、微酸（接近于皮肤pH值）、低氧或无氧且接近于体温的伤口环境适宜创面愈合。随着湿性伤口愈合理论的提出及创面愈合病理生理过程的深入研究，湿性敷料不断改进并发展，目前已广泛用于压力性损伤的临床治疗。常用的湿性敷料包括水胶体敷料、透明膜敷料、水凝胶敷料、藻酸盐类敷料、泡沫敷料、银离子敷料、硅胶敷料和胶原基质敷料等。每种类型敷料具有各自的优缺点和临床适应证，需根据保持创面湿性环境的特性、伤口渗出物的性质和量、创面基底组织状况、压力性损伤周围情况、大小、深度和部位，以及是否存在瘘管等因素选择。

（4）伤口护理：包括清洗和清创。

① 清洗：每次更换敷料时需进行伤口清洗，以消除表面残留物和敷料残留物。需根据伤口类型选择伤口清洗液。创面无感染时多采用对健康组织无刺激的生理盐水冲洗；对确诊感染、疑似感染或疑似严重细菌定植的压力性损伤，需根据创面细菌培养及药物敏感试验结果选择带有表面活性剂和（或）抗菌剂的清洗液。清洗时需避免交叉感染，并注意窦道、潜行或瘘管的处理。

② 清创：指清除压力性损伤创面或创缘无活力的坏死组织。常用的清创方法包括外科清创、保守锐性清创、自溶性清创、生物性清创和机械性清创。需根据病人的病情和耐受性、局部伤口坏死组织情况和血液循环情况选择清创方法。对于免疫缺陷、供血障碍和全身败血症期间未采用抗生素治疗的病人，清创应慎重。

（5）药物治疗：为控制感染和增加局部营养供给，可于局部创面采用药物治疗，如碘伏、胰岛素等，或采用具有清热解毒、活血化瘀、去腐生肌的中草药治疗。

（6）手术治疗：对于经保守治疗无效的压力性损伤，或已发展为蜂窝织炎或疑似有败血症，或伴有窦道/瘘管和（或）广泛坏死组织的压力性损伤，可采用手术方法予以修复。护士需加强围术期护理，如术后体位减压，密切观察皮瓣的供血情况和引流物的性状，加强皮肤护理，减少局部刺激等。

（7）其他新兴治疗方法：如将生长因子、生物物理方法等用于压力性损伤治疗。

压力性损伤是全身、局部因素综合作用所引起的皮肤组织变性、坏死的病理过程。护士只有认识到压力性损伤的危害性，了解其病因和发生发展规律，综合考虑压力性损伤的危险因素，掌握其防治技术，强化"预防为主，立足整体，重视局部"的观念，才能自觉、有效地做好压力性损伤防治工作。

任务评价

1. 回答案例导入 7-3-1 提出的问题。

2. 分组训练。学生分组，自拟患者案例进行压力性损伤危险因素评估，讨论压力性损伤危险因素评估工具使用中存在问题，分析如何正确评估患者，根据评估结果，实施适宜的预防措施。

任务三习题

A₁/A₂ 型题

1. 全层皮肤组织缺失，可见皮下脂肪暴露，但骨头、肌腱、肌肉未外露，可有潜行和窦道，属于（ ）压力性损伤。
   A. Ⅰ期　　　　　B. Ⅱ期　　　　　C. Ⅲ期　　　　　D. Ⅳ期　　　　　E. 不可分期

2. 全层组织缺失，伴有骨、肌腱或肌肉外露，伤口床局部有腐肉或焦痂，脓性分泌物有臭味，是（ ）压力性损伤。
   A. 深部组织损伤期　B. Ⅲ期　　　　C. Ⅳ期　　　　D. 不可分期　　E. Ⅱ期

3. 皮肤完整或缺损，可出现颜色改变如紫色、栗色或褐红色，或导致充血的水疱，厚壁水疱覆盖的黑色伤口床常见，如足跟部，属于（ ）压力性损伤。
   A. Ⅱ期　　　　　　　　B. Ⅲ期　　　　　　　　C. Ⅳ期
   D. 不可分期　　　　　　E. 深部组织损伤期

4. 机体通常每增加1℃皮肤温度，组织代谢增加（ ）。
   A. 5%　　　　B. 10%　　　　C. 20%　　　　D. 12%　　　　E. 30%

5. 为预防卧床病人发生压力性损伤，病情允许床头抬高角度不应超过（ ）。
   A. 10°　　　　B. 20°　　　　C. 30°　　　　D. 40°　　　　E. 60°

6. 压力性损伤处于深部组织损伤期时应（ ）。
   A. 及时清创　　　　　　B. 严密观察，必要时清创　C. 严密观察，保守处理
   D. 保守处理　　　　　　E. 及时进行手术

7. 压力性损伤最要的发生机制是（ ）。
   A. 摩擦力　　B. 压力　　C. 剪切力　　D. 潮湿　　E. 外伤

8. 下列有关预防压力性损伤正确的是（ ）。
   A. 涂抹油膏保护皮肤　　　　　　　　B. 按摩受压部位
   C. 用肥皂清洁皮肤　　　　　　　　　D. 使用泡沫敷料局部减压
   E. 经常使用75%乙醇消毒创面

9. Ⅰ期压力性损伤的护理要点是（ ）。
   A. 减压，改善微环境　　B. 保护疱皮　　　　　　C. 清除坏死组织
   D. 抗感染　　　　　　　E. 去腐生肌

10. 压力性损伤分为（ ）。
    A. 三期　　　　　　B. 四期＋两个状态　　　　C. 五期
    D. 三期＋两个状态　　E. 四期＋两个状态＋一种特殊情况

（马智群　刘　容　杨　洁）

02

模块二　院内护理

项目八　休息与活动的护理

📜 项目介绍

　　休息与活动是人类生存和发展最基本的生理需求，是维持身体健康的保障。患者在疾病状态下，有效而适当的休息与活动可以促进身体早日康复。休息的方式有很多，睡眠是最常见也是最重要的一种，睡眠质量的好坏会直接影响休息的质量。该项目主要介绍睡眠与活动的相关内容，能够为护士实施整体护理提供依据。护士要根据患者的具体情况，及时发现患者在睡眠及活动中的问题，采取合理、科学的护理措施，以满足患者的需要。

📚 相关知识储备

　　进入 21 世纪，人们的健康意识空前提高，"拥有健康才能拥有一切"的新理念深入人心。人一生中有 1/3 的时间是在睡眠中度过，5 天不睡觉人就会死去，可见睡眠对人的生理意义。睡眠作为生命所必须的过程，是机体复原、整合和巩固记忆的重要环节，是健康不可缺少的组成部分。

扫一扫，了解
世界睡眠日

📖 学习导航

休息与活动护理 ┬ 认识睡眠与睡眠护理 ┬ 睡眠生理特点
　　　　　　　　│　　　　　　　　　├ 睡眠的影响因素
　　　　　　　　│　　　　　　　　　├ 睡眠障碍
　　　　　　　　│　　　　　　　　　└ 睡眠需要的护理
　　　　　　　　└ 认识活动与活动护理 ┬ 认识活动相关知识
　　　　　　　　　　　　　　　　　　├ 活动受限对机体的影响
　　　　　　　　　　　　　　　　　　└ 活动需要的护理

任务一　认识睡眠与睡眠护理

学习目标

1. 正确描述睡眠各时相的特点，阐释睡眠的意义和影响因素，区别常见的睡眠障碍。
2. 根据住院患者的睡眠特点，为患者实施促进睡眠的护理措施。
3. 促进患者良好睡眠，促进患者早日康复。

案例导入 8-1-1

　　患者，女性，54岁，3个月前丧偶，主诉近3个月来总是感到疲乏，白天昏昏欲睡，经常打哈欠，精神状态差，而晚上又难以入睡，并且出现头晕目眩、心悸气短、健忘等症状，生活质量明显受到影响。入院1周以来上述症状持续加重。

　　请问：1. 患者目前主要的问题是什么？

　　　　　2. 患者出现该问题的主要原因是什么？

　　　　　3. 护士应该采取哪些护理措施帮助患者解决上述问题？

学习内容

一、认识睡眠的相关知识

　　觉醒和睡眠是一种昼夜节律性的生理活动，是人类生存的必要条件。睡眠是一种周期发生的知觉的特殊状态，由不同时相组成，对周围环境可相对地不做出反应。任何人都需要睡眠，通过睡眠可以使人的精力和体力得到恢复，保持良好的觉醒状态，这样人才能精力充沛地从事劳动或其他活动。睡眠对于维持人类的健康，尤其是促进疾病的康复，具有十分重要的意义。

　　（一）睡眠的生理机制

　　睡眠由睡眠中枢控制，睡眠中枢位于脑干尾端，向上传导冲动作用于大脑皮质（或称上行抑制系统），与控制觉醒状态的脑干网状结构上行激动系统的作用相拮抗，从而调节睡眠与觉醒的相互转化。研究发现，脑干尾端与睡眠有非常密切的关系，此部位各种刺激性病变可引起过度睡眠，而破坏性病变可引起睡眠减少；另外，还发现睡眠时有中枢神经介质的参与。

（二）睡眠的生理特点

睡眠是一种周期现象，是循环发生的，一般每天一个周期。睡眠时，人体的感觉功能减退，骨骼肌反射和肌紧张减弱，自主神经功能可出现一系列改变，如血压下降、心率减慢、呼吸变慢、瞳孔缩小、尿量减少、代谢率降低、胃液分泌增多、唾液分泌减少、发汗增强等。

住院患者的
睡眠特点

（三）睡眠的时相与周期

1. 睡眠时相　睡眠有两种时相：一是慢波睡眠（SWS），脑电波呈现同步化慢波的时相，又称非快速动眼睡眠（NREM）或正相睡眠；二是快波睡眠（FWS），脑电波呈现去同步化快波时相，又称快速动眼睡眠（REM）或异相睡眠。睡眠过程中两个时相相互交替。

（1）慢波睡眠：为正常人所必需，其特点是伴有慢眼球运动，全身肌肉松弛但保持一定的紧张度。此期睡眠可分为以下4个时期：第一期入睡期（Ⅰ期），第二期浅睡期（Ⅱ期），第三期中度睡眠期（Ⅲ期），第四期深度睡眠期（Ⅳ期）。

（2）快波睡眠：此期身体各种感觉进一步减退，唤醒阈提高，肌肉几乎完全松弛，可有间断阵发性表现，如眼球快速运动、血压升高、心率加快、呼吸加快且不规则等。某些疾病容易在夜间发作，如心绞痛、哮喘等可能与快波睡眠出现的间断阵发性表现有关。快波睡眠有利于精力恢复，对精神和情绪上的平衡十分重要；同时也与幼儿神经系统的成熟有关系。

睡眠时相
及特点

2. 睡眠周期　在正常状况下，每一个睡眠期都含有60～120分钟有顺序的睡眠时相，平均90分钟。成人平均每晚有4～6个睡眠时相周期。儿童的交替周期较成人短，约有60分钟。

正常睡眠在入睡后最初的20～30分钟，从慢波睡眠的入睡期进入浅睡期和中度睡眠期，再经深度睡眠期返回到中度睡眠期和浅睡期，再从浅睡期进入快波睡眠，大约持续10分钟后又进入浅睡期，如此周而复始。

在每个睡眠周期中，每时相所占时间比例会发生变化。随着睡眠的进行，快波睡眠会延长，而慢波睡眠的中度和深度睡眠时间会相应缩短。越接近睡眠后期，快波睡眠持续时间越长。两种睡眠时相均可直接转为觉醒状态。但在觉醒状态下，一般只能进入慢波睡眠，而不能进入快波睡眠。

（四）睡眠的影响因素

1. 生理因素　如年龄、内分泌、昼夜节律、疲劳等均会影响睡眠时长与质量。

2. 病理因素　几乎所有的疾病都会影响原有的睡眠形态，患病服用的药物也会对睡眠产生影响。

3. 心理因素　强烈的情绪变化和不良的心理反应均可能影响正常睡眠。

4. 环境因素　环境的改变会影响人的睡眠状况，大多数人在陌生的环境下难以入睡。

5. 个人习惯因素　睡前饮浓茶、咖啡及可乐等含有咖啡因的饮料会使人兴奋，干扰睡眠；另外，睡前处于饥饿状态、过饱、饮水过多、睡前剧烈活动、过度兴奋、悲伤或恐惧等均会影响睡眠质量。

二、睡眠障碍的常见类型

（一）定义

睡眠障碍是指睡眠量及质的异常，或在睡眠时出现某些临床症状，也包括影响入睡或保持正常睡眠能力的障碍，如睡眠减少或睡眠过多，以及异常睡眠相关行为。睡眠障碍分为器质性睡眠障碍和非器质性睡眠障碍。按照世界卫生组织编写的《精神与行为障碍分类（ICD-10）》，非器质性睡眠障碍又包括睡眠失调（失眠、嗜睡和睡眠觉醒节律障碍）和睡眠失常（睡行症、睡惊和梦魇）。其中失眠最为常见。

（二）睡眠障碍的类型

不宁腿综合征

慢性失眠
诊断标准

1. 器质性睡眠障碍　器质性睡眠障碍是指由各种器质性疾病因素引起的器质性睡眠与觉醒障碍，如嗜睡病、不宁腿综合征（RLS）和阻塞性睡眠呼吸暂停综合征（OSAS）等。

2. 非器质性睡眠障碍　包括失眠、发作性睡眠、睡眠过度、睡眠呼吸暂停、睡眠剥夺、梦游症、梦魇、睡惊。我们将对临床患者中最多见的失眠进行重点介绍，其他内容可通过扫描二维码了解。

失眠通常指患者对睡眠时间或质量不满足并影响白天社会功能的一种主观体验。失眠是临床上最常见的睡眠障碍，与不健康的生活方式有密切关系，多由生理、心理、环境、食物及药物等多方面因素引起，主要表现为入睡困难、多梦、易醒、早醒和通宵不眠，总的睡眠时间减少，而且醒后仍觉疲乏。失眠经常伴有多种不适症状，如头晕目眩、心悸气短、体倦乏力、急躁易怒、注意力不集中、健忘、工作与学习效率下降等。

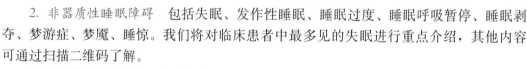

非器质性睡眠
障碍的类型

三、睡眠需要的护理

（一）睡眠评估

1. 睡眠资料的收集　包括每天睡眠时间的需要，就寝时间，是否午睡及午睡时间的长短，睡眠习惯，包括对食物、饮料、个人卫生、放松形式（阅读、听音乐等）、药物、陪伴、卧具、光线、声音及温度等的需要，入睡持续时间，睡眠深度，夜间醒来的时间、次数和原因等。

2. 白天呈现的睡眠障碍症状　是否出现白天精神状态差、注意力下降、表情紧张等问题。

（二）与睡眠相关的护理诊断

睡眠形态紊乱，指由于睡眠规律的改变引起了机体不适或干扰了日常生活，患者主诉难以入睡、间断睡眠、早醒、有疲乏感，与多种因素有关。

（三）睡眠障碍的护理目标

（1）患者能够描述出有利于促进睡眠的方法。

（2）患者主诉已得到充足的睡眠，表现睡眠后精神状态良好、精力充沛。

（四）促进睡眠的护理措施

1. 满足身体舒适的需要，减少生理的不适　解除和控制造成疼痛和不适的因素，必要时应用止痛药。除此之外，应把促进机体舒适放在重要位置，协助患者采取适当体位，确保患者的温暖，协助患者处理和保持个人卫生，进行必要的放松活动，如按摩等。这一系列护理活动，对促进休息和睡眠都是十分有效的。

2. 减轻身心压力　压力会使人产生焦虑和恐惧心理。焦虑、恐惧等心理因素则会导致睡眠障碍，特别是异相睡眠的减少会造成知觉障碍。例如长期睡眠不当，可使患者失去定向力、妄想，甚至会出现幻听等。护士应该不断地了解和解释患者出现的情况，经常提醒患者日期、时间、星期，如有必要在患者放松或睡眠时可允许患者的家人或朋友陪伴，这样有利于消除患者的焦虑、恐惧。护士要倾听患者关于睡眠障碍的主诉，并表示关心和同情，也有助于患者放松和促进睡眠。

3. 创造良好的睡眠环境，减少环境的影响　护士应尽力为患者营造良好的睡眠环境，控制病房的温度、湿度、空气、光线及声音，减少不良刺激。病室内保持适宜的温度，一般冬季为 18～22℃，夏季为 25℃ 左右，湿度保持在 50％～60％。患者的护理措施宜集中在白天；若有必须在夜间执行的护理措施，则需间隔 90 分钟以上，以免患者经常被唤醒（90 分钟为一个正常的睡眠周期）。睡眠中断也会增加睡眠各期与清醒之间过渡期的频率，从而增加心肌刺激并使肺的协调性受损。

4. 建立良好的睡眠习惯　护士应合理安排各项护理措施，以保护患者既往的睡眠习惯。充分了解并尊重患者的睡眠习惯，为了促进患者正常睡眠，护士在计划护理措施时，除了依据病情安排治疗护理活动外，也应考虑到患者的作息时间，尽量使护理活动与患者习惯的时间一致，以利于提高患者的睡眠质量，促进健康。此外，护士应鼓励患者建立良好的生活方式和睡眠习惯，帮助患者消除影响睡眠的因素，如避免在睡前剧烈活动，不在非睡眠时间卧床，睡前不饮用咖啡、浓茶等刺激性强的饮料等。

5. 合理使用药物　对于长期失眠且采取上述措施无效的患者，需要使用安眠药。护士需掌握安眠药的种类、性能、使用方法等，并注意观察患者在服药期间的睡眠情况及身心反应，及时报告医生进行下一步的处理。目前常用的安眠药及特点见二维码。

（五）睡眠的护理评价

（1）评估所收集的患者的睡眠相关资料是否准确全面。

（2）护理目标是否实现，实现程度如何。

常用安眠药
及特点

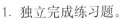
任务评价

1. 独立完成练习题。

2. 案例分析：患者李某，女性，60 岁。因左颈前区有鸡蛋大小的肿物呈进行性增大而入院。1 个月前发现左颈前区有肿块，无红肿、无疼痛、无发热、无吞咽困难、无声音嘶哑，大小便正常。体格检查：体温 36.8℃，脉搏 100 次/分，呼吸 18 次/分，血压 132/84 mmHg。左侧甲状腺触及 2 cm×3 cm×3 cm 肿块，质硬。B 超检查提示：左侧结节性甲状腺肿。入院后在全麻下行左侧甲状腺次全切除术，术后伤口疼痛剧烈，24 小时引流

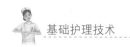

管引流出血性液体约 200 ml。患者目前情绪紧张，不能入睡。

请问：

（1）患者李某无法入睡的原因是什么？

（2）如果你是李某的责任护士，如何帮助她尽快入睡？

任务一习题

A₁/A₂ 型题

1. 最常见的睡眠问题是（　　）。

　　A. 发作性睡眠　B. 失眠　　　　C. 遗尿　　　　D. 梦游症　　　　E. 睡眠过多

2. 一个睡眠周期的平均时间是（　　）。

　　A. 30 min　　　B. 60 min　　　C. 90 min　　　D. 120 min　　　E. 150 min

3. 下列患者中，不能从事驾驶、高空、水中作业的是（　　）。

　　A. 失眠患者　　　　　　B. 睡眠过多患者　　　　　　C. 发作性睡眠患者

　　D. 睡眠性呼吸暂停患者　　E. 梦游症患者

4. 下列促进患者休息与睡眠的护理措施中不正确的是（　　）。

　　A. 入睡前做好晚间护理

　　B. 患者一旦失眠应立即给予助睡眠药

　　C. 指导患者放松心情，减轻心理压力

　　D. 为患者创造安静、舒适的睡眠环境

　　E. 常规护理治疗措施尽量安排在白天

5. 患者，王某，女，50 岁，主述最近经常入睡困难，睡眠浅、易醒，白天精神状态差。该患者的睡眠障碍属于（　　）。

　　A. 睡眠剥夺　　B. 梦魇　　　C. 梦游　　　D. 睡眠过度　　E. 失眠

6. 王某，男，54 岁，支气管哮喘急性发作，呼吸困难，难以入睡。下列护理措施中，不妥的是（　　）。

　　A. 创造舒适的睡眠环境

　　B. 解除患者身体不适

　　C. 加强心理护理

　　D. 给予足量的安眠药，以保证患者的睡眠

　　E. 尊重患者的睡眠习惯，做好就寝前的准备工作

（董莉娟）

任务二　认识活动与活动护理

📋 **学习目标** ◀

1. 正确解释活动的意义、关节活动度练习的目的、活动受限的原因及对机体的影响。
2. 运用正确的评定方法评估患者肌力及机体活动能力，正确指导、协助患者活动。
3. 促进患者正确适度的活动，促进早日康复。

案例导入

　　患者李某，男性，63 岁，脑出血住院治疗 1 周，现意识清楚，右侧肢体偏瘫，下肢无力，肢体可以移动位置但不能抬起，关节活动范围缩小。

　　请问：1. 患者目前肌力为几级？

　　　　　2. 目前患者的状况对机体的主要影响有哪些？

　　　　　3. 护士应该采取哪些护理措施帮助患者提高肢体活动能力？

👩‍⚕️ **学习内容** ◀

一、认识活动的相关知识

（一）活动的意义

　　活动是人的基本需要之一，对维持健康非常重要。人们通过穿衣、行走、进食、排泄等活动来满足基本生理需要；通过身体活动来维持呼吸、循环、消化及骨骼肌肉的正常功能；通过思维活动维持意识和智力的发展；通过学习和工作满足自我实现的需要。活动对维持健康的意义具体表现在以下 3 个方面：①适当的活动可以保持良好的肌张力，增强运动系统的强度和耐力，保持关节的弹性和灵活性，增强全身活动的协调性，控制体重，避免肥胖；②适当的运动可以加速血液循环，提高机体氧和能力，增强心肺功能，同时还可以促进消化、预防便秘；③活动还有助于缓解心理压力，促进身心放松，有助于睡眠，并能减慢老化过程和慢性疾病的发生。

（二）常见的活动类型

　　1. 关节活动度练习（ROM）　是指关节运动时所通过的运动弧，常以度数表示，亦称关节活动度。关节活动度练习简称为 ROM 练习，是指根据每一特定关节可活动的范围，应用主动或被动的练习方法，维持关节正常的活动度，恢复和改善关节功能的锻炼方法。由个体独立完成的称为主动性 ROM 练习；依靠护理人员完成的称为被动性 ROM 练习。活动受限的患者应根据病情尽快进行 ROM 练习，开始可由医务人员完全协助或部分协助完成，随后逐渐过渡到患者能独立完成。被动性 ROM 练习可以在护士为患者进行清洁护理、翻身和更换卧位时完成，既节省时间，又可观察患者的病情变化。具体的操作方法见表 8 - 2 - 1。

表 8 - 2 - 1　被动性 ROM 练习操作方法

目　的	操 作 方 法
(1) 维持关节活动度； (2) 预防关节僵硬、粘连和挛缩； (3) 促进血液循环，有利于关节营养的供给； (4) 恢复关节功能； (5) 维持肌张力	(1) 护士运用人体力学原理，帮助患者采取自然放松姿势，面向操作者，并尽量靠近操作者； (2) 根据各关节的活动形式和范围，依次对患者的颈部、肩、肘、腕、手指、髋、踝、趾关节，做屈曲、伸展、内收、外展、内旋、外旋等关节活动练习； (3) 活动关节时操作者的手应作环状或支架支撑关节远端的身体； (4) 每个关节每次做 5～10 次完整的 ROM 练习，当患者出现疼痛、疲劳、痉挛或抵抗反应时应停止操作； (5) 运动结束后，测量生命体征，协助患者采取舒适卧位，整理床单位

各关节活动
形式和范围

2. 肌肉的等长练习和等张练习

(1) 等长练习：等长可增加肌肉张力而不改变肌肉长度，如固定膝关节的股四头肌锻炼就属于等长练习。等长练习的主要优点是不引起明显的关节运动，故可在肢体被固定的早期应用，以预防肌肉萎缩；也可在关节内损伤、积液、炎症时应用，并可利用较大负荷增强练习效果等。主要缺点是以增加静态肌为主，并有关节角度的特异性，即因在某一关节角度下练习，只对增强关节处于该角度时的肌力有效。因此，现提出多点（角度）的等长练习方法，即在整个运动弧度中，每隔 20° 作一组等长练习（避开引起疼痛的角度），以全面增强肌肉力量。一般认为，在等长练习过程中，肌肉收缩的维持时间应在 6 秒以上，所增加的静力负荷可视参加锻炼者的具体情况而定。

(2) 等张练习：指对抗一定的负荷作关节的活动锻炼，同时也锻炼肌肉收缩。因伴有大幅度关节运动，又称为动力练习。等张练习的优点是肌肉运动符合大多数日常活动的肌肉运动方式，同时有利于改善肌肉的神经控制。等张练习可遵循大负荷、少重复次数、快速引起疲劳的原则，也可采用渐进抗阻练习法（PRE），逐渐增加肌肉阻力进行练习，即先找出 10 RM 的重量（测定肌肉作连续 10 次运动的最大负荷），分 3 组循序渐进地采用 10 RM 的 50%、75%、100% 进行运动练习，每组各作 10 次抗阻练习，每组运动的间隔休息时间一般为 1 分钟（也可视参加锻炼者的体力而定），每日练习一次。每周复测 10 RM 值，以调整负荷重量。

二、活动受限对机体的影响

1. 对皮肤的影响　活动受限或长期卧床患者，对皮肤最主要的影响是形成压疮。

2. 对运动系统的影响 对某些患者，限制活动的范围和强度是必要的，但如果骨骼、关节和肌肉长期处于活动受限的状态，会出现腰背痛、肌张力减弱、肌肉萎缩、骨质疏松、骨骼变形，严重时会发生病理性骨折；关节僵硬、挛缩、变形，出现垂足、垂腕、髋关节外旋及关节活动范围缩小。

3. 对心血管系统的影响 长期卧床会引起体位性低血压和深静脉血栓的形成。

（1）体位性低血压：是患者从卧位到坐位或直立位时，或长时间站立出现血压突然下降超过 20 mmHg，并伴有头昏，头晕、视力模糊、乏力、恶心等表现。长期卧床的患者，第一次起床时常常会感到眩晕、心悸、虚弱无力。发生这种现象的原因，一是由于长期卧床造成的肌肉无力；二是患者长期卧床，血液循环量下降，头部供血不足，由卧位突然直立时，小动脉尚未收缩，造成血压的突然下降，导致患者出现眩晕等低血压的症状。

（2）静脉血栓形成：是静脉的一种急性非化脓性炎症，并伴有继发性血管腔内血栓形成的疾病，病变主要累及四肢浅静脉或下肢深静脉。患者卧床的时间越长，发生深静脉血栓的危险性越高，特别是肥胖、脱水、贫血及休克的卧床患者发生的概率则更高。血栓的整体或部分可以脱落，形成栓子，随血流运行，引起栓塞。最主要的危险是血栓脱落栓塞于肺部血管，导致肺动脉栓塞。因此，大手术后、产后或慢性疾病需长期卧床者，应鼓励患者在床上进行下肢的主动活动，并做深呼吸和咳嗽动作。术后能起床者尽可能早期下床活动，促使小腿肌肉活动，增加下肢静脉回流。

4. 对呼吸系统的影响 主要表现为限制有效通气和影响呼吸道分泌物的排除，最终导致坠积性肺炎的发生。因此，对长期卧床的患者要定时翻身、拍背，保持呼吸道通畅和肺部正常的通气功能，避免坠积性肺炎的发生。

5. 对消化系统的影响 由于活动量的减少和疾病的消耗，患者常出现食欲减退、厌食，摄入的营养物质减少，不能满足机体需要量，导致负氮平衡，甚至会出现严重的营养不良。长期卧床还会减慢胃肠道的蠕动，加之患者摄入的水分和纤维素减少，患者经常出现便秘，并且因腹肌和提肛肌无力而进一步加重，出现头痛、头晕、腹胀、腹痛等症状，严重时出现粪便嵌塞，使排便更加困难。

6. 对泌尿系统的影响 正常情况下，当处于站姿或坐姿时能使会阴部肌肉放松，同时肌肉下压刺激排尿。长期卧床的患者，由于其排尿姿势的改变，会影响正常的排尿活动。平躺时，会出现排尿困难，若长期存在，膀胱膨胀造成逼尿肌过度伸展，机体对膀胱胀满的感受性变差，形成尿潴留。由于机体活动量减少，尿液中的钙磷浓度增加，因同时伴有尿液潴留，进而可形成泌尿道结石。另外，由于尿潴留，正常排尿对泌尿道的冲洗作用减少，大量细菌繁殖，致病菌可由尿道口进入，上行到膀胱、输尿管和肾，造成泌尿系统感染。

7. 对心理与社会方面的影响 长期卧床，往往会给患者带来社会与心理方面的问题。患者常出现焦虑、恐惧、失眠、失去自尊、愤怒、挫折感等。此外，有些制动患者容易出现情绪波动，甚至会有抵触、过激行为；还有一些患者会变得胆怯畏缩，或出现定向力障碍，不能辨别时间和地点。由于疾病的影响，有些患者无法正常就业，经济负担加重，社会能力下降。

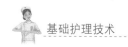

三、活动需要的护理

(一)患者活动能力评估

1. 患者的一般资料 包括患者的年龄、性别、文化程度、职业等。对于患者活动状况的评估,首先应考虑患者的年龄,年龄是决定机体对活动的需要及耐受程度的重要因素之一;性别会影响到运动方式及运动强度;文化程度和职业可以帮助护士分析和预测患者对活动的态度和兴趣。护士在制定活动计划时应全面考虑以上因素,选择适合患者的活动方式,提高护理措施的针对性。

2. 心肺功能状态 活动前应评估血压、脉搏、呼吸等指标,并根据心肺功能确定活动负荷量的安全范围,根据患者的反应及时调整活动量。

3. 骨骼肌肉状态 机体进行活动要有健康的骨骼组织和良好的肌力。肌力是指肌肉的收缩力量,可以通过机体收缩特定肌肉群的能力来判断肌力。肌力一般分为 6 级。

0 级:完全瘫痪、肌力完全丧失。

1 级:可见肌肉轻微收缩但无肢体活动。

2 级:肢体可移动位置但不能抬起。

3 级:肢体能抬离床面但不能对抗阻力。

4 级:能做对抗阻力的运动,但肌力减弱。

5 级:肌力正常。

4. 关节功能状态 在评估关节的功能状况时,要根据疾病和卧床对关节的具体影响评估,通过患者自己移动关节的主动运动和护士协助患者移动关节的被动运动,观察关节的活动范围有无受限,是否僵硬、变形,活动时关节有无响声或疼痛不适。

5. 机体活动能力 通过对患者日常活动情况的评估来判断其活动能力,可观察患者的行走、穿衣、修饰、如厕等活动的完成情况进行综合评价。机体活动功能可分为 5 级。

0 级:完全能独立,可自由活动。

1 级:需要使用设备或器械。

2 级:需要他人的帮助、监视和教育。

3 级:既需要帮助,也需要设备和器械。

4 级:完全不能独立,不能参加活动。

6. 患者目前的患病情况 疾病的性质和严重程度决定机体活动受限的程度。评估疾病的程度有助于合理安排患者的活动量及活动方式,同时也有助于治疗需要。如截瘫、昏迷、骨折等患者的活动完全受限,应采取由护士协助为主的被动运动方式,并要尽早预防因长期卧床对机体造成的并发症。若是慢性病或疾病的恢复期,病情对活动的影响较小,护士应鼓励患者坚持进行主动运动,促进疾病的康复。另外,在评估患者疾病的同时,护士还要考虑到疾病治疗方案对运动的特殊要求,正确处理肢体活动与制动的关系,制定合理的护理计划。

7. 社会与心理状况 心理状况对活动的完成具有重要影响。如果患者情绪低落、焦虑,对活动缺乏热情,甚至产生厌倦或恐惧心理,会严重影响活动的进行及预期效果。

因此，评估患者的心理状态，帮助患者保持愉快的心情，以及对活动的兴趣，是完成高质量活动的必要条件。另外，患者家属的态度和行为也会影响患者的心理状态，因此，护士还应叮嘱家属给予患者充分的理解和支持，帮助患者建立广泛的社会支持系统，共同完成护理计划。

（二）与活动相关的护理诊断

（1）活动无耐力。

（2）躯体移动障碍。

（3）潜在并发症：皮肤完整性受损、肺部感染、深静脉血栓形成。

（三）护理目标

（1）患者可以描述可以进行的活动方法。

（2）患者在护士及家属的协助下逐渐增加活动。

（3）无活动缺乏相关的并发症发生。

（四）协助患者活动的护理措施

1. 选择合适的卧位　患者卧床时，体位应舒适、稳定，全身尽可能放松，以减少肌肉和关节的紧张。

2. 保持脊柱生理弯曲　长期卧床的患者，由于缺乏活动，或长时间采取不适当的被动体位或强迫体位，会引起脊柱及周围肌肉组织的变形，失去正常的生理弯曲及功能，患者出现局部疼痛、肌肉僵硬等症状。因此，卧床患者应注意保护颈部及腰部；如病情允许，应经常变换体位，并给予背部护理，按摩受压肌肉，促进局部血液循环，帮助放松，减轻疼痛；同时指导患者增强腰背肌的锻炼，保持脊柱的正常生理功能和活动范围。

3. 预防压力性损伤　长期卧床和缺乏活动是发生压力性损伤的重要危险因素，如果不能采取积极有效的预防措施，患者受压部位则会出现血液循环障碍，引起局部组织缺血、缺氧，发生皮肤的破损和坏死。因此，护士应定时为患者更换卧位，活动和按摩受压部位，避免压力性损伤的发生。

4. 维持关节的活动性

（1）以患者的病情及运动需要为依据，制定适合患者的运动计划，帮助患者认识活动与疾病康复的关系，使患者能够积极配合练习，达到运动的目的。对患者在练习过程中取得的进步和成绩，应及时给予赞扬和鼓励，以增强其康复的信心。

（2）肌肉锻炼前后应做充分的准备及放松运动，避免出现肌肉损伤。

（3）严格掌握运动的量与频率，以达到肌肉适度疲劳而不出现明显疼痛为原则。每次练习中间应有适当的间歇让肌肉得到放松和复原，一般每日一次或隔日练习一次。

（4）如锻炼中出现严重疼痛、不适，或伴有血压、脉搏、心律、呼吸、意识、情绪等方面的变化，应及时停止锻炼，并报告医生给予必要的处理。

（5）注意肌肉等长收缩引起的升压反应及增加心血管负荷的作用，高血压、冠心病及其他心血管疾病的患者慎用肌力练习，严重者禁作肌力练习。

（五）护理评价

护理目标是否实现，实现程度如何。

患者张某，女性，76 岁，因无明显诱因突发的左侧肢体无力，不能抓握东西，不能行走，休息后无明显好转而就诊。既往有脑梗死病史 4 年余，高血压病病史多年，2 型糖尿病病史 3 年余。责任护士为其列出的护理目标是生活自理能力最大能力恢复，尽早回归家庭生活。依次采取了以下护理措施：①左侧肢体被动运动＋主动运动，右侧肢体主动运动，每日 2 次，每次 40 分钟；②指导患者自行洗脸、刷牙、穿衣，协助患者进行床上转移训练；③倾听并观察患者嘴型及表达意图，用浅显的词语和缓慢的说话速度与患者交流，以给予患者充足的时间做出反应；④指导患者进行腹部环状按摩，每日 2、3 次，促进肠蠕动，预防便秘；⑤肢体功能锻炼增强肌力，预防跌倒的发生；⑥指导并协助患者进行踝泵运动，每天 2 次，每次 10 分钟，预防深静脉血栓的形成。

护理结果：患者由左上肢肌力 1 级、左下肢肌力 2 级转归为左上肢肌力 2 或 3 级、左下肢肌力 3 级；患者心态乐观、主动积极配合训练；目前患者可独立坐起、进食，语言沟通无障碍，无便秘，现生活可以部分自理。

案例分析：上述案例中的张某，从生活无法自理到部分自理，是专业的治疗和训练的结果，护士作为陪在患者身边最久的工作人员，必须用自己的专业、爱心、耐心和责任心来面对每一个问题。护士为患者实施的护理措施全面、丰富，目的就是要提升患者的自理能力，经过不懈的努力，最终取得了不错的效果。在我们的生活中，有个问题的解决往往都需要多方面的努力，任何一个环节被忽视，都有可能功亏一篑。

知识链接

踝泵运动

（1）什么是踝泵运动：踝泵运动就是活动脚踝、勾脚尖，适用于长期卧床、久坐、久站人群，比如长时间乘坐飞机、火车或久坐办公室者，可以预防下肢静脉曲张。对于卧床及手术之后患者的下肢功能恢复，避免肌肉萎缩，减轻肿胀和疼痛，有着至关重要的作用。

（2）原理：跖屈（绷脚尖）时，小腿三头肌收缩变短，胫骨前肌放松伸长；背伸（勾脚尖）时，胫骨前肌收缩变短，小腿三头肌放松伸长。肌肉收缩时，血液和淋巴液受挤压回流，肌肉放松时新鲜血液补充。通过这样简单的屈伸脚踝，可以有效促进整个下肢的血液循环。

（3）运动要领：踝泵运动分为屈伸和绕环两组动作。

1）屈伸动作：患者躺在床上，下肢伸展，大腿放松，缓缓勾起脚尖，尽力使脚尖朝向自己，至最大限度时保持 10 秒，然后脚尖缓缓下压，至最大限度时保持 10 秒，然后放松，这样一组动作完成，稍休息后可再次进行下一组动作。反复地屈伸踝关节，最好每个小时练习 5 分钟，每天练 5～8 次。

2）绕环动作：患者躺在床上，下肢伸展，大腿放松，以踝关节为中心，脚趾做360°绕环，尽力保持动作幅度最大。绕环可以使更多的肌肉得到运动，可顺时针和逆时针交替进行。

任务评价

1. 独立完成练习题。

2. 案例分析：患者张某，女性，76 岁。1 周前出现左侧肢体麻木，今日晨起出现左侧口角流涎，左下肢站立不稳，言语不清入院。自诉头痛、头晕、视物模糊、浑身无力。既往有高血压、糖尿病史 30 余年。体格检查：体温 36.5℃，脉搏 96 次/分，呼吸 24 次/分，血压 160/100 mmHg。身高 155 cm，体重 76 kg。左侧上肢肌力 3 级，左下肢肌力 2 级。CT 检查提示：基底动脉双侧腔梗。初步诊断：脑梗死。

请问：（1）患者张某目前主要的护理问题有哪些？

（2）针对张某的肌力状况，其责任护士应采取哪些措施来改善？

任务二习题

一、A₁/A₂ 型题

1. 以下休息方式中，最重要的是（　　）。

　　A. 静坐　　　　B. 睡眠　　　　C. 看电视　　　　D. 散步　　　　E. 听歌

2. 休息的最基本的条件是（　　）。

　　A. 生理上的舒适　B. 心理上的放松　C. 充足的睡眠

　　D. 良好的环境　　　　E. 适宜的光线

3. 以下（　　）不是活动受限对机体的影响。

　　A. 骨质疏松　　B. 便秘　　　　C. 大便失禁　　　D. 深静脉血栓　E. 坠积性肺炎

4. 若患者的肢体可移位，但不能抬起，其肌力为（　　）。

　　A. 0 级　　　　B. 1 级　　　　C. 2 级　　　　D. 3 级　　　　E. 4 级

5. ROM 是指（　　）。

　　A. 等长运动　　　　　　B. 等张运动　　　　　　C. 主动运动

　　D. 被动运动　　　　　　E. 关节活动范围

6. 患者，李某，因车祸外伤导致右下肢截肢，行走时需借助拐杖。该患者的活动功能为（　　）。

　　A. 0 级　　　　B. 1 级　　　　C. 2 级　　　　D. 3 级　　　　E. 4 级

7. 张某，男，65 岁，平常身体健康，突闻在外出差的女儿遭遇车祸的消息后晕厥半小时，醒来后下肢无法动弹。其活动受限的原因是（　　）。

　　A. 损伤　　　　B. 疼痛　　　　C. 精神因素　　　D. 营养障碍　　E. 残疾

二、A₃/A₄ 型题

题干：患者，刘某，因左下肢骨折住院，现已拆除石膏，进入功能锻炼阶段。

8. 下述功能锻炼中，有明显关节运动的肌肉收缩是（　　）。

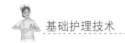

A. 等张练习　　B. 等长练习　　C. 主动运动　　D. 被动运动　　E. 关节活动范围

9. 护士在协助患者做关节活动时，除（　　）外均提示护士应暂停活动

A. 患者感觉很疲劳　　　　　　　　B. 患者感觉身体发热

C. 患者述说左膝关节疼痛　　　　　D. 护士感觉患者肢体肌肉紧张

E. 护士感觉患者肢体有抵抗感

（董莉娟）

02

模块二　院内护理

项目九　院内安全防护

项目介绍

　　院内安全防护是指在医疗护理工作中采取多种有效防护措施。其中包括跌倒、火灾、触电、烫伤、给错药的防范、放射线伤害、护士职业防护和患者保护具的使用。临床中患者和护理人员受伤的意外事件时有发生，保护患者和保护医护人员安全就显得尤为重要，良好的院内安全防护可以让患者更好地接受护理与治疗。

相关知识储备

　　护士在实施护理过程中，不仅要做好安全提示，还必须预判会对患者产生的危险和掌握危险发生时的紧急处理方法。同时，在护理过程中，护士应做好自我保护，使得患者与自身都处在安全环境中。

学习导航

院内安全防护
- 跌倒的防护及护理
  - 跌倒护理评估工具和方法
  - 跌倒的原因及预防措施
- 火灾及触电的防护与护理
  - 院内火灾应急预案
  - 院内触电应急预案
- 烫伤的防护与护理
  - 院内烫伤应急预案
  - 烫伤护理措施
- 给错药的防范措施
  - 给错药物的应急预案
  - 给错药物的防范措施
- 放射线伤害的防护
  - 放射性事故应急处理程序
  - 放射科危重患者抢救预案
- 了解护士职业防护
  - 护士职业损伤的危险因素
  - 护士职业损伤的防护措施
- 患者保护具的应用
  - 保护具的适用范围
  - 保护具和辅助器具的使用方法

任务一 跌倒的防护及护理

学习目标

1. 理解跌倒产生的危害，掌握跌倒护理评估时机，解释跌倒的原因。
2. 正确运用跌倒护理评估量表，识别跌倒危险因素，判断患者跌倒情况，实施正确的预防及护理措施，实施患者教育。
3. 护患协同，预防患者跌倒，提供安全照护。

案例导入 9-1-1

患者王某，男性，86岁，因心脏病30余年，近期感冒加重心脏负荷入院。昨日上午，王某在卫生间意外摔倒。

请问：1. 作为病区护士，患者入院后应如何进行评估与安置？
2. 住院时患者发生跌倒后，护士要做哪些健康指导？

学习内容

一、跌倒护理评估时机

（一）评估时机

（1）入院时所有患者均进行评估。

（2）患者由他科转入时需再评估。

（3）跌倒后需重新评估。

（4）患者病情发生变化或者使用易导致跌倒的药物时需评估。

（5）跌倒评分≥45分者需每3~7天评估一次。

（二）评估工具和方法

1. 评估量表 采用Morse跌倒风险评估量表，对所有住院患者进行评估（表9-1-1）。

表 9-1-1　Morse 跌倒风险评估量表

项 目	评 分 标 准
患者曾跌倒（3 个月内）/视觉障碍	没有＝0，有＝25
超过一个医学诊断	没有＝0，有＝15
使用助行器	没有需要＝0 完全卧床＝0 护士扶行＝0 丁形拐杖/手杖＝15 学步车＝15 扶家具行走＝30
静脉输液/置管/药物治疗	没有＝0，有＝20
步态	正常＝0 卧床＝0 轮椅代步＝0 乏力或≥65 岁体位性低血压＝10 失调及不平衡＝20
精神状态	了解自己能力＝0 忘记自己受限制/意识障碍/躁动不安/沟通障碍/ 睡眠障碍＝15

2. 评分说明

（1）患者曾跌倒（晕厥）/视觉障碍：患者在入院之前 3 个月内或入院后曾经有跌倒/晕厥的历史，或是视觉障碍评分为 25 分；如果没有，为 0 分。视觉障碍包括单盲、双盲、弱视、白内障、青光眼、眼底病、复视等。

（2）超过一个医学诊断：如果患者有 2 个或以上医学诊断评分为 15 分；没有为 0 分。

（3）使用助行器

患者使用丁形拐杖/手杖/学步车：评分 15 分。

扶家具/墙行走：评分 30 分。

患者行走不需要任何物品辅助而且步态自然：评分 0 分。

卧床休息不能起床活动或由护士协助进行活动：评分 0 分。

（4）静脉输液/置管/使用药物治疗：患者有静脉输液治疗（留置静脉留置针），或是使用了容易导致跌倒的药物，则评分为 20 分；没有为 0 分。易导致跌倒风险的药物：麻醉药、抗组胺药、抗高血压药、镇静催眠药、抗癫痫痉挛药、轻泻药、利尿药、降糖药、抗抑郁药、抗焦虑抗精神病药、化疗药等。

（5）患者步态：

1）正常步态：指患者行走时自然挺胸，肢体协调，评分为 0 分。

2）患者卧床不能活动或轮椅代步，评分为 0 分。

3）乏力：指患者可自行站立，但迈步时感觉下肢力量不足，虚弱乏力、头晕，需要辅助物品支撑，评分为 10 分。

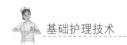

4）体位性低血压：指患者改变体位时血压降低，导致头晕、眩晕、软弱无力、甚至晕厥等，主要人群有 65 岁以上、长期卧床或活动少、服用降压利尿镇静等药物的患者，评分为 10 分。

5）失调及不平衡：主要表现为从椅子上站立困难，站立后低头，眼看地板，患者平衡差，下肢颤抖，当护士协助患者行走时发现患者关节强直，小步态或患者不抬腿拖着脚走路。评分为 20 分。

（6）精神状况

1）了解自己能力：询问者"你能不能自己独立去洗手间或去洗手间？是否需要协助?"如果患者的回答与实际情况相符则评为 0 分；高估自己或忘记自己受限制，则评为 15 分。

2）意识障碍、躁动不安、沟通障碍、睡眠障碍者，评为 15 分。

（三）评估结果

Morse 跌倒风险评分 0～24 分为轻度危险；25～44 分为中度危险；评分≥45 分为高度危险，提示患者处于易跌倒的危险中，应采取相应的防护措施。

二、预防跌倒的措施

（一）分析跌倒的原因

高风险患者跌倒原因主要包括患者及家属、个人（医护人员）、护理管理及医护环境方面的因素。

1. 患者及家属方面

（1）患者体质较差、行为能力不完全具备。

（2）患者及家属对跌倒的危险性认识不足和家属看护不足，非 24 小时的专人看护。

2. 护理工作人员方面

（1）护士未正确进行患者跌倒风险评估。

（2）护士宣教不到位。

（3）护士对本班次重点患者不熟悉，缺乏相应预见性，巡视不到位，缺乏预防跌倒的知识。

3. 护理工作管理方面

（1）缺乏规范的跌倒管理体系，入院跌倒评估不足，护理部、护士长对护士培训不足，且缺乏持续性。

（2）护理部、护士长检查督导力度不够。

4. 医护环境方面

（1）防滑地面考虑不足。

（2）无防跌倒警示标识。

（3）配套设施不合理。

（二）实施跌倒预防措施

1. 环境设施安全

（1）走廊、厕所需安装扶手，且方便患者使用。

（2）保证病室内、浴室、厕所灯光明亮，夜间照明充足，开关位置便于患者触及。

（3）病室内、卫生间地面保持干燥，地面防滑；拖地后，必须使用"小心滑倒"提示牌。

（4）卫生间安装应急报警器，并有明显标识。

（5）病室、床旁通道通畅，没有障碍物。

（6）病床高低要适当，从床垫面至地板高度宜 45～48 cm；床轮、挂钩位置摆放得当，不影响患者活动；助行器摆放在患者容易取用的位置。

（7）椅子稳固，有靠背、扶手。

（8）病区有预防跌倒宣传单、宣传栏、预防跌倒提醒标识。

（9）患者服有各型号码数，提供给患者使用。

（10）病区管理者对环境设施需定期检查、及时维修。

2. 营造医护团队安全文化氛围，防止跌倒事件发生

（1）管床护士关注跌倒高风险患者，交接班时重点进行交接。

（2）护士及时向医生反应高风险患者的情况，晨间交班向全科医生、护士宣读高风险患者情况，医护团队形成"医护一体"的防范跌倒的安全文化氛围，共同关注患者安全。

（3）对跌倒高危患者，管床护士需定期评估防跌倒措施落实情况、配合情况，为患者及家属提供防范跌倒的教育、咨询、指导和监督。

（4）护士长对重点的高风险患者进行查房，指导下级护理人员落实理措施。

（5）科室应定期进行预防跌倒护理的培训，加强对低年资护士的评估能力、宣教能力相关知识培训，并定期考核。

（6）对患者、家属、陪护人员进行多角度、多形式、多方面的宣教，提高患者的防范意识和知识。

3. 护理措施

（1）入院时向患者/家属/陪护介绍病房环境、呼叫铃、厕所应急报警器的使用方法。

（2）高危患者床头应悬挂"防跌倒"风险警示标识。

（3）高危患者留陪人照护。

（4）患者躁动、意识不清者，夜间上床栏。

（5）操作后及时将床调至合适高度。

（6）日常生活物品、呼叫器放在患者容易取到的地方。

（7）根据病情，给予生活照顾，如如厕、洗头、沐浴、进食、活动等。

（8）对疾病、治疗引起的贫血、体位性低血压、头晕、虚弱乏力、视觉改变等患者应重点关注，加强教育，并提供护理照顾，如卧床休息、床上大小便、床上进食等，待病情稳定后再逐步增加活动量。

（9）对高危患者需加强巡视和观察，夜间、床旁和厕所是跌倒高发时间和地点；不愿寻求帮助的老年人和自信程度过高、无人照顾的患者，应高度关注。

（10）评估患者现用药物的效果及副作用，及时发现风险，指导患者防范。

（11）对步态不稳、乏力、视力障碍的患者，外出检查需有家属/陪护陪同。

（12）做好患者及家属的教育，引起患者及家属重视，提高患者自我防患意识。

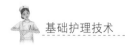

（13）如发生跌倒事件，立即按患者跌倒应急流程处理。

4. 患者教育

（1）告知患者及家属/陪护：患者有跌倒的风险，跌倒后会导致的伤害，预防跌倒的重要性，陪护提供照顾的重要性。

（2）指导患者穿合身的衣裤，穿防滑鞋，不穿泡沫底的鞋，不穿人字拖；在穿脱衣、裤、鞋、袜时应坐好，并有人陪护。

（3）下床活动时，需有护理人员或家属陪伴。

（4）教会患者采用起床三部曲：睁眼平躺30秒，坐起30秒，下床站立30秒，没有头晕方可行走。避免突然起身下床。

（5）服用镇静、催眠、抗忧郁、抗过敏、抗心律失常、降压、利尿、降糖、化疗等药物的患者避免擅自离床或独自行走，以防跌倒，尤其在夜间；床旁准备好便器，晚上在床上或床边大小便。

（6）指导睡前少喝水，减少如厕的次数。

（7）行动不便的患者，外出检查、起床活动、锻炼、如厕、沐浴时，应使用合适的助行用具和轮椅，确保有人在旁陪护。

（8）经常注意"小心地滑""小心滑倒"的警示牌，不走湿滑、有果皮、有障碍物、凹凸不平的路面；发现地面湿滑，应及时要求医务人员消除隐患。

（9）指导患者突然出现头晕、双眼发黑、下肢无力、步态不稳和不能移动时，应立即原地坐（蹲）下或靠墙站立，按呼叫器或大声呼叫求助。

（10）如果发生跌倒，不要急于爬起，应大声呼救通知医护人员，以免加重损伤。

任务评价

1. 回答案例导入9-1-1提出的问题。
2. 根据表9-1-2评价患者的平衡等级。

表9-1-2　平衡等级评价

一级 静态平衡	被测试者在不需要帮助的情况下不能维持所要求的体位（坐位或站位）
二级 自动态平衡	被测试者能维持所要求的体位，并能在一定范围内，主动移动身体重心后，仍维持原来体位
三级 他动态平衡	被测试者在受到外力干扰而移动重心后仍能恢复和维持原来的体位

（杨颖蕾　阳绿清）

任务二 火灾及触电的防护与护理

学习目标

1. 理解并记忆火灾、触电应急处置措施。
2. 按照火灾、触电应急处置预案，因地制宜正确处置。
3. 深刻认识火灾、触电带来的严重危害性，预防火灾、触电发生。

案例导入 9-2-1

　　患者，男性，25岁，高压电维护工人。今晨维护高压电缆线时意外触电，手臂灼伤呈紫红色。

　　请问：应该为患者采取什么护理措施？

学习内容

一、院内火灾应急预案

　　(1) 首先应做好病房安全管理工作，经常检查仓库、电源线路、仪器等，库房内要避免堆积杂物，发现隐患及时通知相关科室消除隐患。

　　(2) 住院患者严禁私自接电源，禁止吸烟、使用蚊香。

　　(3) 氧气管道的安全管理，用氧做到"四防"（防火、防热、防油、防震）。

　　(4) 防火设备、易燃易爆物品定点妥善保管。

　　(5) 当病区发生火灾时，所有医护人员应遵循"高层先撤、患者先撤、重患者和老人先撤、医务人员最后撤"的原则，紧急疏散患者。

　　(6) 发现某一房间发生火灾时，室内有易燃易爆物品要立即搬出，如已不可能搬出，要以最快速度疏散临近人员。

　　(7) 当班护士要及时切断电源，按响病区内的报警器，并立即通知保卫科、住院总值班、护士长（图9-2-1）。

　　(8) 集中所有的灭火器材和人员积极扑救，尽量消灭或控制火势扩大。

　　(9) 护士和主管医生立即组织好患者，不得在楼道内拥挤、围观，所有人员立即用湿毛巾、湿口罩或湿纱布罩住口鼻，防止窒息。撤离时不能乘坐电梯，应走安全通道，尽

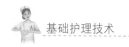

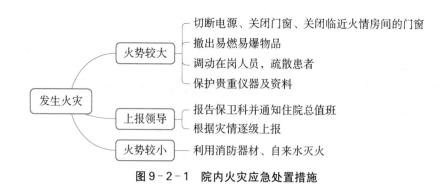

图9-2-1 院内火灾应急处置措施

可能以最低的姿势或匍匐前进。

（10）在保证人员安全撤离的条件下，应尽快撤出易燃易爆物品，积极抢救科室贵重仪器设备和病历资料等。

二、院内触电应急预案

（1）患者触电，要立即关闭电源或用绝缘体切断电源，切忌在断电前触动患者。

（2）切断电源后让患者就地平卧休息。对意识清醒者，立即松解衣物，抬起下颌，保持呼吸道通畅。密切评估呼吸、脉搏及血压的变化，尤其心律的变化，若出现严重心律失常，应给予相应的药物处理。

（3）对呼吸、心跳停止者，应立即实行胸外心脏按压术及人工呼吸、吸氧，人工呼吸直至自主呼吸恢复为止。

（4）心肺已复苏但仍处于昏迷者或有颅内压增高的表现，需持续给氧和促代谢药物，如高渗糖、ATP、辅酶A、细胞色素C等。

（5）复苏后期必须维持血压的稳定，纠正酸碱平衡失调，防治因缺氧所致的脑水肿；彻底清创电灼伤面，肌内注射破伤风毒素，并应用足够的广谱抗生素。

（6）触电者心肺复苏后应严密监护，不可使其下床活动，以免引起继发性心律失常，甚至心力衰竭或休克。对重度触电患者还应注意评估深组织的损伤，如出血、血红蛋白尿，甚至急性肾功能衰竭等，争取早发现早就诊。

三、相关护理诊断

1. 清理呼吸道无效　与患者意识丧失、分泌物过多有。

2. 有感染的危险　与全身皮肤大面积破溃、机体抵抗力下降有关。

3. 舒适性改变　与疼痛、环境改变、躯体移动障碍有关。

4. 皮肤完整性受损的危险　与电击导致皮肤黏膜受损、患者丧失部分肢体活动有关。

5. 有心跳停止的危险　与患者病情发展有关。

四、护理措施

1. 心理护理

（1）安慰患者，告知其治疗方法、治疗过程及效果。

（2）鼓励患者表达自身感受。

（3）教会患者自我放松的方法。

（4）进行针对性心理护理。

（5）鼓励患者家属和朋友给予患者关心和支持。

2. 病情的观察

（1）观察并记录患者意识和瞳孔，有无恶心、呕吐、发热等。

（2）观察每小时尿量、颜色、比重，维持尿量在 50～100 ml/h，有无肌红蛋白尿、血红蛋白尿。

（3）持续低流量吸氧，改善组织缺氧。

（4）持续心电监护，观察并记录心律、心率、心电图的变化。

（5）观察患肢远端血液循环，如颜色、温度、动脉搏动，以及有无麻木、胀痛等血运障碍表现。

（6）床挡保护防坠床。

3. 加强创面护理，促进愈合

（1）清创后创面暴露，有利于随时观察创面。

（2）创面局部涂磺胺嘧啶银混悬糊剂，保持创面干燥，防止糜烂。

（3）观察创面颜色、气味，有无发绀、干性坏死，警惕糜烂坏死组织腐蚀血管致大出血。

（4）保守治疗效果不佳的，应手术治疗。

4. 补充液体，维持有效循环

（1）建立有效静脉通路，按计划补液。

（2）监测小时尿量，维持尿量成人 50～100 ml/h 以上，小儿 20～30 ml/h，清亮淡黄色。

5. 抗感染

（1）加强消毒隔离，严格遵守无菌操作规程。

（2）病房定时通风换气，每日用多功能动态消毒灭菌机消毒 2 小时，有条件者设置层流病房。

（3）遵医嘱合理使用有效抗生素

6. 触电导致并发症的预防及护理　详见二维码。

7. 体位

（1）头面部烧伤患者，采取半卧位，促进静脉回流，减轻肿胀。

（2）肢体烧伤患者应抬高患肢，观察远端血液循环。

（3）皮瓣手术后患者要制动，防止皮瓣蒂扭转，造成血运障碍。

触电导致并发症
的预防及护理

8. 饮食护理

（1）无恶心呕吐者给予营养清淡易消化的饮食，早期宜少食多餐，以后逐渐增加食量。

（2）必要时给全胃肠营养液或静脉高营养补液。

（3）并发急性肾功能衰竭者，应限制饮水量。

9. 健康教育

（1）用电安全知识。

（2）预防大出血。

（3）功能锻炼。

（4）防瘢治疗。

（5）复诊。

任务评价

回答案例导入 9 - 2 - 1 提出的问题。

（杨颖蕾　阳绿清）

任务三　烫伤的防护及护理

学习目标

1. 理解并记忆烫伤应急处置措施。

2. 按照烫伤应急处置预案，正确处理烫伤。

3. 深刻认识烫伤的危害性，预防患者烫伤。

案例导入 9 - 3 - 1

　　患者王某，女性，78岁，因慢性阻塞性肺疾病急性发作收入院。昨日下午，患者自己用热水瓶倒热水时不小心烫伤右手背。

　　请问：住院时患者发生烫伤后，应做哪些护理措施及怎样做健康指导？

学习内容

一、院内烫伤应急预案

（1）住院患者使用热水袋等取暖，发生烫伤后，应立即取走引起烫伤的物品（热水袋、电暖炉等），尽快脱去热水浸渍的衣服，立即用自来水冲洗，或使用浸湿的毛巾湿敷，这样可减轻疼痛和损伤（图9-3-1）。

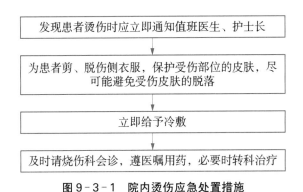

发现患者烫伤时应立即通知值班医生、护士长

为患者剪、脱伤侧衣服，保护受伤部位的皮肤，尽可能避免受伤皮肤的脱落

立即给予冷敷

及时请烧伤科会诊，遵医嘱用药，必要时转科治疗

图9-3-1　院内烫伤应急处置措施

（2）立即报告护士长、经管医生，安慰患者以减轻他们的恐惧和焦虑心理，遵医嘱采取措施。

（3）烫伤处皮肤发生水泡时尽量不要弄破水泡，大的水泡可用无菌注射针头将水泡刺破，用注射器抽尽液体，但不要将疤皮撕除，局部涂烫伤膏或保持干燥。

（4）头、面、颈部的轻度烫伤，经过清洁创面涂药后，不必包扎，以使创面暴露，与空气接触，可使创面保持干燥，加快创面复原。

（5）做好护理记录，上报护理部。

（6）组织全科讨论分析原因，提出防范措施，组织学习并严格遵守护理安全管理中预防烫伤的监控措施。

（7）烫伤危险因素评估监控记录单：详见二维码。

二、相关护理诊断

1. 有窒息的危险　与头面部、呼吸道或胸部等部位烧伤有关。
2. 体液不足　与烧伤创面渗出过多、血容量减少有关。
3. 皮肤完整性受损　与烧伤导致组织破坏有关。
4. 有感染的危险　与皮肤完整性受损有关。
5. 悲伤　与烧伤后毁容、肢残及躯体活动障碍有关。

烫伤危险因素
评估监控
记录单

三、护理措施

住院患者发生烫伤的护理措施如下。

1. 常规护理

（1）应迅速建立静脉通道。

（2）按补液公式补液：体重×面积×1.5＋200 ml。

（3）补液原则一般为先晶体后胶体，先快后慢。

（4）观察指标：尿量婴儿维持在 10 ml/h，儿童 20 ml/h，成人 30 ml/h，患者神志、脉搏、血压、呼吸、中心静脉压等应维持基本正常。

2. 创面护理

（1）包扎疗法的护理：抬高被包扎的肢体，观察包扎肢体端血液循环情况，保持敷料清洁干燥。

（2）暴露疗法的护理：病房设空气消毒装置，温度适宜；保持创面清洁干燥，避免创面受压，定时翻身。

3. 感染护理

（1）严格消毒隔离：保持空气流通，定期病房空气消毒，床单被单均经过消毒处理，物表地面均进行消毒液擦拭。

（2）严密观察病情，遵医嘱应用抗生素，及时更换料。

（3）做好口腔及会阴部护理，防止创面污染。

（4）营养支持：给予高蛋白高热量高维生素或肠内外营养液补充。

（5）心理护理。

（6）康复护理：烧伤早期注意维持肢体功能位，鼓励患者逐渐进行肢体及关节活动的锻炼，面部防止紫外线的照射。

4. 健康教育 详见二维码。

烫伤防护
健康教育

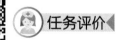 **任务评价**

回答案例导入 9-3-1 提出的问题。

（杨颖蕾 阳绿清）

任务四 给错药物的防范措施

学习目标

1. 理解并记忆给错药物的防范措施。

2. 按照给错药物应急处置预案，正确处理。

3. 深刻认识给错药物的危害性，预防给错药物不良事件发生。

案例导入 9-4-1

　　患者王某，女性，58岁，以"间断胸闷、气短20年，加重1天"入院。1天前患者出现气短、恶心、呕吐、少尿伴头晕、心悸，门诊以"风湿性心脏瓣膜病、心力衰竭"收住院。医嘱开出0.9%氯化钠10 ml + 10%氯化钙10 ml静脉注射。但护士拿药时错拿了10%氯化钾，双人核对时发现了差错，急忙弃去打开的10%氯化钾，重新抽取10%氯化钙应用。

　　请问：1. 护士应如何避免这样的差错？
　　　　　2. 若是发错药物，应如何处理？

学习内容

一、给错药物的应急预案

　　（1）发现用药错误，应立即停止药物的使用，报告医师和护士长，迅速采取相应的补救措施，尽量避免对患者的身体造成损伤，将损伤降到最低程度。

　　（2）发现输液瓶内有异物、絮状物，疑为真菌或是其他感染物质时，应立即停止液体输入，更换输液器。遵医嘱进行相应处理，如抽取血样做细菌培养及药物敏试验、抗真菌、抗感染治疗等，并保存剩余药物备查。

　　（3）密切观察病情变化，监测生命体征，稳定患者及家属情绪，完善各项记录。采取补救措施过程中，尽量不要惊动患者，避免正面冲突影响补救措施的实施。

　　（4）妥善处理后，选择时机与患者或家属进行沟通，争取得到理解和谅解。

　　（5）患者或家属有异议时，在医患双方在场情况下，封存剩余药物送检。

　　（6）填写"护理不良事件报告表"，组织科室人员讨论、分析、整改，并根据情节和对患者的影响提出处理意见。护士长按照护理不良事件报告制度要求，上报护理部等职能部门。

二、给错药物的防范措施

　　（1）严格执行查对制度，做到"三查九对一注意"。

　　（2）落实执行医嘱制度，及时发现和纠正不正确的医嘱，确保医嘱执行正确。

　　（3）认真实施药品管理制度，按要求贮存药物。药物领取坚持"先进先用""需多少领多少"的原则，定时清理，及时更换快过期药物，报废过期药物。

　　（4）严格执行用药管理制度，加强学习与培训，不断提高和更新临床药学知识，提高业务水平，保证用药质量。

任务实施

一、护理不良事件发生的原因分析

1. **查对制度不严** 因不认真执行各种查对制度,而在实际护理工作中出现的不良事件仍占较高比例。具体表现在用药查对不严,只喊床号,不喊姓名,致使给患者输错液体或发错口服药。只看药品包装,不看药名,查药名看字头不看字尾,对药品剂量查对不严,对用法查对不严,对浓度查对不严,在临床上极易引起不良后果。

2. **不严格执行医嘱** 盲目地执行错误的医嘱,违反口头医嘱的规定,错抄漏抄医嘱,有时凭借主观印象,未能及时发现患者用药剂量的更改而对患者造成影响。对医嘱执行的时间不严格,包括未服药到口或给药时间拖后或提前服药,错服、漏服、多服药,甚至擅自用药。有的漏做药物过敏试验,或做过敏试验后未及时观察结果,又重做者,以及抢救时执行医嘱不及时等。

3. **药品管理混乱** 表现在几种药品混放,毒麻药与一般药品混放,注射药与口服药混放,内用药与外用药混放,药品瓶签与内装药品不符,药品过期,需冷藏药品未放冰箱保存等管理失误引起护理不良事件发生。

4. **不严格执行护理规章制度和护理技术操作规程** 不严格执行护理分级制度,表现在不按时巡视病房,观察病情不仔细,护理措施不到位,卧床患者翻身不及时造成压疮;违反手术安全查对制度,造成器械、纱布遗忘在手术切口中;违反护理操作规程,如护士让家属给患者鼻饲造成窒息;输液时忘松止血带,造成挤压综合征;静脉注射药液外渗引起局部组织坏死;各种检查、手术因漏做皮肤准备或备皮划伤多处而影响手术及检查者;洗胃操作不当造成胃穿孔;给患者热敷造成烫伤或冷敷造成冻伤等。

5. **护士不忠于职守,责任心不强,年轻护士缺乏护理经验** 表现在值夜班睡觉、离岗,不及时巡视病房,对患者不负责,工作时思想不集中,而造成严重后果;另外,护士由于年轻经验不足,对有些药物在不同途径的治疗目的和效果不了解,对发生的病情变化不能及时判断和反应,出现不应发生的错误。

6. **护士消极倦怠心理极易引起护理不良事件** 由于护理工作平凡琐碎,技术与服务要求高,精神高度紧张,思想压力大,易引起护士的消极倦怠心理,表现出思想不集中,工作缺乏热情,对待患者冷漠,与医生和患者缺乏交流而造成不良事件发生。

二、护理不良事件的预防措施

(1) 严格执行护理"三查九对一注意"制度。

(2) 严格执行护理分级制度:密切观察病情变化,对老、幼、昏迷患者按需要加防护栏,躁动患者应用安全约束带防止坠床,精神异常和有自杀倾向患者应密切观察动态,防止因护理人员疏忽大意而发生意外。

(3) 加强各种药品管理:注射药与口服药、内用药与外用药分开放置;药品瓶签与内装药品相符,药品定时检查,使用时做好时间标记;远期先用,及时调整确保无过期;毒剧麻药专柜上锁,专用账册,严格交接班,做到账物相符。

（4）定时检查各种急救药品、物品，急救设备，严格交接，保证功能良好齐全，使抢救顺利进行。

（5）各项护理措施实施到位，健康教育达到预期效果，防止烫伤、冻伤和压疮的发生，降低护理风险。

（6）严格执行消毒隔离制度，防止因护理操作造成医源性感染。

（7）定期检查科室的用电、用氧情况，做好防火、防盗宣传，氧气应有"烟火勿近"字样，保证患者安全。

任务评价

回答案例导入9-4-1提出的问题。

（杨颖蕾　阳绿清）

任务五　放射线伤害的防护

学习目标

1. 理解并记忆放射性损伤分级标准。
2. 按照放射性损伤应急处置预案，正确处理。
3. 深刻认识放射性损伤的危害性，预防放射性损伤不良事件发生。

案例导入9-5-1

患者王某，女性，36岁。因工作经常接触γ线，3天前工作时发现防护服有破损，及时更换后发现手臂出现鲜红色斑块，1天前发觉手臂有些水肿后到院就诊，入住介入病房。

请问：该患者放射性损伤是哪一级？

学习内容

一、放射性事故应急处理程序

1. 放射性事故应急救援应遵循的原则　①迅速报告原则；②主动抢救原则；③生命

第一的原则；④科学施救，控制危险源，防止事故扩大的原则；⑤保护现场，收集证据的原则。

2. 放射性事故应急处理程序

（1）事故发生后，当事人应立即通知同工作场所的工作人员离开，并及时上报院领导。

（2）应急处理领导小组召集专业人员，根据具体情况迅速制定事故处理方案。

（3）事故处理必须在单位负责人的领导下，在有经验的工作人员和卫生防护人员的参与下进行。未取得防护检测人员的允许不得进入事故区。

（4）除上述工作外，防护检测人员还应进行以下几项工作：①迅速确定现场的辐射强度及影响范围，划出禁区，防止外照射的危害。②根据现场辐射强度，决定工作人员在现场工作的时间。③协助和指导在现场执行任务的工作人员佩戴防护用具及个人剂量仪。（放射性损伤分级标准见表9-5-1）。④对严重剂量事故，应尽可能记下现场辐射强度和有关情况并对现场重复测量，评估当事人所受剂量，根据受照剂量情况决定是否送医院进行医学处理或治疗。⑤各种事故处理以后，必须组织有关人员进行讨论，分析事故发生原因，从中吸取经验教训，采取措施防止类似事故重复发生。凡严重或重大的事故，应向区卫生局报告。

表9-5-1　放射性损伤分级标准

分级	皮肤表现
0级	无变化
1级	滤泡样暗红色斑、脱发、干性脱皮、中度水肿
2级	触痛或鲜红色斑、片状湿性脱皮、中度水肿
3级	皮肤褶皱以外部分出现融合性湿性脱皮
4级	溃疡、出血、坏死

二、放射科危重患者抢救预案

（1）对危重患者，应做到详细询问病史，准确掌握体征，密切观察病情变化，及时进行抢救。

（2）抢救工作应由临床医生、护士、科主任、护士长负责组织和指挥。对重大抢救或特殊情况（如查无姓名、无地址者，无经济来源者）须立即报告医务科、护理部及分管院长。

（3）在抢救过程中，应按规定做好各项抢救记录，须在抢救结束后6小时内补记。

（4）专人保管急救、抢救药品、器械，随时检查，随时补充确保药品齐全、性能完好，保证抢救工作的顺利进行。

（5）抢救时，护理人员要及时到位，按照各种疾病的抢救程序进行工作。护士在医生未到以前，应根据病情，及时做好各种抢救措施的准备，如吸氧、吸痰、人工呼吸、建立静脉通道等。在抢救过程中，在执行医生的口头医嘱时，护士应复述一遍，认真、仔细核对抢救药品的药名、剂量，抢救时所用药品的空瓶，经两人核对后方可弃去。抢救完毕应立即督促医生据实补写医嘱。危重患者就地抢救，病情稳定后方可移动。

任务评价

回答案例导入9-5-1提出的问题。

（杨颖蕾　阳绿清）

任务六　了解护士的职业防护

学习目标

1. 理解并记忆护理职业防护的相关概念及意义、职业安全的防范原则。
2. 分析护士职业损伤的危险因素，能够运用防护措施，预防职业损伤。
3. 深刻认识职业防护的重要性，预防职业防护不良事件发生。

案例导入9-6-1

一位护生在清理治疗盘时不慎被碗盘中已用过的输液针头扎伤。

请问：1. 如何处理伤口？

2. 针刺伤的处置流程是什么？

学习内容

一、护士职业防护的相关概念及意义

护理人员工作在临床一线，与患者接触最为密切，在为患者提供各项检查治疗和护理的过程中，存在着许多职业感染机会。因此，护士应具备对各种职业性有害因素的认识、处理及防范的基本知识和能力，以减少职业危害，保护自身安全，维护自身健康。

（一）概念

1. 护理职业暴露　是指护士工作在医院特定的环境之中，在为患者提供护理服务过程中，经常暴露于感染患者的血液、体液及排泄物污染的环境中，如接触污染的注射器针头、各种导管、器械、敷料等，还有各种理化损伤因子，如光、热、电磁辐射等以及

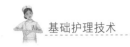

工作压力的影响，有感染某种疾病的危险，即称为护理职业暴露。

2. 护理职业风险　是指护理服务过程中可能发生的一切不安全事件。

3. 护理职业防护　是指在护理工作中采取多种有效，保护护士免受职业有害因素的损伤，或将其损伤降到最低程度。

(二) 护理职业防护的意义

1. 提高护士职业生命质量　护理职业防护措施的有效实施，不仅可以避免由职业有害因素对护士造成的机体损害，而且还可以控制由环境和行为引发的不安全因素。通过职业防护，可以维护护士的身体健康，减轻心理压力，增强社会适应能力，提高护士职业生命质量。

2. 科学规避护理职业风险　通过对职业防护知识的学习和技能强化的规范化培训，可以提高护士对职业防护的防范意识，自觉履行职业规范要求，有效控制职业性有害因素，科学有效地规避护理职业风险。有关研究表明，暴露后采取预防措施能降低81％的病毒感染。

3. 营造轻松和谐工作氛围　良好安全的护理职业环境，不仅可以使护士产生愉悦的心情，还可以增加职业满意度、安全感和成就感，也能使之形成对职业选择的认同感。同时轻松愉快的工作氛围，可以缓解护士工作的压力，改善其精神卫生状况，提高护士的职业适应能力。

二、护士职业损伤的危险因素

护理人员在职业工作环境中经常会暴露在各种职业危害之中，直接威胁着护士的安全和健康，这些危险因素包括生物学因素、化学因素、物理性因素和心理社会性因素。

(一) 生物性因素

生物性因素是指医护人员在从事规范的诊断、治疗、护理及检验等工作过程中，意外接触、吸入或食入的病原微生物或含有病原微生物的污染物。生物因素是影响护理职业安全最常见的职业性有害因素。护理工作环境中主要的生物性因素为细菌和病毒。

1. 细菌　护理工作中常见的致病菌有葡萄球菌、链球菌、肺炎球菌、大肠杆菌等，它们广泛存在于患者的各种分泌物、排泄物及用过的衣物和器具中，通过呼吸道、消化道、血液及皮肤等途径感染护理人员。

2. 病毒　护理工作环境中常见的病毒有肝炎病毒、艾滋病病毒、冠状病毒等，传播途径以呼吸道和血液传播较多。护士因职业性损伤感染的疾病中，最危险、最常见的是人免疫缺陷病毒（HIV）、乙型肝炎病毒（HBV）、丙型肝炎病毒（HCV）。

(二) 化学性因素

化学性因素是指医务人员在工作中，通过各种途径接触到多种化学消毒剂或化疗物而使自身受到不同程度的损伤。

1. 化学消毒剂　如甲醛、过氧乙酸、含氯消毒剂、戊二醛等，这些化学毒剂极微量的接触即可刺激皮肤、眼、呼吸道，引起皮肤过敏、流泪、恶心、呕吐、气喘等症状。

经常接触此类化学品还会引起眼结膜灼伤、上呼吸道炎症、喉头水肿和痉挛、化学性气管炎或肺炎等。长期接触不仅可造成肝脏损伤和肺纤维化，还会损害中枢神经系统，表现为头痛及记忆力减退。

2. 化疗药物　如环磷酰胺、多柔比星、丝裂霉素、氟尿嘧啶、铂类药物等。长期接触化疗药物的护士如防护不当、配药或注射中的皮肤直接接触、吞食或吸入，而受到低剂量化疗药物的潜在危害，长期接触可导致远期影响，如白细胞下降和自然流产率增高，而且还有致癌、致畸、致突变及脏器损伤的危险。

3. 麻醉废气　短期吸入麻醉废气可引起护士头痛、注意力不集中、应变能力差及烦躁等症状，长期接触可导致麻醉废气在体内蓄积造成慢性氟化物中毒、遗传性影响及对生育功能的影响等。

（三）物理性因素

在护理工作中常见的物理性因素造成的损伤有锐器伤、负重伤、放射性损伤及温度性损伤等。

1. 锐器伤　锐器伤是护理人员最常见的职业性有害因素之一，而感染的锐器伤是导致血源性传播疾病的最主要因素。其中最常见、危害性最大的是乙型肝炎病毒、丙型肝炎病毒和艾滋病病毒。同时锐器伤可对护士造成较大的心理影响，产生焦虑和恐惧。

2. 机械性损伤　临床护理人员在工作中劳动强度较大、负重过度，特别是 ICU、骨科、精神科、急诊等需要搬运患者的机会较多，用力不当、不正确的弯腰等容易扭伤腰部，引发腰椎间盘突出，造成自身伤害。此外，长时间站立、走动还可引起下肢静脉曲张等。

3. 温度性损伤　常见的温度性损伤有热水瓶、热水袋所致的烫伤；易燃易爆物品如氧气、乙醇等所致的各种烧伤；各种电器的使用，如烤灯、高频电刀所致的烧伤等。

4. 放射性损伤　护理人员在日常工作中，不可避免会接触到紫外线、激光以及放射性物质，造成不同程度的皮肤红斑、紫外线性眼炎等不良反应。在为患者进行放射性诊断和治疗的过程中，如果护理人员自我保护不当，会造成机体免疫功能障碍，可导致放射性皮炎、皮肤溃疡，严重者会导致血液系统功能障碍或致癌。

5. 噪声　噪声主要来源于监护仪、呼吸机的机械声、报警声、电话铃声、患者呻吟声、物品及机器移动的声音等。护理人员长期处于超过 $35\sim40\,dB$ 的工作环境中，会引发多器官功能的改变，严重者可导致听力、神经系统等损害。

（四）心理-社会因素

目前，我国各级医院中护士数量与患者数量相比明显不足，随着医学模式和健康观念的转变，护士工作不是单纯的执行医嘱，同时还承担着护理者、管理者、教育者等多种角色，常处于超负荷状态。长期的三班倒、加班使护士生活缺乏规律、生物钟紊乱。护士长期面对意外伤害、疾病、死亡及忧伤情绪可导致健康失调或身心失衡。另外人际关系的特殊性与复杂性也影响着护士的身心状态。持续超负荷的工作以及紧张的工作气氛，很容易导致情绪紧张，产生身心疲劳，这不仅影响护士身体健康，而且还影响着护士的心理健康，同时影响着社会群体对护士职业的尊重与选择。

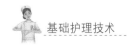

三、护士职业损伤的防护措施

（一）生物性损伤

在为患者提供护理服务时，无论是患者还是护士的血液和深层体液都应视为具有潜在传染性的液体并加以防护。通过采取综合性防护措施，减少护士感染 HBV、HCV 或 HIV 等的可能。

1. 生物性职业损伤的原因

（1）与针刺伤有关的操作：导致护士职业暴露的主要原因是污染针头刺伤或其他锐器伤，针刺伤最容易发生在针头使用后的丢弃环节。

（2）接触血液与体液的操作

1）处理工作台面地面及墙壁的血液、体液时未先消毒，而是直接擦洗；在接触血液、体液的操作时未戴手套。

2）抢救患者时，护士的手或衣服可能接触患者的血液或体液时，未及时采取有效的防护措施（特别是手部有破损时）；或发生意外，如患者的血液、分泌物溅入护士的眼睛、鼻腔或口腔中。

3）在为患者实施心肺复苏时徒手清理口腔内的分泌物及血液、口对口人工呼吸。

2. 预防措施

（1）洗手：护士在接触患者前后，特别是接触血液、排泄物、分泌物及污染物品后无论是否戴手套都要洗手。

（2）避免直接接触血液或体液：护士应常规实施职业性防护，防止皮肤、黏膜与患者的血液、体液接触。常用的防护措施包括手套、口罩、护目镜及隔离衣等。

1）戴手套：当护士接触患者血液、体液、有创伤的皮肤黏膜、进行体腔及血管的侵入性操作或在接触和处理被患者体液污染的物品和锐器时，均应戴手套操作，护士手上有伤口时更应注意。

2）戴口罩或护目镜：在处理患者的血液、分泌物、体液等有可能溅出时应戴口罩和护目镜。

3）穿隔离衣：在身体有可能被血液、体液、分泌物和排泄物污染或进行特殊手术时应穿隔离衣。

（3）安全处理锐利器具：大多数锐器伤是可以预防的，因此要严格按照操作规程处理针头、手术刀及安瓿等锐器。选用安全性能好的护理用品，如无针头的用品、具有安全保护性装置的用品、个人防护用品及锐器收集器。

（4）医疗废物及排泄物的处理：将使用过的一次性医疗用品和其他固体废弃物均放入双层防水污物袋内，密封并贴上特殊标记，送到指定地点，交由专人处理。排泄物和分泌物等污物倒入专用密闭容器内，经过消毒后排入污水池。

（二）锐器伤

锐器伤是常见的一种职业性损伤。污染锐器的伤害是导致护士发生血源性传播疾病最主要的职业性因素。锐器伤是一种由医疗锐器，如注射器针头、缝针、穿刺针、手术刀、剪刀、碎玻璃、安瓿等造成的意外伤害。引起锐器伤的常见利器有玻璃类、金属类等。

1. 引发锐器伤的原因

（1）自我防护意识淡薄：护士对锐器伤的危害认识不足，缺乏系统的防护知识。

（2）护士技术不熟练和操作不规范：使用锐器进行护理操作时，技术不熟练或操作不规范等极易造成锐器伤，如徒手掰安瓿，随便丢一次性注射器针头、留置针针芯、双手回套针帽、缝合针，手术器械摆放不规整及传递不规范等。

（3）意外损伤：整理治疗盘、治疗室台面时被裸露的针头或碎玻璃扎伤；手术过程中锐器传递时造成误伤；注射器、输液器毁形过程中被刺伤；在刷洗医疗器械时也容易受伤。

（4）患者原因：实施各种注射、拔针时患者不配合，使护士在操作中产生紧张情绪，导致操作失误和误伤（如精神病患者），或在操作中患者突然躁动导致受伤。

（5）教育培训不到位，防护用品不到位：医院未开展安全防护教育，对新护士未进行相关的培训；防护用品不足、未使用有安全防护功能的一次性医疗用品等。

（6）身心疲劳：护理人力配备不足，工作量及压力过大，易使护士出现身心疲乏，在护理操作时精力不集中而导致误伤。

2. 锐器伤防护措施

（1）增强自我防护意识：护士进行有可能接触患者血液、体液的治疗和护理操作时，必须戴手套。操作完毕，脱去手套后应立即洗手，必要时进行手消毒。如手部皮肤发生破损时必须戴双层手套。在进行侵入性诊疗、护理操作过程中，要保证充足的光线，器械传递时要娴熟规范，并特别注意防止被针头、缝合针、刀片等锐器刺伤或划伤。

（2）锐器使用中的防护：抽吸药液时严格使用无菌针头，抽吸后必须立即单手操作套上针帽。静脉加药时须去除针头，通过三通给予。使用安瓿制剂时，先用砂轮划痕再掰安瓿，掰安瓿时垫纱布以防损伤皮肤。制定完善的手术器械摆放及传递的规定，规范器械护士的基本操作。

（3）纠正锐器伤的危险行为：

1）禁止用双手分离污染的针头和注射器。

2）禁止用手直接接触使用后的针头、刀片等锐器。

3）禁止用手折弯或弄直针头。

4）禁止双手回套针头帽。

5）禁止用双手直接传递锐器（手术中锐器用弯盘或托盘传递）。

6）禁止徒手携带裸露针头等锐器。

7）禁止消毒液浸泡针头。

8）禁止直接接触医疗废物。

（4）严格管理医疗物：使用后的锐器应当直接放入锐器盒内，以防刺伤。护理工作中应使用便捷、符合国际标准的锐器回收器，严格执行医疗垃圾分类标准。锐器不应与其他医疗垃圾混放，应放置在特定场所。封好的锐器回收器要有明确标志，便于监督执行。

（5）加强护士健康管理：护士在工作中发生锐器伤后，应立即做好局部的护理，并根

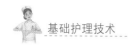

据情况决定是否再处理。建立护士健康档案，定期为护士体检，并接种相应的疫苗；建立损伤后登记上报制度；建立医疗锐器处理流程；建立受伤员工监控体系，追踪伤者健康状况；积极关心受伤护士的心理变化，做好心理疏导，及时有效地采取预防补救措施。

（6）有效沟通相互配合：为不合作或躁动患者治疗时，应当尽可能与其沟通，以取得患者及家属的信任，必要时请求其他人协助配合，尽量减少锐器误伤自己或患者。

（7）适当调整护士工作强度和心理压力：根据工作性质，实行弹性制排班，加强治疗高峰期的人力配备，灵活机动的安排休息时间，使护士身心得以缓冲，减轻压力，提高工作效率和质量，减少锐器伤的发生，保障护理工作质量。

3. 锐器伤应急处理流程

（1）受伤后保持镇静，戴手套者按规范迅速脱去手套。

（2）处理伤口：

1）立即用健侧手从近心端向远心端挤压，排出伤口部位的血液。禁止在伤口局部来回挤压，避免产生虹吸现象，将污染血液回吸入血管，增加感染机会。

2）用肥皂水彻底清洗伤口并用流动水反复冲洗伤口，采用生理盐水反复冲洗皮肤或暴露的黏膜处。

3）用 0.5％碘伏、2％碘酊或 75％乙醇消毒伤口并包扎。

（3）受伤后在 24 小时内向主管部门汇报并填写锐器伤登记表，必须在 72 小时内作 HIV、HBV 等基础水平检查。

（4）请有关专家评估能锐器伤并指导处理：根据患者血液中含病毒的多少和伤口的深度、暴露时间、范围进行评估，做相应的处理。

（5）血清学监测与处理原则：锐器伤后的血清学检测结果与处理原则见表9-6-1。

表9-6-1　锐器伤后的血清学检测结果与处理原则

检测结果	处理原则
患者 HBsAg 阳性，受伤护士 HBsAg 阳性或抗-HBS 阳性或抗-HBc 阳性者	不需注射疫苗或乙型肝炎免疫球蛋白（HBIG）
受伤护士 HBsAg 阴性或抗-HBs 阴性且未注射疫苗者	24 小时内注射 HBIG 并注射疫苗。于受伤当天、第 3 个月、6 个月、12 个月随访和监测
患者抗-HCV 阳性，受伤护士抗-HCV 阴性者	于受伤当天、第 3 周、3 个月、6 个月随访和监测
患者 HIV 阳性，受伤护士 HIV 抗体阴性	（1）经过专家评估后可立即预防性用药，并进行医学观察 1 年； （2）于受伤当天、4 周、8 周、12 周、6 个月时检查 HIV 抗体； （3）预防性用药的原则：若被 HIV 污染的针头刺伤，应在 4 小时内、最迟不超过 24 小时进行预防用药，可选用反转录酶抑制剂、蛋白酶抑制剂。即使超过 24 小时，也应实施预防性用药

（三）化疗药物损害

化学药物治疗是指对病原微生物、寄生虫所引起的感染性疾病以及肿瘤采用化学治疗的方法（简称"化疗"）。理想的化疗药物应对病原体、寄生虫和肿瘤有高度选择性，而对机体的毒性很小。从狭义上讲，化疗多指对于恶性肿瘤的化学药物治疗。化疗药物在杀伤细胞、延长肿瘤患者生存时间的同时，也可通过直接接触、呼吸道吸入及消化道摄入等途径，给经常接触的护士带来一定的潜在危害。因此，必须了解可能成为导致化疗药物损害的危险因素。

1. 化疗药物损伤的原因

（1）药物准备和使用过程中可能发生的药物接触：如从药瓶中拔出针头时导致药物飞溅；打开安瓿时药物粉末、药液、玻璃碎片向外飞溅；连接管、输液器、输液袋、输液瓶、药瓶的渗漏和破裂导致药物泄漏；拔针时造成部分药物喷出等。

（2）注射操作过程中可能发生的药物接触：如注射药物前排气或注射时针头脱落，药液溢出；玻璃瓶、安瓿使用中破裂，药物溢出；护士在注射过程中意外损伤自己等。

（3）废弃物丢弃过程中可能发生的药物接触：如丢弃被化疗药物污染材料时的接触；处理化疗患者体液或排泄物时的接触；处置吸收或沾染了化疗患者体液的被服及其他织物的接触等。

2. 化学药物伤防护措施　虽然护士为患者进行化疗过程中，存在一定的职业危害，但只要从思想上重视，认真实施各种防护措施，化疗药物对护士的危害是完全可以防范的。

（1）配制化疗药物的环境要求：条件允许应设专门化疗配药间，配有空气净化装置，在专用层流柜内配药，防止含有药物微粒的气溶胶或气雾对护士产生伤害。操作台面应覆以一次性防渗透性护垫吸水纸，以吸附溅出的药液，以免蒸发造成空气污染。

（2）化疗药物配制时的操作要求：化疗药物配制时的防护措施与要求见表9-6-2。

表9-6-2　化疗药物配制时的防护措施与要求

措　施	要　求
操作前准备	配药时穿长袖低渗的隔离衣、戴帽子、口罩、护目镜、聚氯乙烯手套并外套一副乳胶手套
正确打开安瓿	打开安瓿前应轻弹其颈部，使附着的药粉降至瓶底，掰开安瓿时应垫纱布，避免药粉、药液外溢，或玻璃碎片四处飞溅，并防止划破手套
防止药物溢出	溶解药物时，溶媒应沿瓶壁缓慢注入瓶底，待药粉浸透后再晃动，防止药物溢出
规范稀释和抽取药物	（1）稀释瓶装药物及抽取药液时应插入双针头，以释放瓶内压力，防止针脱出造成污染； （2）抽取药液后，在药瓶内进行排气和排液后再拔针，不要将药物排于空气中； （3）抽取药液时用一次性注射器和针腔较大的针头； （4）抽出药液后放入垫有聚乙烯薄膜的无菌盘内备用
操作后处理	操作结束后，用水冲洗和擦洗操作台。脱去手套后彻底冲洗双手并行沐浴，以减轻药物的毒副作用

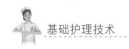

（3）化疗护士的素质要求：

1）执行化疗的护士应经过药学基础、化疗药物操作规程及废弃物处理等专业培训，并通过专业理论和技术操作考核，增强职业危害的防护意识，主动实施各项护措施。

2）化疗护士应注意锻炼身体，定期体检，每6个月检查肝功能、血常规及免疫功能。怀孕护士应避免直接接触化疗药物，以免出现流产、胎儿畸形。

（4）实施化疗药物操作要求：

1）从药瓶中吸取药液后，先用无菌纱布或棉球包裹瓶塞，再拔针头，防止拔出针头时瞬间药液外溢。

2）抽取药液时以不超过注射器容量的3/4为宜，防止针栓从针筒中意外滑落。

3）操作完毕，脱去手套后用流动水和洗手液彻底洗手并沐浴，减轻药物毒性作用。

（5）化疗药物污染的处理要求：如果化疗药物外溅，应立即标明污染范围，避免他人接触；如果药液溅到桌面或地上，应立即用吸水毛巾或纱布吸附；若为粉剂则用纱布轻轻擦抹，并用肥皂水擦洗污染表面后，再用75％乙醇擦拭。

（6）集中处理化疗废弃物和污染物：

1）接触过化疗药物的用品，如一次性注射器、输液器、针头、废弃安瓿及药瓶等，使用后必须放置在防刺破无渗漏的专业容器中封闭处理。

2）所有的污物（包括用过的一次性防护衣、帽）必须经过焚烧处理。

3）非一次性物品（隔离衣、裤）应与其他物品分开放置，并经过高温处理。

4）处理48小时内接受过化疗患者的排泄物、分泌物、血液、呕吐物时必穿隔离衣、戴手套。污染过的床单应单独洗涤；患者使用的物品先用热水冲洗2次，再分装标记集中处理；患者使用过的洗手池、马桶要用清洁剂和热水彻底清洗。

5）混有化学药物的污水，先在医院的污水处理系统中灭活或破坏细胞毒性药物，再排入城市污水系统。

3. 化疗药物暴露后的处理流程　　在配制使用化疗药物和处理污染物的过程中，如果防护用品不慎被污染，护士接触到化学药物时可采取下列处理流程。

（1）迅速脱去手套或隔离衣。

（2）立即肥皂水和清水清洗污染部位的皮肤。

（3）眼睛被污染时应迅速用清水或等渗洁眼液冲洗眼睛。

（4）记录接触情况，必要时就医治疗。

（四）血源性职业损伤

血源性职业损伤是指医务人员从事诊疗、护理等工作过程中意外地接触了患者含有传染性病原体的血液或其他体液，有可以被感染，例如HBV、HCV和HIV等。其他还有伤口分泌物、精液、阴道分泌物、羊水等。必须通过采取综合性防护措施，减少护士感染HBV、HCV和HIV等机会。

1. 损伤的原因

（1）接触血液与体液的操作：

1）在进行接触血液、体液的操作时未戴手套。

2）手部皮肤发生破损，在可能接触患者的血液成体液时未戴双层手套；或发生意外，如患者血液、分泌物溅入护理人员的眼睛、鼻腔或口腔中。

3）在为患者实施心肺复苏时，徒手清理口腔内分泌物及血液、口对口人工呼吸。

（2）与针刺伤有关的操作：主要通过针刺、刀割、玻璃碎片或其他锐器所致的皮肤损伤或黏膜溅洒等方式引起。针刺伤最容易发生在针头使用后的丢弃环节。

2. 血源性损伤的防护措施

（1）洗手：护理人员在接触患者前后，特别是接触血液、分泌物、排泄物及污染物品后，无论是否戴手套都要洗手。

（2）做好个人防护：可能发生血源性病原体职业暴露的主要科室如手术室、分娩室、普通病房的外科操作、口腔科、骨科、供应室等，护理人员应常规实施职业防护，防止皮肤、黏膜与患者血液、体液接触。常用防护措施包括戴手套、口罩、护目镜及穿隔离衣等。当护理人员接触患者血液、体液、有创伤的皮肤黏膜，进行体腔及血管侵入性操作或在接触和处理被患者体液污染的物品和锐器时，均应戴手套操作，护理人员手上有伤口时应戴双层手套。在处理患者血液、分泌物及体液等有可能溅出的操作时，特别是在行气管内插管、支气管镜及内镜等检查时，应戴口罩和护目镜，以保护眼睛和面部。在身体有可能被血液、体液、分泌物或排泄物污染，或进行特殊操作时，应穿隔离衣以免受暴露风险。

（3）安全注射：安全注射是指注射时不伤及患者和护士，并且保障注射所产生的废物不对社会造成危害。因此要确保提供安全注射所需的条件，并遵守安全操作规程。

（4）医疗废物处理：对使用过的一次性医疗用品和其他固定废弃物，均应放入双层防水污物袋内，密封并贴上特殊标记，送到指定地点，交由专人焚烧处理。

（五）负重伤的职业防护

负重伤是指由于工作性质的原因常需要推动或移动重物，而使身体负荷过度或不合理用力等，导致肌肉、骨骼、关节的损伤。

1. 负重伤的原因

（1）工作强度大：临床护士工作压力较大，不但需要处理诸多强度较大的工作，且要适应较快的工作节奏，尤其手术室、急救中心的护士，精神始终处于高度紧张状态，随时准备处理应激事件。长期处于此环境工作，使护士身体负荷过重、用力不均衡及长时间站立工作，使腰部很易受损，加速了椎间盘的损伤，导致椎间盘突出症或下静脉曲张等负重伤的发生。

（2）长期蓄积性损伤：损伤是护士发生椎间盘突出症的常见原因，蓄积性损伤是其重要的诱因。临床护士执行相关护理操作中弯腰、扭转动作较多，对腰部损伤较大、长期的损伤积累导致腰部负荷加重，使其易患腰部疾病；此外年轻护士急性腰部损伤容易引发腰椎间盘突出症。

2. 负重伤防护措施

（1）加强锻炼，提高身体素质：加强腰部锻炼是预防负重伤的重要措施。通过锻炼可提高机体免疫力，同时还可增加身体的柔韧性、增加骨关节活动度、减轻骨关节损伤。

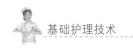

如健美操、太极拳、瑜伽等。

（2）保持正确的工作姿势：护士在日常的工作、生活中应注意保持正确的姿势，良好的身体姿势不仅可以预防腰肌劳损的发生，还可延缓椎间盘退变的进程，从而预防椎间盘突出症的发生。在站立或坐位时应尽可能保持腰椎伸直，使脊柱支撑力增大，避免因过度屈曲引起腰部韧带劳损，减轻身体重力对腰椎的损伤。在半弯腰或弯腰时，应两足分开使重力落在髋关节和两足处，降低腰部负荷。弯腰搬重物时，应先伸直腰部，再屈髋下蹲，使后髋及膝关节用力，随后挺腰将重物搬起。

（3）经常变换姿势：护理工作者应定期变换体位，缓解肌肉、关节、骨骼疲劳，减轻脊柱负荷。同时护士要避免过于剧烈活动，防止拉伤腰部肌肉，损伤椎间盘。

（4）使用劳动保护用具：护士在工作中可以佩戴腰围等保护用具以加强腰部的稳定性，保护腰肌和椎间盘不受损伤。腰椎间盘突出症的护士在急性期疼痛加重时坚持佩戴，于卧床休息时解下。

（5）促进下肢血液循环：由于工作性质缘故，护理工作者常常会超时站立，导致下肢静脉血液回流受阻，发生下肢静脉曲张，甚至引发严重后果。为了预防下肢静脉曲张的发生，护士在站立工作过程中应注意以下事项。

1）避免长时间保持同一姿势，适当轻微的活动有助于促进下肢血液循环。

2）站立时，可让双腿轮流支撑身体重量，并可适当做踮脚动作，促进小腿肌肉收缩，减轻静脉血液淤积。

3）工作间歇可以适当做下肢运动操，尽量抬高下肢，以促进血液回流。

4）穿弹性袜或捆弹性绷带，可以促进下肢血液回流，减轻肢体的沉重感和疲劳感。

（6）养成良好的生活饮食习惯：

1）从事护理工作的人员，提倡卧硬板床休息，并注意床垫的厚度适宜。

2）应注意避免长时间弯腰活动，尽量减少持重物的时间及重量，减轻腰部负荷，预防负重伤发生。

（7）科学合理饮食：由于护士每天承担着繁重的护理工作，应注意营养的科学调配。

1）多食富含钙、铁、锌的食物，如牛奶、菠菜、西红柿、骨头汤等。

2）增加机体内蛋白质的摄入量，多食肉、蛋、鱼及豆制品等。

3）多食富含生素B、维生素E的食物，如花生、芝麻等。维生素B是神经活动所需的营养素，可缓解疼痛、减轻疲劳；维生素E可扩张血管、促进血流，消除肌肉紧张。

（六）职业"疲溃感"的职业防护

职业"疲溃感"是指由于持续的工作压力引起的个体"严重紧张"反应，从而出现的一组症候群，其主要表现为缺乏工作动机、回避与他人交流、对事物多持否定态度、情感冷漠等。

1. 职业疲溃感的原因　护理人员每天需要监测患者的病情变化，还要处理复杂的人际关系，同时还要面临可能发生事故的威胁，工作中存在众多的压力源，使护士成为职业疲溃感的高发人群。其主要压力来源于：①工作时间长，工作负荷过重，且比较琐碎。②工作环境无安全感，常接触病原菌、病毒、放射性物质、化学有害物质等。③接受继续教育、培训机会偏少，职称晋升较难。④护士参加决策机会少，护理人员缺乏主人翁意识。⑤人际关系复杂，沟通不畅，难免出现冲突。⑥对护理人员的价值认同不够，导致情绪低落，工作缺乏积极性和激情。⑦自我期望值过高，害怕露自己的弱点与缺陷，工作满意度下降，长期压抑自己的情绪。⑧缺乏必要的心理应对能力，在面对压力时不能充分运用各种防卫机制保护自己。

2. 职业疲溃感防护措施

（1）积极参加教育与培训：护士应积极参加继续教育和学术会议以及其他形式的学习，增加对学科发展前沿和国内外专业情况的了解，以带来工作变革的方向和动力，拓展专业领域的视野，提高职业竞争力，避免职业风险，增强应对工作压力的能力。

（2）合理安排劳动时间：合理安排劳动时间和班次，以降低夜班劳动带来的负面效应。避免连续上夜班，每上一次夜班应保证足够的休息时间，这样可以最大限度地降低夜班带来的身心疲劳，减轻护士的职业紧张，提高工作效率。

（3）创造健康的职业环境：一个良好的职业环境，可以在一定程度上缓解工作和思想的压力。护士应培养自己团队合作的精神，友好沟通，宽容理解，发挥各自的特长和优势；满足其实现自身价值需要的同时，营造积极向上、和谐温馨、愉快健康的职业环境。

（4）培养积极乐观的精神：积极乐观的精神、愉快的情绪是战胜疲劳的基础和关键。面对困难和挫折调整心态，以开朗豁达的态度对待，可以缓解压力引起的身心反应，并可将压力转换成积极动力，促进个人发展的机遇。

（5）合理疏导压力带来的影响：合理运用应对压力的技巧，积极疏导负面的躯体和心理反应，可以降低紧张感。同时培养轻松的业余爱好，养成锻炼身体的习惯等，都有助于摆脱焦虑、烦恼，焕发出充沛的精力。

（6）提高自身综合素质：社会的进步、人们健康需求的增加、新的仪器设备的使用，是促使护理学科和护理人员发展的动力。护理人员应与时俱进，不断提升自身综合素质，适应时代发展的需要，克服职业疲溃感。

（7）提高家庭支持和提高社会地位：护理管理者应制定家庭支持政策，增强护士的家庭支持，当护士因家庭原因需要请假时，护理管理者应表示理解和关心。还应努力加大对护士的正面宣传与培养，积极提高护士的社会地位。

（8）提高护理工作价值感：随着时代的发展，赋予了护士多元化的角色，护士成为"维护和促进人类健康"的重要生力军，社会对护理工作的评价也需相应得到改善。护士社会地位的提高，创造了一个尊重护士的社会环境，这些有助于提高护士自我工作价值感，增强应对工作疲溃感的动力。

四、护士职业安全的防范原则

（一）完善组织管理，建立连续监测安全网络

职业安全管理设立 3 级管理，即医院执业安全管理委员会、职业安全管理办公室、科室职业安全管理小组，分别承担相应的职业安全管理工作。医院护理部实行"护理部-科护士长-病区护士长"3 级目标管理责任制，护理部设立安全领导小组，科室成立安全监

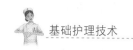

控小组，监督检查护理物品的质量、性能等是否符合安全标准，是否对患者、医护人员及社会构成潜在危险，防止购入假伪劣产品。对有可能影响全局或存在安全隐患的工作环节应重点监控，如手术室、急诊科、ICU、供应室等，风险高、涉及广、影响大的工作区域应提高重视并强化监督。

（二）加强护理职业安全教育，强化职业防护意识

重视护理安全教育，提高全体护理人员的安全意识，是保证护理安全的基础。开展经常性安全教育活动，树立"安全第一"的观念，提高护理人员的风险意识，增强护理安全工作的自觉性，使护理人员有良好的职业道德，促使安全护理行为的养成。

（三）强化法制观念、增强法律意识

护理不安全因素引发的后果，需要法律手段予以解决。因此，护理人员要加强法律知识学习，增强法律意识，强化法制观念，自觉遵守法律法规，以防范由于法制观念不强所造成的护理差错和事故，并学会运用法律武器维护自身的合法权益。

（四）加强专业理论和技术培训

临床上发生技术性护理事故的原因很多，如护理人员的理论知识不够扎实和不够全面、临床经验不足、技术操作有误等。因此，提高护理人员的业务素质，是护理安全的重要环节。通过对护理人定期系统的专业培训，不断提高护理人员的专业技术水平，防止技术性护理差错、事故的发生，促进护理安全各项工作的落实。

（五）建立健全规章制度，提高整体安全防范的有效性

提高护理安全防范，预防护理差错、事故的发生，应重点提高整体护理系统运行的安全性和应对的有效性。建立健全安全管理制度，落实各项安全管理措施。护理人员自觉遵守职业安全规范要求，并依据护理岗位的需求和护理服务的质量标准，最大限度地减少由于护理人力资源短缺、组织管理滞后、失误技术操作等造成的安全隐患。

（六）强化和推进标准预防

可采用美国疾病预防控制中心提出的标准预防进行护理职业安全防范，即所有患者的血液、体液、分泌物及排泄物等都具有潜在的传染性，接触时均应采取防护措施，以防止血源性传播疾病和非血源性传播的传播。

1. 标准预防有3个基本内容

（1）隔离对象：所有患者的血液、体液、分泌物、排泄物及其被污染的物品等都具有传染性。

（2）防护：坚持对患者和医务人员共同负责的原则，强调双向防护，防止疾病双向传播。

（3）隔离措施：根据疾病主要传播途径，采取相应的隔离措施（包括接触隔离、空气隔离及微粒隔离等），其重点是洗手和洗手的时机。

2. 标准预防技术　包括洗手、戴手套、穿隔离衣、带护目镜和面罩等，通过采取综合性防护措施，减少受感染的机会。护士必须正确掌握各级防护标准、防护措施及各种防护物品的使用方法，以避免防护不足或防护过度。

（七）科学化管理，重视护士的个人保健

合理配置护理人员，尊重理解护士工作的繁重及不规律性，减轻护士工作超负荷，设法改善工作环境，妥善处理人际关系，营造良好的工作氛围，从而减轻护士压力。医院为护理人员定期进行健康查体和免疫接种（表9-6-3）。

表9-6-3 护士职业防护中的预防接种方案与种类

方　案	种　类
必须接受的方案	重组乙型肝炎病毒疫苗、流行性感冒疫苗（灭活或亚单位疫苗）、麻疹活疫苗、腮腺炎活疫苗、风疹活疫苗、水痘-带状疱疹活疫苗
可选择方案（特殊情况下）	卡介苗、甲型肝炎病毒疫苗、流行性脑膜炎多糖疫苗、脊灰质炎疫苗、狂犬疫苗、破伤风与白喉疫苗、伤寒菌苗、牛痘疫苗

任务评价

1. 回答案例导入9-6-1提出的问题。

（宋　丹）

任务七　患者保护具的应用

学习目标

1. 说出保护具的适用范围、注意事项
2. 能正确使用常用保护具及辅助器具。
3. 注意患者安全，防范不良事件发生。

案例导入9-7-1

患者李某，男性，45岁。因车祸导致脑部受伤，患者意识模糊，烦躁不安，不时将安置的留置尿管、输液管拔出，影响临床护理效果。

请问：1. 护士应采用什么方法确保患者安全和治疗工作的顺利进行？
　　　2. 在应用保护具时应注意哪些问题？

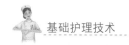

学习内容

临床护理工作中，在评估患者的安全需要后，对意识障碍、躁动不安、行动不便等具有潜在安全隐患的患者，护理人员应综合患者及家属的生理、心理及社会等方面的需要，采取必要的保护措施，如保护具、辅助器具的应用，为患者提供全面的健康维护，确保患者安全，提高患者的生活质量。

一、保护具的运用

保护具是在特殊情况下用来限制患者身体或机体某部位的活动，以达到维护患者安全与治疗效果的各种器具。

（一）适用范围

1. 儿科患者　由于小儿，尤其是6岁以下的患儿，认知及自我保护能力未发育完善，因此容易发生抓伤、坠床、跌倒、撞伤等意外或不配合治疗的行为。

2. 坠床高危患者　如麻醉后未清醒者、躁动不安、意识不清或年老体弱者、长期卧床、极度消瘦、虚弱及其他发生压力性溃疡者。

3. 某些术后患者　如失明、白内障摘除术后患者等。

4. 皮肤瘙痒患者　包括全身或局部瘙痒难耐的患者。

5. 精神疾病患者　如躁狂症、有自我伤害倾向的患者等。

（二）使用原则

1. 知情同意原则　使用前应向患者及家属说明所使用保护具的原因、目的和使用方法，在取得患者和（或）家属的同意后方可使用。

2. 短期使用原则　约束器具只可短期使用，且使用时必须保持患者的肢体关节处于功能位，同时保证患者舒适与安全。

3. 随时评价原则　应用约束带时应随时观察约束部位有无皮肤破损、血液循环障碍、意外伤害及患者心理状况等，并及时评价使用效果、了解并发症。根据实际情况定时放约束用具，并做好相应记录。如患者或家属要求解除约束用具，在解释、劝说无效的情况下应给予解除。

4. 记录原则　记录使用保护具的原因、目的、时间、每次观察的结果、护理措施及解除约束的时间。

（三）使用方法

1. 床栏　主要用于预防患者坠床。常见的有多功能床栏（床挡）（图9-7-1）、半自动床栏（图9-7-2）及围栏式床栏（图9-7-3）。

（1）多功能床栏：使用时插入两侧床沿，不用时插入床尾，必要时可将床栏取下垫于患者背部，进行胸外心脏按压。

（2）半自动床栏：可按需升降，不用时固定在床沿两侧。

（3）围栏式床栏：固定于床两侧，床栏中间为活动门，操作时将门打开，操作完毕将门关上即可。

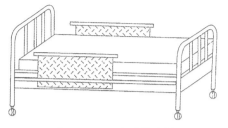

图9-7-1 多功能床栏

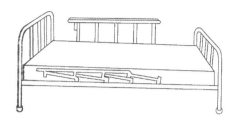

图9-7-2 半自动床栏

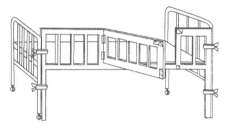

图9-7-3 围栏式床栏

2. 约束带 用于保护躁动的患者，限制患者身体及某一部位的活动，防止其自伤或伤害他人。

（1）宽绷带：常用于固定手腕及踝部。使用时，先用棉垫包裹手腕部或踝部，再用宽绷带打成双套结（图9-7-4），套在棉垫外，稍拉紧并将绷带系于床沿，松紧以肢体不脱出，又不影响血液循环为宜（图9-7-5）。

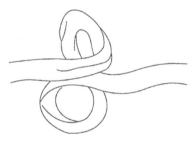

图9-7-4 双套结

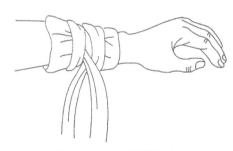

图9-7-5 宽绷带约束法

（2）肩部约束带（图9-7-6）：主要用于固定患者的肩部，限制其坐起。肩部约束带用宽布制成，宽8 cm，长120 cm，一端制成袖筒，袖筒上有细带。使用时，将于袖筒套于患者两侧肩部，腋窝处垫棉垫。两袖筒上的细带在胸前打结固定，将两条较宽的长带系于床头（图9-7-7），必要时将枕头横立于床头，也可将大单斜折成长条进行固定（图9-7-8）。

（3）膝部约束带（图9-7-9）：主要用于固定患者的膝部，限制其下肢活动。使用时，先在两膝、腘窝处垫棉垫，再将约束带横放于两膝上，宽带下的两头带分别固定一侧膝关节，然后将宽带两端系于床沿（图9-7-10）。也可将大单斜折成长条进行固定（图9-7-11）。

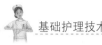
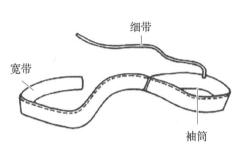

图9-7-6　肩部约束带

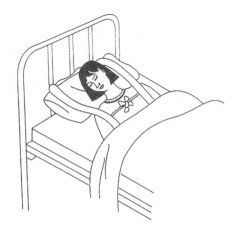

图9-7-7　肩部约束带固定法

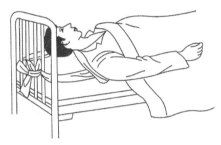

图9-7-8　肩部大单固定法

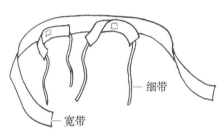

图9-7-9　膝部约束带

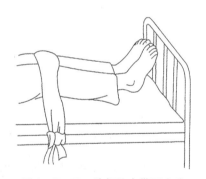

图9-7-10　膝部约束带固定法

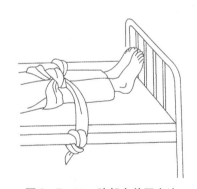

图9-7-11　膝部大单固定法

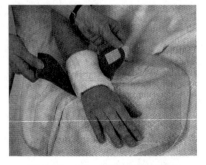

图9-7-12　尼龙搭扣约束带

　　（4）尼龙搭扣约束带（图9-7-12）：用于固定患者的手腕、上臂、膝部及踝部。约束带由宽布和尼龙搭扣制成。使用时，将约束带置于关节处，被约束部位垫上棉垫，将约束带上的尼龙搭扣对合后将带子系于床沿，注意松紧适宜。

　　3. 支被架（图9-7-13）　主要用于肢体瘫痪或极度衰弱的患者，防止盖被压迫肢体而造成不适或影响肢体的功能位置，造成永久性的伤害（如足下垂等并发症），也用于烧伤患者的暴露疗法需保暖时。

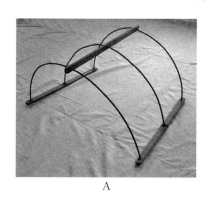
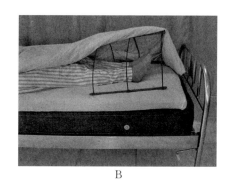

图9-7-13 支被架

（四）约束带应用操作流程

1. 目的　对不合作或自伤、伤人的患者限制其身体或肢体活动，确保患者安全，保证治疗、护理顺利进行。

2. 评估

（1）患者的病情、治疗及肢体活动情况。

（2）患者有无骨质疏松史或引起骨质疏松的危险因素。

（3）患者及家属对保护带的作用及使用方法的了解和配合程度并做好解释。

3. 准备

（1）护士准备：着装整洁，洗手，戴口罩。

（2）用物准备：棉垫数块、约束带。

4. 具体操作步骤及要点　详见表9-7-1。

表9-7-1　约束带应用操作步骤及要点

操作流程	操作步骤	要点说明
核对解释	向患者家属解释，取得理解和支持	
约束肢体	（1）棉垫包裹手腕或踝部； （2）将约束带打成双套结套在棉垫外，稍拉紧，使之不脱出； （3）将约束带系于床沿	（1）松紧能伸入1个手指为宜； （2）15～30分钟观察一次约束部位的皮肤
约束肩部	（1）患者双侧腋下垫棉垫； （2）约束带置于患者肩下； （3）双侧分别穿过患者腋下及背后的约束带，在背部两侧交叉后分别固定于床头	每2小时放松一次
记录	记录使用保护具的原因、时间、部位、每次观察结果、相应的护理措施及解除约束的时间	

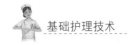

5. 评价

(1)患者或家属理解使用保护带的重要性、安全性，同意使用并配合。

(2)患者处于安全保护之中，无血液循环不良、皮肤破损或骨折。

6. 注意事项

(1)严格掌握保护具应用的适应证，维护患者的自尊。使用前要向患者及家属做好解释工作。

(2)注意观察：使用约束带时，约束带下应垫棉垫，固定时松紧适宜，能伸入1～2个手指为宜。约束期间应注意观察，每15～30分钟观察一次约束部位的皮肤颜色、温度、活动及感觉。若发现肢体皮肤苍白、麻木、冰冷时，应立即放松约束带，必要时进行局部按摩，促进血液循环。

(3)制动性保护具只能短期使用，约束带要定时松解，一般每2小时放松一次，同时应保持患者肢体及关节处于功能位。

保护具应用小结见图9-7-14。

二、辅助器具的使用

辅助器是为患者提供保持身体平衡与身体支持物的器材，是维护患者安全的护理措施之一。

1. 适用范围　辅助身体残障或因疾病、高龄而行动不便者活动，以保障患者的安全。

2. 使用方法

(1)腋杖（图9-7-15）：是提供短期或长期残障者离床时使用的一种支持性辅助用具。腋杖的长度包括腋垫和杖底橡胶垫。适宜长度的简易计算方法为：使用者身高减去40 cm。使用时，使用者双肩放松，身体挺直站，腋窝与腋杖顶垫间相距2～3 cm，腋杖底端应侧离足跟15～20 cm，握紧把手时，手肘应可以弯曲。

(2)手杖（图9-7-16）：手杖是一种手握式的辅助用具，常用于不能完全负重的残障者或老年人。手杖分木制或金属制，底端可为单脚型或四脚型。手杖的长度应符合以下原则：①肘部在负重时能稍微弯曲；②手柄适合抓握，弯曲部与髋部同高，手握手柄时感觉舒适。手杖应由健侧手臂用力握住。

(3)助行器（图9-7-17）：是一种四边形或三角形的金属框架，自身轻，可将患者保护其中，支撑体重，便于站立行走的工具。具有支撑面积大、稳定性好的特点，适用于上肢健康、下肢功能较差的患者。使用者可以根据肢体功能选择使用步行式助行器或轮式助行器。步行式助行器无轮脚、自身轻、高度可调、稳定性好，适用于下肢功能轻度损害的患者（图9-7-18）。轮式助行器有轮脚，易于推行移动，适用于上下肢功能均较差的患者（图9-7-19）。

3. 注意事项

(1)使用者意识清楚，身体状态良好、稳定。

(2)选择适合自身的辅助器。不适合的辅助器与错误的使用姿势，可导致腋下受压造成神经损伤、腋下和手掌挫伤及跌倒，还会引起背部肌肉劳损和酸痛。

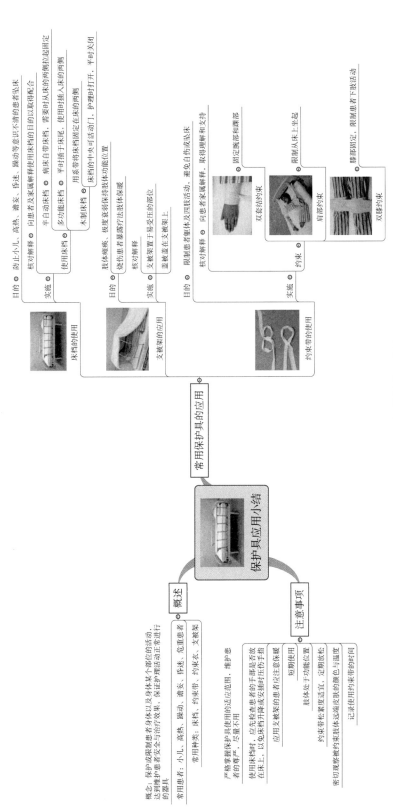

概述
- 概念：保护或限制患者身体以及身体某个部位的活动，达到维护患者安全与治疗效果，保证护理活动正常进行的器具
- 常用患者：小儿、高热、谵妄、昏迷、躁动、危重患者
- 常用种类：床档、约束带、约束衣、约束架、支被架

常用保护具的应用

床档的使用
- 目的　防止小儿、高热、谵妄、昏迷、躁动等意识不清的患者坠床
- 实施
  - 核对解释　向患者及家属解释使用床档的目的以取得患者配合
  - 使用床档
    - 半自动床档　病床自带床档，需要时从床的两侧拉起固定
    - 多功能床档　病床自带床档，使用时插入床的两侧
    - 木制床档　平时插于床尾，使用时固定在床的两侧
  - 用系带将床档固定肢体功能位置
  - 床档的中央可活动门，护理时打开，平时关闭

支被架的应用
- 目的
  - 肢体瘫痪、极度衰弱保持肢体保暖
  - 烧伤患者暴露治疗的部位
- 实施
  - 核对解释
  - 支被架置于易受压的部位
  - 盖被盖在支被架上

约束带的使用
- 目的
  - 限制患者躯体及四肢活动，避免自伤或坠床
- 实施
  - 核对解释　向患者家属解释，取得理解和支持
  - 约束
    - 双套结约束　固定腕部和踝部
    - 肩部约束　限制从床上坐起
    - 双膝约束　膝部固定，限制患者下肢活动

注意事项
- 严格掌握保护具使用的适应范围，维护患者的尊严，尽量不用
- 使用床档时，应先检查患者的手部是否放在床上，以免床档升降或安插时压伤的手指
- 应用支被架的患者应注意保暖
- 短期使用
- 肢体处于功能位置，定期放松
- 约束带松紧度适宜，定期观察皮肤的颜色与温度
- 密切观察被约束肢体远端皮肤的颜色，记录使用约束带的时间

图 9-7-14　保护具应用小结

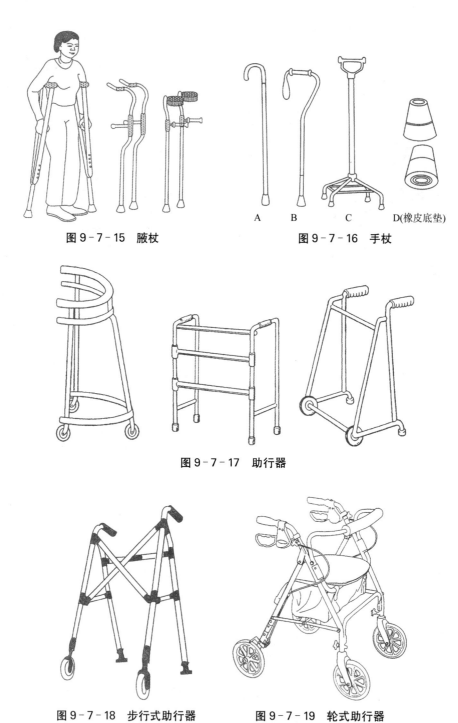

图9-7-15　腋杖

A　B　C　D(橡皮底垫)

图9-7-16　手杖

图9-7-17　助行器

图9-7-18　步行式助行器　　图9-7-19　轮式助行器

（3）使用者的手臂、肩部或背部应无伤痛，活动不受限制，以免影响手臂的支撑力。

（4）使用辅助器时，患者的鞋要合脚，衣服要宽松合身。

（5）拐杖和手杖末端有橡皮装置，可增加与地面的摩擦阻力而防滑，同时注意保持地面的清洁、干燥、无障碍物，防止滑倒或跌伤。

（6）选择较大的练习场地，避免拥挤和注意力分散。

（7）必要时备一把椅子，供患者疲劳时休息。

任务评价

1. 回答案例导入 9-7-1 提出的问题。

案例导入
9-7-1
参考答案

项目九习题

一、案例分析

1. 护士沈某，女，25 岁，某医院手术室护士。1 月 20 日为一急诊入院患者行剖宫产术，术后整理用物时，不慎被手术缝针刺破右手中指。缝针穿破手套，刺入皮肤，伤口较浅但有少量出血。

（1）该护士应该如何进行紧急处理？

（2）逐级上报后，院方对剖宫产患者及该护士分别进行了 HIV、HBV、HCV、梅毒等相关检查。结果显示，患者 HIV 抗体反应为阳性。为了防止职业损害，护理人员在哪些情况应使用护目镜或防护面罩？

二、A_1/A_2 型题

1. 当病区发生火灾时，所有工作人员应遵循的原则不包括（　　）。

A. 高层先撤　　　　　　　B. 患者先撤　　　　　　　C. 危重患者和老人先撤

D. 医务人员最后撤　　　　E. 从低层到高层逐层撤离

2. 用氧"四防"不包括（　　）。

A. 防火　　　B. 防热　　　C. 防油　　　D. 防震　　　E. 防爆

3. 烫伤处皮肤发生水泡，如果是大水泡，不应该（　　）。

A. 尽量不要弄破水泡　　　　　　B. 可用无菌注射针头将水泡刺破

C. 将疱皮撕除，局部涂烫伤膏　　D. 保持创面干燥

E. 可用注射器抽尽其内液体

4. 以下关于药物的领取和使用说法，错误的是（　　）。

A. 严格执行查对制度，做到"三查九对一注意"

B. 药物领取坚持"先进先用"原则

C. 毒麻药应放置在药柜明显处，以便随时核对数量

D. 内用药与外用药要分开放置　　　E. 注射药与口服药要分开放置

5. 对化疗护士的素质要求不包括（　　）。

A. 注意锻炼身体　　　B. 每隔 6 个月检查肝功能　　C. 经过专业培训

D. 怀孕护士没必要避免接触化疗药物　　　　　E. 定期体检

6. 以下（　　）不属于护理职业伤害因素。

A. 物理因素　　B. 生物因素　　C. 化学因素　　D. 管理因素　　E. 心理社会因素

7. 长期接触化疗药物不会导致（　　）。

A. 肿瘤　　B. 畸形　　C. 骨髓抑制　　D. 肥胖　　E. 脏器损伤

8. 护士，35 岁，女，搬动患者时将腰部肌肉拉伤。该护士所受到的职业伤害是（　　）。

A. 锐器伤　　B. 负重伤　　　C. 电离辐射　　D. 听力损伤　　E. 暴力攻击

9. 在下列护理职业防护措施中，不妥的是（　　）。
　　A. 视所有病人的血液、体液具有传染性，充分利用各种防护设备
　　B. 养成操作后正确洗手的习惯　　　C. 做好各类物品的保管工作
　　D. 医疗废物应分类处理　　　　　　E. 血渍污染后应立即用抹布或拖把清理

10. 以下（　　）不属于护理职业伤害。
　　A. 护士暴露于消毒剂环境中产生头晕、乏力
　　B. 助产士接生时羊水喷溅到眼睛里　　　C. 消毒供应中心护士被烫伤
　　D. 护士抢救 SARS 病人时感染 SARS 病毒　E. 护士长期背负工作压力造成抑郁

11. 导致医务人员发生血源性传播疾病最主要的职业因素是（　　）。
　　A. 接触血液标本　　　　B. 使用或清洗医疗器械　　C. 锐器伤
　　D. 为患者查体　　　　　E. 与患者共餐

12. 护士，30 岁，女，消毒供应中心工作。该护士可能受到的职业伤害一般不包括（　　）。
　　A. 锐器伤　　　　　B. 烫伤　　　　　C. 人体力学损伤
　　D. 暴力攻击　　　　　　　　　　　E. 血源性病原微生物侵袭

13. 在进入肺结核患者病房前后，护士应采取的防护措施不包括（　　）。
　　A. 洗手和手消毒　　　B. 戴帽子　　　　C. 戴 N95 口罩
　　D. 保持较远距离（1 m 以上）交谈　　　E. 戴眼罩

14. 下列洗手的步骤中不正确的是（　　）。
　　A. 掌心相对，手指并拢，相互揉搓　　B. 手心对手背沿指缝相互揉搓，交换进行
　　C. 掌心相对，双手交叉指缝相互揉搓　D. 手腕部分不用揉搓
　　E. 将手指尖并拢放在另一手心揉搓，交换进行

15. 在诊疗、护理操作过程中，有可能发生艾滋病人的血液、体液飞溅到医务人员的面部时，医务人员的以下做法总，不正确的是（　　）。
　　A. 戴手套　　　　　B. 戴具有防渗透性能的口罩　C. 戴防护眼镜
　　D. 不用戴手套　　　E. 必要时穿防护服

16. 下列防止针刺伤的做法中，错误的是（　　）。
　　A. 使用后的锐器直接放入耐刺、防渗漏的利器盒　B. 利用针头处理设备全处置
　　C. 使用具有安全性能的注射器、输液器等医用锐器，以防刺伤
　　D. 避免双手回套针帽　　E. 同其他医疗废物一同放于双层黄色垃圾袋内

17. 医务人员发生艾滋病病毒职业暴露后，以下做法错误的是（　　）。
　　A. 立即用肥皂液和流动水清洗污染的皮肤
　　B. 用生理盐水冲洗黏膜
　　C. 进行伤口的局部挤压
　　D. 如有伤口，应当在伤口旁轻轻挤压，尽可能挤出损伤处的血液
　　E. 伤口冲洗后，应当用消毒液如 75% 酒精或者 0.5% 碘伏消毒，并包扎伤口

18. 患者，女性，56 岁，肺癌转移第二次入院，疗效不佳，患者现已昏迷。护士采取的措施中不妥的是（　　）。

A. 使用床挡　　　　　　　B. 必要时使用牙垫　　　　　C. 做好皮肤清洁护理

D. 躁动时使用约束具　　　E. 定时漱口预防并发症

19. 以下使用约束带的注意事项错误的是（　　　）。

A. 严格掌握指征，注意维护患者自尊　　　B. 向患者及家属说明，取得理解

C. 使用时肢体处于功能位　　　　　　　　D. 保护具可长期使用

E. 密切观察约束部位的皮肤颜色

20. 患者，黄某，以呼吸困难，口唇发绀，恐惧，烦躁不安而急症入院，入院诊断为风湿性心脏病合并心力衰竭。为防止患者受伤，应采取的保护措施是（　　　）。

A. 使用绷带　　　　　　　　　　　B. 使用肩部约束带防止碰伤

C. 使用双侧床档防止坠床　　　　　D. 使用双膝固定防止坠床

E. 使用双套结固定肢体防止自伤

21. 许某，因患破伤风被安置在隔离室，表现为牙关紧闭，四肢抽搐，角弓反张。下列采取的安全措施不妥的是（　　　）。

A. 用床挡，防坠床　　　　　　　　B. 取下假牙，防窒息

C. 枕横立床头，四肢用约束带以防撞伤

D. 纱布包裹压舌板垫于上下臼齿之间防咬伤

E. 室内保持光线充足，安静，以利护理

22. 以下（　　　）需要使用保护具。

A. 休克病人　　　　　　　B. 腹痛病人　　　　　　　C. 体温过低病人

D. 咯血病人　　　　　　　E. 谵妄病人

23. 患者，男性，36岁。烧伤后采用暴露疗法，可选用的保护具是（　　　）。

A. 床挡　　　　B. 宽绷带　　　　C. 支被架　　　　D. 肩部约束带　　E. 膝部约束带

三、A₃/A₄型题

题干：患者，男，89岁，昨日上午突然在卫生间意外摔倒。

24. 跌倒的原因包括（　　　）。

A. 病人及家属方面　　　　B. 护理工作人员方面　　　　C. 护理工作管理方面

D. 医院环境方面　　　　　E. 以上都包括

25. 为降低患者跌倒风险，以下（　　　）措施属于改善医院环境。

A. 加强地面防滑设计　　　B. 家属24 h陪护　　　　　　C. 护士长加强检查督导

D. 护士正确进行患者跌倒风险评估　　　　　　E. 护士宣教到位

题干：小王，女，23岁，某医院内分泌科护士。某日早晨，在为患者注射胰岛素回套针帽时不慎刺破左手食指，伤口较浅但有少量出血。

26. 为避免被针刺伤，护士应采取的护理措施不包括（　　　）。

A. 戴手套　　　　　　　　B. 运用节力原则　　　　　　C. 避免双手回套针冒

D. 使用带保护装置的穿刺工具　　　E. 将用过的穿刺针或缝针放回指定的锐器盒内

27. 锐器应按照规定放入（　　　）。

A. 生活垃圾桶　　B. 医疗垃圾桶　　C. 锐器盒　　　D. 弯盘　　　　　E. 治疗盘

28. 发生职业暴露后应及时采取措施处理，下列不妥的是（　　　）。

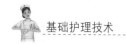

A. 若手被血液、体液污染必须立即清洗，换手套

B. 手被血液污染的锐器刺伤后应迅速用健侧的手，从近心端向远心端挤压受伤部位

C. 戴手套的手被血液体液污染的锐器刺伤后，须迅速脱去并更换手套

D. 及时上报、登记、评估   E. 加强暴露后心理咨询

（宋 丹 刘 娟）

02

模块二　院内护理

项目十　给药

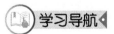 **项目介绍**

给药，即药物治疗，是临床最常用的一种治疗手段。其目的包括治疗疾病、减轻症状、预防疾病、协助诊断以及维持正常的生理功能。给药的途径有口服、雾化吸入、注射等，不同的给药途径其目的及操作方法各不相同，临床上需根据具体情况实施给药。护理人员应该详细了解有关药物的药理知识，熟悉掌握正确的给药方法和技术，并运用护理程序实施整体护理，使患者得到最佳的药物治疗效果。

相关知识储备

护士在药物治疗过程中，不仅要熟悉药物的药理学知识，还必须掌握药物的领取和保管方法、给药的时间和途径等，严格遵守药疗原则，对患者实施全面安全的给药护理，使药物治疗达到最佳效果。

相关知识
储备

学习导航

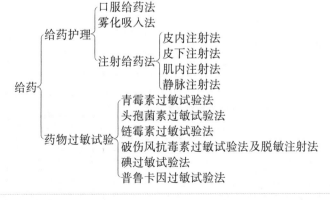

任务一　给药护理

学习目标

1. 正确说出给药途径和目的，正确阐述注射原则。

2. 遵循查对制度、无菌技术操作原则和操作流程，正确给药，及时观察用药反应，做好相关知识宣教。

3. 用药宣教到位，患者知晓用药注意事项，主动配合。

学习内容

一、给药基本知识

(一) 给药的原则

给药原则是一切用药的总则，在执行药物治疗时必须严格遵守。

1. 根据医嘱准确给药　给药属于非独立性的护理操作，必须严格根据医嘱给药。护士应熟悉常用药物的作用、副作用、用法和毒性反应，应及时向医生提出有疑问的医嘱，切不可盲目执行，也不可擅自更改医嘱。

2. 严格执行查对制度　护士在执行药物治疗时，应首先认真检查药物的质量，注意水剂、片剂有无变质（浑浊、变色、沉淀），针剂有无裂缝，检查标签、有效期和批号，如不符合要求或标签不清者，则不能使用。要将准确的药物，按准确的剂量，用准确的途径，在准确的时间内给予准确的病人，即给药的"五个准确"。因此，在执行药疗时，护士应做好"三查九对"，并主动邀请病人及家属参与查对；如果病人及家属提出疑问，应及时查清后方可执行。

三查指操作前、操作中、操作后查；九对包括查对床号/住院号、姓名、药名、浓度、剂量、用法、时间、有效期、过敏史。

3. 安全正确用药　准确掌握给药时间、方法；给药前应评估病人的病情、治疗方案、过敏史和所用的药物；向病人解释，以取得合作，并给予相应的用药指导，提高病人自我合理用药能力；药物备好后及时分发使用，避免久置引起药物污染或药效降低；对易发生过敏反应的药物，使用前应了解过敏史，按要求做过敏试验，结果阴性方可使用。使用毒麻、精神、高危、剧限药时，要反复核对，用后保留安瓿；用多种药物时，注意有无配伍禁忌。

4. 密切观察用药反应 给药后护士要监测病人的病情变化，动态评价药物疗效和不良反应，并做好记录。如用硝苯地平治疗心绞痛时，应观察心绞痛发作的次数、强度、心电图等情况。

（二）给药的途径

依据药物的性质、剂型、机体组织对药物的吸收情况和治疗需要等，选择不同的给药途径。常用的给药途径有口服给药、舌下给药、直肠给药、皮肤黏膜给药、吸入给药、注射给药（皮内、皮下、肌内、静脉注射）等。除动脉注射、静脉注射药液直接进入血液循环外，其他药物均有一个吸收过程，吸收速度依次为：气雾吸入＞舌下含服＞直肠给药＞肌内注射＞皮下注射＞口服给药＞皮肤给药。

（三）给药次数和时间间隔

给药次数与时间取决于药物的半衰期，以能维持药物在血液中的有效浓度为最佳选择，同时考虑药物的特性及人体的生理节奏。临床工作中常用外文缩写来描述给药时间、给药部位和给药次数等，医院常见外文缩写见表 10 - 1 - 1 和表 10 - 1 - 2。

表 10 - 1 - 1 医院常用给药的外文缩写与中文译意

缩写	拉丁文/英文	中文译意
qd	quaque die/every day	每日 1 次
bid	bis in die/twice a day	每日 2 次
tid	ter in die/three times a day	每日 3 次
qid	quarter in die/four times a day	每日 4 次
qh	quaque hora/every hour	每小时 1 次
q2h	quaque secundo hora/every 2 hours	每 2 小时 1 次
q4h	quaque quarta hora/every 4 hours	每 4 小时 1 次
q6h	quaque sexta hora/every 6 hours	每 6 小时 1 次
qm	quaque mane/every morning	每晨 1 次
qn	quaque nocte/every night	每晚 1 次
qod	quaque omni die/every other day	隔日 1 次
ac	ante cibum/before meals	饭前
pc	post cibum/after meals	饭后
hs	hora somni/at bed time	临睡前
am	ante meridiem/before noon	上午
pm	post meridiem/afternoon	下午
st	statim/immediately	立即
DC	discontinue	停止

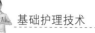
（续表）

缩写	拉丁文/英文	中文译意
prn	pro re nata /as necessary	需要时（长期）
sos	si opus sit /one dose if necessary	需要时（限用1次，12小时内有效）
12n	12 clock at noon	中午12时
12mn	midnight	午夜
R，Rp	recipe/prescription	处方/请取
ID	injectio intradermica/intradermicr (injection)	皮内注射
H	injectio hypodermic/hypodermic (injection)	皮下注射
IM/im	injectio muscularis/intramuscular (injection)	肌内注射
IV/iv	injectio venosa/intravenous（injection）	静脉注射
ivgtt/ivdrip	injectio venosa gutta/intravenous drip	静冰滴注
OD	oculus dexter/right eye	右眼
OS	oculus sinister/left eye	左眼
OU	oculus unitus/both eyes	双眼
AD	auris dextra/right ear	右耳
AS	auris sinistra/left ear	左耳
AU	arues unitas/both ears	双耳
gtt	gutta/drip	滴
g	gram	克
ml	milliliter	毫升
aa	ana/of each	各
ad	ad/up to	加至
po	per os/oral medication	口服
tab	taballa/tablet	片剂
comp	compositus/compound	复方
pil	pilula/pill	丸剂
lot	lotio/lotion	洗剂
mist	mistura/mixture	合剂
tr	tincture/tincture	酊剂
pulv	pulvis/powder	粉剂/散剂
ext	extractum/extract	浸膏

（续表）

缩写	拉丁文/英文	中文译意
cap	capsula/capsule	胶囊
sup	suppositorium/suppository	栓剂
syr	syrupus/syrup	糖浆剂
ung	unguentum/ointment	软膏剂
inj	injectio/injection	注射剂

表 10-1-2　医院常用给药时间安排（外文缩写）

给药时间	安排	给药时间	安排
qm	6am	qid	8am，12n，4pm，8pm
qd	8am	q2h	6am，8am，10am，12n，2pm，…
qn	8pm	q3h	6am，9am，12n，3pm，…
bid	8am，4pm	q4h	8am，12n，4pm，8pm，12mn，…
tid	8am，12n，4pm	q6h	8am，2pm，8pm，2am，…

（四）药物的领取与管理

1. 药物的领取

领取药物必须凭医生的处方。通常，门诊病人按医生处方在门诊药房自行领取；各医院住院病人药物的领取方法的规定不一，大致包括：

（1）病区：病区内设有药柜，备有一定数量的常用药物，由专人负责管理，按期领取和补充；贵重药物和特殊药物凭医生的处方领取；剧毒药和麻醉药（如吗啡、盐酸哌替啶等），病区内有固定数量，使用后凭医生的处方领取补充。

（2）中心药房：医院内设有中心药房，中心药房的人员负责摆药，病区护士核对并取回，按时给病人服用。

2. 药物的保管原则

（1）药柜放置：药柜应放在通风、干燥、光线明亮处，避免阳光直射，保持整洁，由专人负责，定期检查药品质量，以确保药品安全。

（2）分类放置：药品应按内服、外用、注射、剧毒等分类放置。先领先用，以防失效。贵重药、麻醉药、剧毒药应有明显标记，加锁保管，专人负责，使用专本登记，并实行严格交班制度。

（3）标签明显：药瓶上贴有明显标签。内服药标签为蓝色边，外用药为红色边，剧毒药和麻醉药为黑色边。标签要字迹清楚，标签上应标明药名（中、英文对照）、浓度、剂量。

（4）定期检查：药物要定期检查，如有沉淀、混浊、异味、潮解、霉变等现象，或标

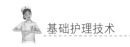

签脱落、认不清，应立即停止使用。

（5）妥善保存：根据药物的性质妥善保存。

① 易挥发、潮解或风化的药物：如乙醇、过氧乙酸、碘酊、糖衣片等，应装瓶、盖紧瓶盖。

② 易氧化和遇光易变质的药物：如维生素C、氨茶碱、盐酸肾上腺素等，应装在棕色瓶内或避光容器内，放于阴暗处保存。肾上腺素类、硝普钠等，使用时也应遮光或避光。

③ 易被热破坏的某些生物制品和药品：如蛋白制剂、疫苗、益生菌、干扰素等，应置于2℃～10℃低温处保存。

④ 易燃易爆的药物：如乙醇、乙醚、环氧乙烷等，应单独存放，密闭瓶盖置于阴凉处，并远离明火。

⑤ 易过期的药物：如各种抗生素、胰岛素等，应按有效期先后，有计划地使用，避免因药物过期造成浪费。

⑥ 病人个人专用的贵重或特殊药物应单独存放，并注明床号、姓名。

二、口服给药法

案例导入 10-1-1

患者刘某，女性，65岁，因"支气管扩张合并肺部感染、左心衰竭"入院治疗。入院时体温39.2℃，呼吸急促，端坐呼吸。经过积极利尿、强心、抗感染治疗后，体温降至正常范围，能够平卧，现改用地高辛口服。

请问：1. 护士发地高辛时应如何指导患者服药？
　　　2. 指导的依据是什么？

口服给药是药物经口服后被胃肠道吸收入血液循环，从而达到局部治疗和全身治疗的目的。

1. 目的　协助患者遵照医嘱安全、正确地服下药物，以达到减轻症状、治疗疾病、维持正常生理功能、协助诊断和预防疾病的目的。

2. 评估　患者的病情、年龄、意识状态及治疗情况；患者的吞咽能力，是否留置鼻饲管，有无口腔、食管疾患，有无恶心、呕吐状况；患者的心理反应，是否配合服药及遵医行为；患者对药物相关知识的了解程度。

3. 准备

（1）药物及用物准备：患者所需口服药物由中心药房负责准备。医生下达医嘱，中心药房根据系统提示核对，摆药，并将服药车上锁，外勤人员将服药车送至病区，与病区护士完成交接。用物准备：药车、服药本、小药卡、饮水管、水壶（内盛温开水）、外出患者药物领取温馨提示牌等。

（2）患者准备：了解服药目的、方法、注意事项和配合要点，取舒适体位。

（3）环境准备：环境清洁、安静、光线充足。

（4）护士准备：衣帽整齐，修剪指甲，洗手，戴口罩。

4. 操作步骤及要点　详见表10-1-3。

表10-1-3　口服给药法操作步骤及要点

操作流程	操 作 步 骤	要 点
（1）备药		
核对	核对口服药本与小药卡，按床号将小药卡插入药盘内，放好药杯	严格执行"三查九对"
配药	根据药物剂型的不同，采取不同的取药方法 （1）固体药：摆固体药片、药粉、胶囊时应用药匙分发，一手取药瓶，瓶签朝向自己，另一手用药匙取出所需药量，放入药杯； （2）水剂药：摇匀药液，打开瓶盖，使其内面向上放置。左手持量杯，拇指置于所需刻度；右手持药瓶，标签朝上，举量杯使所需刻度与视线平行，缓缓倒入所需药量。倒毕，用湿纱布擦净瓶口，将药瓶放回原处； （3）油剂、药量不足1 ml：先在药杯内倒入少许温开水，用滴管吸取药液滴入杯中。以1 ml=15滴计算，滴入时须稍倾斜滴管	（1）先配固体药，后配水剂及油剂； （2）同一患者的数种药片可放入同一个杯内，药粉或含化药需用纸包好； （3）同时服用几种水剂时，须分别倒入几个杯内；更换药液品种应洗净量杯；防止倒药时污染标签； （4）避免药液附着在杯壁上影响剂量的准确性
再次核对	摆药完毕，将药物、小药卡与服药本全部再核对一遍，最后由2名护士核对无误后盖上治疗巾备用	确保给药安全
处理用物	按要求处理备药用具，晾干存放原处	
（2）发药		
用物准备	备好温开水，携带口服药本、治疗车（盘）进入病室，按床号顺序发药	
核对解释	核对患者床号、姓名和年龄，采用反问的方式由患方说出患者姓名，核对无误后再发药物；解释服药的目的及注意事项	
协助服药	根据病情、年龄等情况灵活运用不同方法协助患者服药，须看到患者服下所有药物后方可离开。危重患者以及不能自行服药的患者应给予喂服；鼻饲者需要将药物碾碎，用水溶解后，从胃管或肠内营养管注入，再用少量温开水冲净胃管	（1）若患者提出疑问，应认真听取，重新核对，确认无误后再发，同时给予耐心解释； （2）应一次性把一位患者的药物全部取出，以免发生差错； （3）如发药时患者不在或因故暂时不能服药，应将药物带回保管，适时再发或交班； （4）胃管注入的患者应避免胃管堵塞；食管癌术后患者应经肠内营养管注入药物而不是胃管

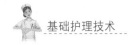

（续表）

操作流程	操作步骤	要点
处理用物	服药后，收回药杯，先要浸泡消毒，后冲洗清洁，再消毒备用。一次性药杯一用一弃	（1）防止交叉感染； （2）盛油剂的药杯，先用纸擦净再做初步消毒
观察记录	观察患者服药后的反应。若有异常，应及时与医生联系，进行处理，并做好记录	

5. 评价

（1）给药程序正确，无发错药物的现象。

（2）患者认识到遵医嘱服药的重要性，能积极主动配合。

（3）患者能够掌握有关的药物知识。

（4）服药后能达到预期效果，减少不良反应。

6. **注意事项** 解释用药的目的和注意事项，根据药物的特性进行正确的用药指导。

（1）对牙齿有腐蚀作用的药物如酸类和铁剂，应用吸水管吸服后漱口，以保护牙齿。

（2）缓释片、肠溶片、胶囊吞服时不可嚼碎；舌下含片应放舌下或两颊黏膜与牙齿之间待其溶化。

（3）健胃药宜在饭前服；助消化药及对胃黏膜有刺激性的药物应在饭后服；催眠药在睡前服；驱虫药宜在空腹或半空腹服用。

（4）抗生素及磺胺类药物应准时服药，以保证有效的血药浓度。

（5）服用对呼吸道黏膜起安抚作用的药物，如止咳糖浆后不宜立即饮水（一般15分钟后方可饮水）。

（6）某些磺胺类药物经肾脏排出，尿少时易析出结晶堵塞肾小管，服药后要多饮水。

（7）服强心苷类药物时需加强对心率及节律的监测，脉率低于每分钟60次或节律不齐时应暂停服用，并告知医生。

（8）对出院后仍需服药的患者，做好药物指导，告知患者遵医用药的重要性，不可随意增减药量或更改用药时间，以保证用药的安全有效。

7. **案例分析** 针对案例导入10-1-1，根据地高辛的药理作用、药代动力学、副作用、中毒表现等，可进行如下用药指导。

刘阿姨，现在给您服用的是地高辛，这个药可以强心，起到治疗心力衰竭的作用。另外，它还可减慢心率，所以心率太慢，小于60次/分时是不能服用的。刚才给您测得的脉搏是85次/分，所以我们可以按照医嘱服用。为避免食物尤其是富含纤维素的食物干扰胃肠吸收药物，请您饭前30～60分钟服用。为保证地高辛在体内保持稳定的浓度，我们会固定在每天这个时间段发药，请您现在就服用。为了解药物对您的影响和疗效，请您配合我们监测血压、心率、心电图、电解质（尤其是钾、钙、镁）以及肾功能情况。用药后如出现心律失常、食欲不佳、恶心、呕吐、下腹痛、乏力、视物模糊、黄视、绿视、腹泻、精神抑郁或错乱、瞌睡、头痛、皮疹、荨麻疹，请及时告知我们，医生会根据您的临床症状，恰当调整用药。

三、雾化吸入法

雾化吸入法（nebulization）是应用雾化装置将药液分散为细小雾滴，经口鼻或人工气道吸入呼吸道，达到预防和治疗疾病的目的。吸入药物除了对呼吸道局部产生作用外，还可通过肺组织吸收而产生全身性疗效。雾化吸入用药具有奏效较快、药物用量较小、不良反应较轻等优点，临床应用广泛。随着气道湿化技术的发展，雾化吸入也可应用于气道湿化。常用的雾化吸入法有超声雾化吸入法、氧气雾化吸入法和手压式雾化器雾化吸入法。

（一）超声雾化吸入法

超声雾化吸入法是应用超声波声能将药液变成细微气雾，再由呼吸道吸入，以预防和治疗呼吸道疾病的方法。

1. 超声波雾化吸入的特点　喷雾量大小可以调节；雾滴小而均匀（直径＜5 μm）；患者感觉温暖舒适（雾化器电子部分产热，对雾化液起轻度加温作用）；治疗效果好（药液可被吸入到终末细支气管和肺泡）。

2. 超声波雾化吸入器的构造与作用原理　见二维码。

3. 超声波雾化吸入法的应用

（1）目的：

1）湿化气道：常用于呼吸道湿化不足、痰液黏稠者，也可作为气管切开术后的常规湿化手段。

超声波雾化
吸入器的构造
及作用原理

2）控制感染：消除炎症，控制呼吸道感染。常用于咽喉炎、支气管扩张、肺炎、肺脓肿、肺结核等患者。

3）改善通气：解除支气管痉挛，保持呼吸道通畅。常用于支气管哮喘等患者。

4）祛痰镇咳：减轻呼吸道黏膜水肿，稀释痰液，帮助祛痰。

（2）评估：患者的病情、治疗情况、用药史、过敏史；患者的意识状态、肢体活动能力、对用药的认知及合作程度；呼吸道是否通畅，面部及口腔黏膜有无感染、溃疡等。

（3）准备：

1）患者准备：患者了解超声波雾化吸入法的目的、方法、注意事项及配合要点，取卧位或坐位接受雾化治疗。

3）环境准备：环境清洁安静，光线和温湿度适宜。

4）护士准备：衣帽整洁，修剪指甲，洗手，戴口罩。

5）用物准备：治疗车上层放置超声波雾化吸入器一套，以及水温计、弯盘、冷蒸馏水、生理盐水。常用药液：①抗生素，常用的有庆大霉素、卡那霉素等控制呼吸道感染；②平喘药，常用的有氨茶碱、沙丁胺醇（舒喘灵）等解除支气管痉挛；③祛痰药，常用的有α-糜蛋白酶等稀释痰液，帮助祛痰；④糖皮质激素，常用的有地塞米松等，可减轻呼吸道黏膜水肿。治疗车下层放置锐器盒、医用垃圾桶、生活垃圾桶。

（4）操作步骤及要点：详见表10-1-4。

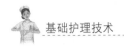

表 10-1-4 超声雾化吸入法操作步骤及要点

操作流程	操作步骤	要点及说明
检查	使用前检查雾化器各部件是否完好，有无松动脱落、漏气等异常情况	
连接	连接雾化器主件与附件	
加水	加冷蒸馏水于水槽内，水量视不同类型的雾化器而定，要求浸没雾化罐底部的透声膜	水槽和雾化罐内切忌加温水或热水。水槽内无水时，不可开机，以免损坏仪器
加药	将药液用生理盐水稀释至 30～50 ml，倒入雾化罐内，检查无漏水后，将雾化罐放入水槽，盖紧水槽盖	水槽底部的晶体换能器和雾化罐底部的透声膜薄而质脆，易破碎，操作中注意不要损坏
开始雾化		
床边核对	携用物至患者床旁，核对患者姓名、年龄或住院号，查看腕带信息，并邀请患者及家属参与查对	操作前查对患者床号、姓名、药名、浓度、剂量、给药方法和时间、有效期、过敏史
安置体位	协助患者取合适卧位	
调节喷雾量	接通电源，打开电源开关（指示灯亮），调整定时开关至所需时间，打开雾化开关，调节喷雾量	大档雾量 3 L/min，中档雾量 2 L/min，小档雾量 1 L/min。一般每次雾化 15～20 分钟
二次核对		操作中查对患者床号、姓名、药名、浓度、剂量、给药方法和时间、有效期、过敏史
雾化吸入	将口含嘴放入患者口中（也可用面罩），指导患者做闭口深呼吸，直至药液雾化完为止	水槽内须保持有足够的冷水，如发现水温超过 50℃或水量不足，应关机，更换或加入冷蒸馏水
再次核对		操作后再次查对患者床号、姓名、药名、浓度、剂量、给药方法及时间、有效期、过敏史
结束雾化	(1)治疗完毕，取下口含嘴； (2)关雾化开关，再关电源开关； (3)协助患者擦干面部，清洁口腔，取舒适卧位，整理床单位	连接使用雾化器时，中间需间隔 30 分钟
操作后处理	(1)清理用物，放掉水槽内的水，擦干水槽； (2)将口含嘴、雾化罐、螺纹管浸泡于消毒液内 1 小时，再洗净晾干备用； (3)洗手，记录	记录雾化开始与持续时间、患者的反应及效果

（5）评价：

1）操作正确熟练。

2）护患沟通有效，患者满意。

3）患者感觉舒适，症状减轻。

（6）注意事项：

1）护士熟悉雾化器性能，水槽内应保持足够的水量（虽有缺水保护装置，但不可在缺水状态下长时间开机），水温不宜超过 50℃。

2）水槽底部的晶体换能器和雾化罐底部的透声膜薄而质脆，在操作及清洗过程中，动作要轻，防止损坏。

3）观察患者痰液排出是否困难，若因黏稠的分泌物经湿化后膨胀导致痰液不易咳出时，应予以拍背协助痰液排出，必要时吸痰。

4）治疗过程需加入药液时不必关机，直接从盖上小孔内添加即可；若要加水入水槽，必须关机操作。

（二）氧气雾化吸入法

氧气雾化吸入法是借助高速氧气气流，使药液形成雾状，随吸气进入呼吸道的方法。

1. 氧气雾化器的构造及作用原理　见二维码。

2. 氧气雾化吸入法的应用

（1）目的：同超声波雾化吸入法。

（2）评估：同超声波雾化吸入法。

（3）准备：

1）患者准备：环境准备及护士准备同超声波雾化吸入法。

2）用物准备：治疗车上层放置氧气雾化吸入器、氧气装置一套（湿化瓶勿放水），以及弯盘、药液（遵医嘱准备）、生理盐水。治疗车下层放置锐器盒、医用垃圾桶、生活垃圾桶。

（4）操作步骤：详见表 10-1-5。

氧气雾化器
的构造及作
用原理

表 10-1-5　氧气雾化吸入法操作步骤及要点

操作流程	操作步骤	要点
检查	使用前检查雾化器各部件是否完好，有无松动、脱落、漏气等异常情况	
加药	遵医嘱将药液稀释至 5 ml，注入雾化器的药杯内	
核对	携用物至患者床旁，核对患者姓名、年龄或住院号，查看腕带信息并邀请患者及家属参与查对	操作前查对患者床号、姓名、药名、浓度、剂量、给药方法及时间、有效期、过敏史
连接	雾化器的接气口连接于氧气筒或中心吸氧装置的输氧管上	氧气湿化瓶内勿放水，以免液体进入雾化吸入器内使药液稀释
调节氧流量	一般为 6～8 L/min	
二次核对		操作中查对患者床号、姓名、药名、浓度、剂量、给药方法及时间、有效期、过敏史

（续表）

操作流程	操作步骤	要　点
开始雾化	指导患者手持雾化器，将吸嘴放入口中紧闭嘴唇深吸气，用鼻呼气，如此反复，直至药液雾化完为止	深吸气，使药液充分到达细支气管和肺内，可提高治疗效果
再次核对		操作后再次查对患者床号、姓名、药名、浓度、剂量、给药方法及时间、有效期、过敏史
结束雾化	取出雾化器，关闭氧气开关	
操作后处理	（1）协助患者擦干面部，清洁口腔，取舒适卧位，整理床单位； （2）清理用物，洗手，记录	记录雾化开始与持续时间，以及患者的反应及效果

（5）评价：

1）操作正确、熟练。

2）护患沟通有效，患者满意。

3）患者感觉舒适，症状减轻。

（6）注意事项：

1）正确使用供氧装置，注意用氧安全，室内应避免火源。

2）氧气湿化瓶内勿盛水，以免液体进入雾化器内使药液稀释影响疗效。

3）观察及协助排痰时注意观察患者痰液排出情况，如痰液仍未咳出，可予以拍背、吸痰等方法协助排痰。

（三）手压式雾化器雾化吸入法

手压式雾化器雾化吸入法是利用拇指按压雾化器顶部（图10-1-1），使药液从喷嘴喷出，形成雾滴作用于口腔、咽部、气管、支气管黏膜而被其吸收的治疗方法。

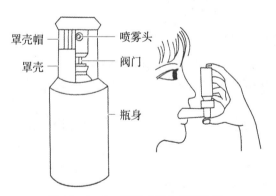

图10-1-1　手压式雾化器吸入法

四、注射给药法

患者，女性，21 岁。淋雨后出现流清鼻涕、咳嗽、咽痛、胸痛及高热，到医院就诊。体格检查：体温 39.5℃，脉搏 110 次/分，呼吸 26 次/分。诊断：肺炎球菌肺炎。医嘱：青霉素 80 万 U，肌内注射，每日 2 次，用药前皮试。

请问：1. 对于该患者药物该如何准备？

2. 该患者的注射部位如何选择？

3. 如何完成皮试？

注射给药法是将无菌药液注入体内，以达到预防和治疗疾病目的的方法。注射给药法具有药物吸收快、血药浓度升高迅速、进入体内的药量准确等优点，适用于需要药物迅速发生作用或因各种原因不能口服药的患者。但注射给药法也会造成一定程度的组织损伤，引起疼痛及潜在并发症。另外，因药物吸收快，某些药物的不良反应出现迅速，处理也相对困难。常用的注射给药法包括皮内注射、皮下注射、肌内注射及静脉注射。

（一）注射原则

1. 严格执行查对制度　做好"三查九对"，确保准确无误给药；检查药物质量，如发现药液过期、混浊、沉淀、变色、变质或药液瓶身有裂痕等现象则不可使用；同时注射多种药物，应检查药物有无配伍禁忌。

2. 严格遵守无菌操作原则

（1）注射场所空气清洁，符合无菌操作要求。

（2）注射前护士必须修剪指甲、洗手、戴口罩、衣帽整洁。

（3）注射器内壁、活塞轴、乳头、针梗、针尖及针栓内壁必须保持无菌。

（4）注射部位皮肤按要求进行消毒：①用棉签蘸取 2％碘酊，以注射点为中心向外螺旋式消毒，直径在 5 cm 以上。待碘酊干燥后，用 75％乙醇以同法脱碘，范围大于碘酊消毒面积，待乙醇干燥后即可注射；②或用 0.5％碘伏或安尔碘以同法消毒两遍，无需脱碘。

3. 严格执行消毒隔离制度，预防交叉感染　注射时做到一人一套物品，包括注射器、针头、止血带、垫巾；所用物品须按消毒隔离制度处理；对一次性物品应按规定处理（针头立即置于锐器盒；注射器集中置于医用垃圾袋中统一处理），不可随意丢弃。

4. 选择合适的注射器及针头　据药物剂量、黏稠度和刺激性的强弱选择注射器和针头；注射器应完整无损，不漏气；针头锐利、无钩、不弯曲、不生锈；注射器和针头衔接紧密；一次性注射器包装不漏气，在有效时间内使用。

5. 注射药液现配现用　药液在规定注射时间临时抽取、即刻注射，以防药物效价降低或被污染。

6. 选择合适的注射部位　注射部位应避开神经、血管处（动、静脉注射除外）；不可在炎症、瘀斑、硬结、皮肤受损处进针；对需长期注射的患者，应经常更换注射部位。

7. 注射前排尽空气　进针后、注射药物前，务必检查有无回血。静脉注射必须是见有回血后方可注入药物，皮下、肌内注射无回血方可注射。如有回血，必须拔出针头重新进针。

8. 掌握合适的进针角度和深度　各种注射分别有不同的进针角度和深度要求，进针角度排序依次为皮内注射（<5°）、静脉注射（15°～30°）、皮下注射（30°～40°）、肌内注射（90°）。进针时不可将针梗全部刺入注射部位，以防不慎断针增加处理的难度。

9. 掌握无痛注射技术　做好患者的解释安抚工作，解除患者思想顾虑，分散其注意力，根据注射方式选择合适体位，使肌肉放松，便于进针；注射时做到"两快一慢"，即进针、拔针快，推药速度缓慢并均匀；注射刺激性较强的药物时，应选用细长针头，进针要深；同时注射多种药物，一般应先注射刺激性较弱的药物，再注射刺激性强的药物。

情景导入

　　某医院内科病房，治疗护士误将甲床患者的青霉素注射给乙床，而将乙床患者的庆大霉素注射给甲床患者。当她发现后，心理十分矛盾和紧张，并对乙床患者进行严密观察而没有发现青霉素过敏反应。该护士原想把此事隐瞒下去，但经过反复思虑还是报告给护士长，同时作了自我检查。请对治疗护士的行为进行分析，并说明应否告诉患者真相；进一步思考如何避免此类查对差错的发生。

（二）药液抽吸

1. 注射器和针头构造　见二维码。

注射器和
针头构造

知识链接

自毁式注射器

　　自毁式注射器是使用后能防止重复使用的一次性注射器产品，在注射完毕后，依赖手工或机械力量，使推杆不能从针筒内抽出，达到自锁，或者活塞的密封性能被破坏，或者注射器的推杆被推断，最终达到防止重复利用的目的。

情景导入分析

　　某治疗护士未严格遵守查对制度，而且发生差错后又未及时报告给护士长或主管医生做好应变准备，她虽然严密观察，但万一出现过敏反应也会影响对患者的抢救，因此违背了认真负责的职业道德规范，不尊重患者的生命价值。万幸的是患者没有出现过敏反应，而且由于良心发现，她告诉了护士长并作了自我检查，这也是好的转变。差错发生后是否告知患者真相，可有3种选择：一是不告诉患者真相，也不补上应注射的药物，这样可以避免护患纠纷，但对患者的治疗有一定影响，这不可取；二是不告诉患者真相，补上应注射的药物，这样患者容易生疑，为此护士就要说假话，有违于诚实的道德原则；三是告知患者，并补上应注射的药物为佳，这样虽然有发生护患纠纷的可能，但只要护士诚心地作自我批评，相信患者是会原谅的。关于如何避免此类查对差错事件发生，首先要严格执行查对制度，另外还可优化查对方式，邀请患者及家属共同参与查对，至少同时使用姓名、年龄两项核对患者身份，确保对正确的患者实施正确的操作和诊疗。进行各项护理操作、处置前，必须使用3种以上识别方式核对患者身份。核对时让患者或家属陈述患者姓名，同时使用患者姓名＋年龄＋住院号或姓名＋年龄＋门诊号3种方法确认患者，查对腕带、床头卡或门诊就诊卡。

2. 药液抽吸法的应用

（1）目的：用注射器抽吸适量药液，为注射做准备。

（2）评估：治疗室的环境是否符合要求；用物准备是否齐全。

（3）准备：

1）环境准备：清洁、安静、光线适宜。

2）护士准备：衣帽整洁、修剪指甲，洗手，戴口罩。

3）用物准备：治疗车上层放置治疗盘（也称基础治疗盘），包括无菌持物镊（放于灭菌后的干燥容器内）、2％碘酊、75％乙醇或0.5％碘伏、无菌棉签、无菌纱布或棉球、砂轮、弯盘、启瓶器，静脉注射时备止血带、一次性垫巾等。以及注射器及针头、注射药液、医嘱卡、无菌盘、手消毒液。

治疗车下层放置锐器收集盒、医用垃圾桶、生活垃圾桶。

（4）操作步骤：详见表10-1-6。

表10-1-6 药液抽吸法操作步骤及要点

操作流程	操作步骤	要点
查对药物 铺无菌盘 抽吸药液		严格执行无菌操作原则和查对制度
1. 自安瓿内抽吸药液	（1）消毒折断：将安瓿尖端药液弹至体部，在安瓿颈部划一锯痕，用75％乙醇棉签消毒后，垫无菌纱布或棉球折断安瓿。安瓿颈部若有蓝色标记（图10-1-2），则无需划痕，用75％乙醇棉签消毒颈部后，垫无菌纱布或棉球折断安瓿； （2）抽吸药液：持注射器，将针头斜面向下置入安瓿内的液面下，持活塞柄并抽动活塞，抽吸药液（图10-1-3）	（1）垫无菌纱布或棉球折断安瓿，以防止发生锐器伤； （2）抽药时不可触及活塞体部，以免污染药液
2. 自密封瓶内抽吸药液	（1）消毒瓶塞：除去密闭瓶盖中心部分，常规消毒瓶塞，待干； （2）注入空气：注射器内吸入与所需药液等量的	增加瓶内压力，利于吸药

（续表）

操作流程	操作步骤	要点
	空气，示指固定针栓，将针头插入瓶内，注入空气（图10-1-4A）； （3）抽药：倒转药瓶，使针头在液面下，吸取药液至所需剂量（图10-1-4B）； （4）拔针：以示指固定针栓，拔出针头（图10-1-4C）	
排尽空气	将针头垂直向上，轻拉活塞，使针头内的液体流入注射器，并使气泡集于乳头口，轻推活塞，驱出气体	（1）如注射器乳头偏向一边，排气时使注射器乳头向上倾斜，使气泡集中于乳头根部，驱出气体； （2）注意防止锐器伤
保持无菌	排气完毕，再次核对无误后，套上安瓿、密闭瓶或护针帽，放入无菌盘内备用	

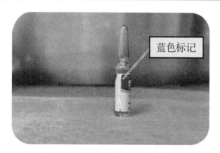

图10-1-2 安瓿使用前处理

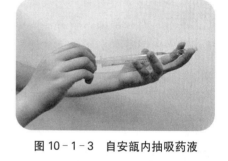

图10-1-3 自安瓿内抽吸药液

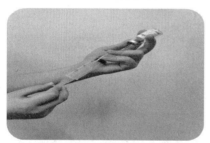

A. 注射器内吸入与所需药液等量的空气

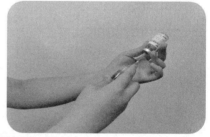

B. 倒转药瓶，使针头在液面下，吸取药液至所需剂量

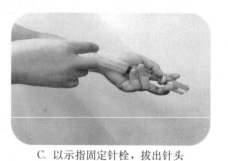

C. 以示指固定针栓，拔出针头

图10-1-4 自密封瓶内抽吸药液

（5）评价：

1）药液抽吸方法正确、剂量准确，无浪费药液，无污染。

2）操作熟练，严格遵守无菌操作原则及查对制度。

（6）注意事项：

1）严格执行无菌操作原则和查对制度。

2）抽药时不能握住活塞体部，以免污染空筒内壁和药液；排气时不可浪费药液，以免影响药量的准确性。

3）据药液的性质抽吸药液：混悬剂需摇匀后立即抽吸；抽吸结晶、粉剂药物时，需用无菌生理盐水、注射专用水或专用溶媒将其充分溶解后抽吸；油剂应稍加温或双手对搓药瓶（药液遇热易破坏者除外）后，用稍粗针头抽吸。

4）药液需现用现配，避免药液污染和效价降低。

5）用尽药液的安瓿或密封瓶不可立即丢弃，以备注射时查对。

（三）皮内注射法

皮内注射法（intradermic injection，ID）是将少量的药液或生物制品注射于表皮与真皮之间的方法。

1. 目的

（1）药物过敏试验，以观察有无过敏反应。

（2）预防接种，如接种卡介苗。

（3）局部麻醉的起始步骤。

2. 评估 患者的病情、治疗情况、用药史、过敏史、家族史；患者的意识状态、心理状态、对用药的认知及合作程度；注射部位的皮肤情况。

3. 准备

（1）患者准备：了解皮内注射的目的、方法、注意事项、配合要点、药物作用及副作用；取舒适体位，暴露注射部位。

（2）环境准备：清洁、安静、光线适宜。

（3）护士准备：衣帽整洁，修剪指甲，洗手，戴口罩，戴手套。

（4）用物准备：治疗车上层放置注射盘，包括盛无菌持物镊的无菌容器、皮肤消毒液（75％乙醇）、无菌棉签、无菌纱布或棉球、砂轮、弯盘、启瓶器、无菌盘、1 ml注射器、针头、药液（按医嘱准备，做药物过敏试验时备0.1％盐酸肾上腺素）、医嘱卡、一次性橡胶手套、手消毒液。治疗车下层放置锐器盒、医疗垃圾桶、生活垃圾桶。

4. 操作步骤 详见表10-1-7。

表10-1-7 皮内注射法操作步骤及要点

操作流程	操作步骤	要点
抽吸药液	按医嘱抽吸药液，置于无菌盘内	严格执行查对制度和无菌操作原则
床边核对	携用物至患者床旁，核对患者姓名、年龄或住院号，查看腕带信息并邀请患者及家属参与查对	操作前查对患者床号、姓名、药名、浓度、剂量、给药方法及时间、有效期、过敏史

（续表）

操作流程	操作步骤	要　点
定位消毒	选择注射部位，用75％乙醇消毒皮肤，待干	（1）忌用含碘消毒剂消毒，以免着色影响对局部反应的观察，且易与碘过敏反应相混淆； （2）若患者乙醇过敏，可选择0.9％生理盐水进行皮肤清洁
核对、排气	二次核对，排尽空气	操作中查对患者床号、姓名、药名、浓度、剂量、给药方法及时间、有效期、过敏史
进针推药	左手绷紧局部皮肤，右手以平执式持注射器（图10-1-5），针头斜面向上，与皮肤呈5°进针。待针头斜面完全进入皮内后放平注射器，左手拇指固定针栓，注入药液0.1ml，使局部隆起形成一半球状皮丘，皮肤变白并显露毛孔（图10-1-6）	（1）进针角度不能过大，否则会刺入皮下，影响结果的观察和判断； （2）注入剂量要准确
拔针观察	注射完毕，迅速拔出针头，勿按压针眼	嘱患者勿按揉注射部位，勿离开病室或注射室，20分钟后观察局部反应，做出判断
再次核对		操作后再次查对患者床号、姓名、药名、浓度、剂量、给药方法及时间、有效期、过敏史
操作后处理	协助患者取舒适卧位，清理用物，洗手，记录	（1）所用物品必须按消毒制度处理，对一次性物品应按规定处理； （2）将过敏试验结果记录在病历上，阳性用红笔标记"＋"，阴性用黑笔或蓝笔标记"－"

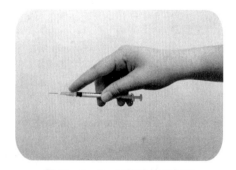

图10-1-5　平执式持注射器

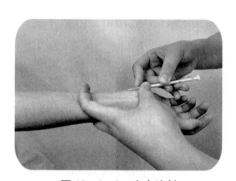

图10-1-6　皮内注射

5．评价

（1）操作熟练，一次性成功注射。

（2）患者局部皮肤无药液渗出。

6．注意事项

（1）严格执行查对制度和无菌操作制度。

（2）做药物过敏试验前，护士应详细询问患者的用药史、过敏史及家族史。如患者对需要注射的药物有过敏史，则不可做皮试，应及时与医生联系，更换其他药物。

（3）做药物过敏试验消毒皮肤时忌用含碘消毒剂，以免着色影响对局部反应的观察，且易与碘过敏反应相混淆。

（4）在为患者做药物过敏试验前要备好急救药品，以防发生意外。

（5）在进行药物过敏试验时，应对患者做好相关宣教，告知注射后勿离开病室、注射室，在护士视野范围内等候，切勿剧烈活动、揉擦注射处皮肤，20分钟后将由2名护士共同观察药物局部反应，在等候过程中如有任何的不适应立即通知护士。

（6）药物过敏试验结果如为阳性反应，告知患者或家属，不能再用该种药物，并记录在病历上。

（7）如皮试结果不能确定或怀疑假阳性时，应采取对照试验。方法：更换注射器及针头，在另一前臂相应部位注入 0.1 ml 生理盐水，20分钟后对照观察反应。

知识拓展

改良皮内注射法

选择患者前臂屈面腕关节上 6 cm 正中部位；操作者左手托住患者腕关节，拇指置于患者手臂掌侧，其余 4 指放于手臂背侧，拇指向下绷紧注射部位皮肤并稍用力按压；右手持注射器，示指固定针栓，针尖斜面向上，与前臂长轴成 30°～70°，与皮肤平面成 30°～40°刺入皮内；待针尖斜面的 1/3～1/2 刺入皮内后放平注射器，与皮肤平面平行进针；当针尖斜面全部进入皮内后，轻轻松开左手拇指，等穿刺部位皮肤慢慢回复至原来的位置后，用左手拇指固定针栓，右手缓缓注入 0.1 ml 生理盐水，形成圆形隆起的皮丘；右手迅速将注射器针尖斜面向左旋转 180°并缓慢拔出针尖斜面，勿用棉签按压。教授护生改良式皮内注射操作方法，可以有效地提高护生皮内注射操作成功率，降低受试者注射痛感，保障注射药液剂量的精确性。

（四）皮下注射法

皮下注射法（hypodermic injection，H）是指将少量药液注入皮下组织的技术。常选部位有上臂三角肌下缘、大腿前外侧、两侧腹壁、后背等（图 10 - 1 - 7）。

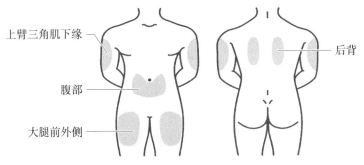

图 10 - 1 - 7 皮下注射部位

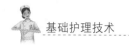

1. 目的

（1）注入小剂量药物，用于不宜口服给药而需在一定时间内发生药效时，如胰岛素注射。

（2）预防接种。

（3）局部麻醉用药。

2. 评估　患者的病情、治疗情况、用药史、过敏史；患者的意识状态、肢体活动能力、对用药的认知及合作程度；注射部位的皮肤及皮下组织状况。

3. 准备

（1）患者准备：了解皮下注射的目的、方法、注意事项、配合要点、药物作用及其副作用；取舒适体位，暴露注射部位。

（2）环境准备：清洁、安静、光线适宜，必要时用屏风遮挡患者。

（3）护士准备：衣帽整洁，修剪指甲，洗手，戴口罩，戴手套。

（4）用物准备：治疗车上层放置注射盘，包括盛无菌持物镊的无菌容器、皮肤消毒液（2%碘酊，75%乙醇，或0.5%碘伏）、无菌棉签、无菌纱布或棉球、砂轮、弯盘、启瓶器、无菌盘、1～2 ml注射器、5～6号针头、药液（按医嘱准备）、医嘱卡、一次性橡胶手套、手消毒液。治疗车下层放置锐器盒、医用垃圾桶、生活垃圾桶。

4. 操作步骤　详见表10-1-8。

表10-1-8　皮下注射法操作步骤及要点

操作流程	操作步骤	要　点
抽吸药液	按医嘱抽吸药液，置于无菌盘内	严格执行查对制度和无菌操作原则
床边核对	携用物至患者床旁，核对患者姓名、年龄或住院号，查看腕带信息并邀请患者及家属参与查对	操作前查对患者床号、姓名、药名、浓度、剂量、给药方法及时间、有效期、过敏史
定位消毒	选择注射部位，常规消毒皮肤，待干	常选择的注射部位有上臂三角肌下缘、两侧腹壁、后背、大腿前、外侧等部位
核对、排气	二次核对，排尽空气	操作中查对患者床号、姓名、药名、浓度、剂量、给药方法及时间、有效期、过敏史
进针推药	一手绷紧局部皮肤，另一手持注射器，以示指固定针栓，针头斜面向上，与皮肤呈30°～40°，将针梗的1/2～2/3快速刺入皮下（图10-1-8）。松开绷紧皮肤的手，抽动活塞，如无回血，缓慢注射药液	（1）进针角度不宜超过45°，以免刺入肌层；（2）确保针头未刺入血管内
拔针观察	注射毕，用无菌干棉签轻压针刺处，快速拔针后按压至不出血为止	
再次核对		操作后再次查对患者床号、姓名、药名、浓度、剂量、给药方法及时间、有效期、过敏史

(续表)

操作流程	操作步骤	要　　点
操作后处理	协助患者取舒适卧位，清理用物，洗手，记录	(1) 所用物品须按消毒隔离制度处理，对一次性物品应按规定处理； (2) 记录注射时间，以及药物名称、浓度、剂量，患者的反应

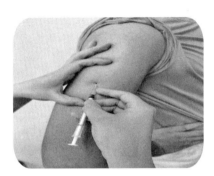

图 10-1-8　皮下注射法

5. 评价

(1) 操作熟练，能按无痛注射法操作，无菌观念强。

(2) 患者局部皮肤无硬结、炎症发生。

(3) 患者了解药物的作用，了解皮下注射的目的，愿意配合治疗。

6. 注意事项

(1) 严格执行查对制度和无菌操作原则。

(2) 刺激性强的药物不宜用皮下注射。

(3) 长期皮下注射者，应有计划地经常更换注射部位，防止局部产生硬结。

(4) 过于消瘦者，护士可捏起局部组织，适当减小进针角度。

(五) 肌内注射法

肌内注射法 (intramuscular injection，IM) 是将一定量药液注入肌肉组织的方法。注射部位一般选择肌肉丰厚且距大血管及神经较远处，常用的部位为臀大肌，其次为臀中肌、臀小肌、股外侧肌及上臂三角肌。

1. 注射部位及定位方法

(1) 臀大肌注射定位法：臀大肌起自髂后上棘与尾骨尖之间，肌纤维平行向外下方止于股骨上部。坐骨神经起自骶丛神经，自梨状肌下孔出骨盆至臀部，在臀大肌深部，约在坐骨结节与大转子之间中点处下降至股部。坐骨神经体表投影为大转子尖至坐骨结节中点向下至腘窝，注射时注意避免损伤坐骨神经。臀大肌注射的定位方法有以下两种。

1) 十字法：从臀裂顶点向左侧或右侧划一水平线，然后从髂嵴最高点作一垂直线，将一侧臀部分为 4 个象限，其外上象限并避开内角 (从髂后上棘至股骨大转子连线)，即为注射区 (图 10-1-9A)。

2) 连线法：从髂前上棘至尾骨作一连线，其外 1/3 处为注射部位（图 10 - 1 - 9B）。

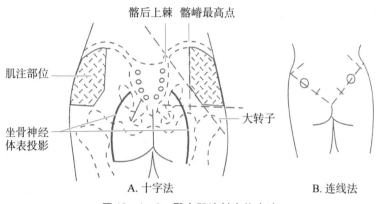

图 10 - 1 - 9　臀大肌注射定位方法

（2）臀中肌、臀小肌注射定位：①以示指尖和中指尖分别置于髂前上棘和髂嵴下缘处，在髂嵴、示指、中指之间构成一个三角形区域，其示指与中指构成的内角为注射区（图 10 - 1 - 10）；②髂前上棘外侧 3 横指处（以患者的手指宽度为准）。

（3）股外侧肌注射定位法：即大腿中段前外侧。一般成人可取髋关节下 10 cm 至膝关节上 10 cm，宽约 7.5 cm 的范围（图 10 - 1 - 11）。此处大血管、神经干很少通过，且注射范围较广，可供多次注射，尤其适用于 2 岁以下幼儿。

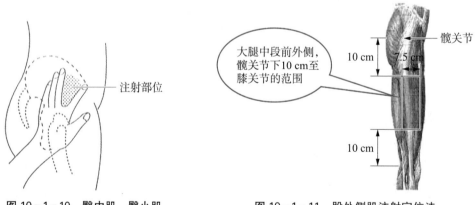

图 10 - 1 - 10　臀中肌、臀小肌
注射定位法

图 10 - 1 - 11　股外侧肌注射定位法

（4）上臂三角肌注射定位法：即上臂外侧、肩峰下 2～3 横指处（图 10 - 1 - 12）。此处肌肉较薄，只可作小剂量注射。

2. 肌内注射法的应用

（1）目的：用于不宜或不能静脉注射，且要求比皮下注射更快发生疗效时。

（2）评估：患者的病情、治疗情况、用药史、过敏史；患者的意识状态、肢体活动能力、对用药的认知及合作程度；注射部位的皮肤及肌肉组织状况。

（3）准备：

1）患者准备：了解肌内注射的目的、方法、注意事项、配合要点、药物作用及其副作用；取舒适体位，暴露注射部位。

2）环境准备：清洁、安静、光线适宜，必要时用屏风遮挡患者。

3）护士准备：衣帽整洁，修剪指甲，洗手，戴口罩，戴手套。

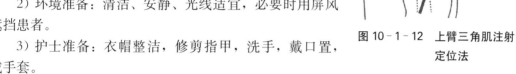

图 10‑1‑12 上臂三角肌注射定位法

4）用物准备：治疗车上层放置注射盘，包括盛无菌持物镊的无菌容器、皮肤消毒液（2％碘酊、75％乙醇，或 0.5％碘伏）、无菌棉签、无菌纱布或棉球、砂轮、弯盘、启瓶器、无菌盘、2～5 ml 注射器、6～7 号针头、药液（按医嘱准备）、医嘱卡、一次性橡胶手套、手消毒液。治疗车下层放置锐器盒、医用垃圾桶、生活垃圾桶。

（4）操作步骤：详见表 10‑1‑9。

表 10‑1‑9 肌内注射法操作步骤及要点

操作流程	操作步骤	要点
抽吸药液	按医嘱抽吸药液，置于无菌盘内	严格执行查对制度和无菌操作原则
床边核对	携用物至患者床旁，核对患者姓名、年龄或住院号，查看腕带信息并邀请患者及家属参与查对	操作前查对患者床号、姓名、药名、浓度、剂量、给药方法及时间、有效期、过敏史
安置体位	根据病情不同采取侧卧位、俯卧位、仰卧位或坐位	（1）为使局部肌肉放松，患者侧卧位上腿伸直，下腿稍弯曲； （2）俯卧位时足尖相对，足跟分开，头偏向一侧； （3）坐位时椅子稍高，便于操作； （4）仰卧位常用于危重及不能翻身患者
定位消毒		据患者病情、年龄、药液性质选择注射部位
核对、排气	二次核对，排尽空气	操作中查对患者床号、姓名、药名、浓度、剂量、给药方法及时间、有效期、过敏史
进针推药	左手拇指、示指绷紧局部皮肤，右手以执笔式持注射器，中指固定针栓，将针梗的 1/2～2/3 迅速垂直刺入皮肤；松开绷紧皮肤的手，抽动活塞，如无回血，缓慢注射药液（图 10‑1‑13）	（1）消瘦者及患儿进针深度酌减； （2）切勿将针头全部刺入，以防针梗从根部衔接处折断，难以取出； （3）确保针头未刺入血管内

（续表）

操作流程	操作步骤	要　点
拔针观察	注射毕，用无菌干棉签轻压针刺处，快速拔针后按压至不出血为止	
再次核对		操作后再次查对患者床号、姓名、药名、浓度、剂量、给药方法及时间、有效期、过敏史
操作后处理	协助患者取舒适卧位，清理用物，洗手，记录	（1）所用物品须按消毒隔离制度处理，对一次性物品应按规定处理； （2）记录注射时间，药物名称、浓度、剂量，患者的反应

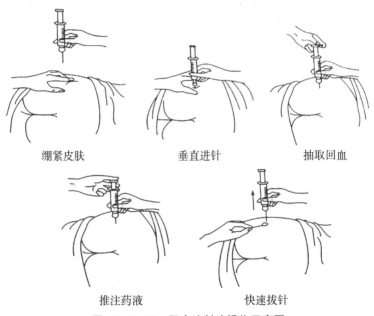

绷紧皮肤　　　　　　垂直进针　　　　　　抽取回血

推注药液　　　　　　快速拔针

图 10－1－13　肌内注射法操作示意图

（5）评价：

1）操作熟练，能按无痛注射法操作，无菌观念强。

2）患者局部皮肤无硬结、炎症发生。

3）患者了解药物的作用，了解肌内注射的目的，愿意配合治疗。

（6）注意事项

1）严格执行查对制度和无菌操作原则。

2）两种或两种以上药物同时注射时，注意配伍禁忌。

3）对 2 岁以下婴幼儿不宜选用臀大肌注射，因其臀大肌尚未发育好，注射时有损伤坐骨神经的危险，最好选择股外侧肌、臀中肌和臀小肌注射。

4）注射中若针头折断，应先稳定患者情绪，并嘱其保持原位不动，固定局部组织，以防断针移位，同时尽快用无菌血管钳夹住断端取出；如断端全部埋入肌肉，应速请外科医生处理。

5）对需长期注射者，应交替更换注射部位，并选用细长针头，以避免或减少硬结的发生。

> **知识拓展**
>
> （1）留置气泡技术：留置气泡技术是一种较新的肌内注射技术。方法：注射器吸取定量药液，再吸进 0.2～0.3 ml 的空气，注射时保持注射器垂直，气泡将位于注射器上端，贴近活塞，将全部药液注入肌内组织后再将空气注入，目的是使药液全部进入肌肉组织，防止药液渗入皮下组织，降低局部组织刺激程度，减轻患者不适反应，充分发挥药效。
>
> （2）"Z"形肌内注射法："Z"形肌内注射法是指注射器吸取定量的药液后，更换无菌注射针头，左手牵拉皮肤及皮下组织，右手按常规垂直进针并推注药物。注射完毕后，牵拉组织复位，针刺通道闭合。其目的在于防止药液外渗，减少药液对局部组织刺激，减轻疼痛，适用于长期需肌内注射的患者。

（六）静脉注射法

静脉注射法（intravenous injection，IV）是指从静脉注入药液的技术。由于药液直接进入血液循环，是最快发挥药效的给药方法。

1. 常用静脉

（1）四肢浅静脉：上肢常用肘部浅静脉（贵要静脉、肘正中静脉、头静脉）、腕部及手背静脉；下肢常用大隐静脉、小隐静脉及足背静脉（图 10－1－14）。

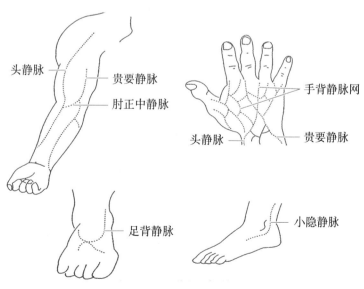

图 10－1－14　四肢浅静脉

（2）头皮静脉：小儿头皮静脉极为丰富，分支甚多，互相沟通交错成网且静脉表浅易见，易于固定，方便患儿肢体活动，故患儿静脉注射多采用头皮静脉（图 10 - 1 - 15）。

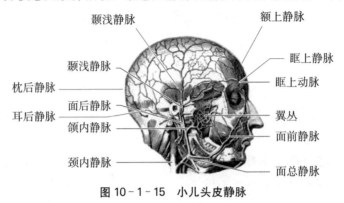

图 10 - 1 - 15　小儿头皮静脉

（3）股静脉：股静脉位于股三角区，在股神经和股动脉的内侧（图 10 - 1 - 16）。

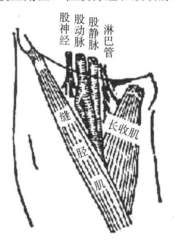

图 10 - 1 - 16　股静脉解剖图

2. 静脉注射法的应用

（1）目的：

1）注入药物，用于药物不宜口服、皮下注射、肌内注射或需迅速发挥药效时。

2）药物因浓度高、刺激性大、量多而不宜采取其他注射方法。

3）注入药物作某些诊断性检查。

4）静脉营养治疗。

（2）评估：患者的病情、治疗情况、用药史、过敏史；患者的意识状态、肢体活动能力、对用药的认知及合作程度；穿刺部位的皮肤状况、静脉充盈度及管壁弹性。

（3）准备：

1）患者准备：了解静脉注射的目的、方法、注意事项、配合要点、药物作用及其副作用；取舒适体位，暴露注射部位。

2）环境准备：清洁、安静、光线适宜，必要时用屏风遮挡患者。

3）护士准备：衣帽整洁，修剪指甲，洗手，戴口罩，戴手套。

4）用物准备：治疗车上层放置注射盘，包括无菌持物镊、皮肤消毒液（2％碘酊、75％乙醇，或0.5％碘伏）、无菌棉签、无菌纱布或棉球、砂轮、弯盘、启瓶器、止血带、一次性垫巾、胶布、无菌盘、注射器（规格视药量而定）、6～9号针头、药液（按医嘱准备）、医嘱卡、一次性橡胶手套、无菌手套（股静脉注射使用）、手消毒液。治疗车下层放置锐器盒、医用垃圾桶、生活垃圾桶。

（4）操作步骤：详见表10-1-10。

表10-1-10 静脉注射法操作步骤及要点

操作流程	操 作 步 骤	要 点
抽吸药液	按医嘱抽吸药液，置于无菌盘内	严格执行查对制度和无菌操作原则
床边核对	携用物至患者床旁，核对患者姓名、年龄或住院号，查看腕带信息并邀请患者及家属参与查对	操作前查对患者床号、姓名、药名、浓度、剂量、给药方法及时间、有效期、过敏史
实施注射		
1. 四肢浅静脉注射		
定位消毒	选择合适静脉，在穿刺部位下方放置一次性垫巾，在穿刺部位上方（近心端）约6 cm处扎紧止血带，常规消毒皮肤，待干	（1）选择粗直、弹性好、易于固定的静脉，避开关节和静脉瓣； （2）以手指探明静脉走向及深浅； （3）对需长期注射者，应有计划地由小变大，由远心端到近心端选择静脉
核对、排气	二次核对，排尽空气	操作前查对患者床号、姓名、药名、浓度、剂量、给药方法及时间、有效期、过敏史
进针穿刺	嘱患者轻握拳，以左手拇指绷紧静脉下端皮肤，使其固定。右手持注射器，示指固定针栓（若使用头皮针，手持头皮针小翼），针头斜面向上，与皮肤呈15°～30°自静脉上方或侧方刺入皮下，再沿静脉走向滑行刺入静脉（图10-1-17），见回血，可再沿静脉走行进针少许	（1）穿刺时应沉着，切勿乱刺； （2）一旦出现局部血肿，立即拔出针头，按压局部，另选其他静脉重新穿刺
两松固定	松开止血带，患者松拳，固定针头（如为头皮针，用胶布固定）	
推注药液	缓慢推注药液，注药过程中要试抽回血，检查针头是否仍在静脉内（图10-1-18）	（1）注射对组织有强烈刺激性的药物，穿刺时应使用抽有生理盐水的注射器及针头进行穿刺； （2）穿刺成功后，先注入少量生理盐水，证实针头确认在静脉内，再换上抽有药液的注射器进行推药（针头不换），以免药液外溢而致组织坏死； （3）根据患者年龄、病情及药物性质掌握注药速度，并随时听取患者主诉，观察局部情况及病情变化

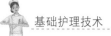

（续表）

操作流程	操作步骤	要点
拔针按压	注射毕，用无菌干棉签轻压针刺处并快速拔针后按压至不出血为止	
2. 小儿头皮静脉注射		
安置体位	患儿取仰卧或侧卧位	
定位消毒	选择合适头皮静脉，常规消毒皮肤，待干	必要时剃去注射部位毛发
核对、排气	二次核对，排尽空气	操作中查对患者床号、姓名、药名、浓度、剂量、给药方法及时间、有效期、过敏史
穿刺注射	由助手固定患儿头部。术者左手拇、示指固定静脉两端，右手持头皮针小翼，沿静脉向心方向平行刺入，见回血后推药少许。如无异常，用胶布固定针头，缓慢注射药液	（1）注药过程中注意约束患儿，防止其抓拽注射部位； （2）注药过程中要试抽回血，以检查针头是否仍在静脉内； （3）如有局部疼痛或肿胀隆起，回抽无回血，提示针头滑出静脉，应拔出针头，更换部位，重新穿刺
拔针按压	注射毕，用无菌干棉签轻压针刺处并快速拔针后按压至不出血为止	
3. 股静脉注射		
安置体位	协助患者取仰卧位，下肢伸直略外展外旋	
定位消毒	在腹股沟中内 1/3 交界处，用左手触得股动脉搏动最明显处，股静脉位于股动脉内侧 0.5 cm 处，常规消毒局部皮肤，左手戴无菌手套	
核对、排气	二次核对，排尽空气	操作中查对患者床号、姓名、药名、浓度、剂量、给药方法及时间、有效期、过敏史
穿刺注射	左手再次扪及股动脉搏动最明显部位并予固定，右手持注射器，针头与皮肤呈 90°或 45°，在股动脉内侧 0.5 cm 处刺入，抽动活塞见有暗红色回血，提示针头已进入股静脉，固定针头，注入药液	如抽出血液为鲜红色，提示针头进入股动脉，应立即拔出针头，用无菌纱布紧压穿刺处 5～10 分钟，直至无出血为止
拔针按压	注射毕，拔出针头。局部用无菌纱布加压止血 3～5 分钟，然后用胶布固定	以免引起出血或形成血肿
再次核对		操作后再次查对患者床号、姓名、药名、浓度、剂量、给药方法及时间、有效期、过敏史
操作后处理	协助患者取舒适卧位，清理用物，洗手，记录	（1）所用物品须按消毒隔离制度处理，对一次性物品应按规定处理； （2）记录注射时间，药物名称、浓度、剂量，患者的反应

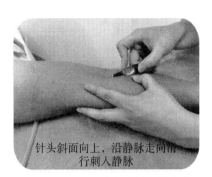

针头斜面向上，沿静脉走向滑
行刺入静脉

图 10-1-17　静脉注射进针方法

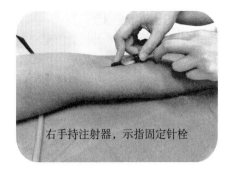

右手持注射器，示指固定针栓

图 10-1-18　静脉注射推药方法

（5）评价：

1）操作熟练，一次性注射成功。

2）患者注射部位无渗出、肿胀、疼痛及全身不良反应发生。

3）患者了解药物的作用，了解静脉注射的目的，愿意配合治疗。

（6）注意事项：

1）严格执行查对制度和无菌操作制度。

2）长期静脉注射者要保护血管，应有计划地由远心端向近心端选择静脉。

3）注射对组织有强烈刺激性药物时，一定要在确认针头在静脉内后方可推注药液，以免药液外溢导致组织坏死。

4）股静脉注射时如误入股动脉，应立即拔出针头，用无菌纱布紧压穿刺处 5～10 分钟，直至无出血为止。有出血倾向者不宜采用股静脉注射。

3. 静脉注射失败的常见原因

（1）针头未刺入血管内（穿刺过浅，或静脉滑动）。临床判断：无回血，注入药物局部隆起，患者主诉疼痛（图 10-1-19A）。

（2）针头斜面未全部进入血管内，部分药液溢出至皮下。临床判断：可有回血，穿刺部位局部隆起，患者主诉疼痛（图 10-1-19B）。

（3）针头刺破对侧血管壁，针头斜面部分在血管内，部分在对侧血管壁外。临床判断：可有回血，因药液溢出至深层组织局部无隆起，患者主诉疼痛（图 10-1-19C）。

（4）针头穿刺对侧血管壁。临床判断：无回血，注入药物无隆起，患者主诉疼痛（图 10-1-19D）。

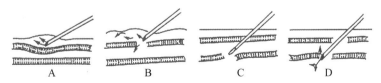

A　　　　　　B　　　　　　C　　　　　　D

图 10-1-19　静脉穿刺失败原因示意图

4. 特殊患者静脉穿刺要点

（1）肥胖患者：肥胖者皮下脂肪较厚，静脉位置较深，在表皮上显露不明显，但相对

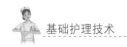

固定，注射时，在摸清血管走向后由静脉上方进针，进针角度稍加大（30°～40°）。

（2）水肿患者：可沿静脉解剖位置，用手按揉局部，以暂时驱散皮下水分，使静脉充分显露后再行穿刺。

（3）脱水患者：血管充盈不良，穿刺困难。可作局部热敷、按摩，待血管充盈后再穿刺。

（4）老年患者：老年人皮下脂肪较少，静脉易滑动，且脆性较大，针头难以刺入或易穿破血管对侧。注射时，可用手指分别固定穿刺段静脉上下两端，再沿静脉走向正面或侧面刺入，可适当减小进针角度。

（5）天气寒冷浅表静脉收缩，可在注射前用热毛巾热敷，使血管充盈后再行穿刺。

（6）针对上述穿刺困难的情况，还可在B超引导下行外周静脉血管穿刺，提高穿刺成功率。

任务评价

1. 独立完成练习题。

2. 回答案例导入 10－1－2 提出的问题。

任务一习题

A_1/A_2 型题

1. 生物制品类药物保存方法为（　　　）。

   A. 密盖瓶保存　B. 放入有色瓶　C. 放入冰箱　　D. 放在阴凉处　E. 远离明火

2. 下列服药方法，不正确的一项是（　　　）。

   A. 服酸类时，避免与牙齿接触　　　　　B. 助消化药饭前服

   C. 鼻饲病人服药，应自胃管灌入，灌后需温开水冲净

   D. 服用铁剂时，禁忌饮茶　　　　　　　E. 发汗药服后多饮水

3. 关于各种注射的定位法，下列正确的是（　　　）。

   A. 臀大肌注射法→髂嵴和尾骨联线的外上 1/3

   B. 皮内（ID）→上臂掌侧上段　　C. 皮下（H）→肩峰下 2 和 3 横指的三角肌处

   D. 股静脉→股三角区外上方　　　E. 臀中肌注射法→髂前上棘外侧三横指处

4. 需要专人负责、加锁保存并列入交班内容的药物是（　　　）

   A. 硝酸甘油　　B. 柴胡　　　　C. 地西泮　　　D. 可待因　　　E. 胎盘球蛋白

5. 患者，男，50 岁，因哮喘发作去医院就诊。医嘱：氨茶碱 0.25 g 加入 25% 葡萄糖 20 ml 静脉推注。护士的下列操作中错误的是（　　　）。

   A. 穿刺部位的肢体下垫小枕　　　B. 在穿刺部位上方约 6 cm 处扎止血带

   C. 消毒皮肤范围直径在 5 cm 以上　　D. 针头斜面向上

   E. 进针角度大于 30°

6. 方女士，哮喘发作病人，做超声雾化吸入。护士的下列操作中不妥的是（　　　）。

   A. 解释、核对　　　　　　　　　B. 接通电源，调定时间 20 min

   C. 将口含嘴放入病人口中，嘱闭口深吸气

D. 若水槽内水温超过 30℃立即更换

E. 完毕先关雾化开关，再关电源开关

7. 不符合无痛性注射原则的是（　　）。

A. 正确体位，放松肌肉　　B. 注射技术"两快一慢"　　C. 注意配伍禁忌

D. 刺激性强的药物快速推入　　　　　　　　　　E. 分散病人注意力

8. 同时注射数种药物时，应特别注意药物的（　　）。

A. 刺激性　　B. 有无变质　　C. 有效期　　D. 配伍禁忌　　E. 剂量多少

9. 患儿王某，6 个月，因佝偻病用鱼肝油治疗。医嘱：鱼肝油 6 滴口服一日一次，喂药前护士在杯中放少量温开水的目的是（　　）。

A. 防止药味刺激　　　　　B. 避免油腻　　　　　　C. 减少药量损失

D. 影响服后吸收　　　　　E. 便于洗刷药杯

10. 患儿 9 岁，咳嗽、咳痰 4 天，医嘱给予氧气雾化吸入治疗。以下操作错误的是（　　）。

A. 氧气雾化吸入器与氧气装置连接紧密

B. 口含嘴放入口中，嘱其紧闭口唇深呼吸

C. 调节氧流量为 6～8 L/min　　　　D. 氧气湿化瓶内放 1/2 冷蒸馏水

E. 吸入完毕，先取下雾化器再关氧气

（杨　娟　窦露群）

任务二　药物过敏试验

📋 **学习目标**

1. 正确说出常用过敏试验液的配制浓度、注入剂量和试验结果判断。

2. 遵循查对制度、无菌技术操作原则和操作流程，正确实施药物过敏试验，及时观察用药反应，正确判断试验结果，正确实施药物过敏试验不良反应护理处置措施。

3. 宣教到位，患者知晓药物过敏试验注意事项，主动配合。

案例导入 10-2-1

患者刘某，女性，26 岁，因淋雨后发现发热、头痛、呼吸困难、咳嗽、咯铁锈色痰等症状来医院就诊。诊断：肺炎球菌肺炎。医生开出医嘱：0.9%氯化钠溶液 100 ml+

青霉素钠 160 万 U，静脉滴注，用药前皮试。

请问：1. 护理人员如何为患者配制皮试液并正确给予皮内注射？

2. 皮试后，皮试结果如何判断？

3. 如果发生过敏性休克，护士该如何处理？

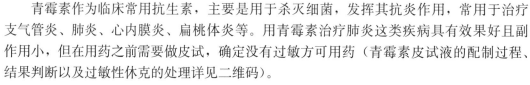

学习内容

药物过敏反应属于异常免疫反应，其基本原理是抗原、抗体的相互作用，导致机体释放相应的活性物质，这些活性物质分别作用于个体不同部位从而表现出相应的症状。为了确保患者用药安全，部分药物在用药之前必须进行药物过敏试验，结果阴性方可用药。

一、青霉素过敏试验法

青霉素皮试液的配制、结果判断及过敏性休克的处理

青霉素作为临床常用抗生素，主要是用于杀灭细菌，发挥其抗炎作用，常用于治疗支气管炎、肺炎、心内膜炎、扁桃体炎等。用青霉素治疗肺炎这类疾病具有效果好且副作用小，但在用药之前需要做皮试，确定没有过敏方可用药（青霉素皮试液的配制过程、结果判断以及过敏性休克的处理详见二维码）。

二、头孢菌素过敏试验法

先锋霉素过敏试验法

头孢菌素属于半合成的广谱、高效、低毒类抗生素，且过敏反应发生率低、较青霉素类产品具有更优越的抗菌性能。目前广泛用于对青霉素过敏和产生耐药的患者，但是因与青霉素有交叉过敏现象，有过敏史或是过敏体质者，仍需要做过敏试验。以先锋霉素为例介绍过敏试验法（详见二维码）。其皮内注射方法、结果判断标准及阳性处理方法同青霉素。

三、链霉素过敏试验法

链霉素过敏试验法

链霉素对多数革兰阴性杆菌有较强的抗菌作用，但是因本身所含杂质能释放组胺物质引起机体出现过敏反应、毒性反应和耐受性，目前临床使用较少。虽然链霉素引起过敏反应临床少见，但是一旦出现过敏性休克比青霉素过敏反应更为严重，且死亡率高。因此，用药前必须进行过敏试验，试验结果阴性方可用药。链霉素皮试结果判断及处理方法同青霉素，其皮试液配制过程详见二维码。

四、破伤风过敏试验法

破伤风过敏试验法

破伤风抗毒素（TAT）是一种特异性抗体，能中和患者体液中的破伤风毒素，使机体产生被动免疫，临床常用于破伤风疾病的预防和破伤风患者的救治。因此，在首次用药和曾用过破伤风抗生素但是超过 7 天者如再次使用时均需要做过敏试验。如果破伤风结果阳性，仍可注射，但是需要用脱敏注射法，采取多次少量注射，可使细胞表面的抗体

大部甚至全部被结合而消耗。其皮试液配制、试验方法、结果判断及具体脱敏过程详见二维码。

五、碘过敏试验法

临床上碘化物造影剂常用于支气管、脑血管、心血管、胆囊、肾脏、膀胱等组织和器官的造影。患者在造影前24～48小时应做过敏试验，阴性者方可碘造影检查试验。方法包括3种：口服法、皮内注射法、静脉注射法，具体做法及结果判断详见二维码。

碘过敏试验法

六、普鲁卡因过敏试验法

凡首次应用普鲁卡因均须做过敏试验，其皮试法直接用原液进行皮内注射，20分钟后观察试验结果并记录，其结果判断和过敏反应的处理同青霉素。

知识拓展

药物皮试前需要详细询问患者的"三史"，即用药史、过敏史和家族史；同时早上避免空腹进行药物过敏试验，以免晕针反应与阳性反应相混淆。破伤风抗毒素皮试结果阳性者仍然可以采取脱敏疗法进行注射外，其余药物结果阳性者均不能用药，并需要在治疗单、体温单、病历本、床头卡等做标记，并告知患者本人。如果对于结果判断不清，则可在另一侧手臂进行对照试验，注射0.1 ml生理盐水，20分钟后对比。如果两侧手臂外观一样则为阴性，如果对比鲜明则为阳性。青霉素停药超过3天或更换批号使用时需要重新做皮试。

任务评价

1. 回答案例导入10-2-1提出的问题。
2. 独立完成练习题。

练习题

任务二习题

一、案例分析

1. 患者赵某，男，26岁，因咳嗽，咯白色泡沫痰1天，发热，呼吸困难，吐铁锈色痰6小时入院，入院诊断为急性大叶性肺炎。根据病情，该患者需用青霉素治疗。护士遵医嘱为患者进行青霉素皮内试验。皮试后约6 min，患者出现面色苍白、出冷汗、呼吸急促，继而抽搐，意识丧失，小便失禁。请判断该患者出现了何种情况，应如何处理？

二、A_1/A_2型题

1. 关于碘过敏试验，正确的是（   ）。

  A. 静脉注射造影剂前不用做皮内试验

  B. 试验方法包括口服法、眼结膜试验法

  C. 皮内注射试验时皮丘直径超过2 cm即可判断为阳性

D. 口服后出现眩晕、心慌等表现即可判断为阳性

E. 过敏试验阴性者，造影时不会发生过敏反应

2. 钱女士，45岁，急性肺炎，医嘱给予青霉素治疗，护士给病人做青霉素皮试前首先要了解（　　）。

　　A. 用药史　　　B. 家属史　　　C. 过敏史　　　D. 注射部位　　　E. 皮试剂量

3. 沈女士，42岁，因肺结核注射链霉素，出现发热、皮疹，医嘱静脉注射葡萄糖酸钙，其目的是（　　）。

　　A. 降低体温　　　　　　　　　　　　　　B. 收缩血管，增加外周阻力

　　C. 松弛支气管平滑肌　　　D. 缓解皮肤瘙痒　　　E. 减轻中毒症状

4. 患者男性，24岁，结核病，医嘱链霉素治疗。链霉素皮试发生过敏性休克而出现中枢神经系统症状，其原因是（　　）。

　　A. 肺水肿　　　　　　　　B. 肾衰竭　　　　　　　C. 脑组织缺氧

　　D. 有效循环血容量锐减　　　E. 毛细血管扩张，通透性增加

三、A₃/A₄型题

题干：魏某，25岁，化脓性扁桃体炎，医嘱青霉素过敏试验。

5. 过敏试验液注入皮下的剂量为（　　）

　　A. 100 u　　　B. 50 u　　　C. 150 u　　　D. 200 u　　　E. 250 u

6. 3 min 后病人出现濒危感，伴烦躁不安，呼吸困难，出冷汗，血压下降。病人出现了（　　）。

　　A. 青霉素毒性反应　　　B. 呼吸道迟缓反应　　　C. 消化道过敏反应

　　D. 青霉素过敏性休克　　　E. 血清病型反应

7. 遇到上述情况，首先采取的紧急措施是（　　）。

　　A. 立即给予呼吸兴奋药物山梗菜碱　　　B. 立刻给予升压药多巴胺

　　C. 立即静脉注射地塞米松　　　D. 立刻平卧，皮下注射0.1%肾上腺素

　　E. 立即静脉注射葡萄糖酸钙

8. 0.1 ml 青霉素皮试液含青霉素（　　）。

9. 0.1 ml 链霉素皮试液含链霉素（　　）。

10. 0.1 ml TAT 皮试液含 TAT（　　）。

　　8～10题共用备选答案：

　　A. 10 u　　　B. 50 u　　　C. 15 u　　　D. 150 u　　　E. 250 u

（杨颖蕾　阳绿清）

02

模块二 院内护理

项目十一 静脉输液和输血

项目介绍

静脉输液与输血是利用大气压和液体静压的原理，将无菌药液或血液输入静脉的方法。通过静脉输液与输血，可以迅速、有效地补充机体丧失的体液和电解质，增加血容量，改善微循环，维持血压。此外，通过静脉输注药物，还可以达到治疗疾病的目的。因此，护士必须熟练掌握有关输液、输血的理论知识和操作技能，以便在治疗疾病、保证患者安全和挽救患者生命过程中发挥积极、有效的作用。

相关知识储备

静脉留置针输液法和静脉输血法操作流程详见二维码。

学习导航

静脉输液和输血
├─ 静脉输液
│   ├─ 静脉输液目的
│   ├─ 静脉输液常用溶液及作用
│   ├─ 常用静脉输液系统
│   ├─ 常用静脉输液部位及穿刺工具
│   ├─ 周围静脉输液法操作流程
│   ├─ 静脉输液速度与时间计算
│   ├─ 静脉输液常见故障与排除方法
│   └─ 静脉输液常见反应及护理
└─ 静脉输血
    ├─ 静脉输血目的
    ├─ 血液制品的种类
    ├─ 静脉输血的原则
    ├─ 静脉输血法操作流程
    ├─ 输血护理操作危险因素分析
    ├─ 输血常见故障及排除方法
    └─ 输血常见反应及护理

静脉输血视频

静脉输液
操作流程视频

任务一　静脉输液

1. 正确陈述静脉输液目的、静脉输液常用溶液及作用、常用输液部位及穿刺工具。
2. 遵循查对制度、无菌技术操作原则和操作流程，正确实施静脉输液，正确计算输液速度和时间，准确识别输液反应并处理，准确识别常见静脉输液故障并掌握排除方法，确保安全用药。
3. 正确识别患者身份，宣教到位，患者知晓静脉输液注意事项，主动配合。

学习内容◀

一、静脉输液目的

（1）补充水分、电解质及调节酸碱平衡的药物。
（2）补充机体所需的能量及营养物质。
（3）输注需快速起效又不能经口服及肌内注射的药物。

二、静脉输液的常用溶液及作用

静脉输液的常用溶液及作用见表 11-1-1。

表 11-1-1　静脉输液常用溶液及作用

种类	作　用	常用液体
晶体溶液		
葡萄糖溶液	可供给机体水分和热能，也可作为静脉给药的载体和稀释剂	5％葡萄糖溶液、10％葡萄糖溶液
等渗电解质溶液	可用于补充水分和电解质，维持体液容量和平衡渗透压	0.9％氯化钠溶液、复方氯化钠溶液、5％葡萄糖氯化钠溶液
碱性溶液	用于纠正酸中毒，调节酸碱平衡	5％碳酸氢钠溶液、11.2％乳酸钠溶液
高渗溶液	有利尿脱水的作用，可迅速提高血浆渗透压，回收组织水分进入血管内，消除水肿；同时可降低颅内压，改善中枢神经系统功能	20％甘露醇、25％山梨醇、50％葡萄糖溶液

（续表）

种类	作　用	常用液体
胶体溶液	胶体溶液的特点是分子大，其溶液在血管内存留时间长，对维持血浆胶体渗透压、增加血容量、改善微循环、提高血压有显著作用	右旋糖酐溶液、羧甲淀粉（代血浆）、血液制品
静脉高营养液	静脉高营养液能供给热能，维持正氮平衡，补充氨基酸、脂肪酸、维生素、矿物质、高浓度葡萄糖及水分	复方氨基酸、脂肪乳

三、常用静脉输液系统

1. 半开放式输液系统　容器为玻璃或硬塑料瓶。输液时须在瓶口橡胶塞处另外插入通气管，使空气进入瓶内，加压于液体而将其输入人体。

2. 全密闭式输液系统　容器为医用塑料软袋。在全密闭状态下输液，大气压直接作用于袋壁式液体流出。输液过程中不需要使用通气管，能有效地杜绝空气中细菌微粒对液体的污染，提高输液的安全有效，目前为最佳输液系统。

静脉输液系统使用的材料必须无毒、清晰、透明度高、结构牢固、与溶液有良好的相容性，能承受高压蒸汽灭菌、可以维持无菌状态及输液时不会被污染等。目前，全密闭式塑料软袋最能满足所有的要求。临床常用静脉输液容器及静脉输液管道如图11-1-1、图11-1-2所示。

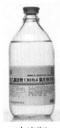 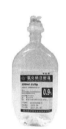 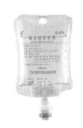

玻璃瓶　　　　可立式塑料瓶　　　医用塑料软袋包装

图 11-1-1　静脉输液容器

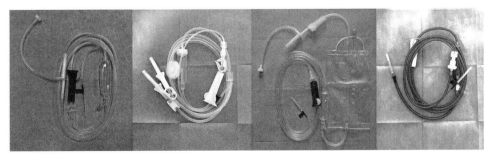

图 11-1-2　静脉输液管道的种类

输液系统的演变过程

四、常用的输液部位及穿刺工具

输液时应根据患者的年龄、神志、体位、病情状况、病程长短、溶液种类、输液时间、静脉情况或即将进行的手术部位等情况来选择穿刺部位。常用的输液部位及穿刺工具如图 11-1-3、图 11-1-4 及表 11-1-2 所示。

表 11-1-2 常用的输液部位及穿刺工具

部位	静脉名称	穿刺方式（工具）	穿刺点位置	备注
头皮静脉	颞浅静脉	外周静脉留置针 18 个月内的婴幼儿做 PICC	—	不推荐头皮静脉输液
	耳后静脉		—	
颈部静脉	颈外静脉		下颌角与锁骨上缘中点连线上 1/3 处	不作为常规静脉穿刺血管
	颈内静脉	CVC、临时血液透析通路	前路法：胸锁乳突肌前缘中点（锁骨上 5 cm）向内推开颈总动脉，旁开 0.5～1 cm 中路法：锁骨与胸锁乳突肌的锁骨头和胸骨头形成的三角区顶点，锁骨上缘约 3 cm 后路法：胸锁乳突肌外侧缘中、下 1/3 交点（锁骨上缘 2～3 横指）	
	锁骨下静脉	CVC 首选静脉	在锁骨下方，锁骨中点下 1～1.5 cm 处（或内侧或外侧 1 cm 处）	
上肢静脉	手背静脉	头皮针或外周静脉留置针	—	高龄患者手背皮肤松弛、皮下组织疏松应加强固定
	头静脉	前臂头静脉：18～24 G 外周静脉留置针	—	不作为 PICC 置入最佳血管，但可作为 PICC 置入备用血管
	前臂正中静脉	22～24 G 外周静脉留置针	—	不作为穿刺首选血管
	贵要静脉	PICC、中等长度导管首选静脉	—	外周静脉留置针储备穿刺点
	肘正中静脉	PICC、中等长度导管	—	

五、周围静脉输液法

按照进入血管通道器材所达到的位置，可分为周围静脉输液法和中心静脉输液法。本教材将以周围静脉输液法为重点进行学习，采用头皮钢针和外周静脉留置针示范穿刺输液步骤。

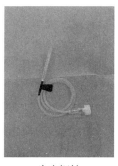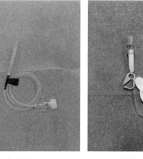

| 头皮钢针 | 外周静脉留置针
（普通型） | 外周静脉留置针
（安全型） |

图 11‑1‑3 外周静脉输液穿刺工具

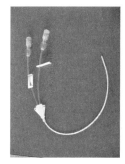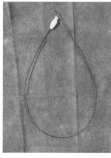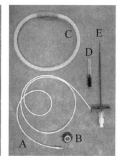

中心静脉导管（CVC） 外周中心静脉导管
（PICC） 输液港（PORT）

图 11‑1‑4 中心静脉输液穿刺工具

案例导入 11‑1‑1

　　患者刘某，男性，72 岁，因慢性阻塞性肺气肿住院治疗。医嘱：今早自 9 时起 5% 葡萄糖溶液 250 ml 及 0.9% 氯化钠溶液 500 ml，每日 1 次静脉输入。

　　请问：如果你是责任护士，为该患者进行静脉输液前需要评估哪些内容？需要进行哪些准备工作呢？请为该患者进行静脉输液操作。

　　情景模拟：一名同学扮演患者，一名同学扮演家属，一名同学扮演护士进行静脉输液操作。

　　案例分析：本病例为老年男性，慢性阻塞性肺气肿住院治疗，需反复多次静脉输液约 1 周，患者前臂活动正常、无肿胀、皮肤完好，血管粗直、弹性好，输注药物无刺激性。选择在前臂穿刺外周静脉留置针输液，便于临时用药及病情变化时急诊用药。另外，该患者在满足治疗需求情况下，原则上选择型号最小的导管，以减少机械性静脉炎的风险。因此，本病例采用外周静脉留置针输液法即可。

1. 评估

（1）患者诊断、病情、目前情况、危险因素、年龄、过敏史、输液史、药物治疗史、

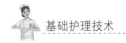

心肺功能状况等。

（2）患者穿刺部位皮肤情况、静脉血管状况。

（3）治疗的方案及疗程，输液的目的、药物性质、作用及不良反应，有无配伍禁忌、过敏反应等。

（4）患者的文化背景（对疾病及输液知识的了解程度）及焦虑、恐惧等心理情况。

2. 准备

（1）护士准备：着装整洁、修剪指甲、洗手、戴口罩。

（2）患者准备：了解输液的目的，排空大小便，取舒适卧位。

（3）用物准备：消毒液、棉签、输液器、药液、型号合适的外周静脉留置针及无菌透明敷贴/头皮钢针及无菌小敷贴、止血带、弯盘、电子医嘱（或输液治疗单）、免洗手消毒液、胶布、输液架、锐器盒、废物桶；必要时备手套、瓶套，根据需要备夹板及绷带。封管另备预充式导管冲洗器或生理盐水。

（4）环境准备：病室整洁安静，光线充足。

3. 操作步骤　外周静脉留置针输液法的具体操作流程及要点见表 11-1-3。

表 11-1-3　外周静脉留置针输液法操作流程及要点

操作流程	操作步骤	要　点
准备药液	根据医嘱准备药液，两人核对，检查药液和需用无菌物品的有效期和质量，将输液标签贴于输液瓶或输液袋上。必要时备瓶套	（1）两人核对医嘱和药液名称、浓度、剂量、有效期、用法； （2）严格查对，避免差错
加药、贴签	（1）拉开输液袋的易拉环或启开液体瓶铝盖中心部位，常规消毒瓶塞； （2）遵医嘱再次核对无误后加入药物； （3）在输液标签或瓶签上注明床号、姓名、加入药物的名称和剂量、日期及加药者签名	（1）核对无误签名，以示负责； （2）加入药物时应注意配伍禁忌； （3）根据病情安排输液顺序
核对、解释	（1）携用物至床旁，核对床号、姓名等，邀请患者或家属参与查对后应用，分隔 PDA 时应进行扫描核对（图 11-1-5），查看腕带； （2）进行解释，协助患者取舒适体位，消毒双手	（1）操作前再次查对； （2）操作者消毒双手，避免交叉感染
选择血管	选择合适的血管	（1）对穿刺部位及血管进行评估； （2）选择粗、直、弹性好、避开关节及静脉瓣的静脉
核对药液	查对医嘱及药液	严格查对，避免差错
消毒	第1次消毒输液袋/液体瓶瓶塞及皮肤	擦拭消毒，自然待干。严格无菌技术操作规程，避免交叉感染。皮肤消毒以穿刺点为中心，范围直径应≥8 cm

（续表）

操作流程	操作步骤	要点
插输液器	第2次消毒输液袋/液体瓶瓶塞，检查并打开输液器包装，关闭调节器，拧紧针头，将输液管插头插入输液袋/液体瓶瓶塞内	检查输液器包装、有效期、质量，保持无菌
核对	查对患者信息、医嘱及药液	严格查对，避免差错
连接排气	（1）挂药液于输液架上，排气，关闭调节器，检查滴管下段输液管内无气泡； （2）准备留置针、敷贴，标明日期、时间及操作者姓名	（1）排尽空气，防止空气栓塞； （2）倒置茂菲滴管，打开调节器，液体自行流入滴管 1/3～1/2 时，倒转滴管，使液体顺输液管下降排尽空气； （3）排气时避免浪费药液
消毒扎带	第2次消毒穿刺部位皮肤，在穿刺点上方 10 cm 处扎止血带	（1）消毒范围要大于透明敷贴的面积； （2）应待消毒液自然干燥后再穿刺； （3）止血带松紧适宜
连接留置针	检查并打开留置针外包装，显露接头，连接留置针与输液器，去除护针帽，检查针尖和外套管尖端是否完好，旋转松动针芯，并使针尖斜面向上，再次排气	（1）检查产品的完整性及针头斜面有无倒钩，导管边缘是否粗糙； （2）保证留置针不粘连
核对	再次核对患者信息、医嘱及药液	操作中查对，避免差错
穿刺固定	固定皮肤在静脉上方与皮肤呈 15°～30°角刺入静脉（图 11-1-6），见回血后以 5°～10°角推进 0.2～0.5 cm，一手固定留置针，另一手退出针芯 0.5 cm 后固定针芯，将外套管全部送入血管	（1）送入导管时应轻柔； （2）有阻力时勿强行送管
撤出针芯	抽出针芯，"三松"	"三松"即松止血带、松拳、松调节器
敷贴固定	用透明敷贴以穿刺点为中心固定留置针，用胶布 U 型固定留置针延长管（图 11-1-7），取出止血带和治疗巾，调节滴速并记录	接头应高于导管尖端位置，以防血液回流至导管内引起导管堵塞
调节滴速	根据病情、年龄、药液性质调节滴速或遵医嘱调节。一般成人（40～60）滴/分，儿童（20～40）滴/分，老年、婴幼儿、心肺疾病患者输液速度宜慢	严重脱水、心肺功能良好、休克者输液速度可快；高渗盐水、含钾药物等输液速度应慢
查对签字	再次核对患者信息、医嘱及药液，签字	操作后查对，避免差错
整理床单位	协助患者取舒适卧位，整理床单位	
健康宣教	向患者说明所输药物、告知输液过程中的注意事项，将呼叫器放于患者易取处	（1）告知留置针留置期间的注意事项； （2）告知输液肢体避免受压，不可自行调节滴速，若出现液体不滴、穿刺部位异常或全身不适等应及时呼叫

（续表）

操作流程	操作步骤	要点
巡视换瓶	（1）输液过程中应定时巡查，观察有无输液反应，穿刺部位有无红、肿、热、痛、渗漏等表现； （2）需要更换输液瓶时，常规消毒瓶塞，从第一瓶内拔出输液管插头插入第二瓶内，点滴通畅后方可离去	换瓶应及时，防止滴管下端进入空气，造成空气栓塞
冲管封管	输液完毕，关闭调节器，取下胶布，回抽确定导管在血管内，将头皮针拔至针尖斜面在肝素帽内，连接预充式导管冲洗器或有生理盐水封管液的注射器，脉冲式冲洗导管，余2ml时边拔针边推封管液，直到针头全部退出，以保证正压封管（图11-1-8），用小夹子靠近穿刺点夹闭导管	（1）保证脉冲式冲管（推一下停一下）； （2）封管液应是导管容积加延长管容积的2倍； （3）封管后告知注意事项； （4）再次输液前应回抽确认留置针导管是否在血管内
整理记录	（1）协助患者取舒适体位，整理床单位； （2）按规定分类处理用物，洗手，做好记录	针头及一次性输液器按规定分类处理

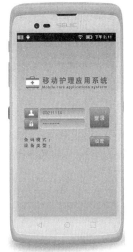
图11-1-5 PDA

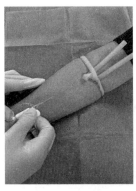
图11-1-6 留置针穿刺

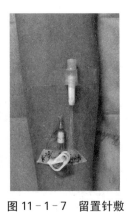
图11-1-7 留置针敷贴固定

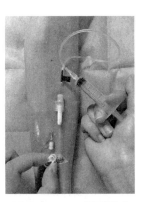
图11-1-8 留置针冲封管

头皮钢针输液法操作流程

4. 评价

（1）查对到位，无用药错误发生。

（2）操作方法正确，达到目的，无输液并发症发生。

（3）能准确识别静脉输液反应并处理。

（4）护患沟通有效，患者能配合操作，且对服务满意。

5. 注意事项

（1）严格执行无菌技术操作和查对制度。

（2）宜选用上肢静脉作为穿刺静脉，成人不宜选择下肢静脉穿刺，小儿不宜首选头皮静脉。为避免血管内膜损伤，血管直径应大于导管直径。

（3）尽量避免在前臂掌侧面静脉穿刺，该部位疼痛明显，且有损伤桡神经的可能。避免使用适合血透通路的血管输液。

（4）长期输液者注意合理使用和保护静脉，有计划地更换穿刺部位。

（5）根据病情需要，有计划地安排输液顺序；如需加入药物，应合理安排，注意药物配伍禁忌。

（6）输液前应排尽输液管及针头内的空气，药液滴尽前按需要及时更换输液瓶或拔针，严防造成空气栓塞。

（7）输液过程中要加强巡视，耐心听取患者的主诉；严密观察输液部位的皮肤有无红、肿、疼痛，针头有无脱出、阻塞、移位，输液管有无扭曲、受压以及输液滴速是否适宜，并及时处理输液故障。

（8）需 24 小时连续输液者，应每天更换输液器。

（9）防止交叉感染，应做到"一人一巾一带"，即治疗巾（或小垫）和止血带一人一用。

（10）外周留置针一般保留时间为 72～96 小时（小儿例外），留置期间密切观察穿刺部位皮肤情况，如有异常应及时拔管并做相应处理。每次输注前应评估导管功能（用生理盐水建立通道或回抽回血）。如遇阻力或抽吸无回血，应进一步确认导管的通畅性，不可强行冲洗导管。在输液结束冲管后应进行封管，以减少导管阻塞的风险。外周留置针应避免持续输注腐蚀性药物，以免造成静脉炎及外渗等。

六、静脉输液速度与时间的计算

案例导入 11-1-2

　　患者刘某，男性，72 岁，因慢性阻塞性肺气肿住院治疗。今早 9 时责任护士已成功为该患者穿刺外周静脉留置针，开始静脉输入 5% 葡萄糖溶液 250 ml 及 0.9% 氯化钠溶液 500 ml，医嘱为 40 滴/分静脉滴注。

　　请问：预计该患者输液时间为多久呢？

　　案例分析：该患者共计输液量为 750 ml，医嘱要求以 40 滴/分的速度静脉滴注，输液器点滴系数为 15。因此，预计该患者输液时间为 4.7 个小时。

1. 输液速度的计算　静脉输液中运用静脉滴速简单计算法，能简单、方便、准确、快捷地得出输液时间及每分钟滴速。

（1）已知每分钟滴速与液体总量，计算输液所需要的时间：

$$输液时间(h) = \frac{液体总量(ml) \times 点滴系数}{每分钟滴数 \times 60(min)}$$

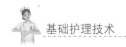

（2）已知液体总量与计划需用的时间，计算每分钟滴数：

$$每分钟滴数 = \frac{液体总量(ml) \times 点滴系数}{输液时间(min)}$$

注意：在输液过程中，点滴系数是指每毫升溶液的滴数。目前常用输液器的点滴系数有 10、15、20 等，具体点滴系数需参照生产厂家说明书。

2. 输液泵的使用　输液泵（图 11-1-9）是通过机械或电子控制输液管道来控制输液速度的输液装置，常用于需要严格控制输入药液量和药液速度时。输液泵可将药物均匀、精确、持续地输入患者体内，如应用升压药、控制心律的药物和婴幼儿静脉输液等。

输液泵操作
流程

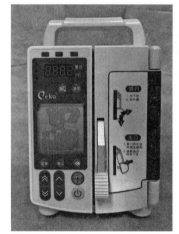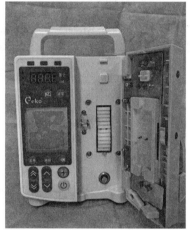

图 11-1-9　输液泵

七、静脉输液常见故障及排除方法

案例导入 11-1-3

患者刘某，男性，72 岁，因慢性阻塞性肺气肿住院治疗。今早 9 时责任护士已成功为该患者穿刺外周静脉留置针，开始静脉输入 5％葡萄糖溶液 250 ml 及 0.9％氯化钠溶液 500 ml，医嘱为 40 滴/分静脉滴注。10 点患者如厕后出现液体不滴。

请问：如果你是责任护士，你判断可能出现了什么问题？此时你应该采取哪些护理措施？

案例分析：立即进行评估检查，穿刺局部无肿胀、疼痛，输液器无扭曲折叠，轻轻挤压近针头端的输液管，感觉有阻力，且无回血。因此，根据描述判断得出针头已阻塞，应更换针头重新穿刺，并再次强调输液期间的注意事项。

1. 溶液不滴

（1）针头斜面紧贴血管壁：液体滴入不畅，局部无反应，挤压胶管有回血。可调整针头方向或适当变换肢体位置，直到滴入通畅为止。

（2）针头滑出血管外：液体滴入皮下组织，局部肿胀、疼痛。应更换针头，另选血管重新穿刺。

（3）针头阻塞：轻轻挤压输液管有阻力，又无回血。应更换针头，另选血管重新穿刺。

（4）压力过低：可因输液瓶位置过低或患者周围循环不良所致，局部无疼痛、无肿胀、有回血。可适当抬高输液瓶位置或降低肢体位置。

（5）静脉痉挛：由于穿刺肢体在寒冷的环境中暴露时间过长或输入的液体温度过低所致。在肢体穿刺部位上方实施热敷，可以解除静脉痉挛。

2. 茂菲滴管内液面过高　可将输液瓶取下，倾斜瓶身，使瓶内的针头露出液面，待溶液缓缓流下，直至滴管露出液面，再将输液瓶挂回输液架上即可。

3. 茂菲滴管内液面过低　夹紧茂菲滴管下端的输液管，用手挤压滴管，使液体下流至滴管内。当液面升至所需高度时，停止挤压，松开滴管下端输液管即可。

4. 茂菲滴管内液面自行下降　输液过程中，如果滴管内液面自行下降，则应检查滴管上端输液管和滴管的衔接是否松动、滴管有无漏气或裂隙，必要时更换输液器。

八、静脉输液常见反应及护理

案例导入 11-1-4

患者刘某，男性，72 岁，因慢性阻塞性肺气肿住院治疗。今早 9 时起开始静脉输入 5% 葡萄糖溶液 250 ml 及 0.9% 氯化钠溶液 500 ml。滴速为 70 滴/分。10 时左右，当护士巡视病房时，发现患者咳嗽、咳粉红色泡沫样痰，呼吸急促，大汗淋漓。

请问：如果你是责任护士，你判断该患者可能出现了什么问题？此时你应该采取哪些护理措施？

案例分析：立即对该患者进行生命体征监测、听诊双肺呼吸音及输入液体量评估。案例所述该患者 72 岁，诊断为慢性阻塞性肺气肿，输液速度过快，短时间内输入液体过多，出现咳嗽、咳粉红色泡沫样痰，呼吸急促，大汗淋漓。因此，可以判断该患者循环血量在短时间内增加，心脏容量负荷增加，诱发了急性左心功能衰竭。评估为输液不良反应：循环负荷过重。

静脉输液常见反应及护理措施见表 11-1-4。

表 11-1-4　静脉输液常见反应及护理措施

输液反应	发生原因	临床表现	护理
发热反应	发热反应是最常见的一种输液反应。一般在输液后数分钟至 1 小时发生	患者表现为发冷、寒战和发热。重者体温可达 40～41℃，伴有恶心、呕吐、头痛、脉速等全身症状	（1）立即停止输液，保留输液通路，通知医生； （2）密切观察生命体征的变化，遵医嘱给予抗过敏、激素等药物治疗

（续表）

输液反应	发生原因	临床表现	护理
循环负荷过重	(1) 输液速度过快，短时间内输入液体过多，使循环血容量急剧增加，心脏负荷过重而引起； (2) 患者原有心肺功能不全	患者突然出现呼吸困难、胸闷、气促、咳嗽、咳粉红色泡沫样痰，严重时可从口鼻涌出；患者面色苍白、出冷汗；两肺可闻及湿啰音，脉搏快而弱，血压下降	(1) 立即停止输液，保留输液通道，通知医生，配合抢救； (2) 可用20%～30%乙醇将氧气湿化后再吸入，迅速减轻缺氧症状； (3) 遵医嘱给予镇静剂、扩血管药物、强心剂或利尿剂等
静脉炎	(1) 输液过程中无菌操作不严格； (2) 输注液体渗透压过高、浓度或酸碱度过高，刺激血管壁； (3) 不恰当的穿刺部位；操作技术不良；固定方法不当	穿刺及置管部位肿胀、发红、疼痛，以及静脉输注困难甚至堵管等。如病变范围扩大，甚至可出现沿静脉走行的条索状红线	(1) 停止在发炎静脉上输液，患肢抬高并制动； (2) 中药外敷，可起到收敛、消炎、止痛的作用； (3) 外涂喜疗妥软膏； (4) 使用水胶体敷料或薄型敷料等
空气栓塞	加压输液、输血时无人守护，液体输完未及时更换药液或拔针	空气栓塞患者突然感到胸部异常不适或胸骨后疼痛，随即出现呼吸困难和严重发绀，心前区听诊可闻及响亮、持续的"水泡声"。可引起严重缺氧，甚至立即死亡	(1) 立即停止输液，保留静脉通道，通知医生。置患者于左侧卧位和头低足高位； (2) 高流量吸氧，提高血氧浓度，改善缺氧症状； (3) 严密观察神志变化，监测生命体征，直至病情平稳

知识拓展

临床补液原则

输入溶液的种类和量应根据患者体内水、电解质及酸碱平衡紊乱的程度来确定，通常遵循"先晶后胶""先盐后糖""宁酸勿碱"的原则。在给患者补钾的过程中，应遵循"四不宜"原则，即不宜过浓（浓度不超过40 mmol/L），不宜过快（不超过20～40 mmol/h），不宜过多（限制补钾总量：依据血清钾水平，钾量为60～80 mmol/天，以每克氯化钾相当于13.4 mmol 钾计算，约需每天补充氯化钾3～6 g），不宜过早（见尿后补钾：一般尿量超过40 ml/h 或 500 ml/天方可补钾）。输液过程中应严格掌握输液速度，随时观察患者反应，并根据患者的病情变化及时做出相应的调整。

知识拓展

任务评价

1. **任务训练。** 学生分组进行外周头皮静脉输液操作并进行互评，讨论穿刺输液过程中存在的问题，分析如何保证穿刺输液操作正确规范。

练习题

2. 独立完成练习题。

任务一习题

一、A₁/A₂ 型题

1. 静脉输液时，茂菲滴管内的液面自行下降，原因是（　　）。
    A. 输液瓶挂得太高　　　　　B. 输液速度过快　　　　　C. 环境温度太低
    D. 患者肢体摆放不当　　　　E. 滴管或滴管以上导管漏气

2. 静脉输液部位的选择，下列选项中错误的是（　　）。
    A. 尽可能使用患者的非惯用手　　　　　B. 尽可能选用患侧肢体的静脉
    C. 避开关节处的静脉　　　　　　　　　D. 抢救时应选用近心端的大血管
    E. 长期输液的患者应从远端小静脉开始

3. 颈外静脉输液，最佳穿刺点在（　　）。
    A. 下颌角与锁骨上缘中点联线下 1/3 处
    B. 下颌角与锁骨下缘中点联线下 1/3 处
    C. 下颌角与锁骨下缘中点联线上 1/3 处
    D. 下颌角与锁骨上缘中点联线上 1/3 处
    E. 下颌角与锁骨上缘中点联线中 1/3 处

4. 静脉输液因血管痉挛致溶液不滴的处理方法是（　　）。
    A. 抬高输液瓶　　　　　B. 用手挤压胶管　　　　　C. 更换穿刺部位
    D. 调整针头位置　　　　E. 局部热敷

5. 根据年龄、病情、药物性质调节点滴速度，下列选项中错误的是（　　）。
    A. 一般液体的补给速度可稍快
    B. 高渗、含钾或升压药物的滴注速度可快
    C. 严重脱水、心肺功能良好者，速度可快
    D. 年老、婴儿、心肺疾患者，速度宜慢
    E. 成人 40～60 滴/分钟，儿童 20～40 滴/分钟

6. 护士巡视病房，发现病人静脉输液的溶液不滴，挤压时感觉输液管有阻力，松手时无回血，此种情况是（　　）。
    A. 输液压力过低　　　　　B. 针头滑出血管外　　　　　C. 静脉痉挛
    D. 针头斜面紧贴血管壁　　E. 针头堵塞

7. 患者，男性，65 岁，确诊肺心病 20 余年，今晨因呼吸困难伴喘息加重，急诊入院。输液过程中，突然出现胸闷、咳嗽、咯粉红色泡沫样痰，听诊两肺满布湿啰音，心率快且律不齐。该患者可能发生（　　）。
    A. 心绞痛　　　B. 心肌梗死　　　C. 过敏反应　　　D. 肺栓塞　　　E. 急性肺水肿

8. 患者，男性，78 岁，因上呼吸道感染诱发慢性阻塞性肺病急性发作。入院后给予抗感染、平喘、祛痰治疗。输液总量为 800 ml，计划 5 h 输完，输液器滴系数为 15，每分钟滴数为（　　）。
    A. 30 滴　　　B. 35 滴　　　C. 40 滴　　　D. 45 滴　　　E. 50 滴

9. 患者，男性，29 岁，在输液的第 10 天，手腕至肘上 2/3 处，沿静脉走向出现一条索状红线，感觉局部灼热且疼痛。此反应为（   ）。

   A. 动脉炎　　　B. 静脉炎　　　C. 发热反应　　　D. 空气栓塞　　　E. 静脉栓塞

10. 拟给病人输液 1000 ml，从上午 8:30 开始，先每分钟 60 滴，一个半小时后改为每分钟 45 滴，点滴系数为 15，在（   ）可输完。

   A. 中午 12:33　B. 下午 1:33　　C. 下午 2:03　　D. 下午 2:33　　E. 下午 3:03

11. 输液不慎使空气进入静脉，应让病人采取（   ）。

   A. 平卧于右侧　　　　　　B. 左侧卧位和头低脚高位　　C. 斜坡卧位
   D. 平卧位或半坐卧位　　　E. 头高脚低位

12. 输液时除（   ）外都可引起溶液不滴。

   A. 针头滑出血管外　　　B. 针头阻塞　　　　C. 压力过低或静脉痉挛
   D. 情绪紧张　　　　　　E. 针尖斜面紧贴血管壁

二、A₃/A₄ 型题

题干：护士巡视病房时发现，张先生输液不滴，注射部位肿胀，主诉疼痛，无回血。

13. 此种情况可考虑为（   ）。

   A. 针头阻塞　　　　　　B. 输液压力过低　　　C. 静脉痉挛
   D. 针头脱出血管外　　　E. 针头斜面紧贴血管壁

14. 此病人应采取的措施为（   ）。

   A. 用力挤压输液管，直至液体通畅　　　B. 拔出针头，另选血管重行穿刺
   C. 抬高输液瓶位置　　　D. 变换肢体位置　　　E. 热敷注射部位上端血管

（杨　雪　罗　娜）

任务二　静脉输血

📋 学习目标 ◀

1. 正确陈述静脉输血目的、常用血液制品、静脉输血的原则，知晓输血护理操作危险因素及后果。

2. 遵循查对制度、无菌技术操作原则和操作流程，正确实施静脉输血，准确识别输血反应并处理，准确识别常见静脉输血故障并掌握排除方法，确保安全输血。

3. 正确识别患者身份，宣教到位，患者知晓输血注意事项，主动配合。

学习内容

一、静脉输血目的

（1）补充血容量，保证人体重要脏器的血液供应。

（2）增加血红蛋白，增进血液携氧能力，改善机体缺氧状况。

（3）补充各种凝血因子，纠正因某种凝血因子缺乏所发生的凝血功能异常。

（4）补充抗体，增加机体抵抗力。

（5）增加蛋白质，纠正低蛋白血症。

二、血液制品的种类

血液制品的种类及特点详见图 11－2－1 及二维码。

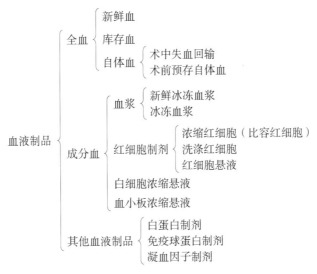

图 11－2－1　部分常用血液制品

三、静脉输血的原则

血液制品的种类、特点及适应证

输血以输同型血为原则。例如，正常情况下 A 型人输 A 型血，B 型血的人输 B 型血。为保证输血的安全和提高输血的效果，输血前必须进行血液相容性试验。血液相容性试验包括 3 个独立的过程，即 ABO - Rh 血型鉴定、献血者血浆抗体筛查及献血者-受血者交叉配血。

1. 血型鉴定　在准备输血时，首先必须鉴定血型，保证供血者与受血者的 ABO 血型相合。以往曾把 O 型血的人称为"万能供血者"，认为 O 型血可以输给其他任何 ABO 血型人，这种说法是不可取的。因为，O 型血的血浆中含有抗 A 凝结素和抗 B 凝结素，如果将含有 O 型血浆的红细胞制剂输入 A、B、AB 型患者的体内，将引起不同程度的免疫性溶血性输血的不良反应。因此，输血都应输同型血。

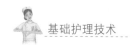

2. 交叉配血试验　即使在 ABO 系统血型相同的人之间输血，也必须进行交叉配血试验，即不仅把献血者的红细胞与受血者的血清进行血型配合试验，还要把受血者的红细胞和献血者的血清进行血型配合试验。只有在两种血型配合都没有凝集反应，才是配血相合。

四、静脉输血方法

静脉输血，应由具备一定临床经验，且经过严格培训，并通过规定的输血业务理论及技能培训考核合格的护士负责进行。本教材将采用外周静脉留置针穿刺建立静脉通道示范静脉输血步骤。

案例导入 11-2-1

> 患者陈某，男性，27 岁，因车祸急诊入院，初步诊断为：右下肢股骨开放性骨折，失血性休克。体格检查：血压 65/44 mmHg，脉搏细速，脉率 124 次/分，神志清楚，四肢湿冷。医嘱：立即输血 400 ml。
>
> 请问：如果你是责任护士，为该患者进行静脉输血前应立即进行哪些准备工作呢？请为该患者进行静脉输血操作。
>
> 情景模拟：一名同学扮演患者，一名同学扮演家属，2 名同学扮演医护人员进行静脉输血操作。
>
> 案例分析：本病例为年轻男性，因车祸急诊入院，目前临床表现为休克症状，需立即补充血容量，因此，即刻做好该患者的评估及输血前的准备。

1. 评估

（1）患者的年龄、病情、血型、输血史以及有无输血后不良反应。

（2）患者的心理反应及合作程度。

（3）穿刺部位皮肤情况、静脉充盈度及管壁弹性。

2. 准备

（1）护士准备：着装整洁、修剪指甲、洗手、戴口罩。

（2）患者准备：了解输血的目的，能积极配合。输血前，应取得患者或家属的理解并征求同意，签署《输血治疗同意书》，并将其存入患者病历内。

（3）用物准备：一次性输血器一套，输血器茂菲滴管内有过滤网，可以通过血细胞、血浆、血小板和凝血因子，可清除大的细胞碎屑和纤维蛋白等微粒，输血器穿刺针头为 9 号针头。其他用物同静脉输液法。

（4）环境准备：病室整洁安静，光线充足，减少不必要的人员走动。

3. 操作步骤

（1）输血前：

1）备血：确定输血后，根据医嘱医护人员持输血申请单和贴好标签的试管，当面核对患者姓名、性别、年龄、病案号、病室/门诊、床号、血型和诊断，采集血样。并由医护人员或专门人员将受血者血样与输血申请单送交输血科（血库），双方逐项核对，做血型鉴定和交叉配血试验。

2）取血：由医护人员到输血科（血库）取血，取血与发血的双方必须共同做好"三查八对"工作。"三查"，即查血液的有效期、血液质量和输血装置是否完好。"八对"，即对床号、姓名、住院号、血袋号、血型、交叉配血试验结果、血液种类和剂量。核对无误后双方在发血报告单、交叉配血试验单上签时间及全名。

3）取血后：勿剧烈震荡血液，以免红细胞被大量破坏而引起溶血。不能将血液加温，防止血浆蛋白凝固变性而引起反应，取回的血液制品应在30分钟内输入。

4）输血前：两名医护人员逐项核对交叉配血报告单及血袋标签各项内容，查对要求一人唱读，另一人核对，确保无误。检查血袋有无破损渗漏，血液颜色是否正常。

（2）输血：具体操作流程及要点见表11-2-1。

表11-2-1 静脉输血法操作流程及要点

操作流程	操作步骤	要点
再次核对	两名医护人员携带病历、输血用物共同到患者床旁，再次进行"三查八对"，确认准确无误	(1) 严格执行"三查八对"； (2) 查对要求一人唱读，另一人核对，确保无误
测量生命体征	同生命体征监测法	
建立静脉通道	同外周静脉留置针输液法，输入少量生理盐水，确保管道通畅	(1) 应选用管径＞22G外周静脉留置针，并选择粗大的血管进行穿刺； (2) 输血前用静脉注射生理盐水排尽输血器中的空气； (3) 用符合标准的输血器进行输血
核对	再次核对患者无误	
摇匀血液	输用前将血袋内的成分轻轻混匀	(1) 避免剧烈振荡； (2) 血液内不得加入其他药物
连接血袋	将输血器针头从生理盐水瓶/袋内拔出，插入血袋输血口，将输血器与血液制品连接	插入时应注意避免刺破血袋 (1) 开始15分钟内不超过20滴/分； (2) 成人一般40～60滴/分
调节滴速	输血过程中应先慢后快，观察15分钟，无不良反应后，再根据年龄、病情调节滴速	
核对、观察、交代	再次核对，观察患者无不良反应，向患者和家属交代注意事项	(1) 输血过程中，严密观察、巡视患者； (2) 如输入2袋以上的血液，中间必须输入少量生理盐水冲洗干净输血器
输血结束后	(1) 输血结束后，继续滴入少量生理盐水，直到将输血器内血液全部输入体内； (2) 如无其他药物输注，应拔除针头或封管	不浪费血液
测量生命体征	同生命体征监测法	

（续表）

操作流程	操作步骤	要 点
整理记录	（1）整理床单位，洗手记录； （2）输血记录单（交叉配血报告单）放入病历	记录的内容包括输血开始到结束的时间、血液制品种类和量、血型、血袋号、有无输血不良反应出血、操作者/查对者签名等
输血袋处理	将血袋及时送回输血科（血库）	用物按相关规定分类处理

4. 评价

（1）查对到位，无输错血发生。

（2）操作方法正确，无输血不良事件发生。

（3）能准确识别静脉输血反应并处理。

（4）护患沟通有效，患者获得输血的相关知识，能主动配合。

5. 注意事项

（1）严格执行查对制度，输血前须经 2 名医护人员核对无误后方可输血。

（2）根据输血申请单，正确采集血标本。为防止差错，禁止同时为 2 个患者采集血标本。

（3）输血前后及输入 2 袋血液之间均须输入少量等渗盐水。

（4）输入血液内不可随意加入其他药品，如钙剂、酸性或碱性药物、高渗或低渗溶液，以防止血液变质。

（5）输血过程中加强巡视，认真听取患者主诉，密切观察有无输血反应。如发生严重反应，立即减慢或停止输血，用静脉注射生理盐水维持静脉通路；通知医生，采取相应的护理措施；保留余血，以供检查分析原因。

（6）受血者配血试验的血标本必须是输血前 3 天之内的。

（7）取回的血应尽快在 30 分钟之内输入，不得自行贮血。

五、输血护理操作危险因素分析

输血护理操作危险因素分析见表 11-2-2。

表 11-2-2 输血护理操作危险因素分析

危险类型	表现及原因	后 果
配血标本错误	未认真核对患者身份而抽错患者血液，标本标签错误、装错标本管	血型错误，可能发生溶血反应，危及患者生命
配血标本运送错误	标本在运送过程中丢失或损害，标本未及时送到	延误患者输血，严重者延误抢救时机
取血错误	取错患者、血液、血量，取回不合格血	血液报废，患者输血不良反应风险增大
取血时机不当	取回血液后发现患者不在病房或者患者身体状况不适宜输血，或者患者拒绝输血	血液不能及时、安全输注，血液质量下降，不安全因素增加

（续表）

危险类型	表现及原因	后　果
血液保存不当致血液变质	血液在室温放置过久	细菌污染输血，不良反应危险增加
输错血	未认真核对患者身份而给患者输入错误的血液	可能发生溶血反应，危及患者生命
输血方法不当或错误	(1) 输血速度过快，输血速度过慢； (2) 加温、加压不当致红细胞溶血	(1) 冷沉淀、血小板不能发挥应有的疗效； (2) 患者发生循环负荷过重不良反应
输血监护不到位	输血不良反应未及时发现，输血故障未及时排除	患者受到新伤害，血液可能被浪费

六、输血常见的故障及排除方法

案例导入 11-2-2

患者陈某，男性，27岁，因车祸急诊入院，初步诊断为：右下肢股骨开放性骨折，失血性休克。体格检查：血压65/44 mmHg，脉搏细速，脉率124次/分，神志清楚，四肢湿冷。遵医嘱立即输血400 ml。护士在输血巡视过程中发现血液滴速突然减慢。

请问：如果你是责任护士，你判断可能出现了什么问题？此时你应该采取哪些护理措施？

案例分析：立即对进行评估检查，发现输血穿刺处有明显肿胀、疼痛。因此，判断为输血针头部分或全部滑出血管外，血液渗入皮下组织。此时应立即停止输血，将针头拔出体外并按住局部5分钟以上，防止血管渗血；使用生理盐水重新建立静脉通路，再次输血。根据肿胀情况，局部可使用硫酸镁湿热敷，以缓解肿胀。

1. 血液流通不畅　血液流通不畅常造成输血时间延长，易引起血液变质及不良反应。

（1）针头固定不当：造成针头面与血管壁接触使血流受阻。可适当调整针头位置重新固定或适当变化肢体位置。

（2）血凝块堵塞出口或滤网：陈旧库血中常出现血凝块，阻塞血袋出口或滤网，可通过转动血袋并把血袋倾斜使血袋出口置于稍高的位置，或以少量生理盐水冲洗管道及滤器进行解决，必要时更换新的输血器。

（3）针头堵塞：更换穿刺针，另选血管重新穿刺。

（4）血液黏度过高（如输浓缩红细胞）：可注入少量生理盐水稀释并轻轻摇动血袋，使浓度大、黏度高的血细胞与液体混匀，降低浓缩红细胞浓度。

（5）针头过细：选用适当针头。

（6）输入血温过低：冷血会刺激血管收缩影响血液流速。在大量快速输注冷藏库血时，应通过专用加温器使血温升至20℃左右后再为患者输入，并注意患者肢体保温。

（7）压力过低：抬高输血袋位置或放低患者肢体位置。

2. 针头血管内移位，血液渗入皮下组织

（1）原因：常因针头刺入血管壁过浅，或针头固定不妥，针头脱出血管，血液部分或完全渗漏到血管周围组织，造成皮下输血，滴速减慢。

（2）预防及护理：①尽量采用静脉留置针输血；②穿刺方法正确，固定妥当；③加强巡视，如发现输血滴速过慢或患者自觉输血局部疼痛时，应及时检查穿刺局部是否正常。

3. 肢体外血液渗漏　常因针头与输血器衔接不良、固定不紧或脱落等造成，血液可部分或全部顺肢体流向低位。多见于躁动不安、危重、意识不清或不能诉说的患者。护士若发现血液滴速突然加快时，必须立即揭开盖被，观察有无血液的外渗漏，并予以及时处理。

七、输血常见反应及护理

案例导入 11-2-3

患者陈某，男性，27岁，因车祸急诊入院，初步诊断为：右下肢股骨开放性骨折，失血性休克。体格检查：血压65/44 mmHg，脉搏细速，脉率124次/分，神志清楚，四肢湿冷。医嘱：立即输血400 ml。当输入血液约15 ml时，患者突然出现四肢麻木，腰背部酸痛、胸闷、发抖。

请问：如果你是责任护士，你判断该患者可能出现了什么问题？此时你应该采取哪些护理措施？

案例分析：立即核对该患者的血型与输入血液制品是否正确一致，检查血液质量并进行生命体征监测评估。案例所述该患者输入血液制品15 ml时，出现四肢麻木，腰背部酸痛、胸闷、发抖，核对时发现患者血型为A型Rh阳性，但输入血液O型Rh阳性。因此，可以判断该患者输入了异型血，供血者与受血者血型不符而发生了严重的输血反应——溶血反应。此情况非常危急，需立即停止输血并展开紧急抢救。

1. 输血常见反应及护理措施　详见表11-2-3。

表11-2-3　输血常见反应及护理措施

输血反应	发生原因	临床表现	护理措施
发热反应	（1）血液、保养液、贮血器或输血器被致热原污染； （2）违反无菌技术操作原则，造成血液污染； （3）多次输血后，受血者血液中产生抗体所致的免疫反应	一般发生在输血过程中或输血后的1~2小时内，有畏寒或寒战，继而高热，体温可达38~41℃，伴有皮肤潮红、头痛、恶心、呕吐和肌肉酸痛等全身症状	（1）反应轻者应减慢输血滴速，反应严重者立即停止输血，给予等渗盐水静脉滴注，以维持静脉通路，及时通知医生； （2）对症处理发冷者，如给予保暖，高热时给予物理降温，并密切观察生命体征的变化；

（续表）

输血反应	发生原因	临床表现	护理措施
			（3）遵医嘱给予退热药、抗过敏药或肾上腺皮质激素； （4）将输血器、贮血袋及剩余血液一同送输血科（血库）进行检验； （5）预防：严格管理血液保养液和输血用具，有效去除致热原。输血过程中严格执行无菌操作，防止污染
过敏反应	（1）患者为过敏体质，对某些物质易引起过敏反应； （2）输入血液中含有使患者致敏的蛋白质或药物； （3）多次输血，患者体内产生了过敏性抗体； （4）供血者的变态反应性抗体传给受血者所致	表现轻重不一，轻者出现皮肤瘙痒、局部或全身出现荨麻疹、轻度血管神经性水肿（眼睑、口唇水肿明显）；重者因喉头水肿出现呼吸困难，两肺可闻及哮鸣音，甚至发生过敏性休克	（1）轻者减慢输血速度，重者立即停止输血，及时通知医生； （2）对症处理：呼吸困难者给予氧气吸入，严重喉头水肿者行气管切开；循环衰竭者给予抗休克治疗，如发生过敏性休克，立即配合抢救； （3）遵医嘱用药：可皮下注射0.1％肾上腺素0.5～1 ml或静脉注射地塞米松等抗过敏药物； （4）密切观察病情变化，监测生命体征； （5）预防：勿选用有过敏史的献血员的血液；献血员在采血前4小时内不宜吃高蛋白和高脂肪食物，宜清淡饮食或饮糖水；对有过敏史的患者，在输血前给予抗过敏药物
溶血反应	是最严重的输血反应 （1）输入异型血：供血者与受血者血型不符而造成，反应发生快，后果严重； （2）输入变质血：如血液储存过久、保存温度过高或过低、血液受细菌污染、输血前血液加温或剧烈震荡、血液内加入高渗、低渗溶液或加入能影响血液pH值的药物等，致使红细胞大量破坏；	典型症状是在输血10～15 ml后发生，随着输入血量的增加症状加重，临床表现可分为3个阶段 （1）第一阶段：头胀痛、四肢麻木、腰背部剧痛、胸闷、恶心、呕吐等。由于红细胞凝集成团，阻塞部分小血管所引起； （2）第二阶段：黄疸和血红蛋白尿，同时伴有寒战、高热、呼吸困难、血压下降等。由于凝集	（1）立即停止输血，维持静脉输液通道，通知医生给予紧急处理； （2）保护肾功能，双侧腰部封闭，并用热水袋敷双侧肾区，以解除肾小管痉挛； （3）遵医嘱用药，静脉滴注5％碳酸氢钠溶液，以碱化尿液，防止血红蛋白结晶阻塞肾小管； （4）密切观察生命体征和尿量，做好病情动态记录； （5）出现休克症状，立即配合抢救。对少尿、无尿者按

(续表)

输血反应	发生原因	临床表现	护理措施
	(3) Rh 系统不合：Rh 阴性者首次输入 Rh 阳性血液后不发生反应，血清中产生抗 Rh 阳性的抗体，当再次接受 Rh 阳性血液，即可发生溶血反应，可在输血后几小时至几天后发生	的红细胞发生溶解，大量血红蛋白释放到血浆中； (3) 第三阶段：少尿或无尿，尿内出现蛋白和管型，尿素氮滞留，高血钾症和酸中毒，严重者可导致死亡。由于大量血红蛋白进入肾小管，遇酸性物质变成结晶，导致肾小管阻塞；另外，由于抗原-抗体的相互作用，引起肾小管内皮缺血、缺氧而坏死脱落，也可导致肾小管阻塞而造成急性肾衰竭。因溶血反应发生，红细胞被破坏释放凝血物质，消耗了血小板和凝血因子，故还可引起弥漫性血管内凝血（DIC），患者表现出血倾向	急性肾衰竭处理，控制入水量，纠正水、电解质紊乱，必要时行透析疗法； (6) 保留余血和血标本送血库重新鉴定； (7) 采集患者血标本，重新作血型鉴定和交叉配血试验； (8) 预防：认真做好血型鉴定和交叉配血试验；输血前认真查对，杜绝差错；严格执行血液保存制度，不使用变质血液
循环负荷过重	同静脉输液反应	同静脉输液反应	同静脉输液反应
大量输血后反应（出血倾向）	长期反复输血或短时间内输入库存血较多，由于库存血中的血小板已基本破坏，因凝血因子减少而引起出血	皮肤、黏膜瘀点或瘀斑，穿刺部位可见大块瘀血或手术伤口渗血	(1) 应密切观察患者意识、血压、脉搏等变化，注意皮肤、黏膜或手术伤口有无出血倾向； (2) 预防：遵医嘱间隔输入新鲜血或血小板悬液，以补充足够的血小板和凝血因子
大量输血后反应（枸橼酸钠中毒）	库存血中含枸橼酸钠，随静脉输血而进入体内。当大量输入库存血时，进入人体的枸橼酸钠过量，如患者肝功能不全，枸橼酸钠未氧化即和血中游离钙结合而使血钙下降，导致凝血功能障碍、毛细血管张力减低、血管收缩不良和心肌收缩无力等	患者手足抽搐、出血倾向、血压下降、心率缓慢、心室颤动，甚至出现心跳骤停	(1) 严密观察病情变化及患者输血后反应； (2) 预防：输库存血 1 000 ml 以上时，遵医嘱静脉注射 10% 葡萄糖酸钙或氯化钙 10 ml，以补充钙离子，防止发生低血钙

2. 输血其他反应及护理措施

（1）空气栓塞：其临床表现、原因、护理措施同静脉输液反应。

（2）输血传播的疾病：供血者的某些疾病通过静脉输血传播给患者，如病毒性肝炎、艾滋病、梅毒等。

（3）细菌污染反应：任何环节不遵守无菌操作规程，均可导致血液被细菌污染。

知识拓展 1

血型

血型是指红细胞膜上特异性抗原的类型。一般根据红细胞所含的凝集原（agglutinogen）不同，将人类的血液分为若干类型。临床上主要应用的有 ABO 血型系统及 Rh 血型系统。

（1）ABO 血型系统：人类血液红细胞含有 A、B 两种凝集原，依据所含凝集原的不同，将血液分为 O、AB、A、B 4 种类型。血清中含有与凝集原相对抗的物质，称为凝集素（agglutinin），分别有抗 A 与抗 B 凝集素。

（2）Rh 血型系统：人类红细胞除含有 A、B 抗原外，还有 C、c、D、d、E、e 6 种抗原。其中 D 抗原的抗原性最强，故凡红细胞含有 D 抗原者称为 Rh 阳性。汉族人中，有 99% 为 Rh 阳性，1% 为 Rh 阴性。Rh 阴性的人输入 Rh 阳性血液，或 Rh 阳性胎儿的红细胞从胎盘进入了 Rh 阴性的母体，就会使 Rh 阴性者产生抗 Rh 抗体，当再次输入 Rh 阳性血液时，就会出现不同程度的溶血反应。

知识拓展 2

交叉相容配血试验

为了保证输血安全，输血前虽已验明受血者与献血者的 ABO 血型系统相同，仍须做交叉相容配血试验，其目的是检查两者之间有无不相容抗体。

（1）直接交叉相容配血试验：即供血者红细胞和受血者血清进行配合试验。目的是检查受血者血清中有无破坏献血者红细胞之抗体。

（2）间接交叉相容配血试验：即供血者血清和受血者红细胞进行配合试验。目的是检查输入血液的血浆中有无能破坏受血者红细胞的抗体。

如果直接交叉和间接交叉相容试验均没有凝集反应，即为配血相容，才可输血。交叉配血试验可检验血型，又能发现红细胞或血清中是否存在其他的凝集原或凝集素，以免引起红细胞凝集反应。

任务评价

1. 任务训练 学生分组进行静脉输血（红细胞悬液）操作，并进行互评，讨论输血

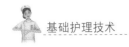

过程中存在的问题，分析如何保证输血操作流程规范正确。

2. 独立完成练习题。

任务二习题

一、A₁/A₂型题

1. 患者大量输入库存血后容易出现（　　）。

    A. 低血钾　　　B. 低血钙　　　C. 低血磷　　　D. 高血铁　　　E. 高血钠

2. 为病人输血前，护士首先应注意（　　）。

    A. 血液不要剧烈震荡　　　　　　　　　B. 不可加温

    C. 认真核对血型与交叉配血结果　　　　D. 先静脉滴入生理盐水

    E. 注意无菌操作

3. 使用前需放在 37℃ 温水中复温的血液制品是（　　）。

    A. 普通血浆　　　B. 干燥血浆　　　C. 冰冻血浆　　　D. 新鲜血　　　E. 库存血

4. 发生溶血反应后，为增加血红蛋白在尿中的溶解度，常用（　　）。

    A. 枸橼酸钠　　　B. 氯化钠　　　C. 碳酸氢钠　　　D. 乳酸钠　　　E. 葡萄糖酸钙

5. 患者，女性，28 岁，手术后大量输血，出现手足抽搐、血压下降，可静脉缓慢注射
（　　）。

    A. 盐酸肾上腺素 2 ml　　　B. 4% 碳酸氢钠 10 ml　　　C. 0.9% 氯化钠 10 ml

    D. 10% 氯化钙 10 ml　　　E. 地塞米松 5 mg

6. 下列选项中（　　）属于输血"三查八对"中"八对"的内容。

    A. 血型、交叉配血试验结果、血液剂量、血液种类、住院号、姓名、血袋号、输血
装置是否完好

    B. 血液的有效期、血液的质量、床号、血型、交叉配血试验结果、血液剂量、血液
种类、住院号

    C. 血液的质量、床号、血型、交叉配血试验结果、血液剂量、血液种类、住院号、姓名

    D. 血液的有效期、床号、血型、血液剂量、血液种类、住院号、姓名、血袋号

    E. 床号、血型、交叉配血试验结果、血液剂量、血液种类、住院号、姓名、血袋号

7. 患儿，男性，8 岁，两周前有上呼吸道感染史，近日出现畏寒、发热，全身皮肤、黏
膜出血，并有大片瘀斑。实验室检查血小板计数 $18 \times 10^9/L$，出血时间延长。对此患
儿采取静脉输血治疗的目的是（　　）。

    A. 补充血容量　　　　　B. 纠正贫血　　　　　C. 供给血小板

    D. 输入抗体、补体　　　E. 增加白蛋白

8. 患者，女性，32 岁，贫血严重。医嘱为该患者静脉输血，其治疗目的是（　　）。

    A. 补充血容量　　　　　B. 增加白蛋白　　　　　C. 补充血红蛋白

    D. 排出有害物质　　　　E. 补充抗体和补体

9. 预防溶血反应的措施包括（　　）。

    A. 严格执行无菌操作　　　B. 输血前肌注异丙嗪　　　C. 做好血液质量检查

    D. 输血前静注 10% 葡萄糖酸钙　　　　　　E. 输血前静注地塞米松

10. 输血前后及两袋血之间应加入的药物是（　　）。
    A. 5%葡萄糖　　　　　　B. 5‰葡萄糖盐水　　　　　C. 0.9%氯化钠
    D. 复方氯化钠　　　　　E. 碳酸氢钠等渗盐水

11. 在溶血反应的第二阶段，最典型的症状是（　　）。
    A. 腰背部剧痛、四肢麻木　B. 少尿或无尿　　　　　　C. 寒战发热
    D. 黄疸、血红蛋白尿　　　E. 胸闷、呼吸急促

12. 下列关于库存血的说法中，正确的是（　　）。
    A. 在 10℃冰箱内，可存放 1～2 周　　　B. 在 4℃冰箱内，可存放 3～4 周
    C. 存放时间越长，血液成分变化越大，7 天后无治疗价值
    D. 大量输入时应防止出现高血钙　　　　E. 大量输入时应防止出现高血钾

13. 由输血而传染的疾病是（　　）。
    A. 低钾血症　　B. 肺水肿　　C. 艾滋病　　D. 血友病　　E. 缺铁性贫血

14. 输血引起过敏反应的症状是（　　）。
    A. 气促、咳嗽、咳粉红色泡沫性痰　　　B. 手足抽搐心率缓慢血压下降
    C. 皮肤瘙痒、荨麻疹、眼睑水肿　　　　D. 寒战、高热、头部胀痛
    E. 腰背痛少尿

15. 甘女士，36 岁，因车祸导致脾破裂急诊入院。体检：面色苍白，四肢厥冷，血压 65/40 mmhg，脉搏 150 次/分钟，急需大量输血。输血过程中，错误的护理措施是（　　）。
    A. 认真听取患者的主诉　　　　　　B. 输入血液内不得随意加入药物
    C. 输血开始 15 min 内速度宜慢
    D. 输入两袋以上血液时，两袋血之间需输入少量生理盐水
    E. 输血毕不需再输入生理盐水

16. 血液病患者最适用的血制品是（　　）。
    A. 库存血　　B. 新鲜血　　C. 纤维蛋白原　D. 新鲜血浆　　E. 冰冻血浆

17. 以下（　　）不是静脉输血的目的。
    A. 补充白蛋白　　　　　B. 降低颅内压，减轻脑水肿　C. 补充凝血因子
    D. 增加血红蛋白　　　　E. 补充血容量

二、A₃/A₄ 型题

题干：张先生，患消化道溃疡多年，今突然呕血约 800 ml。入院后立即给予输血，输入 10 ml 后病人主诉头痛、发热、四肢麻木、腰背部剧烈疼痛伴胸闷、气促。

18. 护士应首先考虑病人发生了（　　）。
    A. 发热反应　　　　　　B. 过敏反应　　　　　　　C. 溶血反应
    D. 空气栓塞　　　　　　E. 急性肺水肿

19. 发生溶血反应，出现黄疸，血红蛋白尿，此时的处理措施是（　　）。
    A. 端坐位　　　　　　　B. 静脉滴注碳酸氢钠　　　C. 皮下注射肾上腺素
    D. 静脉注射 10%葡萄糖酸钙　　　　　E. 加压吸氧

（杨 雪 罗 娜）

02

模块二　院内护理

项目十二　营养护理

项目介绍

民以食为天。饮食与营养和健康与疾病有着非常重要的关系。合理的饮食与营养能维持机体的正常生长发育、各种生理功能，促进组织的修复，提高机体的免疫力，进而保持健康、促进健康、预防疾病，提高人的生存质量。而不良的饮食与营养可以引起人体各种营养物质失衡，甚至导致各种疾病。因此，护理人员应掌握营养学的基础知识及饮食护理技术，正确评估患者的营养需要，采取适宜的饮食治疗计划，促进患者早日康复。

相关知识储备

营养相关概念、主要营养素的功能与食物来源、中国居民平衡膳食宝塔详见二维码。

学习导航

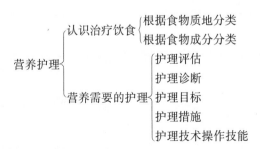

营养相关知识
储备

任务一　认识治疗饮食

学习目标

1. 理解并记忆治疗饮食的概念、种类及饮食原则。
2. 向患者解释治疗饮食原则，推荐食物和摄入量，指导特殊检查患者的饮食准备。
3. 指导患者认识治疗饮食，主动配合进食。

案例导入 12-1-1

患者何某，男性，68岁，阑尾炎术后肠道刚排气。

请问：1. 护理人员应该为他提供何种饮食？

　　　2. 如果何某术后病情平稳，随后可过渡到何种治疗饮食？

学习内容

治疗饮食是在一般饮食的基础上适当调节热能和营养素，以达到治疗或辅助治疗的目的，从而促进患者的康复。饮食治疗是现代综合治疗中不可缺少的一种治疗方法，一般需要配合医疗、药物治疗及护理措施共同执行。

一、食物质地分类

食物质地分类
及饮食原则

根据食物质地，治疗饮食可分为普通饮食、软质饮食、剁碎饮食、温和饮食、半流质饮食、清流质饮食、全半流质饮食。治疗饮食食物质地分类、适用范围、饮食原则、避免食物详见二维码。

二、食物成分分类

食物成分分类
及饮食原则

根据食物成分，治疗饮食可分为高热量饮食、高蛋白质饮食、低蛋白饮食、低脂肪饮食、低盐饮食、无盐低钠饮食、低渣饮食、高纤维饮食、低胆固醇饮食、限钾饮食、高钾饮食、限磷饮食、低嘌呤饮食、要素饮食（元素饮食）。治疗饮食成分的分类、适用范围、饮食原则、避免食物详见二维码。

知识拓展

在一些教材中医院饮食分为基本饮食（普通饮食、软质饮食、半流质饮食、流质饮食）、治疗饮食（如高蛋白饮食、低盐饮食等）和试验饮食。但鉴于基本饮食是为了一般患者的治疗需要而对食物质地进行了调整，在本教材中也归进了治疗饮食一类。而试验饮食是指在特定时间内，通过对饮食内容的调整，以协助疾病的诊断和提高实验室检查结果正确性的一种饮食。

任务评价

1. 案例分析：体检者何某，男性，35岁，到某院体检，体检结果异常指标有：总胆固醇升高（6.10 mmol/L）（正常值<5.17 mmol/L），低密度脂蛋白胆固醇升高（3.96 mmol/L）（正常值<3.12 mmol/L），谷丙转氨酶升高（64 U/L）（正常值9~50 U/L），血糖升高（6.3 mmol/L）（正常值3.6~6.11 mmol/L），白细胞总数升高（11.21×10⁹/L）[正常值（4~10）×10⁹/L]，中性粒细胞绝对值升高（8.39×10⁹/L）[正常值（1.6~6.3）×10⁹/L]。作为体检护士，请向何某解释其目前存在的健康问题，并做出健康指导。

2. 独立完成习题。

任务一习题

一、案例分析

1 mm 患者，女，36岁，慢性肾小球肾炎致肾功能衰竭。常有疲乏、失眠、注意力不集中等精神症状，并出现月经过多、皮肤瘀斑、消化道出血、心悸、气喘等心血管和血液系统症状。实验室检查，内生肌酐清除率 20 ml/min，血肌酐 680 μmol/L，血尿素氮 23 mmol/L。请为该患者做一次饮食的健康指导。

二、A₁/A₂型题

1. 病人不宜长期使用流质饮食的原因是（　　）。
   A. 影响消化吸收　　　B. 影响营养供给　　　C. 影响食欲
   D. 影响休息　　　　　E. 进食次数过多

2. 王某，口腔糜烂，疼痛难忍，应给予（　　）。
   A. 软质饮食　　　　　B. 流质饮食　　　　　C. 无盐低钠饮食
   D. 多渣饮食　　　　　E. 高蛋白饮食

3. 肠道疾病患者刚刚恢复进食，可给予的治疗饮食是（　　）。
   A. 普通饮食　　B. 高热量饮食　　C. 流质饮食　　D. 高蛋白饮食　　E. 限钾饮食

4. 患者，男性，20岁，伤寒，体温38℃。不宜食用的食物是（　　）。
   A. 豆腐　　　B. 芹菜　　　C. 鱼汤　　　D. 赤豆粥　　　E. 蒸鸡蛋

5. 女性，22岁，患甲状腺功能亢进，消瘦明显。应指导其进食（　　）。
   A. 高蛋白、高热量饮食　　B. 高脂肪、高热量饮食　　C. 高热量、低脂肪饮食

D. 低盐、高蛋白饮食　　E. 高热量、低蛋白饮食

6. 李小姐因肝硬化致昏迷住院，需要的治疗饮食是（　　）。

A. 低蛋白饮食　B. 高蛋白饮食　C. 高热量饮食　D. 低盐饮食　E. 少渣饮食

7. 患者，女性，30岁，胃溃疡出血入院，经治疗病情缓解，现需做潜血试验。适宜的食谱是（　　）。

A. 洋葱炒猪肝、青菜、榨菜肉丝汤　　　B. 鱼、菠菜、豆腐汤

C. 芹菜炒肉丝、青椒豆腐干、蛋汤　　　D. 鲶鱼烧豆腐、土豆丝、豆腐汤

E. 红烧肉、西红柿炒鸡蛋、蛋汤

三、A₃/A₄型题

题干：患者，男，45岁，诊断为慢性肾衰，体重65 Kg，肾小球滤过率（GFR）为25 ml/min，血肌酐为700 μmol/L，血尿素氮为20 mmol/L。

8. 该患者适宜的治疗饮食为（　　）。

A. 低脂低糖饮食　　　　　　　　　B. 低盐高蛋白饮食

C. 低蛋白饮食，以豆类等植物蛋白为主　D. 低蛋白饮食，蛋白种类无宜忌

E. 低蛋白饮食，以动物蛋白为主

9. 关于该患者饮食方面的描述错误的是（　　）。

A. 每日摄入的蛋白质约40 g　　　　B. 可食用植物油

C. 注意限制盐的摄入　　D. 可食用糖类　　　E. 应防止动物蛋白的摄入

10. 以下食物的推荐，不正确的是（　　）。

A. 鸡蛋、牛奶　　　　B. 牛奶、鱼肉　　　　C. 花生、大豆

D. 苹果、南瓜　　　　E. 芋头、马铃薯

（毛羽佳　屈　珍）

任务二　营养需要的护理

◢ 学习目标 ◢

1. 正确评估患者的营养状况，列举3条以上营养护理诊断。

2. 根据患者营养问题提供正确的饮食护理，正确实施鼻饲管插入、胃管喂食、胃管护理及胃管拔除操作。

3. 指导患者理解饮食护理的重要性，主动配合饮食护理操作。

患者张某，38岁，昏迷4天，需要鼻饲以维持每天营养需要。

请问：1. 插胃管前，应将患者置于何种体位？当插入 15～20 cm 时，应怎样做？

2. 如何确认胃管在胃内？

学习内容

一、营养需要的护理评估

营养风险筛查（nutritional risk screening）是指发现患者是否存在营养问题和是否需要进一步进行全面营养评估的过程。目的是发现个体是否存在营养不足和营养不足的危险因素。营养评估（nutritional assessment）是指在临床中收集患者资料如一般情况、主诉、饮食、身体各项指标等作出临床营养诊断并予以营养指导和治疗。目前常用的工具包括营养风险筛查 2002 （nutritional risk screening 2002，NRS 2002）、主观综合评估（subjective globe assessment，SGA）、患者主观综合评估（patient-generated subjective globe assessment，PG-SGA）、微型营养评估（mini nutritional assessment，MNA）、营养不良通用筛查工具（malnutrition universal screening tools，MUST）及营养风险指数（the nutrition risk index，NRI）等。

（一）影响因素的评估

伴随着人的生长发育，个体对热量以及营养素的需求大有不同；不同经济状况、不同地域的人饮食习惯等也有很大差别，所以影响饮食与营养的因素有很多，主要归结为身体因素、心理因素以及社会因素。

1. 身体因素

（1）生理因素：

1）年龄：人在不同年龄阶段中对热量以及营养素的需求是不同的。婴幼儿生长发育速度快，这一时期需要高蛋白、高维生素、高矿物质及高热量饮食；母乳喂养的婴幼儿还需要及时补充维生素 D、维生素 K、铁等营养素。幼儿及学龄前期儿童处于大脑和神经发育旺盛时期，应该摄入充足的脂肪酸。青少年处于身体发育旺盛的时期，学习紧张、能量消耗大，需要摄入充足的蛋白质、维生素以及微量元素等营养物质。而处于中老年期的，各器官功能逐渐出现衰退现象，新陈代谢减慢，所需热量也逐渐减少，但是对钙等营养素的需求增加，因此合理的营养与饮食对延缓衰老和预防疾病至关重要。另外，在不同年龄阶段的人对食物质地的选择也是不同的，如婴幼儿咀嚼和消化功能发育尚不完全，老年人咀嚼及消化功能减退，应选择柔软、易消化的饮食。

2）特殊生理时期：妇女处于妊娠期和哺乳期时，由于特殊的生理需要，对营养素的需求显著增加，要补充充足的热量、蛋白质、铁、叶酸、碘等，以满足胎儿及乳儿的需要。同时，饮食习惯也会有所改变。

3）活动量：活动量是能量代谢的主要因素，所以在能量供给时也要考虑到个体的活

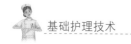

动强度、工作性质、工作条件等。

（2）病理因素：

1）疾病：人体处于疾病状态时，机体对营养素的摄取、消化和吸收以及代谢都有所改变。当患有高代谢疾病时，如发热、甲状腺功能亢进时，机体处于高分解代谢状态，机体对热量的需要增加。伤口愈合与感染期间，患者对蛋白质的需求较大。患有口腔疾患，或某些原因引起患者的味觉等异常均会对营养素的摄取有直接影响。一些胃肠道疾病导致机体对食物的消化和吸收功能减退，亦可影响营养的摄入。

2）食物过敏：由于个体差异，有些人对某种特定的食物如牛奶、海产品等过敏，进食后易发生腹泻、哮喘等，影响营养的摄入和吸收。

3）药物：患病后的用药对患者饮食和营养也会有一定的影响，有的药物可以增进食欲，如类固醇类药物、胰岛素；有的可以降低食欲，如非肠溶性红霉素、氯贝丁酯；有的药物可影响营养素的吸收，如长期服用苯妥英钠可影响叶酸和维生素 C 的吸收。

2. 心理因素　研究证明情绪的好坏与食欲有很大的关系。疼痛、焦虑、恐惧、悲哀、愤怒、烦躁等因素可使交感神经兴奋，抑制胃肠蠕动、消化液分泌及消化吸收能力，使人食欲减低。而兴奋、喜悦、愉快等可以使副交感神经兴奋，增加胃肠蠕动、消化液分泌，使人的食欲增加，进食增多。有些患者在不正常心理状态（如孤独、焦虑）下有进食的欲望。医务人员的满腔热情，也可以在一定程度上缓解患者的焦虑，使人的食欲增加，进食增多。食物的颜色、气味、进餐环境等对食欲也有一定的影响。

3. 社会因素

（1）经济状况：经济状况的好坏直接影响着人们对食物的选择，进而影响其营养状况。在经济相对发达地区，食品选择面较大，但由于生活节奏快，进食速食、快餐等往往造成营养不平衡或者营养过剩的现象；而在经济相对落后的地区，由于食品选择面较小，容易出现营养缺乏现象。

（2）饮食习惯：不同的生活方式、民族及宗教信仰均会影响人们对食物种类、烹饪方法、饮食嗜好及进食时间的选择。我国是一个地大物博、民族众多的国家，俗话说"东酸西辣，南甜北咸"，北方人比较喜欢吃咸，这样就增加了患高血压等疾病的危险；东北人喜食酸菜，易发生消化系统肿瘤；信仰佛教等宗教者禁食肉食，导致其蛋白质的摄入相对减少；还有长期大量饮酒也可使食欲减退，导致营养不良。

（二）身体状况的评估

1. 体格检查　通过对患者外貌、皮肤、毛发、骨骼、肌肉等评估确定患者的营养状况。临床上通常用良好、中等、不良 3 个级别描述营养状况。

患者口唇红润，精神状态良好，皮肤有光泽、弹性较好，毛发浓密、有光泽，肌肉结实，皮下脂肪丰满，可视为患者营养良好；如果患者口唇肿胀或者口角有裂痕，精神萎靡，消瘦，皮肤弹性差、暗淡，毛发干燥稀疏，肌肉松弛无力，皮下脂肪菲薄，看见肋间隙和锁骨上窝凹陷、肩胛骨和骨骼突出等，可视为患者营养不良；介于营养良好与营养不良之间者为营养中等。

2. 人体测量　营养状况也可以通过标准体重、上臂围测量以及皮褶厚度的测量来判断。

（1）身高、体重：两者是综合反映生长发育及营养状况的最重要的指标，综合反映蛋白质、热能及钙、磷等无机盐的摄入、利用和储备情况，同时也反映了机体肌肉和内脏的发育和潜能。身高和体重计算的方法简单易行，通常有以下两种方法。

1）根据身高计算标准体重：

$$男性：体重（kg）＝身高（cm）－105$$
$$女性：体重（kg）＝身高（cm）－105－2.5$$

实际体重占标准体重的百分数：（实际体重－标准体重）÷标准体重×100%。计算结果百分数在±10%为正常，在10%～20%为超重，大于20%为肥胖，小于10%～20%为消瘦，小于20%为明显消瘦。

2）根据身高和体重计算体重指数（BMI）：BMI是一项比较准确且被全球广泛接受并采纳的计算标准体重的方法。计算公式如下：

$$体重指数（BMI）＝体重（kg）/[身高（m）]^2$$

根据WHO的标准，体重指数≥25为超重，≥30为肥胖，≤18.5为消瘦。亚洲标准为：≥23为超重，≥25为肥胖。我国的标准为：≥24为超重，≥28为肥胖。

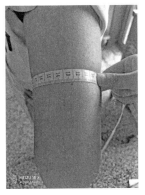

图12-2-1 上臂围的测量

（2）上臂围：可以反映肌蛋白贮存和消耗程度。测量位置为上臂中点位置的周长（图12-2-1）。我国男性上臂围平均为27.5 cm，女性为25.8 cm。测量值大于正常值的90%为营养正常，80%～90%为轻度营养不良，60%～80%为中度营养不良，<60%为严重营养不良。

（3）皮褶厚度：又称皮下脂肪厚度，反映体内脂肪积存量，对判断消瘦和肥胖有重要意义。WHO推荐的测量部位有肱三头肌部、肩胛下部、腹部，最常用的是测量肱三头肌部皮褶厚度，测量部位为左上臂背侧中点上2 cm处，参考值为：男性8.3 mm，女性15.3 mm。测量值大于正常值的90%为营养正常，80%～90%为轻度营养不良，60%～80%为中度营养不良，<60%为严重营养不良，超过120%以上为肥胖。

（三）饮食状况的评估

1. 一般饮食形态
（1）用餐时间：用餐时间较长，可充分咀嚼消化。
（2）摄食种类及摄入量：种类、数量及相互比例是否事宜，会影响人体的消化吸收。
（3）其他：应注意评估饮食规律、特殊喜好、是否服用补品等。
2. 食欲 注意评估患者食欲有无改变，若有改变，应及时分析原因。
3. 影响因素 注意评估患者有无意识障碍、进食能力受限、咀嚼不便、口腔疾患等因素。

（四）生化指标及免疫功能的评估

生化指标目前常用的方法有血常规、尿常规、粪常规、血清蛋白、血清转铁蛋白、血脂、血清钙、电解质、pH值等的测定。免疫功能测定主要包括淋巴细胞总数及细胞免

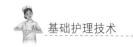

疫状态测定，可了解人体的免疫功能状况，间接反映机体营养状况。

二、营养需要的护理诊断

1. 营养失调　低于机体需要量，与无法摄取食物、无法消化吸收营养素、食物摄取不足、心理疾患等有关。

2. 营养失调　高于机体需要量，与运动量过少、进食行为失调、过度饮酒、遗传疾患等有关。

3. 吞咽障碍　与先天性疾病、神经功能障碍、口咽喉疾患或创伤等有关。

4. 组织完整性受损　与营养状态不平衡、环境温度、化学刺激、活动障碍、体液不足或水肿等有关。

5. 潜在危险性肺吸入　与胃肠蠕动障碍、意识障碍、吞咽障碍、胃内压增高、无效性咳嗽、留置鼻饲管、上半身抬高有障碍等有关。

6. 知识缺乏　缺乏健康饮食或疾病相关知识。

7. 潜在危险性感染　与慢性疾病、病原环境暴露等有关。

8. 便秘　与活动量减少、营养失调、排泄习惯改变、药物影响、心理因素等相关。

9. 腹泻　与吸收不良、胃肠感染、焦虑、泻剂滥用、生活环境改变等有关。

三、营养需要的护理目标

1. 营养失调（低于机体需要量）

(1) 患者能依照饮食原则，选择适宜的食物。

(2) 患者能摄取足够营养素，摄取热量每天＞10 MJ。

(3) 患者体重每周增加 0.5～1 kg。

2. 营养失调（高于机体需要量）

(1) 患者能说出 3 种低热量食物。

(2) 患者每周体重下降 0.5～1 kg。

四、营养需要的护理措施

(一) 由口进食法

1. 进食前的准备

(1) 再次评估患者营养状况，核对医生所开具的饮食医嘱。

(2) 检查病历，确认患者是否有食物过敏史。

(3) 评估患者意识、咀嚼与吞咽能力。

(4) 如患者口腔有异味，可先进行口腔护理，增进食欲。

(5) 协助患者取舒适体位，如坐位，安放床上小桌；无法坐起者，可协助摇高床头并朝右侧卧。

2. 协助进食

(1) 协助配餐员将食物置于患者方便拿取的位置；对于眼盲患者，可按时钟平面放置食物，并告知食物的方向、食物的名称，如 6 点钟放饭、12 点钟放汤、9 点钟和 3 点钟放菜。

（2）鼓励患者自行进食。

（3）不能自行进食的患者给予必要协助，每汤勺装 1/3 食物，以利于患者咀嚼和吞咽，随时注意嘴巴周围的皮肤清洁。

（4）协助进食速度不宜过快，饭、固体、汤和菜要轮流喂给患者，不要催促患者，以免患者出现呛咳等。

（5）加强巡视，在患者进餐时出现恶心、呛咳等症状时应暂停进餐，并给予相应处理，待症状缓解再进餐。进餐过程中要嘱咐患者细嚼慢咽，不要边进食边说话。

3. 进食后护理

（1）抬高床头 30 分钟，避免吸入性肺炎。

（2）协助患者饭后漱口，必要时行口腔护理。

（3）病情需要做好记录，如进食的量，液体的出入量等。

（4）对暂时需要禁食或延迟进食的患者做好交接班。

案例导入 12 - 2 - 2

某老年公寓护理员小张，在中午老人午餐进食时独自在楼梯一角浏览微信朋友圈，因楼梯一角无监控，又沉迷手机，而将其照护的老人独自留在食堂进餐，多时未关心老人用餐情况。正在老人吃完最后一口饭准备起身离开时，不小心踩在桌脚旁的汤水上滑倒，导致股骨颈骨折。

请问：作为护理管理员的你，该如何就慎独素养与小张沟通？

案例分析：护理员小张，虽不是护士，但依旧从事的是护理工作，护理区别于其他职业独特的职业性体现在对服务对象的照顾、帮助、人道方面，这要求从事护理职业者需要具备综合素质和涵养，其中"慎独"则是护理职业素质中的重要要求。所谓"慎独"是指护理人员在没有任何外在监督时，仍能严格要求自己，对护理工作尽职尽责，坚守护理道德规范。护理人员"慎独"素质应在"慎微""慎隐""慎恒"等方面下功夫，即细微处见精神，从小事小节入手，不能因协助老人进食无人监管就玩忽职守，"勿以善小而不为，勿以恶小而为之"。隐蔽中体现品质，在无人监督时也能严格按照准则做事，无论人前还是人后，无论患者昏迷还是清醒，都应按照护理程序一丝不苟地完成，打消一切侥幸心理；"慎独"修养塑造，贵在持之以恒，锲而不舍。

（二）管饲法

管饲法是指将营养丰富的流质饮食、营养液、水和药物，通过导管输入胃内或者肠道，以保证患者获得所需营养素的方法。

1. 种类　根据导管插入的途径，可分为口胃管法（导管经口插入胃内）、鼻胃管法（导管经鼻腔插入胃内，图 12 - 2 - 2）、鼻肠管法（导管经鼻腔插入小肠）、胃造瘘管法

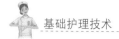
（导管经胃造瘘口插入胃内）、空肠造瘘管法（导管经空肠造瘘口插至空肠，图12-2-3）等。其中鼻胃管法最为常用，即将胃管经鼻腔插入胃内，从管内灌注流质食物、营养液、水分和药物的方法，适用于意识障碍或吞咽困难患者、误食毒物或药物中毒的洗胃、手术后胃肠胀气的预防或治疗、上消化道出血的评估及处理、上消化道机械性阻塞和麻痹性肠阻塞的消化液引流等。

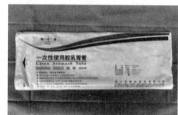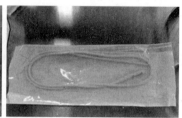

图12-2-2　一次性使用乳胶胃管

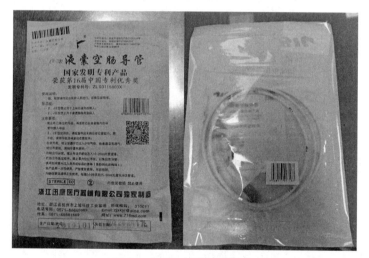

图12-2-3　液囊空肠导管

2. 管饲法的进食方法

（1）分次注入法：适用于非危重患者。将配制好的饮食用注射器通过导管注入胃内，注入前抽吸胃液确认胃管位置（图12-2-4），每次注入250～400 ml，单次喂养量不超过400 ml，灌注时间15～20分钟，间隔时间2小时以上。此方法操作方便，费用低廉，但较易引起恶心、呕吐、腹泻等胃肠道不适症状。

（2）间歇滴注法：适用于大多数患者。将配制好的饮食经输注管缓慢滴入（图12-2-5），每次不超过500 ml，每次输注持续时间30～60分钟。优点是多数患者可耐受。

（3）连续滴注法：将配制好的饮食在12～24小时内，以适宜滴速持续地经输注管或肠内营养泵滴入胃肠道，多用于经空肠管饲的危重患者。营养泵持续喂养时，速度从慢到快，即首日速度为20～50 ml/h，在患者耐受的情况下，自次日起每隔8～12小时增加速度10～20 ml/h，逐渐加至80～100 ml/h，每日12～24小时内输注完毕。

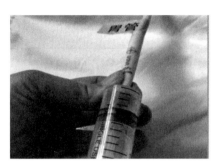

图 12‐2‐4 注入前抽吸胃液确认胃管位置

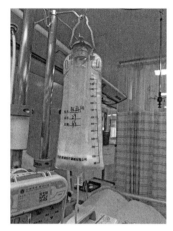

图 12‐2‐5 配制好的饮食经输注管缓慢滴入

3. 管饲法的常见并发症及预防方法 详见表 12‐2‐1。

表 12‐2‐1 管饲法的常见并发症及预防方法

症 状	原 因	预 防 方 法
恶心、呕吐	乳糖不耐受	使用无乳糖的配方
腹部绞痛	配方或味道不适宜	选择适合的配方成分
腹胀	(1) 胃排空减缓； (2) 管饲速度太快； (3) 灌入过多空气； (4) 配方温度过低； (5) 配方渗透压过高； (6) 药物副作用或配方过量	(1) 每次管饲前应评估胃内食物存留量，若超过一半，则需延长管饲间隔时间； (2) 适当减缓管饲速度； (3) 排尽前端空气； (4) 灌注时温度应保持 38～40℃； (5) 调整配方的渗透压； (6) 通知医生调整药物或配方量
腹泻	(1) 乳糖不耐受； (2) 脂肪含量过多； (3) 管饲速度过快； (4) 配方渗透压过高、配方温度过低； (5) 食物或餐具污染	(1) 使用无乳糖配方； (2) 调整脂肪含量或种类； (3) 调整管饲方式，如分次注入改为滴注，尤其控制起始滴速不能过快； (4) 灌注时温度应保持 38～40℃； (5) 维持饮食配置及餐具卫生，若有剩食，应加盖放于冰箱保存，且不能超过 24 小时； (6) 记录患者排便量、性质、频率，如有异常，应立即报告医生
肺吸入	(1) 进食时床头未抬高； (2) 食物逆流至气管、昏迷患者咽喉反射缺乏、插管时位置错误或管路移位	(1) 进食时可去坐姿或抬高床头 30°～45°，进食完后维持至少 30 分钟； (2) 每次管饲前应检查导管是否在胃内，并反抽胃内容物，评估患者的消化情况

（续表）

症　状	原　因	预 防 方 法
高张性脱水	(1) 水分摄入不足； (2) 供应饮食为高张性配方且患者口渴意识表达障碍、管饲速度太快	(1) 注意饮食或经静脉补充水分； (2) 密切监测摄入量、排出量

（三）胃肠外营养法

胃肠外营养（parenteral nutrition，PN）是按患者的需要，通过周围静脉或中心静脉输入患者所需的全部能量及营养素，包括氨基酸、脂肪、各种维生素、电解质和微量元素的一种营养支持方法。

1. 分类　根据补充营养的量，胃肠外营养可分为部分胃肠外营养（PPN）和全胃肠外营养（TPN）两种。根据应用途径不同，胃肠外营养可分为周围静脉营养和中心静脉营养两种，长期、全量营养补充时可采取中心静脉营养。

2. 用法

（1）全营养混合液输注：即将每天所需的胃肠外营养物质在无菌条件下配置好，再装入聚合材料制成的输液袋或玻璃容器后输入静脉内。

（2）单瓶输注：在无条件进行全营养混合液输注时，可单瓶输注。此方法由于各营养素非同步进入机体而造成营养素的浪费，也易发生代谢性并发症，故临床上已少用。

3. 禁忌证

（1）胃肠道功能正常，能获得足够的营养。

（2）估计应用时间不超过 5 天。

（3）患者伴有严重水电解质紊乱、酸碱失衡、出凝血功能紊乱导致休克时应暂缓使用，待内环境稳定后再考虑胃肠外营养。

（4）已进入临终期、不可逆昏迷等患者不宜应用胃肠外营养。

4. 注意事项

（1）加强配制营养液及静脉穿刺过程中的无菌操作，防止细菌感染甚至菌血症、败血症。

（2）配制好的营养液储存应放于 4℃冰箱内，使用前 2 小时在室温下复温；若存放超过 24 小时，则不宜使用。

（3）全静脉营养液的配置需完全无菌，且溶液必须经过过滤器过滤输入，并在 24 小时内输入完毕；如是脂肪乳，需在 12 小时内输入完毕；对血管刺激大的营养液建议深静脉置管输入，并在输入完毕 8 小时后方可外出检查，以免影响血中甘油三酯的浓度。

（4）输液导管及输液袋每 12～24 小时更换一次，导管进入静脉处的辅料应每 24 小时应更换一次。更换时严格无菌操作，注意观察导管进入静脉处的敷料局部皮肤有无异常。

（5）输液过程中应加强巡视，注意输液是否通畅，开始时缓慢，逐渐增加滴数至匀速输入。成人首日输液速度 60 ml/h，次日 80 ml/h，第三日 100 ml/h。输液浓度也应由低浓度开始，逐渐增加。

（6）输液过程中应防止液体中断或导管拔出，防止发生空气栓塞。

（7）静脉营养导管处严禁给药、抽血、输血或测量中心静脉压。

（8）使用前及使用过程中要对患者进行严密的实验室监测，每日记录出入量、监测体重，每4小时监测血糖值，以防止发生高血糖或低血糖。

（9）停用胃肠外营养时应在2～3天内逐渐减量，不可骤停；肠道营养一般由清流质开始，逐步过渡到全流质、半流质到软质饮食。

（四）营养需要的护理措施思维导图

营养需要的护理措施思维导图见图12-2-6。

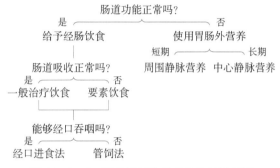

图 12-2-6　营养需要的护理措施思维导图

（五）营养需要护理技术操作技能

【操作技能 12-2-1】鼻胃管插入法

案例导入 12-2-2

　　患者高奶奶，帕金森病，身体左侧瘫痪，长期卧床，生活不能自理，吞咽困难，遵照医嘱给予鼻饲处理。

　　请问：怎样为高奶奶插入鼻饲管？

1. 目的

（1）通过胃管供给营养丰富的食物或药物。

（2）引流或抽吸胃液做诊断。

2. 评估

（1）患者的鼻腔通畅性，患者年龄、病情、意识等。

（2）患者的心理状况，配合程度。

3. 准备

（1）护士准备：着装整洁，修剪指甲，洗手，戴口罩。

（2）用物准备：治疗车上层备无菌鼻饲包（包含治疗碗、镊子、胃管或者硅胶管、50 ml注射器、治疗巾、纱布、一次性压舌板、止血钳）、手电筒、液体石蜡、棉签、胶布、弯盘、皮筋、听诊器、温水、别针，按需要准备漱口水或口腔护理用物及松节油、

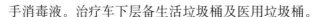

手消毒液。治疗车下层备生活垃圾桶及医用垃圾桶。

(3) 患者准备：患者和家属了解鼻饲法的目的、过程和注意事项，愿意配合。

(4) 环境准备：病室内清洁、安静、光线充足。

4. 操作流程　具体操作流程及要点见表 12‑2‑2。

表 12‑2‑2　鼻胃管插入法的操作流程及要点

鼻胃管插入法
操作视频

操作流程	操作步骤	要点
核对解释	核对床头卡及腕带，并做解释	认真执行查对制度，避免发生差错
摆体位	(1) 有义齿者取下； (2) 坐位或者半坐卧位，不能坐起者取右侧卧位，昏迷患者取去枕平卧位，头向后仰	取下义齿，防止脱落或误咽 (1) 坐位可减轻咽喉反应； (2) 根据解剖原理，右侧易插入； (3) 昏迷患者头后仰利于插入
铺巾	患者颌下铺治疗巾，将弯盘置于便于取用处	
鼻腔准备	(1) 观察鼻腔通畅性，选择通畅一侧； (2) 用棉签清洁鼻腔	(1) 鼻腔通畅便于插管； (2) 湿棉签易减轻鼻腔不适
测量胃管并润滑	(1) 洗手，打开鼻饲包； (2) 戴手套，测量插入胃管的长度，成人的鼻尖经耳垂至剑突的距离或者从前额发际至剑突的距离 45~55 cm（图 12‑2‑7），做好标记； (3) 润滑胃管前端	(1) 小儿为眉间至剑突与肚脐中点的距离； (2) 若注入刺激性药物，可将胃管再向深部插入 10 cm
插管	(1) 一手持纱布托住胃管，另一手持镊子夹住胃管，从清洁后的鼻孔插入。当插入 10~15 cm 时，嘱患者做吞咽动作，以利于胃管顺利插至预定长度； (2) 昏迷患者插管时应在插入 10~15 cm 时，将患者头托起，使下颌尽量靠近胸骨柄，缓慢将胃管插入预定长度	(1) 插管时动作要轻柔，注意食管的 3 个生理性狭窄（图 12‑2‑8）； (2) 吞咽动作可帮助胃管顺利通过食管； (3) 下颌靠近胸骨柄可增大咽喉通道的弧度； (4) 若出现恶心、呕吐，可暂停插管，嘱其做深呼吸，分散注意力； (5) 如误入气管，应立即拔出，休息片刻后再插入； (6) 插入不畅时应检查口腔，防止胃管盘于口腔中
确认（胃管确认方法见操作视频）	确认胃管是否在胃内	(1) 用注射器抽吸胃液（图 12‑2‑9）； (2) 用注射器快速向胃内注入 10~20 ml 空气，用听诊器听气过水声（图 12‑2‑10）； (3) 将胃管末端置于水碗中，看有无气泡逸出，防止胃管滑出或脱落
固定	确认胃管在胃内后，将胃管用胶布固定在鼻翼及脸颊（图 12‑11~图 12~13）	

(续表)

操作流程	操作步骤	要点
留置胃管	将胃管末端反折用纱布包起，再用皮筋捆绑固定，并做好胃管标识（图12-2-14）	可固定于患者衣领、枕旁或大单
整理记录	整理用物、床单位，洗手，记录	记录鼻胃管时间、鼻胃管类型、插入长度、胃内容物及患者反应

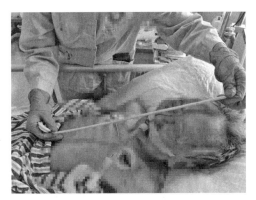

图 12-2-7　鼻饲管长度测量

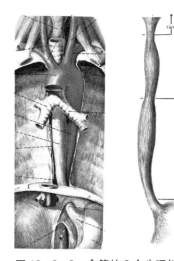

图 12-2-8　食管的 3 个生理性狭窄

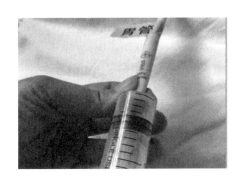

图 12-2-9　抽吸胃液，确认胃管位置

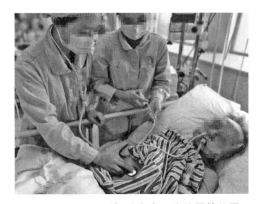

图 12-2-10　听气过水声，确认胃管位置

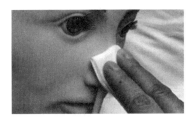

A. 清洁鼻部皮肤

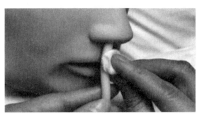

B. 清洁胃管

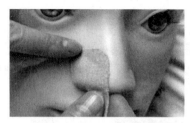

C. 固定鼻部、抚平胶带、鼻翼塑形

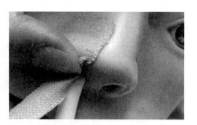

D. 将胶带缠绕固定胃管

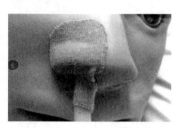

E. 胶带保持无张力状态，尾端反折

图 12 - 2 - 11　固定胃管于鼻翼

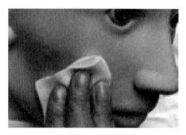

A. 清洁面部皮肤

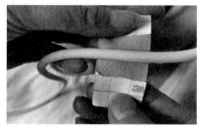

B. 将胃管高举平台粘贴于胶带中部

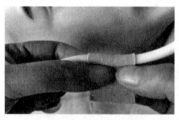

C. 捏紧胶带底部呈"Ω"形包裹胃管

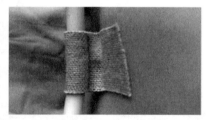

D. 固定于脸颊部

图 12 - 2 - 12　固定胃管于面部方法 1

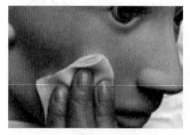

A. 清洁面部皮肤

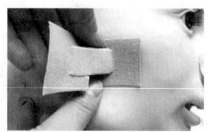

B. 将胶带一端固定于颊部合适位置

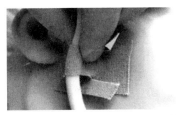
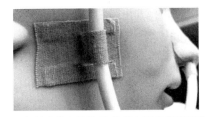

C. 将胃管高举平台固定于胶带中部　　　D. 捏紧胶带底部呈"Ω"形包裹胃管并固定

图 12-2-13　固定胃管于面部方法 2

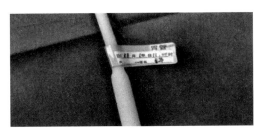

图 12-2-14　做好胃管标识

> 😊 知识拓展
>
> 　　食管起自咽后，经胸廓上口入胸腔，穿过膈的食管裂孔进入腹腔，与贲门相接，分为颈部、胸部、腹部三部。食管全长有 3 个生理性狭窄，第一狭窄位于起始处，距中切牙 15 cm；第二狭窄位于与左主支气管交叉处，距中切牙 25 cm；第三狭窄位于穿膈的食管裂孔处，距中切牙 40 cm。这 3 个狭窄是食管癌好发区，也是异物嵌顿处。

5. 评价

（1）患者理解鼻饲法的意义并主动配合。

（2）操作方法正确，动作轻柔，无黏膜损伤、出血等并发症。

（3）插管位置正确，无脱出。

6. 注意事项

（1）操作时动作要轻稳，特别是在通过食管 3 个生理性狭窄处（环状软骨水平处、平气管分叉处、食管通过膈肌处），以防损伤鼻腔及食管黏膜。

（2）插入过程中患者出现剧烈恶心、呕吐嘱患者深呼吸。如果出现呛咳、呼吸困难、发绀，说明胃管误入气管，应立即拔出，休息片刻后再重新插入。如果插管不畅，应检查口腔，了解是否胃管盘在口腔或者将胃管抽出少许后再小心插入。

（3）插入鼻胃管需休息 15～20 分钟，再灌食。

（4）长期用鼻胃管灌食者，可根据医院规定定期更换胃管，一般材质多为 7 天，硅胶胃管可延迟至 1 个月。

（5）胃底-食管静脉曲张、食管癌、食管梗阻的患者应禁忌用鼻饲法。

【技能操作 12 - 2 - 2】胃管灌食

案例导入 12 - 2 - 3

患者高奶奶，帕金森病，身体左侧瘫痪，长期卧床，生活不能自理，吞咽困难，遵医嘱给予鼻饲处理。护士小张已经为高奶奶留置胃管，接下来请您继续完成工作任务：通过鼻饲管为高奶奶进食。

请问：该如何完成鼻饲管灌食的操作？

1. 目的

(1) 通过鼻胃管供给营养丰富的食物。

(2) 遵医嘱通过鼻胃管供给药物。

2. 评估

(1) 患者的病情、意识、心理状况、配合程度等。

(2) 饮食配方或药物是否适宜。

3. 准备

(1) 护士准备：着装整洁，修剪指甲，洗手、戴口罩。

(2) 用物准备：50 ml 注食器、鼻饲液（38～40℃）或药物（磨成粉末加水溶解）、温开水 100 ml、治疗巾、纱布、棉签，按需要准备漱口水或口腔护理用物、手消毒液。

(3) 患者准备：患者和家属了解鼻饲法的目的、过程和注意事项，愿意配合。

(4) 环境准备：病室内清洁、安静、光线充足。

4. 操作流程　具体操作流程及要点见表 12 - 2 - 3（操作视频见二维码）。

表 12 - 2 - 3　胃管灌食的操作流程及要点

胃管灌食的操作流程视频

确认胃管在胃内的方法视频

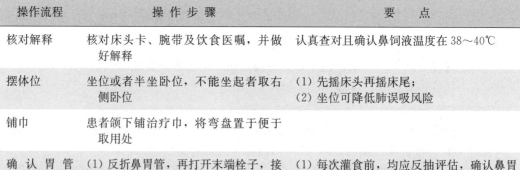

操作流程	操作步骤	要点
核对解释	核对床头卡、腕带及饮食医嘱，并做好解释	认真查对且确认鼻饲液温度在 38～40℃
摆体位	坐位或者半坐卧位，不能坐起者取右侧卧位	(1) 先摇床头再摇床尾； (2) 坐位可降低肺误吸风险
铺巾	患者颌下铺治疗巾，将弯盘置于便于取用处	
确认胃管（扫描二维码看视频）	(1) 反折鼻胃管，再打开末端栓子，接上注食器空针； (2) 打开反折处，反抽胃液，观察胃内容物的残存量及性状； (3) 确认后将正常胃液灌入	(1) 每次灌食前，均应反抽评估，确认鼻胃管是否在胃内及残余量； (2) 若残余量少于 50 ml，表示消化良好；若未消化食物量超过 2 小时前灌食量的一半，或者多于 100 ml，表示胃排空延迟，1～2 小时内需暂停灌食，待再次评估后再确认是否灌食； (3) 若反抽物为咖啡色或红色，则不可灌入，并上报医生；

（续表）

操作流程	操作步骤	要　点
		（4）胃液富含电解质，灌入胃内，以维持电解质平衡； （5）反折鼻胃管可避免空气进入胃内
灌注温开水	（1）反折鼻胃管后取下注食器，抽吸约20 ml温开水灌入； （2）如注食器只为空筒，可提高空筒，使食物距胃高30～45 cm，使开水缓慢自然流入，并以反折手指处控制流速	（1）温开水可润滑管腔，防止食物黏附管壁，也可确认管路是否通畅，还可刺激胃液分泌； （2）高度太高或推力过大，易致呕吐、腹痛或腹泻
灌食	当开水快流完时，反折末端，再抽吸鼻饲液分次灌入，灌食时间至少15～20分钟	每次抽吸鼻饲液后应反折胃管末端，避免灌入空气，引起腹胀
冲洗胃管	鼻饲液灌注完毕后，再灌入20～30 ml温开水	灌食完毕再次灌入温开水冲净胃管，防止黏附变质；确保全部的营养或药物灌入；防止食物配方浓度过高，引起高张性脱水；维持管路通畅；有利于消化并可防止呕吐或误吸
固定胃管	将胃管末端反折用纱布包起，再用皮筋捆绑，别针固定于患者衣服上	
整理记录	（1）整理用物、床单位； （2）嘱患者维持体位20～30分钟； （3）洗手，记录	记录胃内残余量、鼻饲种类及量、灌食时间、患者反应

5. 评价

（1）患者理解鼻饲法灌食的意义并主动配合。

（2）灌食方法正确，动作轻柔，无黏膜损伤、出血等并发症。

（3）灌食后无呕吐、腹痛等并发症。

6. 注意事项

（1）每次灌食后应及时用清水洗净注食器，晾干待用。

（2）每次注入药物或者鼻饲液时一定要检验胃管是否在胃内及其是否通畅，先用少量温水冲管后再进行鼻饲，鼻饲完毕后应再次注入温开水。

（3）每次鼻饲量不超过200 ml，间隔时间不少于2小时；鼻饲液温度为38～40℃；用药时应将药片研碎，溶解后灌入。

（4）应在灌食前或灌食后1小时再进行身体清洁或更换尿布；翻身、拍背、吸痰后，要嘱患者至少休息30分钟，待呼吸平稳后再灌食。

（5）注入的速度不宜过快或过慢，以免引起不适。

（6）鼻饲液最好现配现用；已配制好的鼻饲液应放在4℃以下的冰箱内保存，保证24小时用完。

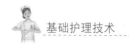

（7）长期鼻饲者，每天进行2次口腔护理；每周更换胃管一次，硅胶管可每月更换一次；晚间末次喂食后将胃管拔出，次日晨再从另一侧鼻孔插入。

（8）胃底-食管静脉曲张、食管癌、食管梗阻的患者应禁忌用鼻饲法灌食。

【技能操作12-2-3】胃管护理及拔除

案例导入12-2-4

　　患者高奶奶，帕金森病，身体左侧瘫痪，长期卧床，生活不能自理，吞咽困难，医生给予鼻饲处理。3周后，医生下达医嘱：为高奶奶拔除胃管，次日重新留置胃管。

　　请问：该如何拔除胃管？

1. 目的

（1）维持鼻胃管清洁。

（2）减少鼻胃管固定对皮肤的压迫及刺激。

2. 评估　患者的病情、意识、心理状况、配合程度等。

3. 准备

（1）护士准备：着装整洁，修剪指甲，洗手、戴口罩。

（2）用物准备：生理盐水、治疗巾、棉签、卫生纸或小毛巾、剪刀、胶布、弯盘、手消毒液、松节子油（视情况需要）。

（3）患者准备：患者和家属了解鼻胃管护理的目的，愿意配合。

（4）环境准备：病室内清洁、安静、光线充足。

4. 操作流程　具体操作流程及要点见表12-2-4（操作视频可见二维码）。

胃管拔除操作流程视频

表12-2-4　胃管护理及拔除操作流程及要点

操作流程	操作步骤	要点
1. 护理		
核对解释	核对床头卡、腕带及医嘱，并做好解释	认真执行查对制度，避免发生差错
清洁鼻腔及皮肤	（1）准备好新胶布； （2）一手固定鼻饲管，另一手撕除旧胶布； （3）以生理盐水湿润棉签和干棉签依序清洁两侧鼻腔、鼻胃管、鼻梁及胶布痕迹，再用卫生纸或小毛巾擦拭鼻梁皮肤，并检查粘贴胶布处的皮肤状况	（1）动作轻柔，避免鼻饲管滑脱； （2）每根棉签只擦拭一处； （3）先用湿棉签，可减轻鼻腔不适； （4）可用松节油等消除胶布痕迹
重新固定	（1）每日将管子旋转45°，并确定鼻胃管的刻度正确； （2）确定刻度正确后，重新贴上胶布固定，休息30分钟后才可灌食	（1）检查皮肤是否有过敏或破皮； （2）避免管子长期压迫同一部位

(续表)

操作流程	操作步骤	要点
整理记录	(1) 协助患者进行口腔护理; (2) 整理用物、床单位,洗手、记录	(1) 维持口腔清洁; (2) 记录患者口腔、鼻腔周围皮肤状况及患者反应
2. 拔管		
核对解释	携用物至患者床前,核对床头卡及腕带,并做好解释	
体位	协助患者采取高坐位,不能坐起者,应注意头部抬高	避免拔管时误吸
铺巾	铺治疗巾、弯盘置于患者颌下	
拔管准备	夹紧胃管末端,轻轻揭去胶布,并稍微移动胃管,戴上清洁手套	(1) 松除胃管,以防止拔管时牵扯引起疼痛; (2) 预防分泌物沾污护理人员的手
拔管	纱布将近鼻孔处的胃管包住,一手握住纱布,另一手在纱布后平稳抽出管子;待达口咽处时(约剩15 cm处)嘱患者深呼吸,在患者呼气时拔出胃管	呼气时拔管可避免胃内容物误吸气管和肺内
整理记录	(1) 将拔出的胃管用纱布包裹,并一起包在脱下的手套里,放入弯盘,迅速撤离; (2) 清洁患者口鼻、面部; (3) 整理床单位,洗手,记录	快速移出患者视线,可防止患者有恶心或不悦感

5. 评价

(1) 患者理解鼻饲管护理的意义并主动配合。

(2) 操作方法正确,动作轻柔,无黏膜损伤、出血等并发症。

(3) 拔管时未出现误吸等并发症。

6. 注意事项

(1) 在护理过程中如患者出现不适,应及时评估鼻饲管有无扭曲变形或折叠。

(2) 在护理过程中如出现鼻胃管滑脱,不可强行推入,应报告医生,重新评估后再行插管。

任务评价

1. 案例分析:患者高奶奶,帕金森病,身体左侧瘫痪,长期卧床,生活不能自理,吞咽困难,医生给予鼻饲处理。4 周后,对高奶奶进行营养评估,发现其胃肠功能下降,营养低于机体需要量,现下达医嘱:胃肠外营养协助支持。请问:护士接下来该如何完成此项任务?

2. 独立完成练习题。

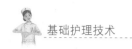

任务二习题

一、案例分析

1. 高奶奶，帕金森病，左侧瘫痪，长期卧床，生活不能自理，吞咽困难。医生给予鼻饲处理。4周后，对高奶奶进行营养评估，发现其胃肠功能下降，营养低于机体需要量。医嘱：胃肠外营养协助支持。请思考，护士完成该项任务时应特别注意哪些事项？

二、A₁/A₂ 型题

1. 下列患者中（　　）不需要用鼻饲饮食。
   A. 手术后不能张口者　　　B. 拒绝进食者　　　　C. 昏迷患者
   D. 婴幼儿病情危重时　　　E. 高热患者需补充高热量流质时

2. 测量鼻饲管插入长度的方法为（　　）。
   A. 耳垂到鼻尖的长度　　　B. 鼻尖到胸骨的长度　C. 鼻尖到剑突的长度
   D. 前额发际到剑突的长度　E. 口唇到剑突的长度

3. 给留置鼻饲管患者灌食前，如出现反抽物为红色，护士应该（　　）。
   A. 不可再灌入食物或药物　B. 加大温水冲洗量　　C. 尽量抽尽红色液体后再灌入
   D. 分次少量灌入　　　　　E. 和往常一样灌食

4. 鼻饲患者的护理，下述不妥的是（　　）。
   A. 每次灌注前回抽胃液　　B. 每次鼻饲量 500 ml　C. 每次灌注流质后应注入温开水
   D. 每日进行口腔护理　　　E. 橡胶胃管，留置时间不能超过 7 天

5. 患者，男性，52 岁，在管饲饮食时突然出现剧烈上腹疼痛，应采取下列护理措施（　　）。
   A. 灌食速度减慢　　　　　B. 不灌入过冷食物　　C. 改用高张饮食配方
   D. 调整饮食配方的渗透压　E. 暂停灌食动作

三、A₃/A₄ 型题

题干：患者，女性，68 岁，因车祸伤昏迷 2 天。护士根据医嘱给予鼻饲，以维持营养。

6. 护士进行鼻饲操作，当胃管插至 15 cm 时，应该（　　）。
   A. 使患者的头后仰
   B. 嘱患者做吞咽动作
   C. 将患者头部托起，使下颌靠近胸骨柄　D. 置患者平卧位，头侧向护士一边
   E. 加快插管动作，使管顺利插入

7. 上述做法的目的是（　　）。
   A. 避免损伤食道黏膜　　　B. 减轻患者痛苦　　　　C. 避免恶心、呕吐
   D. 加大咽喉部通道的弧度　E. 使喉部肌肉收缩，便于插入

8. 护士为该患者插入胃管后，应仔细检查胃管是否确在胃内，以免误插入气管。以下方法中错误的是（　　）。
   A. 注入少量空气，同时听胃部有气过水声　　　B. 抽吸出胃液
   C. 抽吸出液体用石蕊试纸测试呈红色
   D. 注入少量温开水，同时听胃部有气过水声
   E. 胃管末端放入水杯内无气体逸出

9. 灌注流质饮食时，应将温度保持在（　　　）。

　　A. 35~40℃　　　B. 30~40℃　　　C. 40~43℃　　　D. 32~35℃　　　E. 38~40℃

10. 留置胃管 20 天后，遵医嘱给予更换胃管。给患者更换胃管的一般时间宜选在（　　　）。

　　A. 晚上拔管，次晨同鼻孔插管　　　　　　B. 晚上拔管，次晨换一侧鼻孔插管

　　C. 上午拔管，晚上同鼻孔插管　　　　　　D. 上午拔管，晚上换一侧鼻孔插管

　　E. 上午拔管，次晨插管

（毛羽佳　屈　珍）

02

模块二 院内护理

项目十三 排泄护理

📖 项目介绍 ◀

排泄护理是机体将新陈代谢所产生的最终产物排出体外的生理过程，是人体的基本生理需要之一。因此，当患者因各种原因不能正常排尿、排便时，往往羞于启口。护士应准确收集患者与排泄相关的资料，找出排泄方面的问题，制订护理目标，解决患者的排泄问题，帮助患者满足其生理需要，同时还要考虑其心理和社会的需要，促使其早日康复。

📚 相关知识储备 ◀

与排便、排尿有关的解剖与生理知识，收集患者资料的方法（详见二维码）。

📖 学习导航 ◀

排泄护理
相关知识储备

```
                        ┌ 排便需要的护理评估
                 排便护理 ┤ 排便护理诊断与护理目标
                        │ 异常排便的护理
排泄护理 ┤                └ 排便护理技术操作技能
                        ┌ 异常排尿的护理评估
                 排尿护理 ┤ 排尿护理诊断与护理目标
                        │ 异常排尿的护理
                        └ 排尿护理技术操作技能
```

任务一　排便护理

1. 正确评估患者排便问题，制定护理目标。
2. 选择恰当的护理措施解决患者排便问题，进行健康教育。
3. 护患沟通良好，保护患者隐私，注意职业防护。

案例导入 13 - 1 - 1

　　患者李某，男性，68岁，3天前食用大量生涩不洁的李子后，出现大便次数增多，每天2～3次，有时不成形，未予重视。2天前排便频率明显增多，每天5～6次，多为黄色稀水便，有时伴有脐周或下腹不适，便后稍缓解。自行服用诺氟沙星等药物，效果不佳。今早患者如厕后疲乏无力倒地，家人送其入院。患者既往体健，否认药物、食物过敏史。

　　请问：1. 患者有没有出现排便异常？可以收集哪些资料进行判断？

　　　　　2. 为什么患者会发生这样的情况，找出可能存在的原因。

　　　　　3. 此病例可能的护理诊断有哪些？

　　　　　4. 护士应给予患者哪些护理措施？在操作时需要注意什么？

👩‍⚕️ 学习内容 ▶

一、排便需要的护理评估

（一）评估项目

1. 健康史　健康史资料的收集，可以了解患者正常的排便形态和习惯。具体可包括下列内容。

（1）平时排便形态：每天的排便次数及排便量，粪便的性状（表13 - 1 - 1），目前粪便改变的性状及原因等。

表 13-1-1　排便形态

性状与表现	正常	异常（可能原因）
次数和量	成人：每天排便 1～3 次 婴幼儿：每天 3～5 次 成人每天排便量 100～300 g	成人每天超过 3 次或每周少于 3 次
形状和软硬度	成形软便不粘连	坚硬，呈栗子样——便秘 稀便或水样便——消化不良或急性肠炎 扁条形或带状——肠道部分梗阻或直肠狭窄
颜色	成人：黄褐色或棕黄色 婴儿：黄色或金黄色 摄入食物或药物种类不同：食用大量绿色蔬菜，可呈暗绿色；动物血或铁剂，可呈无光黑色	柏油样便——上消化道出血 暗红色便——下消化道出血 白陶土色便——胆道梗阻 果酱样便——肠套叠、阿米巴痢疾 粪便表面黏有鲜红色血液——痔疮或肛裂
内容物	食物残渣、脱落的大量肠上皮细胞、细菌以及机体代谢后的废物，如胆色素衍生物和钙、镁、汞等盐类；肉眼不可见的少量黏液	粪便中混有血液、脓液或肉眼可见的黏液——消化道感染或出血 粪便中有蛔虫、蛲虫等——肠道寄生虫感染
气味	因膳食种类不同：素食者味轻，肉食者味重	极恶臭——严重腹泻 酸败臭——消化不良 腐败臭——下消化道溃疡、恶性肿瘤 腥臭味——上消化道出血

（2）既往史：患者既往是否有腹部及肛门疼痛或不适，有无影响胃肠道手术或疾病的病史，有无人工造瘘口及其状态。

（3）饮食情况：每日食物及液体的摄入量及种类（其影响因素见二维码）。

（4）运动情况：平时的运动量、多久做一次运动、运动种类等（其影响因素见二维码）。

（5）用药情况：目前是否服用对排便有影响的药物，如泻药、制酸剂可能造成便秘或腹泻；铁剂、止痛剂如可卡因和吗啡，会易造成便秘（其影响因素见二维码）。

（6）家族史：家族中是否有人罹患大肠息肉或结肠直肠癌等。

（7）情绪状况：观察患者是否有情绪不稳定的现象。

（8）社会史：如果患者无法处理排便问题时，是否有人可予以协助。

2．身体检查　视诊患者腹部有无膨隆；触诊腹部有无抵抗感、压痛及包块等；叩诊腹部是否呈鼓音，患者是否有痛感；听诊腹部肠鸣音的次数、音调强度等。

3．实验室检查　主要为收集粪便标本（详细操作方法可见入院常规标本采集）。

4．诊断性检查　常用的有 X 线检查、内镜检查。

案例导入 13-1-1 分析 1

通过收集资料，特别是患者的排便形态资料，发现患者排便次数增加，超过每天 3 次，并且为不成形稀便，初步判断患者出现了排便异常。排便异常的出现可能与进食生涩不洁的水果有关。

（二）异常排便的评估

腹泻、便秘、粪便嵌塞、大便失禁和肠胀气的原因、症状及体征

1. **腹泻** 指肠蠕动增快，排便次数增多，粪便稀薄不成形，甚至呈水样便，常伴有恶心、呕吐、腹痛、里急后重。

2. **便秘** 指排便次数减少，粪便干硬，排便不畅，甚至排便困难，常伴有腹胀、食欲不振、乏力、嗜睡。

3. **粪便嵌塞（粪结石）** 指粪便持久滞留堆积在直肠内，坚硬不能排出。

4. **大便失禁** 指肛门括约肌不受意识控制而不自主地排便。

5. **肠胀气** 指胃肠道内有过量气体积聚，不能排出。

二、排便护理诊断与护理目标

结合案例导入 13-1-1，现在需要找出患者出现的排便问题，才能有针对性地制订护理目标。排便护理诊断与护理目标见表 13-1-2。

表 13-1-2　排便护理诊断与护理目标

护 理 诊 断	护 理 目 标
便秘：与长期卧床、肠蠕动减少有关	患者便秘解除，排出成形软便；患者建立规律的排便习惯；患者及家属能描述便秘的原因和预防措施
腹泻：与饮食不当、感染导致肠道功能紊乱有关	患者排便次数减少，粪便成形，不适症状减轻或消失；体液、电解质保持平衡；患者肛周皮肤清洁干燥无破损；患者及家属能描述腹泻的原因及预防措施
排便失禁：与肛门括约肌的异常、控制括约肌的神经异常、盆底神经异常、阴部神经异常、脊柱神经损伤有关	患者心理压力减轻，能配合治疗和护理；患者会阴部皮肤清洁干燥无破损；患者学会盆底肌肉的收缩运动，排便的异常形态逐步改善
有体液不足的危险：与严重腹泻，导致胃肠道丢失过多体液有关	患者体液维持平衡，生命体征及尿量正常
营养失调：与腹泻，丢失过多营养物质有关	患者能摄入足够的营养素，体重不低于基础体重，皮肤弹性正常
有皮肤完整性受损的危险：与大便次数增多刺激臀部皮肤有关	患者未发生压疮，臀部皮肤清洁舒适
焦虑：与不能正常控制排便、身上有异味、担心预后效果有关	患者情绪得到放松
知识缺乏：缺乏与排便相关的知识	患者及家属能理解病情、病程及预后，能叙述饮食、运动、用药等注意事项

案例导入 13-1-1 分析 2

结合案例，患者可能的护理诊断如下。

（1）腹泻：与饮食不当、肠道感染导致肠道功能紊乱有关。

（2）有体液不足的危险：与严重腹泻，导致胃肠道丢失过多体液有关。
　　（3）营养失调：与腹泻、丢失过多营养物质有关。
　　（4）有皮肤完整性受损的危险：与大便次数增多刺激臀部皮肤有关。
　　（5）知识缺乏：缺乏与腹泻相关的知识。

三、异常排便的护理

（一）腹泻患者的护理

　　结合案例导入 13-1-1，可采取下列措施以减轻患者的症状。操作过程中注意与患者沟通，让患者了解操作的意义。在进行肛周皮肤护理时，注意隐私保护。

　　1. 去除病因　如肠道感染，应遵医嘱给予抗生素治疗。

　　2. 卧床休息　减少肠蠕动和体力消耗。应为患者提供安静、舒适的环境，注意保暖。

　　3. 饮食调理　鼓励患者少量多次饮水，给予清淡易于消化的流质或半流质饮食，忌辛辣、高纤维和油腻食物摄入。腹泻严重时应禁食，以减轻肠道负担，有利于功能恢复。

　　4. 防治水电解质紊乱　遵医嘱给予止泻剂、口服补盐液或静脉输液，以维持水电解质平衡。

　　5. 皮肤护理　粪便通常呈酸性，含有消化酶。肛周皮肤受其刺激易发生红肿、疼痛，表皮脱落。每次便后，用软纸轻擦肛门，用温水清洗肛周皮肤，并在肛门周围涂油膏，以保护局部皮肤。

　　6. 观察并记录　观察和记录粪便的性质、次数和量等，需要时留取标本送检。病情危重者，注意生命体征、意识、尿量等变化。疑是传染病，则按隔离原则护理。

　　7. 心理支持　粪便臭味及玷污的被服、便器都会给患者带来不适。因此，要给予患者安慰和支持。协助患者更换玷污的被服、清洗沐浴，使患者舒适。将便器清洗干净后，放到患者易取处，保证患者能迅速而且容易地取用便器。使病室空气流通、无臭味。

　　8. 健康教育　向患者讲解有关腹泻的知识，指导其注意饮食卫生，养成良好的卫生习惯。告知患者多饮水，饮食宜清淡，预防脱水。教会患者观察排便情况，有异常应及时与护士联系。

（二）便秘患者的护理

案例导入 13-1-2

　　患者王某，男性，22 岁，因长期便秘来门诊咨询。半年来，每 3～5 天排便一次，排便不畅、困难。粪便干硬，有时伴有肛裂。便秘严重时就口服半粒果导片，全身无器质性病变。近半年来，迷恋网络游戏，经常泡网吧，一坐就是几个小时。吃饭没有规律，饿了就吃方便面，每天饮水 400 ml，常忽视便意，没有固定排便时间。

　　请问：1. 找出导致患者便秘的原因有哪些？
　　　　　2. 对患者进行健康教育，使其学会应用减轻或消除便秘的方法。

结合案例导入 13 - 1 - 2，可采取以下护理措施。

1. 心理护理　给予解释和指导，减轻患者的紧张情绪和思想顾虑。

2. 提供环境　排便时，用屏风、窗帘遮挡；避开查房、治疗、护理和进餐时间；给予足够时间，使其安心排便。

3. 选取适宜的姿势　尽可能采用患者惯用的姿势。床上使用便器时，除非有特别禁忌，最好采用坐姿或抬高床头。病情许可时，协助患者下床上厕所排便。

4. 腹部按摩　排便时，用手自右沿结肠解剖位置向左（由近心端向远心端）环行按摩，可促使降结肠内容物向下移动，并可增加腹压，促进排便。

5. 缓泻剂　遵医嘱指导患者正确使用缓泻剂。对老人、小孩应选用作用缓和的泻药；慢性便秘采用果导、番泻叶、大黄等接触性泻剂（见二维码）。

6. 简易通便剂　指导患者正确使用开塞露或甘油栓（见二维码）。

7. 灌肠　上述方法无效时，按医嘱给予灌肠（见二维码）。

缓泻剂的使用

简易通便剂的使用

灌肠法的定义、分类、目的

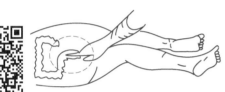
图 13 - 1 - 1　人工取便

8. 清洁灌肠及人工取便　粪便嵌塞患者，早期可使用栓剂、口服缓泻剂来润肠通便。必要时，先做油类保留灌肠，2～3 小时后行清洁灌肠。上述两种方法无效后，可人工取便（图 13 - 1 - 1）。术者戴上手套，将涂润滑剂的手指慢慢地插入患者直肠内，触到硬物时，轻轻破碎后一块一块地取出。操作时动作应轻柔，防止损伤直肠黏膜。操作中患者如有心悸、头昏等不适，应立即停止操作。

9. 健康教育

（1）向患者讲解有关排便的知识，养成定时排便的习惯。

（2）合理安排膳食：食物中应有足够的纤维素。病情许可，每天液体摄入量不少于 2 000 ml。适当食用油脂类食物。

（3）运动：帮助患者拟定有规律的活动计划（如散步、做操等）。卧床患者可进行床上活动。

（4）训练：对需要绝对卧床休息者或某些手术者，有计划地训练床上使用便器。

🩺 知识拓展

便秘对老年人的危害

（1）常因排便时间长、过度用力诱发排便性昏厥、血压升高，甚至脑血管破裂，还可诱发心绞痛，甚至发生急性心肌梗死等。

（2）因粪便干硬，可引起肛门疼痛、肛裂、痔疮等，因肠道内代谢产物不能迅速排出而引起全身症状，如面色晦暗、上腹胀满、头晕乏力等。

（3）食物残渣中的细菌发酵，可产生大量气体和毒素，如不能及时排出，则可能会诱发结肠、直肠癌等多种疾病。

案例导入 13－1－2 分析

（1）导致该患者出现便秘的原因：①沉迷于网游，常常忽视便意，无固定的排便时间；②每日摄入水量不足，饮食不均衡，食物中缺少膳食纤维；③久坐导致肠蠕动减少；④果导片使用的方法不正确。

（2）对患者进行健康教育：①选择合适的排便时间，每天可固定排便时间，排便时不宜分散注意力；②合理安排膳食，每日摄入水量不少于 2 000 ml，多摄取可促进排便的高纤维食物；③适当运动，不可长时间沉迷于游戏，规定游戏时间，可通过散步、跑步、做操来增加肠蠕动，必要时可进行腹部按摩。

（3）可遵医嘱正确使用缓泻剂，也可以选用简易通便剂。便秘严重时，使用上述方法无效时，遵医嘱给予灌肠。

（三）排便护理技术操作技能

【操作技能 13－1－1】大量不保留灌肠法

案例导入 13－1－3

患者林某，男性，40 岁，因高温环境下工作 6 小时后感到全身软弱、乏力、头晕、头痛，由家人送入急诊。入院时面色潮红。体格检查：体温 41℃，脉搏 112 次/分，呼吸 24 次/分。诊断：中暑。医嘱：大量不保留灌肠。

请问：灌肠的目的是什么？可选择何种溶液？灌肠液的温度和液量为多少？灌肠时需注意哪些问题？怎样进行大量不保留灌肠？

1. 目的

（1）解除便秘和肠胀气。

（2）清洁肠道，为肠道手术、检查或分娩做准备。

（3）排除肠内毒物，减轻中毒。

（4）为高热患者降温。

2. 评估

（1）患者临床诊断、病情、意识状态、自理能力、排便情况、肛门部位皮肤及黏膜情况。

（2）患者的心理反应及合作程度。

3. 准备

（1）护士准备：着装整齐，修剪指甲，洗手、戴口罩。

（2）用物准备：治疗车上层备灌肠筒一套（橡胶管 120 cm 和玻璃接管，筒盛灌肠液）、肛管（24～26 号）、血管钳（或液体调节开关）、润滑剂、棉签、卫生纸、手套、橡胶单及治疗巾（或备一次性灌肠器包一个），另备弯盘和水温计。治疗车下层备便盆及便盆巾。以及输液架、屏风。灌肠液：0.1%～0.2% 肥皂液、生理盐水。成人每次用量 500～1 000 ml。小儿根据年龄酌情减少，200～500 ml。常用温度 39～41℃为宜，降温时

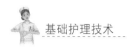

用 28～32℃，中暑用 4℃生理盐水。

（3）患者准备：患者了解灌肠的目的、过程和注意事项，愿意配合。嘱其解小便，排空膀胱。

（4）环境准备：关门窗，拉窗帘或用屏风遮挡患者。

4. 操作流程　具体操作流程及要点见表 13-1-3。

表 13-1-3　大量不保留灌肠法操作流程及要点

操作流程	操作步骤	要点
核对解释 环境、体 位、垫巾	核对床头卡及腕带，解释目的 （1）关门窗，拉窗帘或屏风遮挡； （2）患者取左侧卧位，双膝屈曲，脱裤至膝部，臀部移至床沿； （3）垫橡胶单和治疗巾于臀下，放弯盘于臀边； （4）不能控制排便者取仰卧位，臀下垫便盆； （5）盖好被子，只露臀部	认真查对，避免差错 （1）保暖，保护隐私； （2）利于灌肠液顺利从直肠流入乙状结肠和降结肠
挂筒、戴手 套、排气	将灌肠筒（或一次性灌肠器）挂于输液架上，筒（袋）内液面距肛门 40～60 cm。戴手套，连接肛管（或一次性灌肠袋），润滑肛管前端，排气后夹管	灌肠筒过高，压力过大，流入速度过快，不易保留，而且易造成肠道损伤
插管、固定	（1）左手垫卫生纸，分开臀裂，暴露肛门； （2）嘱患者深呼吸，右手持肛管自肛门轻轻插入 7～10 cm，小儿插入 4～7 cm。用手固定肛管	深呼吸可以放松肛门外括约肌，利于插管
灌液	开放管夹，使液体缓缓流入	
观察	（1）观察患者的反应和液面下降情况； （2）有便意和腹胀，嘱患者深呼吸，并降低灌肠筒位置，或暂停片刻；若患者出现面色苍白、出冷汗、剧烈腹痛应立即停止灌肠，与医生联系，及时处理； （3）液面下降过慢或停止，多由肛管前端被粪块堵塞所致，可移动或挤捏肛管	（1）挤捏肛管可使堵塞管孔的粪块脱落； （2）降低灌肠筒的高度可以减小流入溶液的压力
拔管	（1）待溶液即将流尽时夹管。用卫生纸包裹肛管前端轻轻拔出，置于弯盘内。擦净肛门； （2）移去弯盘，脱下手套。协助其取舒适的卧位； （3）嘱患者尽可能保留 5～10 分钟，有利于软化粪便	使灌肠液在肠道内有足够作用时间
协助排便	（1）能下床，协助上厕所排便； （2）不能下床者，把便盆、卫生纸和呼叫器放在易取处	
整理	（1）排便毕，撤出橡胶单和治疗巾，协助取舒适体位休息； （2）整理床单元，开窗通风。用物按要求处理	保持病室整洁
洗手，记录	洗手，记录。在体温单大便栏内记录灌肠结果	灌肠（enema）缩写符号为"E"。如灌肠后排便 1 次，用 1/E 表示；灌肠后无大便，用 0/E 表示；自行排便 1 次，灌肠后又排便 1 次，用 1^1/E 表示

5．评价

（1）护患沟通有效，患者能配合操作，且对服务满意。

（2）操作方法正确，达到目的，无并发症发生。

6．注意事项

（1）认真做好查对，防止差错；做好解释，消除患者的顾虑，取得合作。

（2）遵医嘱正确选择灌肠溶液，注意其温度和量。如肝昏迷者禁用肥皂水，以减少氨的产生和吸收；水钠潴留者，禁用生理盐水。

（3）伤寒患者灌肠压力宜低。液面与肛门的距离小于 30 cm，液体量不超过 500 ml。

（4）以降温为目的的灌肠，嘱患者保留 30 分钟后排便，排便后 30 分钟再测体温。

（5）观察粪便性质、颜色、量，必要时送检，交代注意事项。

（6）禁忌证：急腹症、消化道出血、妊娠和严重心血管疾病。

（7）灌肠过程中要观察患者的反应，如果出现心慌气促、脉速、面色苍白、出冷汗、剧烈腹痛等，应立即停止灌肠，与医生联系，配合医生及时处理。

【操作技能 13－1－2】小量不保留灌肠法

案例导入 13－1－4

　　患者陈某，女性，26 岁，孕 28 周。主诉腹胀，7 天未排便。医嘱："1、2、3"灌肠液，小量不保留灌肠。请思考：如何为患者灌肠？

1．目的

（1）解除便秘和肠胀气。

（2）适用于腹部或盆腔手术后的患者、年老体弱者、小儿、危重患者和孕妇。

2．评估

（1）患者临床诊断、病情、意识状态、自理能力、排便情况、肛门部位皮肤及黏膜情况。

（2）患者的心理反应及合作程度。

3．准备

（1）护士准备：着装整齐，修剪指甲，洗手，戴口罩。

（2）用物准备（与大量不保留灌肠法不同之处）：灌肠筒一套（为小容量灌肠筒或注洗器、量杯）、细肛管（20～22 号）；灌肠溶液常用 "1、2、3" 溶液（50％硫酸镁 30 ml，甘油 60 ml，温开水 90 ml）、油剂（甘油或液体石蜡 50 ml 加等量温开水）或各种植物油 120～180 ml，溶液温度为 38℃。另备温开水 5～10 ml。也可选用一次性灌肠器。

（3）患者准备：了解灌肠的目的、过程和配合要点，愿意配合。嘱其解小便，排空膀胱。

（4）环境准备：关门窗，拉窗帘或用屏风遮挡患者。

4．操作流程　具体操作流程及要点见表 13－1－4。

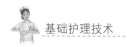

基础护理技术

表 13-1-4 小量不保留灌肠法操作流程及要点

操作流程	操作步骤	要点
核对解释	核对床头卡及腕带，解释目的	认真查对，避免差错
环境、体位、垫巾	(1) 关门窗，拉窗帘或用屏风遮挡； (2) 患者取左侧卧位，双膝屈曲，脱裤至膝部，暴露臀部并移至床沿； (3) 臀下垫橡胶单和治疗巾，弯盘放于臀边，戴手套	(1) 保暖，保护隐私； (2) 利用重力作用使灌肠液流入乙状结肠
吸液、排气	抽吸溶液或药液，连接肛管，润滑肛管前端，排气后夹管	减少刺激，利于插管
插管、固定	左手垫卫生纸，分开臀裂，暴露肛门，嘱患者深呼吸，右手将肛管轻轻插入 7～10 cm，固定肛管	灌入速度不能过快，以免刺激肠黏膜，引起排便反射
注液	(1) 放松血管钳，缓慢注入溶液后夹管； (2) 取下注射器再吸溶液，松夹后再推注溶液； (3) 如此反复，至溶液推注完毕	更换助洗器时，防止空气进入肠道
注温开水	(1) 注入温开水 5～10 ml，抬高肛管尾端，使管内溶液全部流入； (2) 如用小容量灌肠筒（或一次性灌肠袋），液面距肛门高度应低于 30 cm	
拔管	(1) 夹管，用卫生纸包裹肛管前端轻轻拔出，放入弯盘内。擦净肛门； (2) 协助患者取舒适卧位休息。嘱其尽量保留溶液 10～20 分钟后再排便	充分软化粪便，以利排便
排便	协助患者排便	
整理、记录	(1) 整理用物及床单元，开窗通风； (2) 洗手，记录（灌肠的时间，灌肠液的种类、量，患者的反应及排便情况）	

5. 评价

(1) 护患沟通有效，患者能配合操作，且对服务满意。

(2) 操作熟练，灌肠过程顺利、安全。

6. 注意事项

(1) 灌肠插管的深度为 7～10 cm，压力宜低，灌肠液注入的速度不得过快。

(2) 每次抽灌肠液时夹紧或反折肛管尾段，防止空气进入肠道，引起腹胀。

【操作技能 13-1-3】保留灌肠法

保留灌肠是自肛门灌注药物，保留在直肠或结肠内，通过肠黏膜吸收达到治疗目的。

患者李某，男性，2岁，医嘱给患儿做脑电图检查，患儿吵闹，医嘱：10％水合氯醛10 ml，保留灌肠。

请问：水合氯醛在这里有什么作用？如何给患儿灌肠？

1. 目的　常用于镇静、催眠及治疗肠道感染。

2. 评估

(1) 患者病情、意识状态、临床诊断、治疗目的、肠道病变部位、排便情况、肛周皮肤及黏膜的情况。

(2) 患者的心理状态，合作程度。

3. 准备

(1) 护士准备：同不保留灌肠。

(2) 用物准备：一般用物同小量不保留灌肠，只是肛管更细（选20号以下肛管）。常用溶液遵医嘱准备（镇静、催眠用10％水合氯醛；肠道杀菌剂用2％小檗碱、0.5％～1％新霉素或其他抗生素）。灌肠溶液量不超过200 ml，溶液温度38℃。

(3) 患者准备：了解保留灌肠的目的、过程和配合要点，愿意配合。排尽大小便。

(4) 环境准备：同不保留灌肠。

4. 操作流程　具体操作流程及要点见表13－1－5。

表13－1－5　保留灌肠法操作流程及要点

操作流程	操作步骤	要　　点
核对、解释	核对床头卡及腕带，解释目的	认真查对，避免差错
环境、体位	(1) 关门窗，拉窗帘或用屏风遮挡； (2) 根据病情选择卧位，抬高臀部10 cm，防止溶液流出	(1) 慢性细菌性痢疾病变多在直肠或乙状结肠，取左侧位； (2) 阿米巴痢疾病变多在回盲部，取右侧位
垫单	垫橡胶单和治疗巾于臀下，放弯盘于臀边	
排气、插管、注液	戴手套，润滑肛管前段，排气后轻轻插入肛管15～20 cm，缓慢注入药液	为保留药液，减少刺激，要做到肛管细、插入深、注入药液速度慢、量少
拔管	(1) 药液注入完毕，再注入温开水5～10 ml，抬高肛管尾端，使管内溶液全部流入； (2) 拔出肛管，用卫生纸在肛门处轻轻按揉擦干，移去弯盘、橡胶单和治疗巾，脱手套； (3) 嘱患者尽可能忍耐，使药物保留1小时以上	使药液充分吸收，达到治疗目的
整理、记录	整理患者和床单位，清理用物，洗手，记录患者的反应	记录灌肠时间、灌肠液的种类、量

5. 评价

（1）护患沟通有效，患者能配合操作。

（2）操作方法正确，达到保留灌肠的目的。

6. 注意事项

（1）肛门、直肠、结肠等手术后的患者和排便失禁患者不宜做保留灌肠。

（2）肠道抗感染治疗以晚上睡前灌肠为宜，有利于保留药物，达到治疗目的。

（3）灌肠前嘱患者排便，肛管要细，插入要深，注入药液要慢，量要少，液面距肛门不超过30 cm；使灌入药液能保留较长时间，利于肠黏膜充分吸收，达到治疗目的。

（四）排便失禁患者的护理

案例导入 13 - 1 - 6

患者陈某，女性，68岁。2个月前出现大便不受控制而排出，不敢出门，遂入院检查。与患者沟通后，了解到患者平时习惯久坐、久卧。体格检查：肛门内收肌、腹直肌乏力、无弹性。

请问：1. 患者可能出现了什么护理问题？主要的原因是什么？

2. 护士可以从哪些方面解决患者目前的问题？

1. 心理护理 应尊重理解患者，给予安慰和支持，消除紧张所致的窘迫、自卑和忧郁，帮助患者树立信心，配合护理和治疗。

2. 皮肤护理 床上铺橡胶单和中单。每次便后，用温水洗净肛门周围及臀部皮肤，保持清洁干燥。必要时，肛门周围涂软膏以保护皮肤，防破损、防感染。注意观察骶尾部皮肤的变化，定时按摩受压部位，预防发生压疮。

3. 帮助患者重建控制排便的能力 掌握患者排便规律，定时给便器，促进患者按时排便。教会患者进行肛门括约肌及盆底肌的锻炼。指导患者先缓慢收缩肌肉，再慢慢放松，每次10秒钟左右，连续10次。每次练习20～30分钟，每日数次。以患者不感觉疲劳为宜。

4. 病情允许 保证每天摄入足够液体。

5. 保持病室整洁，无臭味 应勤整理、更换，定时通风换气，保持病室整洁空气清新。

案例导入 13 - 1 - 6分析

（1）根据患者的临床表现，初步判断患者出现了大便失禁。患者由于习惯久坐、久卧，盆底肌、肛门括约肌、腹直肌等长期劳损或是受压迫，导致肌肉功能减弱或丧失，从而引发大便失禁。

（2）首先应给予患者心理护理，护士应与患者多沟通，讲解治疗方法，消除其自卑心理，帮助其树立信心。其次进行皮肤护理，保持肛周皮肤的清洁，避免破损感染，适当摄入足够量的水分，并且保持病室整洁。对于该患者最重要的是要重建控制排便的能力，护士可以教会患者进行肛门括约肌及盆底肌肉的锻炼。

知识拓展

口服溶液清洁肠道法

（1）电解质等渗溶液清洁肠道法：口服后几乎不吸收，不分解，有效增加肠道体液成分，从而软化粪便，刺激肠蠕动，加速排便，达到清洗肠道的目的。适用于直肠、结肠检查和手术前肠道准备。常用溶液有复方聚乙二醇电解质散等。

1）方法：①大肠手术前，患者手术前日午餐后禁食（可以饮水），午餐3小时后开始给药。②大肠内镜检查前，检查当日给药，当日早餐禁食（可以饮水），预定检查时间4小时前给药；检查前日给药，前日晚餐后禁食（可以饮水），晚餐后1小时给药；患者前日的早餐、午餐应食残渣少的食物，晚餐进流质饮食。

2）用量：3 000～4 000 ml，首次服用600～100 ml，每隔10～15分钟服用1次，每次250 ml，直至服完或直至排出水样清便，总给药量不能超过4 000 ml。

3）注意事项：口服清洁肠道溶液后护士应观察患者的一般情况，如排便次数、粪便性质、服药后症状。服药过程中出现腹痛、休克、过敏样症状等不良反应，应停止服药，立即接受治疗。如口服溶液清洁肠道效果差，应在术前晚、术日晨清洁灌肠。

（2）高渗溶液清洁肠道法：高渗溶液入肠道后在肠道内形成高渗环境，使肠道内水分大量增加，从而软化粪便，刺激肠蠕动，加速排便，达到清洁肠道的目的。适用于直肠、结肠检查和手术前肠道准备。常用的溶液有甘露醇、硫酸镁。

1）甘露醇法：患者术前3天进半流质饮食，术前1天进流质饮食，术前1天下午2:00～4:00口服甘露醇溶液1500 ml（20%甘露醇500 ml＋5%葡萄糖1000 ml混匀）。一般服用后15～20分钟即反复自行排便。

2）硫酸镁法：患者术前3天进半流质饮食，每晚口服50%硫酸镁10～30 ml。术前1天进流质饮食，术前1天下午2:00～4:00，口服25%硫酸镁200 ml（50%硫酸镁100 ml＋5%葡萄糖盐水100 ml）后口服温开水1000 ml。一般服后15～30分钟即可反复自行排便，2～3小时内可排便2～5次。

任务评价

1. 案例分析1　32年前，怀孕的李阿姨独自在家待产，丈夫在外谋生工作。女儿出生的那天，村医要替另一个产妇接生，李阿姨就由村里年长生育多个子女的老婆婆接生。由于卫生条件差，没有正确接生，在女儿出生的那一刻，李阿姨会阴发生了重度撕裂。在以后的32年里，李阿姨一直经历着大便失禁。只要外出，李阿姨就要事先确保周围有厕所，每天都要垫卫生巾，即使这样，身上也是有异味，李阿姨常常感觉很苦恼，严重干扰工作和生活。女儿知道母亲多年来的"难言之隐"后，带着母亲来院就诊。请问：该案例的主要护理诊断有哪些？护士可以提供哪些帮助？

（1）主要护理诊断

1）焦虑：与不能正常控制排便，担心预后效果有关。

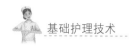

2) 自我形象紊乱：与身上持续有异味不能接受有关。

3) 有皮肤完整性受损的危险：与大便次数增多、刺激臀部皮肤有关。

4) 知识缺乏：缺乏与排便相关的知识。

（2）护理措施：由于涉及隐私和卫生问题，李阿姨一直没有就医。大便失禁患者常感到自卑和忧郁，期望得到理解和帮助。①护士首先应有爱心和同情心，给予患者心理护理，尊重和理解患者。给其讲解可能需要的手术治疗、药物治疗及护理，帮助其树立信心。②护士不能怕脏怕累，可以指导李阿姨便后用温水清洗肛周及臀部皮肤，涂擦软膏以保护皮肤，避免感染。③鼓励其每天摄入足量液体。④可以使用一次性尿布，保持衣服的整洁。⑤遵医嘱，帮助患者重建控制排便的能力。

2. 案例分析 2　患者刘某，女性，50 岁。因"反复便血半年伴解大便困难 1 个月"来院检查。直肠指检结果显示：距肛缘 4 cm 处可扪及质硬新生物，占据肠管 1 周；肛腔狭窄，指套污染血。医嘱：结肠镜检查，清洁灌肠。请问：什么是清洁灌肠？为什么进行清洁灌肠？护士如何完成操作？

（1）什么是清洁灌肠：反复使用大量不保留灌肠，则为清洁灌肠。

（2）为什么进行清洁灌肠：结合该案例，清洁灌肠能有效清除直肠、乙状结肠和部分降结肠的粪渣、粪块，对肠镜检查有一定的帮助。

（3）护士如何完成操作：护士可选用口服高渗溶液清洁灌肠。如患者不能耐受口服高渗溶液，则可按照大量不保留灌肠法的操作流程来实施。需注意的是，在灌肠过程中要观察患者病情。清洁灌肠的标准是在灌肠期间使肠道内容物充分排出，直至排出清水样物质，才可以停止灌肠。

3. 独立完成练习题。

4. 扫描二维码了解大量不保留灌肠评分标准。

大量不保留灌
肠评分标准

任务一习题

一、案例分析

患者，男性，50 岁，在高温环境下工作 5 h 后，感到全身软弱、乏力，头晕，头痛，出汗减少。检查：体温 41℃，面色潮红，脉搏 110 次/分钟，呼吸 24 次/分钟。诊断：轻度中暑。医嘱：大量不保留灌肠。灌肠的目的是什么？可选用何种溶液？灌肠液量为多少？对该病人灌肠时需注意哪些问题？

二、A₁/A₂ 型题

1. 患者，女性，30 岁。明日拟进行结肠 X 线摄片检查。正确的肠道准备方法是（　　）。

　　A. 大量不保留灌肠　　　　B. 小量不保留灌肠　　　　C. 保留灌肠

　　D. 清洁灌肠　　　　　　　E. 肛管排气

2. 为阿米巴痢疾患者灌肠时，采取右侧卧位的目的是（　　）。

　　A. 减轻药物的毒副作用　　B. 使患者舒适　　　　　　C. 提高疗效

　　D. 减轻对患者的局部刺激　E. 以上都不是

3. 小量不保留灌肠所用的 1、2、3 灌肠液成分为（　　）。

　　A. 50% 硫酸镁 30 ml、甘油 90 ml、温开水 60 ml

B. 50％硫酸镁 60 ml、甘油 30 ml、温开水 90 ml

    C. 50％硫酸镁 90 ml、甘油 60 ml、温开水 30 ml

    D. 50％硫酸镁 30 ml、甘油 60 ml、温开水 90 ml

    E. 50％硫酸镁 60 ml、甘油 90 ml、温开水 30 ml

4. 腹泻严重的患者，应予（　　　）。

    A. 清淡的普食　B. 软食　　　　C. 半流质　　　D. 暂时禁食　　E. 流质

5. 便秘患者排便时，可进行腹部按摩，顺序为（　　　）。

    A. 升结肠、降结肠、横结肠　　　　　　B. 横结肠、升结肠、降结肠

    C. 升结肠、横结肠、降结肠　　　　　　D. 降结肠、升结肠、横结肠

    E. 降结肠、横结肠、升结肠

6. 排便性质异常的描述中错误的是（　　　）。

    A. 上消化道出血为柏油便　　　　　　　B. 胆道完全阻塞时粪便呈果酱样

    C. 消化不良大便呈酸臭味　　　　　　　D. 暗红色血便提示下消化道出血

    E. 排便后有鲜血滴出，见于肛裂、痔疮出血

7. 肛管排气时，保留肛管的时间一般不超过 20 min，原因是（　　　）。

    A. 防止肠道感染　　　　　B. 防止肛管与黏膜粘连　　　C. 减轻患者的不适

    D. 防止肛门括约肌反应性降低　　　　　E. 不影响患者活动

8. 患者，男性，50 岁，按医嘱保留灌肠。下列护理措施正确的是（　　　）。

    A. 为保证疗效，在晨起时灌入　　　　　B. 选择较粗的肛管

    C. 插入要浅　　　　　　　　　　　　　D. 药量为 200 ml

    E. 提高压力，确保灌肠液进入肠道

9. 患者，男性，54 岁，3 天未排便。遵医嘱给予开塞露灌肠，应嘱患者保留灌肠液的时

    间是（　　　）。

    A. 立即排出　　　　　　B. 5～10 min 后排出　　　C. 15 min 后排出

    D. 30 min 后排出　　　　E. 60 min 后排出

10. 患者，男性，48 岁，因结肠癌入院。遵医嘱做术前肠道准备，灌肠过程中患者出现

    速脉、面色苍白、出冷汗、心慌气促，护士的正确处理措施是（　　　）。

    A. 移动肛管　　　　　　　B. 停止灌肠　　　　　　C. 挤捏肛管

    D. 提高灌肠筒高度　　　　E. 嘱患者张口呼吸

11. 患者，男性，60 岁，患失眠症。遵医嘱给予 10％水合氯醛 20 ml，9pm 行保留灌肠。

    正确的操作是（　　　）。

    A. 灌肠液的温度为 28℃　　　　　　　　B. 嘱患者右侧卧位

    C. 液面与肛门距离 40～60 cm　　　　　D. 将臀部垫高 10 cm

    E. 将肛管插入直肠 7～10 cm

12. 为患者行大量不保留灌肠，当患者有便意时，处理方法为（　　　）。

    A. 转动肛管　　　　　　　B. 抬高灌肠筒　　　　　C. 立即停止灌肠

    D. 挤压肛管　　　　　　　E. 降低灌肠筒

13. 患者，女性，43 岁，中暑，体温为 41.5℃。遵医嘱灌肠为患者降温，正确的做法是

（　　　　）。

    A. 选用 0.1%～0.2% 肥皂水   B. 用 4℃ 的 0.9% 氯化钠溶液

    C. 灌肠液量每次 <500 ml   D. 灌肠时患者取右侧卧位

    E. 灌肠后患者保留 1h 排便

14. 患者，男性，66 岁，因结肠癌将于次日手术。手术前做肠道清洁准备，正确的做法是（　　　　）。

    A. 行大量不保留灌肠一次，排出粪便   B. 行小量不保留灌肠一次，排出粪便

    C. 行保留灌肠一次，刺激肠蠕动，促进排便

    D. 反复多次行大量不保留灌肠，至排出澄清液

    E. 采用开塞露通便法，排出粪便及气体

15. 患者，男性，胃、十二指肠溃疡出血，经对症治疗后出血停止，大便隐血阳性。出血期间，患者大便呈（　　　　）。

    A. 鲜红色   B. 暗红色   C. 柏油色   D. 果酱色   E. 黄褐色

16. 慢性细菌性痢疾病人行药物灌肠时，可采取（　　　　）。

    A. 右侧卧位，保留灌肠   B. 左侧卧位，保留灌肠

    C. 左侧卧位，小量不保留灌肠   D. 右侧卧位，小量不保留灌肠

    E. 右侧卧位，大量不保留灌肠

17. 清洁灌肠时，首次使用的灌肠溶液是（　　　　）。

    A. 清水   B. 0.9% 氯化钠溶液   C. 0.1%～0.2% 肥皂水

    D. 0.5%～1% 新霉素   E. 10% 水合氯醛

18. 下列选项中（　　　　）不是大量不保留灌肠的目的。

    A. 软化粪便   B. 解除积气   C. 清除毒物

    D. 清洁肠道，作术前准备   E. 治疗肠道感染

19. 成人大量不保留灌肠一次所用的灌肠液为（　　　　）。

    A. 100～200 ml   B. 200～500 ml   C. 500～1000 ml

    D. 1000～1500 ml   E. 1500～2000 ml

20. 大量不保留灌肠时，调节（　　　　）距离使之保持在 40～60 cm。

    A. 灌肠筒底部距肛门   B. 液面距肛门   C. 液面距床面

    D. 灌肠筒上缘离床面   E. 以上都不对

21. 为高热患者降温时的灌肠液温度为（　　　　）。

    A. 39～41℃   B. 35～38℃   C. 32～35℃   D. 28～32℃   E. 4℃

22. 清洁灌肠时，肛管插入直肠深度为（　　　　）。

23. 肛管排气时，肛管插入直肠深度为（　　　　）。

    22～23 共用备选答案：

    A. 5～7 cm   B. 7～10 cm   C. 10～15 cm   D. 15～18 cm   E. 18～20 cm

（汤杜娟）

任务二 排尿护理

学习目标

1. 正确评估患者情况，判断患者排尿异常的类型，提出护理诊断及护理目标。

2. 根据患者情况，正确实施排尿习惯训练、膀胱训练、诱导排尿、导尿术或清洁间歇性导尿术，为尿失禁、尿潴留患者减轻痛苦，达到治疗和辅助治疗的目的。

3. 关心爱护患者，保护患者隐私，注意职业防护。

案例导入 13-2-1

患者张某，男性，62岁，因车祸伤导致休克入院。遵医嘱为患者实施留置导尿术。

请问：1. 该患者留置导尿的目的是什么？

2. 针对该患者的情况，为其实施留置导尿的过程中应注意什么？

3. 5天后，患者病情好转，但仍处于浅昏迷，此时为患者留置导尿的主要目的是什么？

4. 随着治疗，张某病情好转，遵医嘱为患者拔除尿管后患者不能自行排尿。此时护理人员可以为患者提供哪些护理措施？

学习内容

一、异常排尿的护理评估

正常情况下，排尿受意识支配，无痛，无障碍，可自主随意进行。成人日间排尿3～5次，夜间0～1次，每次尿量200～400 ml，每24小时排出尿量约1000～2000 ml。新鲜尿呈澄清、透明的淡黄色，密度为1.015～1.025。pH值受食物影响，一般为5～7，呈弱酸性。正常尿液的气味来自尿内的挥发性酸，呈特殊的芳香味。尿液排出放置一段时间后，由于尿液中尿素分解放出氨，可有氨臭味。当排尿出现以下异常时，应引起重视。

（一）尿液的一般性状评估

1. 尿量与次数异常 详见表13-2-1。

表 13-2-1　尿量与次数异常的定义与常见原因

	定　义	常 见 原 因
多尿	24 小时尿量超过 2 500 ml	（1）正常情况下大量饮水、妊娠时可出现； （2）病理情况下，由于内分泌代谢障碍或肾小管浓缩功能不全引起，见于糖尿病、尿崩症等
少尿	24 小时尿量少于 400 ml 或每小时尿量少于 17ml	心脏、肾脏疾病、休克患者等
无尿或尿闭	24 小时尿量少于 100 ml 或 12 小时内无尿	严重的心脏、肾脏疾病和休克等
膀胱刺激征	每次尿量少，且伴有尿频、尿急、尿痛及排尿不尽等症状	膀胱炎

2. 尿液颜色异常　肉眼血尿呈红色或棕色，见于泌尿系统肿瘤、结石、炎症、外伤、结核等患者；血红蛋白尿呈酱油色或浓茶色，见于溶血患者；胆红素尿呈黄褐色，见于传染性肝炎、黄疸患者；乳糜尿呈乳白色，见于丝虫病等（图 13-2-1）。

正常尿　　　　　血尿　　　　　血红蛋白尿　　　　胆红素尿　　　　乳糜尿

图 13-2-1　尿液颜色异常

尿液颜色
异常图

3. 透明度异常　尿中有脓细胞、红细胞、大量上皮细胞、黏液、管型等，可致尿液混浊，见于泌尿系统感染。

4. 气味异常　新鲜尿有氨臭味，提示泌尿道感染；尿液呈烂苹果味，提示糖尿病酮症酸中毒；尿液有大蒜臭味，提示有机磷农药中毒。

5. pH 值异常　酸中毒患者的尿液呈强酸性，严重呕吐患者的尿液呈强碱性。

6. 比重异常　尿比重的高低主要取决于肾脏的浓缩功能，若尿比重固定为 1.010 左右，提示肾功能严重障碍。

（二）膀胱视触评估

当膀胱积尿充盈时膀胱底部可超出耻骨上缘，视诊可见下腹部略隆起并可用手触及。膀胱触诊一般采取单手滑行触诊法：嘱患者仰卧屈膝位，检查者以右手自脐开始向耻骨方向滑行触摸，触及膀胱。若膀胱增大为积尿所致，其形状呈扁圆形或圆形，囊性感，较固定，按压时有尿意，排尿或导尿后缩小或消失。

（三）排尿形态评估

1. 尿潴留　是指尿液大量存留在膀胱内不能自主排出。当尿潴留时，膀胱容积可增至 3 000～4 000 ml，膀胱高度膨胀至脐部，下腹部膨隆、疼痛及压痛，并伴有排尿困难。体检可见耻骨上膨隆，触及囊样包快，叩诊呈实音。尿潴留的常见原因如下。

（1）机械性梗阻：是指参与排尿的神经及肌肉功能正常，但在膀胱颈部至尿道外口的某一部位存在梗阻性病变。常见的原因有：①膀胱颈梗阻，见于前列腺增生、肿瘤，膀胱内结石、血块，子宫肌瘤等膀胱颈邻近器官病变；②尿道梗阻，见于炎症或损伤后的尿道狭窄，以及尿道结石、结核、肿瘤等。

（2）动力性梗阻：如果患者尿路不存在机械性梗阻，排尿困难是由于各种原因造成控制排尿的中枢或周围神经受损害，导致膀胱逼尿肌无力或尿道括约肌痉挛。常见的原因有：①神经系统病变，如颅脑或脊髓肿瘤、脑炎等可引起控制排尿周围神经损害；②手术因素，如麻醉、中枢神经手术或骨盆手术导致控制排尿的骨盆神经损伤或功能障碍；③药物作用，如抗胆碱药、抗抑郁药、抗组胺药和阿片制剂等；④精神因素等，如精神紧张、不习惯排尿环境或排尿方式等。

2. 尿失禁 是指排尿失去意识控制，尿液不自主流出。尿失禁可分为真性尿失禁、假性尿失禁、压力性尿失禁、急迫性尿失禁。

（1）真性尿失禁：是指膀胱的神经功能障碍或受损，使膀胱尿道括约肌失去功能，尿液不自主地流出，膀胱完全不能储存尿液，表现为持续滴尿，见于昏迷、瘫痪、膀胱阴道瘘、膀胱尿道瘘等。

（2）假性尿失禁：又叫充溢性尿失禁。膀胱内储存部分尿液，当充盈到一定压力时，即不自主溢出少量尿液，膀胱内压力降低时，排尿停止。主要原因是脊髓排尿中枢活动受抑制，如脊髓损伤的患者。

（3）压力性尿失禁：由于膀胱、尿道括约肌张力减低，骨盆底部肌肉及韧带松弛，当咳嗽、喷嚏或运动时，腹肌收缩，腹内压升高，以致不自主地排出少量尿液（排尿量少于 50 ml）。多见于经产妇。

（4）急迫性尿失禁：当患者有强烈、急迫的排尿愿望时，立刻不自主排尿。表现为在膀胱容量还较低的情况下，出现尿频、尿急，导致尿失禁。见于膀胱感染、机械刺激。

二、排尿护理诊断与护理目标

排尿护理诊断与护理目标如表 13-2-2 所示。

表 13-2-2 排尿护理诊断与护理目标

护 理 诊 断	护 理 目 标
尿失禁：①真性尿失禁：与昏迷、截瘫、外伤、手术等各种影响膀胱逼尿肌或者膀胱括约肌功能的神经、肌肉受损有关；②假性尿失禁：与脊髓排尿中枢功能受损、下尿路梗阻有关；③压力性尿失禁：与尿道括约肌、盆底肌功能降低有关；④急迫性尿失禁：与膀胱感染、机械刺激有关	患者会阴部皮肤清洁干燥无破损；患者学会盆底肌肉的收缩运动，排尿的异常形态逐步改善；患者养成良好的排尿习惯，学会膀胱功能训练的方法
尿潴留：与机械性梗阻、各种原因导致控制排尿的中枢神经受损或周围神经受损有关	患者尿潴留状况得到改善；患者建立良好的排尿习惯，学会自我放松的方法

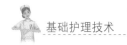

（续表）

护 理 诊 断	护 理 目 标
有排尿形态恢复正常的愿望	排尿的异常形态逐步改善
自我形象紊乱：与排尿不受控制导致躯体异味等有关	患者心理压力减轻，能配合治疗和护理
有皮肤完整性受损的危险：与尿失禁导致尿液长期对局部皮肤刺激有关	学会会阴部皮肤护理的方法，患者在住院期间未发生皮肤完整性受损
有泌尿系统感染的危险：与长期留置尿管有关	严格按照无菌技术操作，加强导尿管护理

三、异常排尿的护理

（一）尿失禁患者的护理

1. 心理护理　患者常感到羞涩、焦虑、自卑，护士要理解尊重患者，主动关心问候患者，提供必要的帮助，使其树立信心，积极配合治疗和护理。

2. 皮肤护理　保持患者会阴部皮肤及床铺清洁干燥，做到常观察、常清洗、常更换。

3. 室内环境　定时开门窗通风换气，保持空气清新。

4. 观察排尿反应　假性尿失禁患者膀胱充盈时会出现腹胀不安，护士尽可能在尿液溢出前帮助患者试行排尿。对老年患者准备好便器，每隔2～3小时给予便器一次，消除紧张心理，有意识地控制排尿。

5. 尿液管理

（1）外部引流：女性患者可用女式尿壶紧贴外阴接取尿液，也可用尿布垫或尿不湿。男患者可置尿壶于外阴合适部位接取尿液，也可用阴茎套连接集尿袋接尿（此法不宜长期使用）。每天定时取下尿壶或阴茎套，清洗会阴部和阴茎，观察局部有无发红、水肿和破损。随时了解患者对各种处理措施的反应，保证患者舒适。

（2）长期尿失禁患者可行留置导尿，避免尿液刺激皮肤，并定时放尿，以锻炼膀胱肌肉张力。

6. 重建正常排尿功能

（1）一般患者对饮水有顾虑，不愿多喝水，结果可能导致尿道感染，减少排尿反射，加重尿失禁。所以，护士应向患者说明饮水的重要性，解除其思想顾虑。除有禁忌证者外，应鼓励患者保证液体摄入量达2 000～3 000 ml，尽量在白天完成，入睡前限制饮水，以减少夜间排尿、影响睡眠。对心肾功能不全者，补充液体时应遵医嘱。

（2）训练膀胱功能：帮助患者拟定排尿时间表，让患者养成定时排尿的习惯。开始白天每隔1～2小时让患者排尿，夜间每隔4小时一次，并逐渐延长间隔时间，以训练有意识的排尿，促进排尿功能的恢复。排尿时采取正确体位，指导患者自己用手轻按膀胱上方，向尿道方向压迫，协助排空膀胱。

（3）盆底肌的锻炼：骨盆和会阴部肌肉强有力有助于预防尿失禁，指导患者进行盆底肌肉锻炼，以增强控制排尿功能。做盆底肌肉运动的具体方法：患者可取站位、坐位或卧位，先试作排尿（排便）动作，再慢慢收紧盆底肌，后缓慢放松，每次10秒左右，连续10遍，每日5～10次，以不疲劳为宜。

（二）尿潴留患者的护理

机械性梗阻应给予对症处理。非机械性梗阻可采取以下护理措施。

1. 心理护理　安慰患者，消除焦虑和紧张情绪。

2. 提供排尿环境　可用屏风或围帘遮挡，请无关人员回避，为患者创造隐秘的环境；适当调整治疗和护理时间，使患者安心排尿。

3. 调整体位和姿势　取适当体位，病情许可应协助患者以习惯姿势排尿，如扶患者坐起或抬高上身。对需绝对卧床休息或某些手术患者，应事先有计划地训练床上排尿，避免术后不习惯卧床排尿而造成尿潴留。

4. 诱导排尿　利用条件反射诱导排尿。如让患者听流水声或用温水冲洗会阴；采用中医方法如针灸刺激排尿；热敷下腹部，以解除肌肉紧张，促进排尿；当病情许可的情况下，还可用手轻轻按摩腹部协助排尿（详见操作技能13-2-1诱导排尿法）。

5. 药物排尿　必要时根据医嘱肌内注射卡巴胆碱。尿潴留患者禁用利尿剂。

6. 健康教育　指导患者养成定时、及时排尿的习惯，教会患者自我放松的正确方法。

7. 经上述处理无效时，可遵医嘱采用导尿术。

案例导入1分析：案例中第4题提到，随着治疗，张某病情好转，遵医嘱为患者拔除尿管后，患者不能自行排尿。这时，护理人员可以为患者提供哪些护理措施？

对于留置导尿患者，我们应采取措施帮助患者维持正常的排尿功能，而正常排尿是多器官、系统协作的一项活动。其中膀胱周期性扩张与排空，使膀胱近似生理状态，利于维持膀胱正常功能。因此，可依据患者病情及治疗情况等，在留置导尿管期间采用间断放尿。在合适的时机为患者拔出尿管，如在患者输液或饮水后，有尿意时拔出尿管。如果拔出后还是存在排尿困难，可以采取诱导排尿的方式，促进患者排尿。

（三）排尿护理技术操作技能

【操作技能13-2-1】诱导排尿法

案例导入13-2-2

　　患者王某，女性，34岁，剖宫产术后第二天。尿管拔出后5小时，患者诉下腹部胀痛，有尿意，但多次尝试自主排尿困难。护士检查发现耻骨上膨隆。
　　请问：你可以采取何种措施帮助患者排尿？

1. 目的　帮助尿潴留患者排出尿液，减轻痛苦。

2. 评估

（1）患者的性别、年龄、病情、排尿情况、意识、心理状态、合作程度。

（2）影响排尿的因素，如心理因素、排尿习惯、中枢神经系统疾病、泌尿系结石和肿瘤、外科手术、检查以及使用影响排尿的药物。

（3）尿潴留的症状和体征，有无腹部胀痛、膀胱区隆起、压痛，听取患者主诉，有无

女性患者导尿术

排尿困难。

3. 准备

（1）护士准备：着装整洁，修剪指甲，洗手，戴口罩。

（2）用物准备：温水、毛巾、便器，必要时备开塞露、免洗手消毒液。

（3）患者准备：患者和家属了解诱导排尿的目的、意义、过程、注意事项及配合操作的要点。

（4）环境准备：环境安静私密。

4. 操作流程　具体操作流程及要点见表 13-2-3。

表 13-2-3　诱导排尿法操作流程及要点

操作流程	操作步骤	要 点
核对解释	核对患者，告知患者（家属）诱导排尿术的目的和方法	取得患者配合，消除其焦虑紧张情绪
实施	（1）听流水声：能离床的患者，协助患者到洗手间，坐在马桶或坐便器上，打开水龙头让患者听流水声； （2）对需卧床的患者，放置便器，用温热毛巾外敷膀胱区或用温水冲洗外阴，边冲洗边轻轻按摩患者膀胱膨隆处； （3）热气熏蒸外阴部：患者取蹲位，将盛有开水的水盆置于患者会阴部，利用水蒸气刺激尿道周围神经感受器而促进排尿； （4）开塞露塞肛诱导排尿法：使患者排大便时伴随排尿； （5）肌内注射新斯的明：新斯的明对膀胱平滑肌的兴奋作用较强，可为产后尿潴留的患者肌内注射新斯的明 0.5～1 mg，以促使膀胱平滑肌收缩而排尿	随时询问患者感受，如果出现脸色苍白、出冷汗、眩晕等不适症状，应立即处理
洗手	洗手或用免洗手洗毒液消毒双手	
观察记录	（1）观察诱导排尿效果； （2）记录	记录排尿量、性质

5. 评价

（1）患者排出尿液，尿潴留情况得到好转。

（2）患者及家属学会诱导排尿操作方法。

6. 注意事项

（1）操作前评估患者尿潴留情况。

（2）随时询问患者感受，如果出现脸色苍白、出冷汗、眩晕等不适症状，应立即处理。

【操作技能 13－2－2】导尿术

案例导入 13－2－3

患者王某，女性，52岁，患泌尿系统感染，遵医嘱需做尿培养，但患者神志不清。护士应采取何种办法为患者留取尿标本？在操作过程中有哪些注意事项？

导尿术是在严格无菌操作下，用无菌导尿管自尿道插入膀胱引出尿液的方法。作为一项无菌性护理操作，如果医护人员违反操作规程或缺乏责任心则易引起泌尿系统的医源性感染。因此，在操作中应熟悉男、女性尿道解剖特点，严格掌握操作要领，遵守无菌原则，避免增加患者的痛苦。

1. 目的
（1）为尿潴留患者引流尿液，减轻痛苦。
（2）协助临床诊断：收集不被污染的尿标本，进行细菌培养；检查膀胱功能，测膀胱容量、压力及残余尿量；进行尿道或膀胱造影。
（3）为膀胱肿瘤患者进行膀胱化疗。

2. 评估
（1）患者的性别、年龄、病情、排尿情况、意识、心理状态、合作程度。
（2）会阴部的清洁情况及皮肤黏膜情况、膀胱充盈程度。
（3）患者的心理状态、自理能力、对导尿的认识及合作程度。

3. 准备
（1）护士准备：着装整洁，修剪指甲，洗手、戴口罩。
（2）用物准备：治疗车上层备医嘱、一次性导尿包（内含一次性导尿管、一次性使用引流袋、镊子、一次性使用灭菌橡胶外科手套、纱布、洞巾、限流器、注射器、试管、碘伏棉球、液状石蜡棉球、器械盘、包布）、管道标识、浴巾、免洗手消毒液。治疗车下层备便盆、便盆巾、医疗垃圾桶、生活垃圾桶。

一次性无菌
导尿包

（3）患者准备：患者和家属了解导尿的目的、意义、过程，注意事项及配合操作的要点。清洁外阴，做好导尿准备，若患者无自理能力，应协助其进行外阴清洁。
（4）环境准备：环境安静整洁，调节室温。酌情关闭门窗，拉上围帘或用屏风遮挡。

4. 操作流程 具体操作流程及要点见表13－2－4。

表 13－2－4 导尿术操作流程及要点

操作流程	操 作 步 骤	要 点
核对解释	备齐用物至床旁，核对患者，向患者解释操作的目的、方法及配合事项	确认患者，取得合作
准备	（1）关闭门窗，拉上围帘； （2）指导或协助患者清洗会阴部； （3）移开床旁椅至右侧床尾，便盆放在床旁椅上，便盆巾搭在椅背上	（1）保护患者隐私； （2）减少微生物数量； （3）方便操作

（续表）

操作流程	操 作 步 骤	要 点
安置体位	协助患者仰卧屈膝，两腿略外展，暴露外阴	避免过多暴露患者，注意保暖；显露外阴，便于操作
垫巾置盘	垫治疗巾于臀下，弯盘置于会阴处	防止污染床单
女性患者导尿		
初次消毒	左手戴手套，右手持血管钳夹取棉球消毒阴阜、大阴唇，再以左手拇指、示指分开大阴唇，消毒小阴唇和尿道口；污染棉球置弯盘内；消毒完毕，脱下手套置弯盘内，将弯盘、治疗碗移至治疗车下层	消毒顺序自外向内、由上而下，先对侧后近侧，每个棉球限用1次
铺巾准备	(1) 嘱患者勿移动肢体，保持原有体位，将导尿包置于患者两腿之间，按无菌操作技术打开包布；	(1) 以免污染无菌区；
	(2) 检查并戴上无菌手套，铺洞巾，使洞巾和内层包布形成无菌区；	(2) 扩大无菌区域，便于操作，防止污染；
	(3) 按操作顺序排列好用物，选择一根合适的导尿管，用润滑油棉球润滑导尿管前端，放于弯盘内	(3) 减轻插管刺激和阻力，防止损伤尿道黏膜，便于插管
再次消毒	左手拇指、示指分开大阴唇，右手持止血钳夹消毒棉球再次消毒尿道口、小阴唇（先对侧后近侧）、尿道口，污染棉球放弯盘内。消毒毕，撤去消毒用物至无菌区右后侧，左手继续固定小阴唇	消毒顺序由上至下、由内向外再向内，每个棉球只用一次
插导尿管	左手将盛有导尿管和血管钳的弯盘移至会阴处，嘱患者张口深呼吸，导尿管末端放于弯盘内，右手用血管钳持导尿管轻轻插入尿道 4～6 cm，见尿后再插入 1 cm	张口呼吸可使患者肌肉和尿道括约肌松弛，有助于插管
男性患者导尿		
初次消毒	左手戴手套，右手持血管钳夹取消毒液棉球，依次消毒阴阜、阴茎、阴囊，取纱布包裹阴茎将包皮往后推，暴露尿道口，自尿道口向外向后旋转消毒尿道口、龟头、冠状沟数次。消毒毕，将初次消毒用物放于治疗车下层，脱下手套	(1) 初次消毒顺序为由外向内、由上向下，先对侧后近侧，每个棉球限用一次；(2) 包皮和冠状沟易藏污垢，应注意仔细擦拭
铺巾准备	(1) 戴无菌手套，铺洞巾，使洞巾和内层包布衔接形成无菌区；(2) 按操作顺序摆放用物，润滑导尿管前段	
再次消毒	用无菌纱布包住阴茎，将包皮向后推，充分暴露尿道口，再次消毒尿道口、龟头、冠状沟数次。消毒毕，撤去消毒用物至无菌区右后侧	由内向外，每个棉球限用一次

（续表）

操作流程	操作步骤	要　点
插导尿管	（1）提起阴茎使之与腹壁成60°角，用另一止血钳持导尿管轻轻插入尿道20～22 cm，见尿后再插入1～2 cm； （2）若插导尿管时遇有阻力，可稍待片刻，嘱患者张口做深呼吸，再徐徐插入，切忌暴力	提起阴茎可使耻骨前弯消失，利于顺利插管
固定接尿	（1）左手下移固定导尿管，将尿液引入弯盘内。当弯盘内尿液盛2/3满后，用止血钳夹闭导尿管末端，将尿液倒入便盆内； （2）如有需要，再打开导尿管继续放尿； （3）如需作尿培养，用无菌标本瓶或试管接取中段尿5 ml，盖好瓶盖，置合适处	左手固定尿管，防止尿管脱出
拔管撤物	（1）导尿毕，夹住导尿管，轻轻拔出，放入弯盘内； （2）擦净外阴，脱去手套，撤下洞巾，清理用物，放在治疗车下层	
整理记录	（1）询问患者感受，协助患者穿裤，取舒适卧位，整理床单位； （2）测量尿量，分类处理用物，标本送验； （3）洗手，记录	记录导尿的时间、目的、尿量、性状、导尿过程中患者的反应

5. 评价

（1）护患沟通有效，患者及家属理解导尿目的，能配合操作。

（2）护士能维护患者的自尊，保护患者隐私。操作中关心体贴患者，动作轻柔，符合无菌要求，导尿操作过程顺利、安全，患者痛苦减轻，达到导尿目的。

（3）用后物品处置符合消毒技术规范。

6. 注意事项

（1）严格执行无菌操作原则，预防尿路感染。

（2）老年女性尿道口回缩，插管时应仔细辨认。导尿管如误入阴道，应立即拔出，更换导尿管重新插入。

（3）选择粗细适宜的导尿管，插入导尿管和拔出导尿管时动作应轻柔，以免损伤尿道黏膜。

（4）注意保护患者隐私，营造私密安全的操作环境。

（5）对膀胱高度膨胀且极度虚弱的患者，第一次导尿量不可超过1 000 ml。因大量放尿，可导致腹腔内压突然降低，大量血液滞留于腹腔血管内，导致血压突然下降而虚脱；亦可因膀胱突然减压，导致膀胱黏膜急剧充血，而引起血尿。

【操作技能13-2-3】留置导尿术

案例导入13-2-4

患者李某，男性，52岁，因外伤瘫痪、排尿中枢功能受损导致尿失禁。

请问：应为患者提供何种操作？

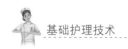

留置导尿术是指导尿后将导尿管留在膀胱内并引流尿液的方法。

1. 目的

(1) 为尿失禁或会阴部有伤口的患者引流尿液，保持会阴部的清洁干燥。

(2) 盆腔手术前留置导尿管，以防术中误伤膀胱。

(3) 某些泌尿系统疾病术后留置导尿管，便于引流和冲洗，并可减轻手术切口的张力，利于愈合。

(4) 抢救休克、危重患者时，准确测量每小时尿量及尿比重，以便及时观察有效循环血容量及肾功能等。

(5) 为尿失禁患者进行膀胱功能训练。

2. 评估

(1) 患者年龄、病情、意识状态、心理状况、理解及配合能力。

(2) 膀胱充盈度、会阴部黏膜有无损伤及清洁状况。

3. 准备

(1) 护士准备：着装整洁，修剪指甲，洗手、戴口罩。

(2) 用物准备：治疗车上层备医嘱、一次性导尿包、浴巾、免洗手消毒液、管道标签、别针。治疗车下层备便盆、便盆巾、医疗垃圾桶、生活垃圾桶。

(3) 患者准备：患者及家属了解留置导尿的目的、意义、过程、注意事项及配合要点。清洁外阴，若患者无自理能力，由护士协助清洁。

(4) 环境准备：环境安静整洁，调节室温。酌情关闭门窗，拉上围帘或用屏风遮挡。

4. 操作流程　详见表 13-2-5。

表 13-2-5　留置导尿术操作流程及要点

操作流程	操作步骤	要点
核对消毒	同导尿术操作至初次消毒结束	
铺巾准备	(1) 戴无菌手套，铺洞巾，使洞巾和内层包布衔接形成无菌区； (2) 按操作顺序摆放用物，检查导尿管，润滑导尿管前段，连接集尿袋、注射器	扩大无菌区，利于操作，避免污染
消毒插管	同导尿方法消毒会阴部及尿道口，插入导尿管，见尿后再插入 7～10 cm	见尿后再插入 7～10 cm，可保证气囊完全进入膀胱，以免注水后气囊卡在尿道内口，造成黏膜损伤
固定尿管	(1) 根据导尿管上气囊标明的容积，向气囊注入无菌水 5～10 ml，轻拉导尿管有阻力感，证实尿管已固定； (2) 如需做尿培养，用无菌标本瓶留取中段尿 5 ml，妥善放置	注水时注意观察、询问患者感受
固定尿袋	夹闭引流管，取下洞巾，将集尿袋固定在低于膀胱高度的床边。开放引流管，观察引流情况	防止尿液反流导致逆行感染

(续表)

操作流程	操 作 步 骤	要 点
整理记录	(1) 询问患者感受，协助患者穿裤，取舒适卧位，整理床单位； (2) 分类处理用物，标本送验； (3) 洗手，做管道标识于尿管上，记录	(1) 标明插管时间，便于按时更换尿管； (2) 记录留置尿管的时间、患者的反应等

5. 评价

(1) 尿液引流通畅，局部皮肤清洁干燥，未发生泌尿系统感染，导尿管固定稳妥。

(2) 拔管后，患者能自行排尿，无留置导尿引起的排尿功能障碍。

6. 注意事项

(1) 保持尿液引流通畅：避免导管受压、扭曲、堵塞。

(2) 防止逆行感染：

1) 保持尿道口清洁，每日用0.1%苯扎溴铵（新洁尔灭）溶液消毒1~2次，女性消毒尿道口及外阴，男性消毒尿道口、龟头及冠状沟。

2) 每日定时更换集尿袋，记录尿量。每周更换导尿管1次，硅胶导尿管可酌情延长更换时间。

3) 引流管及集尿袋均不可高于耻骨联合，以免尿液逆流引起感染。

4) 如病情允许，鼓励患者多饮水，每天维持尿量2 000 ml左右，起到自然冲洗尿道的作用。

5) 常更换卧位，鼓励适量活动，促进排尿。

6) 密切观察：询问患者有无尿路感染的症状，观察尿液情况，每周查尿常规1次。若发现尿液混浊、沉淀或出现结晶，应及时进行膀胱冲洗。

(3) 训练膀胱功能：可采用间歇性阻断引流，使膀胱定时充盈、排空，促进膀胱功能的恢复。

(4) 患者离床活动或作检查时，可携集尿袋前往。方法：将导尿管固定于下腹部，保持集尿袋低于耻骨联合。亦可将导尿管与集尿袋分离，用无菌纱布包裹导尿管末端，反折后以胶布扎紧，固定于下腹部；集尿袋开口端用无菌纱布包裹或套入无菌试管内，固定床单上。患者卧床时，常规消毒两管开口端后接上。

【操作技能13-2-4】膀胱冲洗

膀胱冲洗是利用三通导尿管，将无菌溶液灌入膀胱内，再利用虹吸原理将灌入的液体引流出来的方法。

案例导入 13-2-5

针对案例导入13-2-4患者李某的情况，遵医嘱为其实施留置导尿术，3天后尿液引流通畅，但尿色黄、混浊，遵医嘱实施抗感染治疗。

请问：护士在为患者提供护理时，还有哪些措施可以减轻（控制）患者症状？

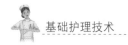

1. 目的

（1）对留置导尿管的患者，保持引流通畅，预防感染。

（2）前列腺及膀胱手术后，清除膀胱内的血凝块、黏液、细菌等异物。

（3）治疗某些膀胱疾病，如膀胱炎、膀胱肿瘤。

2. 评估

（1）患者的病情、临床诊断、意识状态、生命体征、留置导尿是否通畅、尿液性状。

（2）患者的心理状况、合作理解程度。

3. 准备

（1）护士准备：工作人员着装整齐，洗手，戴口罩。

（2）用物准备：

1）治疗车上层备无菌膀胱冲洗装置 1 套，遵医嘱准备冲洗液、消毒液、无菌棉签、一次性治疗巾、浴巾、免洗手消毒液。治疗车下层备便盆及便盆巾、医疗垃圾桶、生活垃圾桶。

2）常用灌洗液有：生理盐水、0.02％呋喃西林、3％硼酸液、氯己定液、0.1％新霉素溶液。

3）灌入溶液的温度：38～40℃。若为前列腺肥大摘除术后患者，用冰生理盐水灌洗。

（3）患者准备：患者及家属了解膀胱冲洗的目的、过程和注意事项，学会在操作时如何配合。

（4）环境准备：环境安静整洁，调节室温。酌情关闭门窗，拉上围帘或用屏风遮挡。

4. 操作流程　详见表 13－2－6。

表 13－2－6　膀胱冲洗术操作流程及要点

操作流程	操作步骤	要　点
核对解释	备齐用物至床旁，核对患者，解释操作的目的、方法及配合要点	确认患者，取得合作
放空膀胱	按留置导尿管术固定导尿管，并排空膀胱	便于冲洗液顺利滴入膀胱；有利于药液与膀胱内壁充分接触，并保持有效浓度
冲洗膀胱	（1）按输液法消毒瓶塞，打开膀胱冲洗装置，将针头插入瓶塞，溶液倒挂于输液架上，排气后关闭冲洗管； （2）若导尿时使用的三腔气囊导尿管，消毒后直接将冲洗管与导尿管的冲洗腔连接； （3）若导尿时使用的为单腔或双腔导尿管，需用 Y 形管连接，分开导尿管和集尿袋引流管接头连接处，分别消毒，分别与 Y 形管的两个分管连接，主管与冲洗导管连接； （4）夹闭引流管，开放冲洗管，调节滴速，溶液滴入膀胱 200～300 ml 或患者有尿意时关闭冲洗管，放开引流管，冲洗液全部引流后，关闭引流管；	（1）一般滴速为 60～80 滴/分钟，滴速不宜过快，以免引起患者强烈尿意，冲洗液从导尿管侧溢出尿道外； （2）患者如出现不适或出血，应立即停止冲洗，并通知医生进行处理

（续表）

操作流程	操作步骤	要点
	（5）按需要反复进行冲洗，每天冲洗 3～4 次，每次 500～1 000 ml； （6）冲洗过程中注意询问患者的感受，观察患者的反应及引流液的性状	
消毒固定	（1）冲洗完毕，若为三腔尿管，可直接取下冲洗管；单腔或双腔尿管则取下冲洗管，消毒导尿管和引流管接头并连接； （2）清洁外阴，固定导尿管	
整理记录	（1）协助患者取舒适卧位，整理床单位，分类处理用物； （2）洗手，记录	记录冲洗液名称、量、引流量、引流液性质、冲洗过程中患者反应等

5. 评价

（1）操作正确、熟练，操作过程无污染，注意保护关心患者。

（2）达到操作目的，患者安全。

（3）护患沟通有效，健康教育正确，患者乐于配合。

6. 注意事项

（1）严格执行无菌操作，防止医源性感染。

（2）冲洗过程中要密切观察，若流出量少于灌入的液体量，应考虑是否有血块或脓液堵塞，可增加冲洗次数或更换导尿管。冲洗时若患者感觉不适，应当降低冲洗的量和速度，必要时停止冲洗，密切观察。若患者感到剧痛或者引流液中有鲜血时，应当停止冲洗，通知医师处理。

（3）冲洗时，冲洗液瓶内液面距床面约 60 cm，以便产生一定的压力，利于液体流入。冲洗速度不宜过快，以防尿意强烈，膀胱收缩，迫使冲洗液从导尿管侧溢出尿道外，一般为 60～80 滴/分钟。如果滴入药液，须在膀胱内保留 30 分钟后再引流出体外，或者根据需要延长保留时间。

（4）Y 形管应低于耻骨联合，以便引流彻底。

（5）寒冷气候，冲洗液应加温至 38～40℃，以防冷水刺激膀胱，引起膀胱痉挛。

（6）冲洗过程中注意观察引流管是否通畅。若需持续冲洗，冲洗管和引流管 24 小时更换一次。

【操作技能 13－2－5】清洁间歇性导尿术

清洁间歇性导尿术（clean intermittent catheterization，CIC）是指在清洁条件下，定时将尿管经尿道插入膀胱，使膀胱能够规律排空尿液的方法。普遍用于脊髓损伤和其他神经瘫痪的患者。扫描二维码，了解用 CIC 治疗患者排尿功能障碍的理论依据。

用 CIC 治疗患者排尿功能障碍的理论依据

患者刘某，男性，39岁，高空坠落伤导致 L_2 椎体爆裂性骨折，脊髓损伤，马尾神经损伤。经治疗患者病情好转，但无法控制排尿。为了避免造瘘、留置尿管造成的反复尿路感染，同时不影响患者个人尊严，可以参加工作，重新回归社会，可以为患者提供哪种方法解决患者的尿失禁问题？

1. 目的

(1) 避免膀胱过度膨胀，阻碍膀胱血液循环，降低对细菌的抵抗力及泌尿系统的损伤。

(2) 预防肾积水、膀胱输尿管逆流、尿道结石及感染。

(3) 间断排空膀胱，为患者返回社区及家庭做准备。

2. 评估

(1) 患者的病情、身体状况。

(2) 进行肾功能、血清电解质、尿常规、上尿路的影像学检查和尿动力学检查等泌尿外科检查，有条件者进行影像尿动力学检查，或做排尿期的膀胱尿道造影。可根据患者的活动能力或病情需要酌情决定是否需要膀胱镜检查。

(3) 患者对操作的理解及配合程度，能否自行导尿操作或配合家属完成导尿操作。

3. 准备

(1) 操作者准备：清洗会阴，洗净双手（上肢功能障碍的患者由护士或操作熟练的家属进行间歇性导尿）。

(2) 用物准备：肥皂或洗手液、手消毒液、消毒药巾（肥皂水软布和一块拭干用的软布）、浴巾、集尿器皿（不在卫生间内导尿时使用）、量杯、亲水性润滑胶、导尿管（导尿管种类见二维码）、垃圾袋，女性患者可备镜子。

间歇性导尿
管种类

(3) 环境准备：安静、适宜，保护患者隐私。

4. 操作流程 详见表 13-2-7。

表 13-2-7 自我清洁间歇性导尿术操作流程及要点

操作流程	操作步骤	要点
取体位	在床上或卫生间内选择一个舒适的体位或姿势	(1) 无肢体活动障碍的男性患者可采取坐位或立位；女性患者可采用坐位或蹲位； (2) 高位脊髓损伤需要亲属辅助导尿的患者可采用侧卧位
垫浴巾	如在床上导尿，臀部下垫浴巾	以免打湿床单
清洁	用消毒药巾或肥皂水软布清洗尿道外口及其周围区域，用湿软布拭干	清洁会阴部应自上而下
女性患者自我间歇性导尿		
润滑	在导尿管顶端 2～3 cm 处涂上润滑胶	

(续表)

操作流程	操作步骤	要　点
插管导尿	(1) 用非惯用手分开阴唇，用惯用手捏住导尿管经尿道外口插入； (2) 当有尿液流出后，维持导尿管原位，直至尿液排解干净	暴露尿道口，便于插管
拔管	当尿线呈滴状时缓慢抽出导尿管	
处理用物	在温肥皂水中清洗导尿管，清水冲洗干净后于空气中晾干，置入干净干燥的盒内备用	(1) 导尿管每7天更换1次； (2) 如发现导尿管变形、硬化或不干净的污迹，应立即更换
男性患者自我间歇性导尿		
润滑	在导尿管顶端4～5 cm处涂上润滑胶，或含利多卡因等药物成分的润滑止痛胶	涂胶的部位不宜太长，否则导尿管太滑不方便操作
插管导尿	(1) 用非惯用手将阴茎向上抬起和腹壁成60°角度，以利于导管的插入； (2) 用惯用手持导尿管经尿道外口插入，沿尿道的走向将导尿管插入15～20 cm，见尿后再插入1～2 cm，另一手固定尿管，将阴茎恢复自然位置引流尿液	使耻骨前弯消失，利于插管
拔管	当尿线呈滴状时缓慢拔出导尿管	若拔管过程中又有尿液流出，应暂停拔管，直至尿液再次排尽后再缓慢拔出导尿管
处理用物	在温肥皂水中清洗导尿管，清水冲洗干净后于空气中晾干，置入干净干燥的盒内备用	
洗手记录	洗手，记录排尿时间及尿量	

5. 评价

(1) 患者学会自我间歇性导尿。

(2) 操作过程中无异常发生。

6. 注意事项

(1) 尿道严重损伤或感染、尿道狭窄、患者神志不清或不配合、接受大量输液、全身感染或免疫力极度低下、有显著出血倾向、前列腺显著肥大或肿瘤者严禁清洁间歇性导尿。

(2) 导尿过程中注意观察尿液，如出现少量出血，可不必过虑。但是，持续性出血或出血增多，患者必须及时到医院就诊。

(3) 如遇到插管困难，患者应放松，稍后充分润滑导尿管，动作轻柔地重复插管。若仍插入困难，需寻求专业人员的帮助。

(4) 尿液有恶臭味或混浊，应到医院检查有无尿路感染。

(5) 每日液体摄入量应限制在2 000 ml以内，避免短时间大量饮水，以防止膀胱过度充盈。晚上8点至次日早上6点，尽量不饮水。

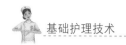

（6）每 4~6 小时导尿 1 次，保持膀胱容量在 500 ml 以下，配合限制饮水。若连续 7 天残余尿量≤100 ml 或为膀胱容量的 20％以下，即膀胱功能达到平衡后，无泌尿系统病理变化，可停止导尿。

任务评价

1. 回答案例导入 13 - 2 - 1 提出的问题。

2. 案例分析：患者，女性，30 岁。于 23：00 顺利分娩一女婴，至次晨 7：00 未排尿，主诉下腹胀痛难忍。体格检查发现膀胱高度膨胀。请问：针对该患者的情况，该如何为患者提供护理？

3. 独立完成练习题。

任务二习题

一、案例分析

患者，男性，54 岁，因外伤致尿失禁，行留置导尿。对于长期留置尿管的病人，护士应如何预防泌尿系统感染？

二、A₁/A₂ 型题

1. 无尿是指 24 h 尿量（　　）。

　　A.＜20 ml　　　B.＜50 ml　　　C.＜100 ml　　　D.＜150 ml　　　E.＜200 ml

2. 患者，女性，35 岁，膀胱高度膨胀且又极度虚弱，一次放尿量过多导致血尿。产生的原因是（　　）。

　　A. 腹压急剧下降，大量血液滞留于腹腔血管内

　　B. 膀胱内压突然降低，导致膀胱黏膜急剧充血

　　C. 血压下降，虚脱　　　　　　　　　D. 尿道黏膜损伤

　　E. 放尿时操作不当，损伤尿道内口

3. 导尿术中，初次消毒的原则为（　　）。

　　A. 由上至下，由内向外　　　B. 由上至下，由外向内　　　C. 由下至上，由内向外

　　D. 由下至上，由外向内　　　E. 根据患者的要求消毒

4. 若为男性患者插导尿管时遇到阻力，护士应（　　）。

　　A. 做好患者的心理护理　　　　　　　B. 快速用力插入

　　C. 稍等片刻，嘱患者深呼吸　　　　　D. 提起阴茎，使耻骨前弯消失

　　E. 提起阴茎，使耻骨下弯消失

5. 为膀胱高度膨胀且虚弱的患者导尿时，第一次放尿不超过（　　）。

　　A. 400 ml　　　B. 600 ml　　　C. 800 ml　　　D. 1000 ml　　　E. 1200 ml

6. 患者，男性，70 岁，术后 8 h 仍未排尿，主诉下腹胀痛。查体见下腹膀胱区隆起，耻骨联合上叩诊呈浊音。其主要护理问题是（　　）。

　　A. 下腹疼痛　　　　　　　B. 潜在呼吸道感染　　　　　　　C. 体液过多

　　D. 尿潴留　　　　　　　　E. 有皮肤完整性受损的危险

7. 插导尿管前，再次消毒女性会阴的顺序是（　　）。

A. 自上而下，由外向内　　　　　　B. 自上而下，由内向外再向内

    C. 自下而上，由内向外　　D. 自下而上，由外向内　　E. 由外向内再由内向外

8. 膀胱刺激征的主要症状有（　　）。

    A. 高热、尿频、尿急　　　B. 高热、尿少、尿急　　　C. 尿频、尿急、尿痛

    D. 尿频、尿急、腹痛　　　E. 血尿、尿急、尿痛

9. 长期留置导尿管的患者，出现尿液混浊、沉淀或结晶时应（　　）。

    A. 经常清洁尿道　　　　　B. 膀胱内用药　　　　　　C. 热敷下腹部

    D. 多饮水，并定时进行膀胱冲洗　　　　　　　　　　E. 经常更换体位

10. 患者，男性，65岁，尿失禁，予留置导尿术，定期进行膀胱冲洗。在冲洗过程中需要停止冲洗并报告医生的情况是（　　）。

    A. 感觉不适　　　　　　　B. 剧烈疼痛　　　　　　　C. 冲洗液混浊

    D. 冲洗不畅　　　　　　　E. 冲洗速度过快

11. 患者，女性，26岁。出现肠胀气，给予肛管排气后缓解不明显，再次进行排气时应间隔（　　）。

    A. 5 min　　　　B. 15 min　　　C. 30 min　　　D. 60 min　　　E. 2～3 h

12. 患者，女性，28岁，近日出现尿急、尿频，排出的新鲜尿液，有氨臭味，提示为（　　）。

    A. 尿毒症　　　　　　　　B. 膀胱炎　　　　　　　　C. 肾结石

    D. 肾积水　　　　　　　　E. 糖尿病酮症酸中毒

13. 患者，男性，72岁，休克。护士遵医嘱留置导尿管，其目的是（　　）。

    A. 做尿培养检查　　　　　B. 引流潴留的尿液　　　　C. 训练膀胱功能

    D. 保持会阴部清洁干燥　　E. 记录尿量观察病情变化

14. 患者，男性，54岁，因外伤致尿失禁，行留置导尿，尿液引流通畅，但尿色黄、混浊。医嘱抗感染治疗。护士护理患者时应注意（　　）。

    A. 记录尿量　　　　　　　B. 及时更换尿管　　　　　C. 必要时清洗尿道口

    D. 指导患者练习排空膀胱　E. 鼓励多饮水并行膀胱冲洗

15. 患者，男性，45岁，膀胱高度膨胀且极度虚弱，一次放尿过多可导致虚脱。其原因是（　　）。

    A. 膀胱内压突然降低，导致膀胱黏膜急剧充血

    B. 腹压急剧下降，致大量血液滞留于腹腔血管内

    C. 操作过程中损伤尿道内口　　D. 尿道黏膜发生损伤　　E. 操作中损伤输尿管

16. 患者，男性，46岁，已10余小时未排尿，腹胀，为非尿路阻塞引起的尿潴留。用温水冲洗会阴的目的是（　　）。

    A. 分散注意力，减轻紧张心理　　　　　B. 利用条件反射促进排尿

    C. 清洁会阴防止尿路感染　　　　　　　D. 利用温热作用预防感染

    E. 使患者感觉舒适

17. 患者，女性，56岁，近日来出现咳嗽、打喷嚏时不自主排尿现象。这种现象称为（　　）。

A. 充溢性尿失禁　　　　B. 压力性尿失禁　　　　C. 完全性尿失禁

D. 相对性尿失禁　　　　E. 部分尿失禁

18. 解除术后尿潴留不宜先考虑选用（　　）。

A. 流水声刺激引起条件反射　　　　　　B. 针灸

C. 药物治疗　　　　D. 下腹部热敷　　　　E. 导尿

19. 在病情许可的情况下，指导尿失禁患者每日白天摄入 2000～3000 ml 液体，目的是（　　）。

A. 训练膀胱功能　　　　　　B. 训练肌肉力量

C. 促进排尿反射，预防泌尿系统感染　　　D. 增强控制排尿能力

E. 锻炼膀胱壁肌肉张力

20. 不需留置导尿管的病人是（　　）。

A. 昏迷尿失禁　　　　B. 会阴部损伤　　　　C. 盆腔手术前

D. 泌尿系统疾病手术后　　　　E. 测量膀胱压力

21. 盆腔手术前安留置导尿管其主要目的（　　）。

A. 解除病人痛苦　　　　B. 预防尿外溢　　　　C. 避免术中误伤膀胱

D. 保持外阴干燥　　　　E. 保持膀胱良好功能

22. 以下留置导尿管的护理中不妥的是（　　）。

A. 每日更换集尿袋　　　　B. 每日更换导尿管　　　　C. 每日两次消毒尿道口

D. 每日定时记录，倾倒尿液　　　　　　E. 每周一次尿常规检查

23. 正常尿比重为（　　）。

A. 1.005～1.010　　　　B. 1.010～1.015　　　　C. 1.015～1.025

D. 1.025～1.030　　　　E. 1.030～1.035

24. 成年男性留置导尿，尿管插入（　　）。

A. 12～14 cm　　B. 14～16 cm　　C. 16～18 cm　　D. 18～20 cm　　E. 20～22 cm

25. 成年女性导尿尿管插入（　　）可见尿液。

A. 2～4 cm　　B. 4～6 cm　　C. 6～8 cm　　D. 8～10 cm　　E. 10～12 cm

26. 成年男性尿道有两个弯曲，分别为耻骨前弯和（　　）。

A. 活动的耻骨后弯　　　　B. 固定的耻骨后弯　　　　C. 活动的耻骨下弯

D. 固定的耻骨下弯　　　　E. 固定的耻骨上弯

27. 成年男性尿道有 3 个狭窄，分别为（　　）。

A. 尿道前部、颈部和尿道后部　　　　　　B. 尿道前部、膜部和尿道后部

C. 尿道内口、膜部和尿道外口　　　　　　D. 尿道内口、颈部和尿道外口

E. 尿道内口、颈部和尿道后部

28. 患者，女性，30 岁，术中不慎损伤膀胱括约肌，导致尿失禁。此患者尿失禁属于（　　）。

A. 假性尿失禁　　　　B. 真性尿失禁　　　　C. 压力性尿失禁

D. 充溢性尿失禁　　　　E. 部分性尿失禁

三、A₃/A₄型题

题干：患者张某，67岁，因手术损伤膀胱引起真性尿失禁。

29. 此时适宜的护理措施是（   ）。

   A. 长期使用接尿装置   B. 鼓励患者睡前适当增加饮水量

   C. 嘱患者卧床休息，减少翻身   D. 限制饮水量，以减少尿量

   E. 长期尿失禁可行留置导尿管引流

30. 如果该患者已经实施导尿管留置术，护士应（   ）。

   A. 将引流管弯曲后，用别针固定在患者衣服上，使其高于耻骨联合

   B. 经常观察尿液，每日检查尿常规

   C. 用消毒棉球擦拭外阴及尿道口，每日1～2次

   D. 嘱患者卧床休息，减少翻身，防止引流管脱落

   E. 24 h开放引流管，保证及时排空产生的尿液，防止感染

（来平英　付能荣）

02

模块二 院内护理

项目十四 冷热疗法

📋 项目介绍 ◀

冷热疗法是临床上常用的物理治疗方法，通过冷或热作用于人体的局部或全身，达到止血、镇痛、消炎、降温和增进舒适的治疗效果。在运用冷热疗法的过程中，护士首先根据患者的病情选择合适的冷疗和热疗技术，了解每种冷热疗法的作用、禁忌证及观察要点，熟练掌握各种操作技术，以达到治疗和避免给患者带来不必要伤害的目的。

📚 相关知识储备 ◀

冷热神经传导原理，请扫描二维码学习。

冷热神经传导
原理

📖 学习导航 ◀

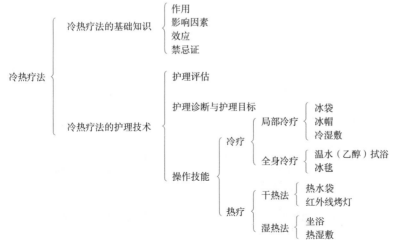

任务一 冷热疗法的基础知识

1. 记忆冷热疗法的概念、作用、适应症及禁忌证，阐述影响冷热疗法效果的因素。
2. 护理操作中遵循冷、热疗法的生理效应原理，避免出现继发效应，告知患者注意事项。
3. 良好的护患沟通，保护患者隐私。

案例导入 14－1－2

患者，女性，30 岁，肛门术后第二天医生查房，开医嘱给予 1∶5 000 高锰酸钾温水坐浴，每日 2 次。患者对此表示疑惑和恐惧，责任护士对其作健康宣教。

👩 学习内容◀

冷热疗法是利用低于或高于人体温度的物质作用于体表皮肤，通过神经传导引起皮肤和内脏器官血管的收缩或舒张，从而改变机体各系统体液循环和新陈代谢，达到治疗目的的方法。

一、冷热疗法的作用

冷热疗法的作用及适应证详见表 14－1－1。

表 14－1－1 冷热疗法的作用及适应证

疗法	作 用	机 制	适 应 证
冷疗	减轻局部充血或出血	使局部血管收缩，毛细血管通透性降低；使血流减慢，血液黏度增加，有利于血液凝固	局部软组织损伤的初期、扁桃体摘除术后、鼻出血
	减轻疼痛	抑制细胞的活动，减慢神经冲动的传导；降低神经末梢的敏感性；减轻因组织肿胀压迫神经末梢引起的疼痛	急性损伤初期、牙痛、烫伤
	控制炎症扩散	使局部血管收缩，血流减少，细胞的新陈代谢和细菌的活性降低	炎症早期

（续表）

疗法	作用	机 制	适 应 证
	降低体温	通过传导与蒸发的物理作用使体温降低；降低脑细胞代谢，减少脑细胞耗氧量，提高对缺氧的耐受性	高热、中暑、脑外伤
热疗	促进炎症的消散和局限	热疗使局部血管扩张，血液循环速度加快，促进毒素、废物的排出；白细胞数量增多，吞噬能力和新陈代谢增强，使抵抗力和修复力增强。因此炎症早期用热，促进炎性渗出物吸收与消散；炎症后期用热，促进白细胞释放蛋白溶解酶，使炎症局限	眼睑炎（麦粒肿）、乳腺炎
	减轻疼痛	降低痛觉神经兴奋性，改善血液循环，加速致痛物质排出和炎性渗出物吸收，解除对神经末梢的刺激和压迫；减轻肌肉痉挛、僵硬，关节强直	腰肌劳损、肾绞痛、胃肠痉挛、乳腺炎
	减轻深部组织的充血	使闭锁状态的动静脉吻合支开放，皮肤血流量增多，全身循环血量重新分布	局部软组织损伤48小时后
	保暖与舒适	使局部血管扩张，促进血液循环，将热带至全身，使体温升高，并使患者感到舒适	年老体弱、早产儿、危重、末梢循环不良患者

二、冷热疗法效果的影响因素

1. 方法　冷热疗法分为干法（干冷及干热）和湿法（湿冷及湿热）两大类。以热疗法为例，介绍其优缺点（表 14-1-2）。

表 14-1-2　热疗法的优缺点

以热疗法为例	优点	缺点
干热法 （热水袋、红外线烤灯）	保温时间较长、不会浸软皮肤、烫伤危险性较小、患者更易耐受	患者皮肤易干燥
湿热法 （坐浴、热湿敷）	水传导能力及渗透力比空气强、不易使患者皮肤干燥、体液丢失较少、患者的主观感觉较好	水温不易控制

2. 面积　冷热作用面积越大，冷热疗法的效果就越强；反之，则越弱。但须注意使用面积越大，患者的耐受性越差，且会引起全身反应。如大面积冷疗法会造成血管收缩，周围皮肤的血液分流至内脏血管，使患者血压升高；大面积热疗法会造成广泛性周围血管扩张，血压下降，若血压急剧下降，患者容易发生晕厥。

3. 时间　在一定时间内治疗效果随着时间的增加而增强。一般要求：冷疗 15～30 分钟，热疗 10～30 分钟。如果时间过长，会产生继发效应而抵消治疗效应，甚至还可引起不良反应，如疼痛、皮肤苍白、冻伤、烫伤等。

4. 温度差 冷热疗的温度与体表的温度相差越大，机体对冷热刺激的反应越强；反之，则越小。

5. 部位 皮肤薄、不经常暴露、较大血管流经的或血液循环良好的部位对冷热疗法效果更好。因此，临床上为高热患者物理降温，将冰袋（冰囊）放置在颈部、腋下腹股沟等体表大血管流经处，以增加散热。

6. 个体差异 年龄、性别、身体状况、居住习惯、肤色等会影响冷热疗法的效果（表14-1-3）。

表14-1-3 个体差异对冷热疗法效果的影响

个体	对冷热刺激反应原理
婴幼儿	神经系统发育尚未成熟，耐受性较低
老年人	感觉功能减退，敏感性降低，反应比较迟钝
昏迷、血液循环障碍、血管硬化、感觉迟钝患者	敏感性降低，防烫伤与冻伤
性别	女性比男性更敏感
肤色	浅肤色者更强烈，深肤色者更为耐受
居住习惯	长期居住热带地区者对热的耐受性较高，而寒冷地区者对冷的耐受性较高

三、冷热疗法的效应

1. 冷热疗法的生理效应 详见表14-1-4。

表14-1-4 冷热疗法的生理效应

生理指标	生理效应	
	冷疗	热疗
血管	收缩	扩张
细胞代谢率/需氧量/毛细血管通透性	减少	增加
血液黏稠度	增加	降低
血流速度/淋巴流速/神经传导速度	减慢	增快
结缔组织伸展性	减弱	增强
体温	下降	上升

2. 冷热疗法的继发效应 冷热疗法的继发效应是指用冷或用热超过一定时间，产生与生理效应相反作用的现象。如热疗使血管扩张，但持续用热30~45分钟后，则血管收缩；同样持续用冷30~60分钟后，则血管扩张。这是机体避免长时间用冷或用热造成对

组织的损伤而引起的防御反应。如需反复使用，中间间隔 1 小时，让组织有一个复原过程，防止产生继发效应而抵消生理效应。

四、冷热疗法的禁忌证

冷热疗法的禁忌证详见表 14－1－5。

表 14－1－5 冷热疗法的禁忌证

疗法	类 别		原 因
冷疗	血液循环障碍		冷疗使血管收缩，加重局部组织缺血缺氧而变性坏死
	慢性炎症或深部化脓病灶		冷疗使局部血流减少，妨碍炎症的吸收
	组织损伤、破裂或有开放性伤口处		冷疗降低血液循环，增加组织损伤，影响伤口愈合，大范围组织损伤者禁用冷疗法
	对冷过敏者		出现红斑荨麻疹、关节疼痛、肌肉痉挛等过敏症状
	慎用冷疗的情况		昏迷、感觉异常、年老体弱者、婴幼儿、关节疼痛、心脏病、哺乳期产妇胀奶
	禁用部位		枕后、耳廓、阴囊处：易冻伤 心前区：反射性心率减慢、心律失常 腹部：易腹泻 足底：反射性末梢血管收缩影响散热、一过性冠状动脉收缩
热疗	急腹症尚未明确诊断前		掩盖病情，耽误诊断和治疗
	面部危险三角区感染化脓		易造成颅内感染和败血症
	各种脏器内出血		加重出血倾向
	软组织损伤早期（48 小时内）		加重皮下出血、肿胀、疼痛
	皮肤湿疹		加重皮肤受损，增加痒感
	急性炎症		局部温度升高，利于细菌繁殖
	孕妇		影响胎儿生长
	恶性肿瘤		促进肿瘤扩散、转移
	睾丸		抑制精子发育、破坏精子
	金属移植部位		易烫伤

任务评价

1. 根据所学的知识，针对案例导入 14－1－1 进行健康宣教工作（参考如下）。

护士：女士您好，我是您的责任护士，由于您手术后第二天，医生刚刚查房给您开了医嘱是温水坐浴，这个操作是坐在配制有药液的坐浴椅上，您只要将臀部全部浸泡大概 15 分钟就行了。它的主要作用是促进炎症的消散和吸收，同时还可以减轻伤口的疼痛。我这样说您能明白了吗？

2. 根据所学知识，回答下列患者的问题（参考如下）。

患者杨某，中学生，1 小时前因打球致踝关节扭伤疼痛来急诊就诊。急诊护士给予冷湿敷及冰敷的处理，该患者表示疑惑。

护士：您好，由于您扭伤了脚，局部软组织损伤早期 24 小时内都会采用冷湿敷或冰敷的方法缓解您的疼痛，同时还可以减轻您关节组织的出血和水肿；24 小时后你回家再用热毛巾热敷，可以促进肿胀的消退，一般只要敷 20 分钟，时间太长容易出现相反的作用，不利于症状的改善。我这样说您清楚了吗？

患者：护士，我现在好热，可以用冰袋在身上擦一擦吗？或者放肚子捂一捂吗？凉快一些。

护士：如果您觉得热，我给您开空调，但冰袋不能在身上随意部位使用，如放枕后、耳廓、阴囊处容易冻伤；放心脏容易出现反射性心率减慢、心律失常；放腹部易导致腹泻；放足底易出现心脏不适。

肿瘤热疗定义

3. 独立完成练习题。

任务一习题

一、A₁/A₂ 型题

1. 炎症早期采用热疗的主要目的是（　　　）。
   A. 降低细菌活力　　　　　　　　　　B. 解除肌肉痉挛
   C. 促进肌肉、肌腱和韧带等软组织松弛　D. 促进炎症渗出物的吸收
   E. 溶解坏死组织

2. 冷热疗法的共同的生理效应为（　　　）。
   A. 控制出血　　　　　B. 加速炎症进程　　　　C. 减轻疼痛
   D. 降低体温　　　　　E. 解除肌肉痉挛

3. 冷疗抑制炎症的机制是（　　　）。
   A. 使肌肉、肌腱等组织松弛　　　　B. 血管收缩，神经冲动的传导减慢
   C. 神经末梢的敏感性降低　　　　　D. 降低组织的新陈代谢和细菌的活力
   E. 毛细血管通透性降低，渗出减少

4. 全身擦浴时，禁擦心前区、腹部以防止（　　　）。
   A. 发生寒战　　　　　　　　　　　　B. 反射性心率减慢及腹泻
   C. 体温骤降　　　　D. 体温更高　　　　E. 产生呼吸困难

5. 面部危险三角区感染化脓时，禁忌用热，其原因是（　　　）。

A. 易加重局部出血　　　B. 易加重病人疼痛　　　C. 易导致面部烫伤

D. 易导致颅内感染　　　E. 易掩盖病情

6. 为防止出现继发效应，持续用冷或用热一段时间后，应间隔（　　　）。

A. 30 min　　　B. 60 min　　　C. 90 min　　　D. 120 min　　　E. 150 min

7. 下列不属于热疗目的的是（　　　）。

A. 促进浅表炎症的吸收或局限　　　B. 解除疼痛　　　C. 抑止炎症扩散，防止化脓

D. 减轻深部组织的充血　　　　　　E. 保暖，使病人舒适

8. 下列（　　　）情况不能使用冷疗法。

A. 鼻出血　　　　　　　B. 踝关节扭伤早期　　　C. 高热病人

D. 慢性炎症　　　　　　E. 软组织挫伤早期

二、A₃/A₄型题

题干：患者，男性，20岁，因腹痛难忍来院就诊，面色苍白，出冷汗。

9. 此时不宜采取的措施是（　　　）。

A. 询问病史　　　　　　B. 给予热水袋止痛　　　C. 测量生命体征

D. 联系医生　　　　　　E. 备好急救用品

10. 不宜采取此项措施的原因主要是（　　　）。

A. 掩盖病情　　　　　　B. 耽误抢救时间　　　C. 增加工作量

D. 医嘱未下达　　　　　E. 护士可以独立评估

（郭桂华）

任务二　冷热疗法的护理

学习目标

1. 正确评估患者的病情，选择合适的冷热疗法。

2. 结合案例，正确实施冷热疗法的操作，并分析任务要点。

3. 关心爱护患者，保护患者隐私，预防烫伤、冻伤。

案例导入 14-2-1

　　患者李某，男性，86岁。1周前因受凉后出现咳嗽、咳痰，2小时前家属发现患者精神差、言语减少、呼吸急促、呕吐、抽搐、肢体活动及感觉障碍等，在家中观察

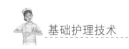

症状未见好转，送我院急诊，以"慢性阻塞性肺疾病急性加重期、右肺肺炎"收住呼吸内科。体格检查：体温 39.5℃，脉搏 150 次/分钟，呼吸 40 次/分钟，血压 146/85 mmHg，神志清楚，体形消瘦。既往有慢性阻塞性肺疾病 5 年，风湿性心脏病和高血压病史（病情及用药不详）。医生开出临时医嘱：物理降温。

    请问：1. 针对首要护理问题，如何执行医嘱？

             2. 操作中应该注意哪些问题？

学习内容

一、冷热疗法的护理评估

1. 病史评估

（1）患病及治疗经过。

（2）有无药物及乙醇过敏史。

2. 身体评估

（1）生命体征及意识状态。

（2）皮肤的完整性及关节的活动度。

3. 合作程度评估　对护理治疗的配合度。

二、冷热疗法的护理诊断与护理目标

冷热疗法的护理诊断与护理目标见表 14-2-1。

表 14-2-1　冷热疗法的护理诊断与护理目标

护 理 诊 断	护 理 目 标
体温过高：与感染或体温调节中枢功能失调有关	患者体温降低，恢复正常
体温过低：与体温调节中枢发育不良或周围循环功能不良有关	患者体温升高，恢复正常
活动无耐力：与高热引起耗氧量增加有关	患者症状缓解，舒适感增加
知识缺乏：缺乏疾病的相关知识	患者了解操作的目的，积极配合护士的操作
有皮肤完整性受损的危险：与皮肤感觉障碍有关	患者皮肤无新发的破损

三、冷热疗法的护理措施

冷热疗法的护理措施见表 14-2-2。

表 14－2－2　冷热疗法的护理措施

冷 疗 法		热 疗 法	
局部	全身	干热	湿热
冰袋	温水（乙醇）擦拭	热水袋	坐浴疗法
冰帽	冰毯	红外线烤灯	热湿敷
冷湿敷			

四、冷热疗法护理技术操作技能

【操作技能 14－2－1】冰袋及热水袋的使用

根据所学的知识，分析案例导入 14－2－1 并执行医嘱。

1. 评估

（1）患者病情：年老体弱，神志清楚，体温 39.5℃，既往有风湿性心脏病病史，不宜采用乙醇拭浴降温。乙醇禁用于新生儿、血液病和乙醇过敏以及血液循环较差的患者。

（2）皮肤情况：消瘦，全身皮肤完整。

（3）合作程度：对操作目的理解并积极配合。

2. 准备　转抄核对医嘱，护士立即为患者物理降温，结合病情采用冰袋＋温水拭浴＋热水袋的方式进行。

（1）护士准备：着装整洁，修剪指甲，洗手、戴口罩。

（2）用物准备：冰袋、温水、小毛巾、浴巾、清洁衣裤、热水袋、温度计。

1）备冰袋：选用化学冰袋（图 14－2－1），检查冰袋有无破损、是否能维持制冷 4 小时以上或由液状变为固体状，套好布套。

2）备热水袋（图 14－2－2）：水壶装 50℃热水，检查热水袋有无破损，放平，取下塞子，边灌热水边提高热水袋至 1/2～2/3 满。排尽袋内空气，旋紧塞子，擦干，倒提热水袋检查无漏水，套好布套。

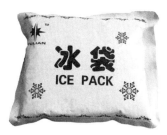

图 14－2－1

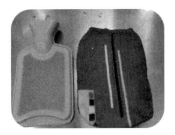

图 14－2－2　热水袋及布套

3）备温水：32～34℃，200～300 ml（乙醇浓度 25%～35%，温度 27～30℃）。

（3）患者准备：了解操作的目的、方法及配合要点，必要时协助排便。

（4）环境准备：温湿度适宜，有床帘。

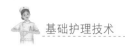

3. 操作流程　具体操作流程及要点见表 14-2-3。

表 14-2-3　冰袋及热水袋使用操作流程及要点

操作流程	操作步骤	要点
核对解释	携用物至床旁，核对床头卡、手腕带	(1) 严格执行查对制度，避免发生护理差错； (2) 注意保护患者的隐私
安置患者	关门窗、拉床帘 协助患者平卧	
脱衣	协助患者脱衣，将浴巾垫于拍拭部位下面	暴露擦浴部位，注意保暖
置热水袋、冰袋	在患者头部置冰袋，足部置热水袋	通过冰袋降温防止头部充血而致的头痛；热水袋置足底，以促进足底血管扩张而减轻头部充血，并使患者感到舒适
拍拭双上肢	将浸有温水的小毛巾拧至半干，缠于手上，以离心方向拍拭：颈外侧→肩→上臂外侧→前臂外侧→手背 侧胸→腋窝→上臂内侧→肘窝→前臂掌侧→掌心	(1) 以拍拭手法，避免摩擦生热； (2) 擦至腋窝、肘窝、手心处稍用力并延长停留时间，以促进散热； (3) 后颈、前胸、腹部禁止拍拭
拍拭背部	协助患者侧卧，拍拭背部→腰部→臀部。拭干后协助患者平卧，穿好上衣	
拍拭双下肢	(1) 拍拭：髋部→下肢外侧→足背；下肢腹股沟→内侧→内踝；下肢后侧→腘窝→足跟； (2) 时间：每侧部位拍拭 3～5 分钟，全程不超过 20 分钟	(1) 擦至腹股沟、腘窝处稍用力并延长停留时间，以促进散热； (2) 足底禁止拍拭； (3) 以防发生继发效应
观察整理	(1) 观察患者有无异常反应； (2) 取下热水袋，更换干净衣裤，协助患者取舒适体位； (3) 整理床单位，开窗，拉开床帘	热水袋倒空、倒挂、晾干、吹气、旋紧塞子，布袋洗净
洗手记录	记录拭浴的时间、患者的反应和降温后的体温变化、局部皮肤情况	拭浴后 30 分钟测量体温，体温＜39℃，撤冰袋，将体温绘制在体温单上

4. 评价

(1) 患者体温下降，舒适感增加。

(2) 患者皮肤完好、无不良反应。

(3) 患者床单和衣物无污染和潮湿。

5. 注意事项

(1) 热水袋、冰袋切不可直接接触患者皮肤。

(2) 温水拭浴过程中以拍拭手法，避免摩擦生热。

（3）以逐渐降温为宜，密切观察患者反应，如果出现寒战、面色苍白、生命体征异常，应立即停止，给予保暖等处理。

（4）注意及时补充营养与水分，以免患者发生虚脱。

（5）冰敷局部皮肤如果出现发紫、有麻木感，应立即停止使用，防止冻伤。

（6）及时向医生反馈降温效果。

【操作技能 14-2-2】冰帽及冰毯的使用

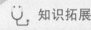 **案例导入 14-2-2**

患者，男性，62岁，2小时前女儿结婚典礼上突发头痛、失语、右侧肢体偏瘫急诊抬送入院。既往有高血压病史10年，否认肝炎、肺结核等传染性疾病及家族性疾病史，无不良嗜好，无糖尿病史，无手术外伤史，无输血史，无药物、食物过敏史，无阿司匹林服用史。头颅CT示左侧基底节区脑出血，血肿量15ml。入院诊断"高血压脑出血（左侧基底节区）"。该患者入院5小时后病情恶化，急诊复查头颅CT示左侧基底节出血，血肿量40ml。急诊行开颅探查血肿清除术。手术第2天开始发热，体温波动在38.5～39.2℃，无感染迹象。临时医嘱：亚低温治疗、冰帽物理降温。

亚低温治疗

☺ **知识拓展**

亚低温治疗

亚低温治疗是利用对中枢神经系统具有抑制作用的镇静药物，使患者进入睡眠状态，再配合冰毯、冰帽物理降温的方式。利用镇静药物使患者中枢神经系统处于抑制状态，对外界及各种病理性刺激的反应减弱；再配合冰毯降温，从而降低机体新陈代谢及组织器官的氧耗，改善血管通透性，减轻脑水肿及肺水肿；提高血中氧含量，促进有氧代谢，改善心肺功能及微循环。

1. 评估

（1）患者病情：患者高血压脑出血，颅脑损伤术后持续高热，无感染迹象，考虑中枢性高热。颅脑损伤后体温调节中枢功能紊乱出现持续高热，不仅造成机体过度消耗，增加脑的耗氧量造成乳酸堆积，可加重脑水肿，促进全身衰竭。

（2）护士为患者使用了镇静药物，患者进入睡眠状态，对外界的刺激反应明显减弱，瞳孔缩小、光反射迟钝，呼吸平稳，心率相对较慢，深反射减弱。

（3）患者躯干皮肤完整。

（4）其家属对操作目的理解并积极配合。

2. 准备

（1）转抄核对医嘱。

（2）护士准备：着装整洁，修剪指甲，洗手，戴口罩。

（3）用物准备

1）冰毯机、冰毯、温度传感器、蒸馏水、大单。

2）连接好管道、传感器和冰毯（图 14-2-3），向冰毯机注蒸馏水到水位线，检查水管有无漏水和温度传感器是否正常。

3）冰帽（图 14-2-4）、一次性治疗巾、小垫枕、海绵垫、脸盆、冰水适量，必要时准备眼膏、纱布。将排水管夹闭，冰水放置入冰帽内 1/2 或 2/3 满，并检查有无漏水。

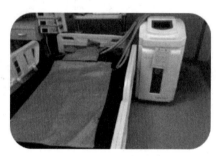

图 14-2-3　冰毯机

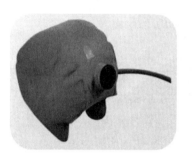

图 14-2-4　冰帽

（4）家属准备：协助翻身。

（5）环境准备：安静，室温 18～22℃，注意保护患者隐私。

3. 操作流程　具体操作流程及要点见表 14-2-4。

表 14-2-4　冰帽及冰毯使用操作流程及要点

操作流程	操作步骤	要点
核对解释	备齐用物携至床旁，核对解释，取得家属合作	严格执行查对制度，避免发生护理差错
安置患者	（1）冰毯平铺于床垫上，冰毯上铺床单； （2）冰毯与患者皮肤最大限度地接触； （3）床头垫一次性治疗巾	（1）避免冰毯直接接触患者皮肤，冰毯表面易形成冷凝水； （2）保护床单，避免潮湿
冰毯降温	（1）置温度传感器于患者腋下或肛门； （2）打开电源开关，水温表和体温表显示实测温度，设置水温 15～20℃、预期的体温 34～35℃档	（1）放置腋下时与皮肤紧贴，插入肛门时插入 5～7 cm； （2）降温速度不可过快，1 小时降 1℃，防止发生严重心律失常
冰帽降温	（1）铺治疗巾于冰帽内，将患者头部置于冰帽内； （2）在患者两耳廓及枕、颈部放海绵垫； （3）在患者肩下放小垫枕，排水管放于桶内	（1）避免伤口潮湿、污染伤口； （2）防止枕后、外耳冻伤； （3）小垫枕放于患者肩下，有利于保持呼吸道通畅
观察	（1）严密观察生命体征、意识、瞳孔的变化，随时调节水温； （2）观察冰毯机的运转状态、探头的位置； （3）观察患者的皮肤情况（每 1～2 小时翻身 1 次）	（1）保持实际体温在预期的体温范围内，若患者实际体温为 33～35℃，应调高水温 3～5℃；保持肛温在 33℃，不低于 30℃，以防发生心室颤动；

（续表）

操作流程	操作步骤	要　点
		（2）冰毯机缺水时应先关掉电源，注水至水位线，再次启动； （3）避免冻伤
结束复温	（1）治疗结束先撤去物理降温，待体温自然恢复，逐渐降低药物剂量，最后停药； （2）用毕将冰帽内冰水排空、倒挂、晾干，存放阴凉处备用	（1）以免病情反复； （2）复温过快易致肌颤导致颅内压增高
洗手、记录	记录患者的实际体温和设置的预期体温、调节水温的时间和温度、患者的病情变化、皮肤情况	

4. 评价

（1）患者头部皮肤无压疮，耳廓及全身皮肤无冻伤。

（2）患者未出现不良反应。

（3）患者体温下降。

（4）患者床单和衣物无污染和潮湿。

5. 注意事项

（1）监护患者皮肤和肢端温度、颜色，有无寒战。寒战时告知医师并进行处理，必要时留取血培养；皮肤颜色发紫时，在冰毯上加垫床单或浴巾，或将水温适当调高。

（2）治疗时间以 6 天为宜，然后自然复温，复温水温设置 35～40℃、每 4 小时升高 1℃，持续 12 小时。

（3）使用冰帽随时注意掌握冰块融化时间，一般每 2 小时放水和加冰 1 次。

（4）每次治疗完毕应及时做好记录。

【操作技能 14-2-3】红外线烤灯的使用

案例导入 14-2-3

　　患者许某，女性，34 岁，于 2021 年 1 月 14 日当日在硬膜外阻滞麻醉及会阴侧切下顺产一女婴。分娩过程中行会阴切开缝合术，会阴切口无延裂，皮肤行皮内缝合；胎儿娩出后检查宫颈及阴道下段无裂伤及血肿，生命体征及二便基本正常。主诉伤口疼痛，但可以忍受，长期医嘱：会阴处红外线治疗，每日 2 次。结合所学知识执行医嘱。

1. 目的　患者会阴侧切伤口疼痛，为患者进行红外线灯治疗减轻疼痛、促进伤口愈合。

2. 评估

（1）产妇病情：顺产一活婴，会阴侧切，有伤口，疼痛，无感染迹象。

（2）产妇对操作目的理解，愿意配合。

3. 准备

（1）护士准备：着装整洁，修剪指甲，洗手，戴口罩。

（2）用物准备：烤灯并预热（图14-2-5）。

（3）患者准备：了解操作的目的、方法及配合要点，必要时协助排尿。

（4）环境准备：温湿度适宜，有床帘。

4. 操作流程　具体操作流程及要点见表14-2-5。

表14-2-5　红外线烤灯使用操作流程及要点

操作流程	操作步骤	要点
核对解释	（1）携用物至床旁，核对患者，解释并取得合作； （2）关门窗、拉床帘，室温>22℃	注意保护患者的隐私和保暖
安置患者	（1）协助患者脱一侧裤脚，充分暴露会阴伤口部位； （2）烤灯放置合适位置，调节灯头方向	烤灯的热效应从斜上方或侧方辐射到照射部位
调节	（1）调节与照射部位的距离，一般30～50 cm（图14-2-6）； （2）测试温度； （3）调节照射时间为20～30分钟（图14-2-7）	用前臂内侧测试温度，至感觉温热为止
观察	每5分钟观察会阴局部皮肤情况和询问患者感受	（1）皮肤出现均匀的桃红色红斑为宜； （2）若皮肤出现紫红色，应立即停止照射，并涂凡士林
用物处理	用毕将烤灯整理好备用	
洗手记录	记录治疗开始和结束时间、照射部位、距离会阴局部皮肤情况	

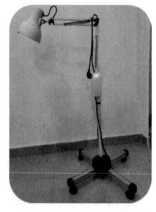

图14-2-5　红外线烤灯

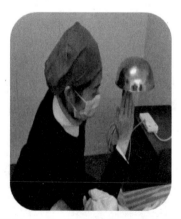

图14-2-6　调节与照射部位的距离

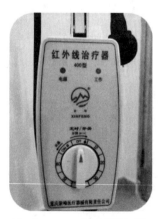

图14-2-7　调节照射时间

5. 评价 患者主诉会阴伤口疼痛降低，舒适感增强。

6. 注意事项

（1）意识精神障碍、感觉迟钝或障碍、老年、婴幼儿等注意预防烫伤。

（2）嘱患者及家属不要随意移动烤灯或移动体位；避免触摸烤灯，或用布覆盖烤灯，避免烫伤及火灾；告知患者多次治疗后，皮肤可出现网状红斑、色素沉着。

（3）照射胸、腹、腰、背部时，功率为 500~1 000 W；照射手、足部为 250 W；曲颈灯功率为 40~60 W。

（4）照射面部、颈部及前胸部时，应保护患者眼睛，用湿纱布遮盖或戴有色眼镜；治疗结束嘱患者 15 分钟后再外出，防受凉。

【操作技能 14 - 2 - 4】冷湿敷

案例导入 14 - 2 - 4

患者王某，女性，产后第二天医生查房指示：产妇顺产后，会阴伤口水肿，给予 50%硫酸镁冷湿敷促进会阴伤口水肿消退。

1. 评估 产后第二天，会阴伤口水肿明显。

2. 准备

（1）护士准备：着装整洁，修剪指甲，洗手，戴口罩。

（2）用物准备：无菌治疗碗、两把无菌持物钳、无菌纱块、50%硫酸镁、一次性治疗单。

（3）患者准备：了解操作的目的、方法及配合要点，必要时协助排尿。

（4）环境准备：温湿度适宜，有床帘。

3. 操作流程 具体操作流程及要点见表 14 - 2 - 6。

表 14 - 2 - 6 冷湿敷操作流程及要点

操作流程	操作步骤	要点
核对解释	携用物至床旁，核对解释并取得合作	
安置患者	（1）关门窗、拉床帘，室温>22℃； （2）协助患者脱一侧裤脚，充分暴露会阴伤口部位 （3）产妇臀部垫一次性治疗单	（1）注意保护患者的隐私和保暖； （2）保护床单位
冷湿敷	（1）将纱块放入治疗碗内，倒入 50%硫酸镁溶液浸湿； （2）手持两把持物钳拧纱块至不滴水为宜，纱块铺于患处，询问患者的感受； （3）每 3~5 分钟更换一次敷料，冷湿敷时间 15~20 分钟	（1）有伤口注意无菌操作； （2）确保冷湿敷效果，以防产生继发效应
观察	患者的局部皮肤情况	

（续表）

操作流程	操作步骤	要　点
操作后处理	（1）治疗完毕，协助患者摆舒适体位； （2）整理床单位、用物处理	
洗手、记录	记录湿敷部位、时间、药液名称、浓度、治疗效果、患者感受	便于评价

4. 评价

（1）患者会阴水肿症状减轻。

（2）患者无不适。

5. 注意事项

（1）冷热湿敷患者局部有伤口时，应使用无菌物品、敷料和药液，遵循无菌操作技术原则。

（2）热湿敷用 50～60℃ 的药液或温水，儿童、老年人不宜超过 50℃。热湿敷时间为 15～20 分钟。

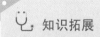 知识拓展

硫酸镁的作用原理

硫酸镁是一种高渗盐溶液，外用湿敷使局部处于脱水状态，从而减轻局部水肿，抑制伤口细菌繁殖，减轻炎症反应，改善局部血液循环，促进伤口愈合。

【操作技能 14－2－5】温水坐浴

案例导入 14－2－5

患者陈某，女性，30 岁，肛门术后第二天医生查房，开医嘱给予 1∶5 000 高锰酸钾温水坐浴，每日 2 次。

1. 目的　患者有伤口，高锰酸钾可减轻疼痛、水肿和消炎的作用，需无菌坐浴盆及药液，预防感染。

2. 评估　患者肛门手术后有伤口。

3. 准备

（1）护士准备：着装整洁，修剪指甲，洗手，戴口罩。

（2）用物准备：无菌药液、水温计、无菌坐浴盆、椅架、浴巾、清洁衣裤。坐浴盆应大于患者臀部体积。配制药液：高锰酸钾浓度 1∶5 000，水温 40～45℃，坐浴液容量为 1/2 盆。

（3）患者准备：了解操作的目的、方法及配合要点，必要时协助患者排尿。

（4）环境准备：温湿度适宜，有床帘。

4. 操作流程　具体操作流程及要点见表 14-2-7。

表 14-2-7　温水坐浴操作流程及要点

操作流程	操作步骤	要点
核对解释	携用物至床旁，核对解释并取得合作	
安置患者	（1）关门窗、拉床帘，室温>22℃； （2）协助患者脱裤子至膝盖	注意保护患者的隐私和保暖
坐浴	（1）患者缓慢坐于浴盆内，至臀部完全泡入坐浴液中； （2）坐浴时间 15～20 分钟	（1）若患者不适应水温，可先用纱布蘸水清洗外阴，待适应后再坐浴盆中； （2）随时调节水温，防受凉
观察	观察患者面色、呼吸，询问其感受，坐浴局部皮肤黏膜情况	坐浴时，由于血管扩张和重力的作用，使回心血量减少，患者容易出现头晕、乏力等症状，应立即停止坐浴，卧床休息
操作后处理	（1）坐浴完毕，擦干臀部，予换药； （2）协助患者穿裤，卧床休息； （3）清理床单位、用物	（1）让患者舒适； （2）浴盆消毒
洗手、记录	记录坐浴时间、药液名称、浓度、温度、治疗效果	便于评价

5. 评价

（1）患者主诉感觉舒适，无不良反应。

（2）患者肛周皮肤完好。

6. 注意事项

（1）女性在月经期、妊娠后期、产后 2 周内、阴道出血和盆腔急性炎症期均不宜坐浴，以免感染。

（2）无法保持坐姿的患者不能坐浴，偏瘫患者须有专人扶持协助坐浴。

（3）坐浴前告知患者排尿、排便，因为热水刺激肛门及会阴部，易引起排尿及排便反射。

（4）配制高锰酸钾药液方法必须正确，浓度低无作用，浓度高易烧伤皮肤。

任务评价

独立完成练习题。

任务二习题

一、A₁/A₂ 型题

1. 乙醇拭浴正确的做法是（　　　）。

A. 置热水袋于头部   B. 置冰袋于足底

C. 腋窝、腹股沟、腘窝等处可适当延长擦拭时间

D. 胸腹足心应延长拭浴时间

E. 病人发生寒战时应加快操作

2. 观察降温效果，为病人测体温应在拭浴后（　　）。

    A. 10 min   B. 15 min   C. 20 min   D. 30 min   E. 1 h

3. 患者，女性，62岁，风湿性关节炎，每日红外线照射 20 min。现照射中患者局部皮肤出现桃红色均匀红斑，说明（　　）。

    A. 照射剂量过小   B. 照射剂量过大   C. 照射剂量合适

    D. 应立即停止照射   E. 应延长照射时间

4. 局部湿热敷操作，不妥的做法是（　　）。

    A. 敷料每 3～5 min 更换一次

    B. 有创面的部位热敷后按换药法处理伤口

    C. 热敷部位涂凡士林，其范围等于热敷面积

    D. 若为开放伤口，所使用的用物均须是无菌物品

    E. 敷料以不滴水为度

5. 乙醇拭浴时，禁忌擦拭的部位是（　　）。

    A. 肘窝   B. 后颈   C. 手心   D. 足背   E. 腘窝

6. 患者，女性，17岁，行扁桃体摘除术，术后应将冰袋置于（　　）。

    A. 前额   B. 头顶部   C. 颈前颌下   D. 胸部   E. 腋窝处

7. 病人使用冰槽，体温低于 30℃，可能导致（　　）。

    A. 意识不清   B. 冠状动脉收缩   C. 组织水肿

    D. 呼吸困难   E. 心房、心室纤颤

8. 为老年病人热敷时，应重点注意（　　）。

    A. 病人是否舒适   B. 用热温度，防止烫伤   C. 局部炎症是否消散

    D. 只能用湿热敷   E. 防止受凉

9. 红外线烤灯治疗时灯距为（　　）。

    A. 10～15 cm   B. 15～20 cm   C. 20～25 cm   D. 25～30 cm   E. 30～50 cm

10. 方某，男，30岁，发热待查入院，病人面色潮红，皮肤灼热，体温 39.8℃，拟行乙醇拭浴降温。乙醇拭浴降温法常用的乙醇浓度为（　　）。

    A. 10%～20%   B. 25%～35%   C. 40%～50%

    D. 55%～65%   E. 70%～80%

11. 下列可以热敷的病人是（　　）。

    A. 胃出血   B. 脑出血   C. 术后尿潴留

    D. 踝关节扭伤早期   E. 牙疼

12. 患者，男性，腋温 39.7℃，使用冰袋为其降温时应将冰袋放在（　　）。

    A. 颈前颌下   B. 足底、腹股沟   C. 背部、腋下

    D. 前额、头顶   E. 枕后、耳廓

二、A₃/A₄ 型题

题干：患者，女性，65 岁。因长期卧床，受压局部组织缺血、缺氧，形成溃疡，给予鹅颈灯照射。

13. 照射时间应控制在（　　）。

    A. 5～10 min　　B. 10～20 min　　C. 20～30 min　　D. 30～40 min　　E. 40～50 min

14. 照射过程中局部皮肤出现紫红色，提示（　　）。

    A. 改用小功率灯头　　　　B. 改用大功率灯头　　　　C. 为适宜剂量，继续照射

    D. 停止照射，局部涂凡士林　　　　　　　　　　E. 停止照射，立即改用热敷

15. 照射完，需嘱患者休息 15 min 再离开治疗室，目的是（　　）。

    A. 观察疗效　　B. 预防感冒　　C. 防止晕倒　　D. 减轻疼痛　　E. 促进炎症局限

              （郭桂华）

02

模块二　院内护理

项目十五　危重患者的病情观察和抢救护理

项目介绍

危重患者是指病情严重、复杂、变化快，随时可能发生生命危险的患者。在护理和抢救危重患者的过程中，要求护士必须及时、准确地观察患者的病情变化并做出准确的判断，熟练地掌握各种抢救技术，熟悉抢救的基本流程和组织管理，注重与医疗团队的配合，保证抢救工作顺利进行。

相关知识储备

病情观察是指医护人员通过视、触、叩、听、嗅及辅助工具来获得患者资料的过程（扫描二维码）。

危重患者病情观察相关知识储备

学习导航

危重患者的病情观察和抢救护理
- 概述
  - 危重患者病情观察的意义和方法
  - 抢救工作的管理
    - 抢救工作的组织管理
    - 抢救设备的管理
- 危重患者的护理
  - 护理评估
    - 一般情况评估
    - 生命体征评估
    - 意识状态评估
    - 瞳孔评估
    - 心理状态评估
    - 自理能力评估
    - 危重患者危险因素评分
  - 护理诊断与护理目标
  - 护理措施与技能操作
    - 吸痰法
    - 氧气吸入法
    - 除颤技术

任务一　了解危重患者观察与管理工作

1. 能陈述危重患者病情观察的意义、方法及注意事项。理解危重患者抢救工作的组织及抢救设备的管理要求。
2. 运用病情观察的方法，观察危重病人的病情变化，判断临床意义。
3. 进行良好的护患沟通，关心爱护患者，保护患者隐私。

案例导入 15 - 1 - 1

　　患者王某，男性，25 岁，车祸导致腹部受伤，左上腹疼痛剧烈，被急送医院。体格检查：体温 36℃，脉搏 124 次/分钟，呼吸 33 次/分钟，血压 80/56 mmHg，血红蛋白 67 g/L。患者面色苍白，四肢湿冷，尿少，口渴，上腹部压痛明显，神志嗜睡。请问：

　　(1) 根据该患者目前的情况，观察重点是什么？有哪些方法？

　　(2) 应如何组织对该患者的抢救工作？

👩 学习内容 ◄

　　结合病情观察的方法，观察案例导入 15 - 1 - 1 患者的病情，并分析病情观察的结果，知晓结果的意义并配合医疗团队组织抢救工作。

一、危重患者病情观察的意义和方法

1. **危重患者病情观察的意义**　病情观察是医务人员运用视、触、叩、听等方法及辅助工具来收集患者信息的过程。临床上对患者进行病情观察的意义主要有：①为疾病诊断、治疗、护理提供科学的依据；②有助于判断疾病的发展趋势和转归；③及时了解治疗的效果和用药反应；④有助于及时发现危重患者的病情变化，以便及时采取有效措施，防止病情恶化，挽救患者的生命。

　　针对案例，病情观察的意义在于通过查看面色、触碰四肢、查看生命体征、叩诊腹部、利用检验结果快速判断患者处于休克前期，立即向医疗团队反馈，采取相应的吸氧、补液、补血、中凹卧位等，争取了抢救时间，并且梳理下一步的观察护理重点，极大地增加抢救成功率。

2. 危重患者病情观察的方法　护理人员可以直接运用各种感觉器官来收集患者的病情资料，也可以借助相应的辅助仪器来监测患者病情变化的指标，获取患者的病情信息。病情观察常用的方法有视、触、叩、听、嗅。

针对案例，可以进行以下观察。

（1）视诊：查看患者面色，初步判断患者有失血；查看患者尿量减少，初步判断有效血容量不足。

（2）触诊：接触患者皮肤湿冷，初步判断四肢循环情况，符合休克前期表现；触诊左上腹有压痛、反跳痛。

视、触、叩、听、嗅方法解析

（3）听诊：听诊患者呼吸、心率增快，血压在低限，判断为休克代偿期。

（4）叩诊：叩诊腹部是否有移动性浊音，判断是否有腹腔脏器出血。

（5）辅助设备：通过心电监护查看生命体征，通过血气分析查看患者血红蛋白及酸碱平衡情况，通过 CT 查看患者胸腹部脏器损伤情况。

3. 注意事项

（1）在进行病情观察之前，需要了解患者入科之前的基本情况，先有针对性地评估，随后再用排除法排除，得到最适合的指标。

（2）对于观察的指标需要综合考虑，而非单一指标进行判断，单一指标意义不大。

二、抢救工作的管理

危重患者随时可能出现生命危险，为便于及时抢救，应做好抢救室的组织管理工作，保证抢救工作有条不紊地进行。

1. 抢救室的组织管理

（1）抢救工作的组织

1）立即指定抢救负责人，组成抢救小组。

2）立刻制定抢救方案。

3）医护密切配合进行抢救。

4）做好查对工作。

5）做好抢救记录。

针对案例，抢救工作的组织应该是规范化、程序化分工制度，让参与抢救的每一位护士明确自身职责；抢救负责人具有对现场情况进行瞬间判断与正确评估，制定果断正确的抢救方案，保证抢救工作有条不紊完成，提高抢救率。

抢救工作的组织解析

（2）注意事项

1）在进行抢救时，明确好分工，做好查对。

2）执行口头医嘱时，必须向医生复述一遍，双方确认无误后方可执行，禁忌忙中出错。

3）心肺复苏时，需 3～5 分钟观察患者生命体征、意识、瞳孔情况；复苏成功后需 30 分钟～1 小时监测患者生命体征及意识、瞳孔情况，直至患者病情相对稳定。

4）做好记录，记录需在6小时内完成。

2. 抢救设备的管理　重症医学科、急诊科及各科室均应设立抢救室。

（1）要求：病房抢救室宜设在靠近护士办公室的单独房间内。抢救室应安静整洁、宽敞明亮、光线充足、设备齐全，并有严密的科学管理制度，要求有专人负责，一切物品严格执行"五定"制度，即定数量品种、定点安置、定人保管、定期消毒灭菌、定期检查维修，完好率达到100%。

针对案例，抢救设备应该有抢救床、抢救车、抢救药品（包括急救药品、晶体液和胶体液）、插管车、吸氧装置、吸痰装置、心电监护仪、除颤仪、简易呼吸器、呼吸机等生命支持设备。

（2）注意事项：生命支持设备必须处于完备状态，专人管理，常备于床旁便于使用，设备旁必须悬挂简易操作流程或操作SOP。

抢救设备管理解析

任务评价

1. 案例导入15-1-1中，有针对性的观察方法有哪些？

2. 通过对案例15-1-1患者的观察和分析，指出患者的初步诊断和下一步观察重点。

（王　瑞　夏青莹　周冬梅）

任务二　危重患者的护理

学习目标

1. 理解并记忆危重患者护理评估的内容要点、常用护理诊断及主要护理目标。

2. 对危重患者实施正确的护理评估，根据评估结果实施正确的护理措施、技术操作及抢救措施。

3. 关心爱护患者，理解心理变化并给予支持，保护患者隐私，注意职业防护。

案例导入 15-2-1

　　患者张某，女性，55岁，慢性支气管病史10余年。近2日因感冒出现咳嗽，咳嗽无力，咳黄脓痰液，痰液黏稠不易咳出，突发心慌气急入院后由急诊科平车送入重症医学科，双鼻导管吸氧，患者端坐呼吸，全身湿冷。入院体格检查：昏睡状态，体温38.5℃，心率131次/分钟，呼吸34次/分钟，血压101/55 mmHg，SPO_2 85%。立即协助医生行气管插管及呼吸机辅助通气、镇静镇痛、心电监护、监测血气、气管导管内吸痰等。血气分析结果：PO_2 64%，PCO_2 89%。请问：

　　（1）针对该患者目前的情况，有哪些主要护理诊断？

　　（2）针对该患者目前的主要护理诊断，相应落实的护理措施有哪些？

学习内容

　　结合危重患者的评估方法及护理措施，通过对案例的评估及分析，提出护理诊断，明确护理目标，开展护理措施，最后对护理措施进行评价。

一、危重患者的护理评估

1. 一般情况评估

　　（1）一般资料评估：包括基本信息评估、面容与表情、饮食与营养、皮肤与黏膜、姿势与步态、体位、休息与睡眠，详见二维码。

一般情况
评估解析

　　在案例导入15-2-1中，基本信息评估：张某，女性，55岁，汉族，教师，已婚，本科。住址××××，手机×××××××××××。面容与表情：患者呼吸急促、鼻翼翕动、烦躁不安。饮食与营养：患者2天前感冒后食欲下降，食量减少，身高160 cm，体重50 kg。皮肤与黏膜：皮肤无光泽度、弹性差，皮肤湿冷。姿势与步态：患者呈昏睡状态，肢体无法自如活动。体位：患者端坐卧位呼吸，呈被迫体位。休息与睡眠：患者因呼吸急促、咳嗽、咳痰导致睡眠形态差。

　　（2）现在健康状况：包括现病史、主要病情、日常生活规律及自理程度、护理体检情况、实验室检查结果。

　　在案例导入15-2-1中，现病史：患者于10年前受凉后开始出现咳嗽，咳痰，呈阵发性发作，以晨起后尤甚，咳白色黏痰，量中，活动后发作加剧，无发热、无畏寒，无恶心、无呕吐等不适，近10年来一直反复发作，以冬春季尤甚，2日前因感冒出现咳嗽，咳嗽无力，咳黄脓痰液，痰液黏稠不易咳出，心累气紧，端坐呼吸，全身湿冷，由家属送入我院。后由急诊科平车送入重症医学科，立即行气管插管，予呼吸机辅助通气。昏睡状态，营养状态差。主要病情：张某，因咳嗽、咳痰无力，咳黄脓痰液，痰液黏稠不易咳出2天，拟"慢性支气管炎急性发作"于2020年11月8日10:30收住入院。患者是小学退休教师，10年前受凉后开始出现咳嗽，咳痰，呈阵发性发作；以晨起后尤甚，咳白色黏痰，量中，活动后发作加剧，无发热、无畏寒、无恶心、无呕吐等不适，近10年来一直反复发作，以冬春季尤甚。入院时，患者咳嗽无力，咳黄脓痰液，痰液黏稠不宜咳出，心累气紧，全身湿冷，双鼻导管吸氧 3 L/min，SPO_2 85%，端坐呼吸，体温 38.5℃，脉搏 131 次/分，呼吸 34 次/分，血压 101/55 mmHg。日常生活规律：正常。自理能力：慢性支气管炎未急性发作前，能自理自己日常生活。护理体检情况：体温 38.5℃，脉搏 131 次/分，呼吸 34 次/分，血压 101/55 mmHg，双肺听诊湿啰音，呼吸急促，全身湿冷。

（3）既往健康状况，包括既往史、婚育史、过敏史、外伤史、传染病史、家族史等。

在案例中，既往史无，婚育史：已婚，育有一子。过敏史无，外伤史无，传染病史无，家族史无。

（4）心理方面：包括情绪状态、自我感知、角色关系、性格特征等。

在案例中，入院时呈昏睡状态，入重症医学科时行气管插管、镇痛镇静，无法判断心理因素。

（5）社会方面：包括主要社会关系及密切程度、社会组织关系与支持程度等。

在案例中，张某的丈夫教师退休，儿子公务员，家庭经济状况可。

2. 生命体征评估　体温、脉搏、呼吸、血压均受大脑皮质的控制和神经、体液的调节，正常人生命体征在一定范围内相对稳定，是衡量机体身心状况的可靠指标。当机体患病时，生命体征变化最为敏感，能够及时地反映病情的变化，在病情观察中占据重要的地位。

3. 意识状态评估　意识状态是大脑高级神经中枢功能活动的综合表现，是对环境的知觉状态。正常人意识清晰，反应敏捷而准确，语言流畅而准确，思维合理，情感活动正常，对人物、时间、地点的定向力和判断力正常。意识障碍是指个体对外界环境刺激缺乏正常反应的一种精神状态。任何原因引起大脑功能活动异常时，均可引起不同程度的意识障碍。按意识障碍由轻到重可分为嗜睡、意识模糊、昏睡、昏迷，也可出现谵妄。

意识状态评估解析

知识拓展1

意识障碍评定量表

目前世界上使用最广泛的意识障碍评定量表是 1974 年由苏格兰格拉斯哥大学神经科学研究所的 Teasdale、Jennet 提出的格拉斯哥昏迷评分量表（Glasgow coma scale，GSC）。它包括睁眼、语言、运动 3 个子项目。睁眼反应分为 4 级，从不睁眼、疼痛引起睁眼、呼之睁眼到自动睁眼，分别赋予 1～4 分。语言反应，从不语、言语难辨、言语错乱、言语不当到言语正常，分别赋予 1～5 分。运动反应，从无反应、过伸反应、过屈反应、屈曲性反应、定位性反应到按吩咐反应，分别赋予 1～6 分。总分 15 分，3～8 分为重度意识障碍，9～12 分为中度意识障碍，13～15 分为轻度意识障碍。每一分级的意识障碍与预后高度相关。

4. 瞳孔评估　瞳孔变化是许多疾病病情变化的重要指征，尤其是颅脑疾病、药物中毒、昏迷等。瞳孔的观察应注意两侧瞳孔的形状、大小、对称性、边缘及对光反应。

5. 心理状态评估　危重患者由于病情危重、随时可发生生命危险，心理压力大，常会产生多种不良的心理反应。护士收集患者心理状况信息，了解患者的心理状态，给予相应的护理。

6. 自理能力评估　　自理能力是指患者进行自理活动或自我照顾的能力。护士通过观察患者的活动能力及耐力、日常生活料理的能力，分析患者疾病诊断和治疗过程中产生的新的自理需求。根据患者的自理能力和自理需求的大小关系，采取相应的护理系统。

瞳孔评估解析

7. 危重患者危险因素评分

（1）压力性损伤危险因素评分（采用 Waterlow 压力性损伤风险评估量表）：在案例导入 15-2-1 中，体重指数：患者 BMI 为 19.5，评分 3 分。皮肤类型方面：患者皮肤潮湿，评分 1 分。性别和年龄方面：患者女，55 岁，评分 2 分。营养筛查方面：患者食欲差，评分 1 分。失禁方面：患者大小便失禁，评分 3 分。运动能力方面：患者镇痛镇静，RASS 评分 -2 分，评分 3 分。组织营养不良方面：患者肺功能衰竭，评分 5 分。神经功能障碍方面：感觉受限，评分 4 分。压疮危险因素总分 22 分，大于 20 分，极高危。

（2）跌倒危险因素评分（采用约翰·霍普金斯跌倒风险评估量表）：在案例导入 15-2-1 中，由于患者镇静镇痛，RASS 评分 -2 分，属于跌倒低风险。

（3）导管脱落危险因素评分：在案例导入 15-2-1 中，Ⅰ类管道方面：患者有气管插管，评分 5 分。Ⅱ类管道方面：患者有深静脉置管，评分 2 分。Ⅲ类管道方面：患者有胃管、输液管、尿管，评分 3 分。年龄方面：患者 55 岁，评分为 0。意识方面：患者镇静，RASS 评分为 -2 分，评分 0 分。活动情况方面：患者不能自主活动，评分 1 分。疼痛方面：患者可忍受，评分 1 分。沟通方面：患者一般，能理解，评分 1 分。导管脱落危险因素评分总分 13 分，容易发生导管脱落滑脱，需要在患者床头悬挂"防脱管"警示标识牌。

（4）镇静评分（采用 RASS 评分）：在案例导入 15-2-1 中，患者使用镇静药后，呼唤患者，无法维持清醒超过 10 秒，评分 -2 分，护理人员需要动态观察。

（5）疼痛评分（采用 CPOT 评分）：在案例导入 15-2-1 中，面部表情方面：患者放松，无肌肉紧张，评分 0 分。身体活动方面：患者无活动，评分 0 分。肌肉紧张方面：患者不抵抗被动活动，评分 0 分。呼吸机顺应性程度：警报未被激活，呼吸容易，耐受呼吸机，评分 0 分。CPOT 评分总分 0 分，显示患者无疼痛，镇痛效果可，护理人员需要动态观察。

二、危重患者的护理诊断

针对案例，提出以下主要护理诊断。

（1）清理呼吸道无效：与痰液黏稠、增多无法自行咳嗽有关。

（2）气体交换受损：与长期支气管病史及感染有关。

（3）低效型呼吸形态：与支气管分泌过多且黏稠而导致气道阻塞有关。

（4）活动无耐力：与慢性支气管病患者疲劳、呼吸困难、使用镇静镇痛药有关。

（5）营养失调：低于患者机体需要量，与食欲降低、摄入减少、呼吸困难、痰液增多有关。

（6）潜在并发症

1）呼吸机相关性肺炎：与气管插管使用有创呼吸机有关。

2）有皮肤完整性受损的危险：与疾病、年龄、镇静镇痛、不能自主活动有关。

三、危重患者的护理目标

针对案例，提出以下两个主要护理目标。

1. 清理呼吸道无效

（1）能停用镇静镇痛药，拔除气管插管。

（2）在护士指导下能进行有效咳嗽排痰。

（3）气道通畅，呼吸顺畅。

2. 气体交换受损

（1）感染得到控制。

（2）呼吸功能得到改善。

（3）保持呼吸道通畅。

四、危重患者的护理措施

由于危重患者病情严重、变化快，护士必须全面动态地观察病情，及时准确地做出判断及给予相应的护理措施，减轻患者的痛苦、减少并发症和后遗症的发生，促进康复（扫描二维码）。

针对案例导入 15-2-1 中的护理诊断及护理目标，提出以下主要护理措施。

1. 清理呼吸道无效

（1）协助医生床旁进行紧急气管插管，建立人工气道。

（2）意识障碍的患者应头偏向一侧，防止口腔分泌物及呕吐物误吸进入气道。

（3）及时清理呼吸道分泌物，可以翻身扣背、雾化吸入、按时按需进行吸痰（经气管导管内吸痰的技能操作详见技能操作 15-2-1）。

2. 气体交换受损

（1）遵医嘱使用呼吸机，密切观察呼吸机各项参数及指标，异常情况及时对症处理。

（2）气管插管后，做好镇静镇痛，减轻人机对抗风险，减少氧耗。

（3）密切检测生命体征及动脉血气分析，纠正低氧血症，防止二氧化碳潴留等情况发生，保证肺有效通气与换气功能。

（4）观察有无机械通气等其他并发症的发生。

3. 低效性呼吸形态

（1）根据患者目前的情况，选择合适的氧疗，如鼻导管、普通面罩、储氧面罩、文丘里面罩、呼吸机辅助通气（氧气吸入技术的技能操作详见技能操作 15-2-2）。

（2）及时监测患者的动脉血气分析结果以及患者的临床表现，及时调整氧流量、氧浓度以及给氧方式，达到最佳氧疗效果。

（3）注意气道湿化，避免痰液过度湿化，痰液稀薄，或者湿化效果不佳导致痰液干燥，形成痰痂堵塞气道，影响氧疗效果。

4. 活动无耐力

（1）监测生命体征、神志、尿量，特别是呼吸频率、节律、深度以及呼吸困难的程度是否有改变。

危重患者的
护理措施

（2）协助康复科医生完成床旁康复功能训练，如膨肺、肢体功能活动等。主动吸痰、按时按需吸痰。

（3）严密监测生命体征变化，严格监测 24 小时出入量；心肺功能差的患者，控制输液速度。

5. 营养失调

（1）根据患者的情况，与医生、营养科共同制定患者的营养计划，选择肠内/肠外营养，补充机体消耗，增加抗病能力。

（2）做好镇静镇痛，减少机体耗能。

（3）患者有气管插管、镇静镇痛药物等，以及长期卧床导致肠蠕动功能减退，可以给予患者胃肠动力辅助药物，增进患者的胃肠道功能。

6. 潜在并发症

（1）呼吸机相关性肺炎

1）吸痰操作时做好院感防护、手卫生、无菌操作。

2）呼吸机管路冷凝水及时倾倒，呼吸机管路有痰液应及时更换。

3）无床头摇高禁忌证患者，可以采用头高足低位，床头摇高 30°以上。

（2）皮肤完整性受损

1）定时翻身（每 2 小时 1 次），查看受压皮肤，有效减压。

2）对于高危受压部位给予减压敷料粘贴。

3）悬挂高危压疮标识，做好班班交接。

4）实行高危压力性损伤三级管理，即科室、大科、护理部三级管理。

五、危重患者护理技术操作技能

【操作技能 15－2－1】经气管插管/气管切开吸痰法

吸痰是利用负压吸引的原理，经口、鼻腔、人工气道将呼吸道分泌物吸出，以保持呼吸道通畅，预防吸入性肺炎、肺不张、窒息等并发症的一种治疗方法。

经气管插管吸痰法操作视频

1. 目的　临床常用于病情危重、年老体弱、昏迷、麻醉未清醒、气管切开等各种原因引起的不能有效咳嗽、排痰的患者。

2. 操作步骤

（1）给予高流量吸氧 2 分钟或呼吸机给纯氧。

（2）评估患者，进行肺部听诊，根据病情按需给予翻身、拍背，颈与上身保持同一直线。

（3）打开吸引器开关，检查吸引器性能，调节负压（成人压力 40～53.3 kPa，儿童吸痰压力<40 kPa），断开呼吸机或吸氧装置。

（4）检查吸痰管是否通畅，并滑润吸痰管。

（5）吸痰：一手将导管末端反折（连接玻璃接管处），暂闭吸痰管负压；戴手套的手持吸痰管将其轻轻插入人工气道适宜深度，遇阻力后略上提；同时，未戴手套的手打开负压，吸痰管在气道内边旋转边上提进行吸引。

（6）吸痰中观察：患者的痰液情况、心率、心律及血氧饱和度。当出现心率下降或血氧饱和度低于90%时，应立即停止吸痰，待心率和血氧饱和度恢复后再吸。

（7）冲洗。

（8）吸痰后观察：观察患者面色、呼吸、心率、血压等变化，同时注意吸出物的性质、颜色、黏稠度及量。

（9）关闭吸引器开关，吸痰结束后再给予高流量吸氧2分钟。

（10）整理用物。

3．注意事项

（1）操作过程中，保持无菌操作原则。

（2）操作中及时观察患者的生命体征。如果出现异常情况，应立即停止操作，对症处理。

氧气吸入法
技能操作视频

【操作技能15－2－2】氧气吸入技术（中心供氧法）

氧气吸入是通过给氧提高患者的动脉血氧分压（PaO_2）和动脉血氧饱和度（SaO_2），预防和纠正各种原因引起的缺氧状态，促进组织的新陈代谢，维持机体生命活动的一种治疗方法，是临床上常用的抢救治疗措施之一。

1．目的

（1）提高患者动脉血氧分压和动脉血氧饱和度，增加动脉血氧含量。

（2）纠正各种原因造成的缺氧状态。

（3）促进组织的新陈代谢，维持机体生命活动。

2．操作步骤（以双侧鼻导管吸氧为例）

（1）核对解释：用物至患者床旁，核对患者床号、姓名等；向患者解释取得合作；协助患者取安全、舒适体位。

（2）检查连接：在设备氧气终端插口处安装流量表并证实已扣紧，在湿化瓶内加入1/3～1/2蒸馏水，安装湿化瓶。

（3）清洁鼻腔：用湿棉签清洁患者双侧鼻腔，如使用鼻导管则清洁单侧鼻腔并准备胶布2条。

（4）调节氧流量：将吸氧管与湿化瓶出口相连接（如采用鼻导管，应将鼻导管与吸氧导管或玻璃接管相连）。打开流量表开关，根据医嘱及病情调节好氧流量。

（5）湿润鼻导管，插入鼻导管。

（6）固定、记录、整理交代。

（7）停止给氧：先取下吸氧管或鼻导管，再关闭流量表开关，用棉签清洁擦拭患者鼻腔，用纱布擦净脸部。

（8）卸表。

（9）分类清理用物、洗手、记录。

3．注意事项

（1）严格遵守操作规程，注意安全用氧。

（2）使用氧气时，应先调节氧流量后再插管；停用氧气时，应先拔管再关闭氧气开关；中途调节氧流量时，应先分离鼻导管与湿化瓶连接处，调节好流量后再接上。以免因开关使用错误，大量氧气进入呼吸道而损伤肺组织。

（3）持续用氧者，湿化液应每日更换一次，湿化瓶及通气管应定期消毒。

（4）用氧过程中，应密切观察缺氧症状有无改善，有无氧疗的副作用，密切观察实验室检查指标。

🩺 **知识拓展2**

封闭式吸痰管吸痰

针对特殊感染的患者、吸痰频率高的患者、呼吸机参数 PEEP≥10 cmH$_2$O 患者进行的吸痰操作。有以下优点：

（1）无需终止机械通气，气道压力不受影响，减少意外发生。

（2）避免污染和交叉感染，从而降低呼吸机相关肺炎发生率。

（3）无需断开呼吸机，保证吸痰过程中维持理想的氧合，防止出现反射性心率增快、血压增高等，降低清醒上机患者对吸痰的恐惧感。

🩺 **知识拓展3**

电复律的类型

根据脉冲发放与 R 波关系，可以分为同步和非同步电复律。

（1）同步电复律：利用特殊的电子装置，自动检索 QRS 波群，以患者心电中的 R 波来触发电流脉冲的发放，使放电发生在 R 波的下降支或 R 波开始后30秒以内，从而避免落在易颤期，可用于心室颤动以外的各类异位快速心律失常。

（2）非同步电复律：无须用 R 波来启动，直接充电放电，用于转复心室颤动。

【操作技能15‐2‐3】除颤技术

扫描二维码，学习除颤技术。

除颤技术技
能操作视频

🩺 **知识拓展4**

自动体外除颤仪

自动体外除颤仪（automated external defibrillator, AED）是一种便携、易于操作、配置在公共场所、专为现场急救设计的急救设备，具有自动识别、鉴别和分析心电节律，自动充电、放电和自检功能。操作者在使用 AED 时，首先将所附的2个黏性电极板按指示分别贴于患者右锁骨下及心尖处，打开开关后按声音和屏幕文字提示完成简易操作。根据自动心电分析系统提示，确认为可电击的心律后，即可按下电击/放电（shock）键。此后系统立即进入节律再分析阶段，以决定是否再次除颤。常规采用双相波能量，成人常以150J为宜，小儿可按每千克体重2J的（参见

CPR 技能
操作视频

《2010 美国心脏协会心肺复苏及心血管急救指南》建议），在发生有目击者心搏骤停概率相对较高的公共区域（如机场、体育场馆等）推广 AED 项目，以提高心搏骤停患者的存活率。

【操作技能 15 - 2 - 4】成人徒手心肺复苏术（CPR）
扫描二维码，学习 CPR。

【操作技能 15 - 2 - 5】洗胃法（自动洗胃机）
洗胃法是将胃管插入患者胃内，反复注入和吸出一定量的溶液，以冲洗并排除胃内容物，减轻或避免吸收中毒的胃灌洗方法。

1. 目的

（1）解毒：清除胃内毒物或刺激物，减少毒物的吸收，利用解毒剂的拮抗作用中和解毒。洗胃法用于解毒时需在中毒后 4～6 小时内进行。适用于经胃肠道中毒的患者。

（2）减轻胃黏膜充血水肿：幽门梗阻患者常有食物滞留，通过洗胃，减轻滞留物对胃黏膜的刺激，减轻胃黏膜水肿和炎症。适用于幽门梗阻患者。

（3）为某些手术或检查做准备：适用于胃、食管下段、十二指肠手术患者。

2. 操作步骤

（1）核对解释：用物至患者床旁，核对患者床号、姓名等；解释并取得合作。

（2）体位摆放：清醒病人取坐位或半坐位，中毒较重或昏迷者取侧卧位，取下义齿，以免呕吐物误吸引起吸入性肺炎。

（3）遵医嘱准备洗胃溶液，温度控制 25～28℃。常用洗胃溶液及禁忌药物见表 15 - 2 - 1。

（4）安置胃管：测量插入深度，做好标记，胃管前端 10 cm 涂液体石蜡；昏迷患者可使用开口器，放入牙垫，以免患者咬住胃管；清醒患者可嘱患者做吞咽动作，一般插入深度 45～55 cm，相当于患者发际到剑突的距离；确定胃管在胃内后将胃管妥善固定于鼻部或口周围，并在胃管入口（鼻）处做标记，便于及时了解胃管在胃内的长度。

（5）洗胃：胃管另一端连接洗胃机进出胃接口，药管的另一端放入装有洗胃液的桶内，污水管另一端放入空水桶内，调节药量流速。

（6）吸出胃内容物反复冲洗：按"手吸"键吸出胃内容物，必要时留标本送检。按"自动"键，机器对胃进行自动反复冲洗，直至洗出液澄清无味为止，按"停止"键，停止洗胃。

（7）操作中观察：随时观察洗出液的性质、颜色、气味及量，病人面色、生命体征的变化。

（8）协助病人漱口、洗脸，整理床单位及用物。

（9）记录灌洗液种类、液量及洗出液情况，按时定时处理洗胃机和管道。

（10）分类整理用物，洗手，记录。

3. 注意事项

（1）首先应了解患者中毒的情况，如中毒的时间、途径，毒物的种类、性质及量。当中毒物质不明时，先用温开水或生理盐水洗胃，待毒物性质明确后，再采用对抗剂洗胃。

（2）强酸强碱等强腐蚀性毒物中毒、近期内有上消化道出血、肝硬化伴食管胃底静脉曲张、胸主动脉瘤、胃穿孔及胃癌等患者禁忌洗胃。

（3）昏迷患者洗胃应谨慎，如需洗胃，可采取去枕仰卧位，头偏向一侧，以防窒息，病情严重的，应建立人工气道后再行洗胃。

（4）插管前应充分润滑胃管，插胃管时动作要轻、稳、快、准，切勿损伤食管黏膜或误入气管。

（5）洗胃过程中应密切观察患者的病情，如面色、生命体征、意识、瞳孔的变化、口鼻腔黏膜情况及口中的气味，如有血性液体流出或出现休克、腹痛等异常现象应立即停止洗胃，及时采取措施并通知医生处理。

表 15-2-1　常用洗胃溶液及禁忌药物

毒物种类	常用溶液	禁忌药物
酸性物	镁乳、蛋清水、牛奶	强酸药物
碱性物	5％醋酸、白醋、蛋清水、牛奶	强碱药物
氰化物	口服 3％过氧化氢溶液后引吐，1：15 000～1：20 000 高锰酸钾洗胃	
敌敌畏	2％～4％碳酸氢钠、1％盐水、1：15 000～1：20 000 高锰酸钾洗胃	
1605，1059，4049（乐果）	2％～4％碳酸氢钠洗胃	高锰酸钾
敌百虫	1％盐水或清水洗胃、1：15 000～1：20 000 高锰酸钾洗胃	碱性药物
DDT（灭害灵）、666	温开水或生理盐水洗胃，50％硫酸镁导泻	油性药物
酚类、煤酚类、苯酚（石碳酸）	用温开水、植物油洗胃至无酚味为止，洗胃后多次服用牛奶、蛋清保护胃黏膜	液体石蜡
巴比妥类（安眠药）	1：15 000～1：20 000 高锰酸钾洗胃，硫酸钠导泻	硫酸镁
异烟肼（雷米封）	1：15 000～1：20 000 高锰酸钾洗胃，硫酸钠导泻	
灭鼠药（磷化锌）	1：15 000～1：20 000 高锰酸钾洗胃、0.1％硫酸铜洗胃，口服 0.5～1％硫酸铜溶液，每次 10 ml，每 5～10 min 一次，催吐	鸡蛋、牛奶、脂肪及其他油类食物

注：①蛋清水可黏附于黏膜表面或创面上，起到保护作用，并可减轻病人疼痛。②1605、1059、4049（乐果）等禁用高锰酸钾洗胃，否则可氧化成毒性更强的物质。③敌百虫遇碱性药物可分解出毒性更强的敌敌畏，其分解过程随碱性的增强和温度的升高而加速。④巴比妥类药物采用硫酸钠导泻，是利用硫酸钠在肠道内形成的高渗透压，阻止肠道水分和残存的巴比妥类药物的吸收，促使其尽早排出体外。硫酸钠对心血管和神经系统没有抑制作用，不会加重巴比妥类药物的中毒。⑤磷化锌中毒时，口服硫酸铜可使其成为无毒的磷化铜沉淀，阻止吸收，并促使其排出体外。磷化锌易溶于油类物质，忌用脂肪性食物，以免促使磷的溶解吸收。

🧑‍⚕️ **任务评价**

根据案例导入 15 - 2 - 1，应该怎样开展抢救工作？

项目十五习题

一、A₁/A₂ 型题

1. 下列能鉴别深昏迷与浅昏迷的是（　　　）。
   A. 无任何自主运动　　　B. 对声、光刺激无反应　　　C. 不能被唤醒
   D. 大小便失禁　　　　　E. 呼吸不规则、血压下降

2. 有机磷农药中毒病人的瞳孔变化为（　　　）。
   A. 双侧瞳孔扩大　　　　B. 双侧瞳孔缩小　　　　C. 单侧瞳孔扩大，固定
   D. 双侧瞳孔忽大忽小　　E. 双侧瞳孔突然扩大

3. 敌百虫中毒时，不宜采用碱性溶液洗胃的原因是（　　　）。
   A. 损伤胃食道黏膜　　　B. 抑制毒物吸收　　　　C. 增加毒物溶解度
   D. 生成毒性更强的敌敌畏　E. 抑制毒物排除

4. 林某，男，35岁，CT示颅内肿物，近日强烈刺激唤醒后，能做出简单的思维活动，但是语言不连贯，对时间、地点、人物的定向力出现部分障碍，此情况属（　　　）。
   A. 精神错乱　　B. 意识模糊　　C. 谵妄　　　D. 狂躁　　　E. 浅昏迷

5. 洗胃的目的不包括（　　　）。
   A. 清除胃内刺激物　　　B. 减轻胃黏膜水肿　　　C. 用灌洗液中和毒物
   D. 手术或检查前准备　　E. 排除肠道积气

6. 下列（　　　）疾病不宜洗胃。
   A. 食道静脉曲张　　　　B. 幽门梗阻　　　　　　C. 敌敌畏中毒
   D. 砷中毒　　　　　　　E. 安眠药中毒

7. 女性，25岁，服用大量毒药，药名不详，胃管洗胃时首先应（　　　）。
   A. 立即灌入液体　　　　B. 问病人服的是何种药物　C. 抽取毒物立即送检
   D. 灌入牛奶　　　　　　E. 灌入蛋清水

8. 强酸、强碱中毒最适合用（　　　）作保护剂。
   A. 茶叶水　　B. 阿托品　　C. 呋塞咪　　D. 依地酸二钠　E. 蛋清

9. 磷化锌中毒的病人在饮食上需很注意，不能食用牛奶、鸡蛋及其他油类食物都。这是因为（　　　）。
   A. 分解成毒性更强的物质　　　　　　　B. 分解成更易吸收的物质
   C. 促进磷的溶解吸收　　　　　　　　　D. 促进锌的溶解吸收
   E. 与蛋白质结合后不易排出

10. 小冬，26岁，服毒自杀送医院抢救，在电动洗胃机洗胃过程中流出血性液体。护士应采取的措施是（　　　）。
    A. 停止操作，通知医生　　　　　　　　B. 更换洗胃液，重新灌洗
    C. 减低洗胃机吸引压力　　　　　　　　D. 灌入蛋清水，保护胃黏膜

E. 灌入止血剂以止血

11. 以下患者可以洗胃的是（　　　）。

    A. 幽门梗阻者　　　　　　　B. 强酸中毒者　　　　　　　C. 食管静脉曲张者

    D. 胸主动脉瘤者　　　　　　E. 近期有上消化道大出血者

12. 患者，男性，因敌百虫中毒急送医院，护士为其洗胃。禁用的洗胃溶液是（　　　）。

    A. 高锰酸钾　　　B. 生理盐水　　　C. 碳酸氢钠　　　D. 温开水　　　E. 牛奶

13. 在现场抢救急性中毒患者时，首先应采用的排出毒物的方法是（　　　）。

    A. 催吐　　　　　　　　　　B. 漏斗洗胃　　　　　　　　C. 电动洗胃机洗胃

    D. 硫酸镁导泻　　　　　　　E. 造瘘口洗胃

14. 患者，女性，25岁，夜间急诊入院，表情很痛苦，呼吸急促，伴有鼻翼翕动，口唇有疱疹，面色潮红，测体温39℃。该患者属于（　　　）。

    A. 急性病容　　　B. 慢性病容　　　C. 病危病容　　　D. 休克病容　　　E. 恶性病容

15. 患者，女性，45岁，头颅CT示脑出血，呼之不应，心跳70次/分钟，无自主运动，对声、光刺激无反应。该患者的意识为（　　　）。

    A. 嗜睡　　　　D. 昏睡　　　　C. 浅昏迷　　　　D. 深昏迷　　　　E. 意识迷糊

16. 患者，女性，52岁，与家人争吵后服下半瓶敌敌畏，洗胃时每次灌入的溶液量应为（　　　）。

    A. 100～200 ml　　　　　　B. 200～300 ml　　　　　　C. 300～500 ml

    D. 400～600 ml　　　　　　E. 500～700 ml

17. 患者，男性，患肺炎合并脑病，肺部听诊有痰鸣音，给予持续氧气、雾化吸入。巡视病房时发现患者出现呼吸困难、发绀，应采取的措施是（　　　）。

    A. 使用呼吸兴奋剂　　　　　B. 调大氧流量　　　　　　　C. 加压吸氧

    D. 乙醇湿化　　　　　　　　E. 吸痰

18. 吗啡中毒病人的瞳孔变化为（　　　）。

    A. 双侧瞳孔扩大　　　　　　B. 双侧瞳孔缩小　　　　　　C. 单侧瞳孔扩大，固定

    D. 双侧瞳孔忽大忽小　　　　E. 双侧瞳孔突然扩大

19. 病情观察的方法中，下列描述欠妥的是（　　　）。

    A. 结合日常工作随时观察　　　　　　B. 经常巡视病人主动观察

    C. 重点观察对象，有目的地重点观察　　　D. 特护病人留家属24 h守候观察

    E. 为病人做青霉素皮试20～30 min后，要立即前去观察判断结果

20. 下列不是洗胃的禁忌症的是（　　　）。

    A. 误服强碱　　　　　　　　B. 食道静脉曲张　　　　　　C. 昏迷

    D. 胃癌　　　　　　　　　　E. 十二指肠溃疡急性期

21. 乐果中毒的病人禁用高锰酸钾洗胃，这是因为（　　　）。

    A. 分解成毒性更强的物质　　　　　　B. 分解成更易吸收的物质

    C. 氧化成毒性更强的物质　　　　　　D. 促进毒性物质的吸收

    E. 与蛋白质结合后不易排出

22. 关于吸痰适应症下列选项错误的是（　　　）。

A. 危重病人　　　　　B. 哮喘痰多者　　　　　C. 年老病人无力咳痰者
D. 全麻未醒者　　　　E. 昏迷者

23. 为病人吸痰时，下列（　　）错误的。
A. 吸痰动作要轻柔　　　　　　　　B. 吸痰管应从深部左右旋转，向上提出
C. 痰液吸出困难时可增大吸引负压　D. 气管切开病人所用之物应保持无菌
E. 储液瓶内吸出液不宜过满

24. 成人洗胃时，胃管插入的长度为（　　）。
A. 25～35 cm　B. 35～40 cm　C. 40～45 cm　D. 45～55 cm　E. 65～75 cm

25. 休克病人除注意观察血压外还应重点观察的是（　　）。
A. 体温　　　B. 脉搏　　　C. 皮肤黏膜　　　D. 排泄物　　　E. 尿量

26. 消化道慢性出血时，呕吐物呈（　　）。
A. 鲜红色　　B. 咖啡色　　C. 黄绿色　　D. 暗灰色　　E. 米泔水样

27. 消化道急性出血时，呕吐物呈（　　）。
A. 咖啡色　　B. 鲜红色　　C. 黄绿色　　D. 暗灰色　　E. 米泔水样

28. 当病人呕吐呈喷射状时应考虑（　　）。
A. 食物中毒　　　　B. 高位性肠梗阻　　　　C. 颅内压增高
D. 低位性肠梗阻　　E. 幽门梗阻

29. 呕吐物呈黄绿色表明病人出现（　　）。
A. 高位小肠梗阻　　B. 低位小肠梗阻　　　C. 胆汁反流
D. 幽门梗阻　　　　E. 陈旧性出血

30. 洗胃液温度控制在 25～38℃ 的原因是（　　）。
A. 温度过高会引起急性胃扩张　　　B. 温度过高会引起液体反流致误吸
C. 温度过高会引起反射性心跳加快　D. 温度过低会引起反射性心跳骤停
E. 温度过高会使毒物吸收增加

31. 观察危重病人病情发生恶化最主要的指征是（　　）。
A. 皮肤干燥弹性减弱　　B. 呼吸道分泌物增多　　C. 意识模糊
D. 瞳孔等大　　　　　　E. 睡眠不佳，食欲减退

32. 下列不符合吸痰护理操作的是（　　）。
A. 吸痰前对缺氧严重者应加大氧流量　B. 吸痰导管每日更换 1～2 次
C. 每次吸痰时间不超过 15 s　　　　　D. 插管前应检查导管是否通畅
E. 痰液黏稠时滴入少量生理盐水稀释

33. 某患者正在行氧气疗法，其流量表指示流量为 4 L/min。该患者的吸入氧浓度是（　　）。
A. 21%　　　B. 26%　　　C. 49%　　　D. 37%　　　E. 41%

34. 使用电动吸引器吸痰时，储液瓶内的吸出液应及时倾倒，不应超过瓶的（　　）。
A. 3/4　　B. 2/3　　C. 1/2　　D. 1/4　　E. 1/5

35. 患者，男性，自行咳痰困难。使用吸引器为患者吸痰时，正确的做法是（　　）。

A. 操作者站在患者头侧，协助患者抬颈，使头后仰

　　B. 一手捏导管末端，一手持吸痰导管头端插入患者口腔

　　C. 尽早为昏迷患者行气管切开，方便呼吸道管理

　　D. 气管切开者应先吸口、鼻腔，再吸气管切开处分泌物

　　E. 吸痰过程中随时观察呼吸改变

36. 患者，男性，60 岁，慢性支气管炎，鼻导管吸氧后病情好转。停用氧时首先应（　　　）。

　　A. 关闭氧气筒总开关　　　　B. 关闭氧气流量表　　　　C. 记录停氧时间

　　D. 拔出鼻导管　　　　E. 取下湿化瓶

37. 患者，男性，56 岁，3 年前诊断为 COPD，现病情加重，人院治疗。患者缺氧的临床表现主要是（　　　）。

　　A. 皮肤湿冷，尿量减少　　B. 面色潮红，脉搏洪大　　C. 辗转反侧，呻吟不止

　　D. 烦躁不安，口唇发绀　　E. 头晕眼花，血压下降

38. 患者，女性，76 岁，高浓度吸氧 2 天。提示患者可能出现氧中毒的表现是（　　　）。

　　A. 轻度发绀　　　　　　B. 显著发绀　　　　　　C. 三凹征明显

　　D. 干咳、胸痛　　　　　E. 动脉血 $PaCO_2 > 12.0\,kPa$

39. 患者，男性，65 岁，慢性肺心病，近几日因感冒而气急，咳嗽，痰不易咳出，口唇发绀，下肢水肿，情绪不稳。给患者吸氧，宜采用（　　　）。

　　A. 低浓度间断吸氧　　　　B. 高浓度间断吸氧　　　　C. 低浓度持续吸氧

　　D. 高浓度持续吸氧　　　　E. 高浓度和低浓度吸氧交替进行

40. 利于黏稠痰液吸出的方法是（　　　）。

　　A. 体位引流　　　　　　B. 雾化吸人　　　　　　C. 增加吸痰次数

　　D. 缩短吸痰间隔时间　　　E. 延长每次吸痰时间

41. 氧气筒内氧气不能用尽，一般需保留一定压力，其目的是（　　　）。

　　A. 便于再次充气　　　　　　　　B. 防充气时引起爆炸

　　C. 便于检查氧气装置有无漏气　　　D. 便于调节氧流量

　　E. 使流量平稳，便于使用

42. 吸痰时，每次抽吸时间一般不超过（　　　）。

　　A. 3 s　　　　B. 5 s　　　　C. 10 s　　　　D. 15 s　　　　E. 20 s

43. 重度缺氧时动脉血氧气分压是（　　　）。

　　A. 10.6～12.0 kPa　　　　B. 8.6～9.3 kPa　　　　C. 6.6～9.0 kPa

　　D. 4.0～6.6 kPa　　　　E. <4.0 kPa

44. 使用鼻导管法给氧时，下列选项中不正确（　　　）。

　　A. 氧气表指针降至 5 kg/cm² 时即停用　　B. 注意观察氧气装置有无漏气

　　C. 持续给氧者应每天更换鼻导管 2 次　　D. 不要在氧气筒的螺旋上涂油

　　E. 先插入鼻导管后调节流量

45. 吸氧湿化瓶内装蒸馏水的目的是（　　　）。

　　A. 滤过空气，防止灰尘吸入　　　　B. 湿润氧气，防止刺激黏膜

　　C. 湿化瓶内水起安全作用　　　　　D. 防止吸入其他混合气体

E. 以上都不是

46. 关于用氧的注意事项，下列说法错误的是（　　　）。

    A. 用氧过程中要注意用氧安全，做好防火、防震、防油、防热

    B. 为了避免浪费，氧气筒里的氧气应用尽之后再充气

    C. 湿化瓶里盛 1/3～1/2 的蒸馏水，急性肺水肿病人湿化瓶内可用 20%～30% 的乙醇

    D. 调节氧流量时，应先将氧气管与鼻导管分离

    E. 用氧过程中密切观察缺氧症状有无改善

47. 某患者，经过吸氧病情好转，现停止吸氧。护士应首先（　　　）。

    A. 关总开关　　　　　　　B. 关流量表　　　　　　　C. 取下湿化瓶

    D. 拔出鼻导管　　　　　　E. 拔脱导管玻璃接头

二、A_3/A_4 型题

    患者，王某，因服毒昏迷不醒，被送入急诊室抢救。其家属不能准确地说出毒物的名称及性质，观察病人双侧瞳孔缩小。

48. 根据病人瞳孔变化初步判断，病人可能为（　　　）中毒。

    A. 碱性物　　　　　　　　B. 酸性物　　　　　　　　C. 有机磷、吗啡类

    D. 颠茄类　　　　　　　　E. 酒精

49. 洗胃时胃管插入的长度是（　　　）。

    A. 30～40 cm　　B. 35～45 cm　　C. 40～50 cm　　D. 45～55 cm　　E. 60～70 cm

50. 在不知毒物名称和性质的情况下，护士的正确处理方法是（　　　）。

    A. 请家属立即查清毒物名称后洗胃　　　　B. 抽出胃内容物送检，再用温水洗胃

    C. 用生理盐水清洁灌肠，减少毒物吸收　　D. 鼻饲牛奶或蛋清水，以保护胃黏膜

    E. 禁忌洗胃，待清醒后用催吐法排出毒物

（王　瑞　夏青莹　周冬梅）

03

模块三　出院护理

项目十六　临终护理

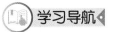 **项目介绍**

　　生老病死是人生的自然发展过程，临终是生命过程的最后阶段，也是生命的必然结果。临终患者在生理和心理上承受着较多的痛苦，其家属也面临着巨大的压力。让患者舒适、宁静、坦荡地面对死亡，并尽可能减轻患者临终前身体和生理上的痛苦，提高临终前的生活质量，是护士应尽的责任。同时，护士也需对临终患者的家属给予疏导和安慰，使家属早日从悲伤中得以解脱，是医学人道主义精神的体现。

　　护士必须首先建立正确的死亡观，面对临终阶段的患者，学习、掌握临终护理的知识与技术，以便给患者和家属在精神上提供心理支持及最佳的躯体护理，在患者死亡之后给予及时、妥善的遗体护理，以维护其尊严。

相关知识储备

　　扫描二维码，了解清洗护理相关知识。

学习导航

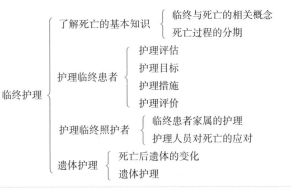

清洗护理相关知识

任务一　了解死亡的基本知识

1. 正确解释濒死、死亡的定义，理解临终关怀、脑死亡的概念。
2. 正确区分死亡过程的分期。
3. 理解患者及家属的感受，给予心理、情感支持，保护患者隐私，注意职业防护。

案例导入 16-1-1

　　患者刘某，男性，70岁，脑出血，目前处于昏迷状态，心跳减弱，血压降低，反应迟钝，肌张力丧失，呼吸微弱。

　　请问：1. 若患者经过救治，无法挽救生命即将面对死亡，其死亡过程会经历几个阶段？

　　　　　2. 通过病情观察，你认为此患者现处于死亡过程的哪一期？

学习内容

一、临终与死亡的相关概念

　　1. 临终　又称濒死，一般是指由于各种疾病或损伤而造成人体主要器官功能趋于衰竭，经积极治疗后仍无生存希望，各种迹象显示生命即将终结。因此，濒死是生命活动的最后阶段。

　　2. 临终关怀　是指有组织地向临终患者及其家属提供一种全面的照护，包括医疗、护理、心理和社会支持等方面，主要是为临终患者缓解痛苦，使生命得到尊重，症状得以控制，提高生存质量，家属的身心健康得到维护和增强，使患者在临终时能够减少痛苦，安宁、舒适地走完人生的最后旅程。临终关怀不仅是一种服务，也是一门研究临终患者及家属的生理、心理发展和为临终患者及家属提供全面照护实践规律的一门新兴学科，是临终关怀的分支学科。

　　3. 死亡　是生命活动不可逆的终止。布拉克法律辞典将死亡定义为"生命的永息，生存的灭失，血液循环全部停止，同时呼吸及脉搏等身体重要生命活动的终止"。

　　4. 脑死亡　即全脑死亡，包括大脑、中脑、小脑、脑干的不可逆死亡。以"脑功能不可逆性丧失"作为新的死亡标准，并制定了世界上第一个脑死亡的诊断标准，指出不可逆的脑死亡是生命活动结束的象征。1968 年，美国哈佛大学在世界第 22 次医学会上提出了脑死亡标准，即对刺激无感受性及反应性、无运动、无呼吸、无反射、脑电波平直。上述标准 24 小时内多次复查无改变，并排除体温过低（低于 32℃）及中枢神经系统抑制剂的影响，即可做出脑死亡的诊断。

二、死亡过程的分期

1. 濒死期 又称临终状态，是死亡的开始阶段。此时机体各系统的功能严重紊乱，脑干以上中枢神经系统功能处于抑制状态，表现为意识模糊或丧失，各种反射减弱或迟钝，肌张力减弱或消失，心跳减弱，血压下降，呼吸微弱或出现间断呼吸。濒死期的持续时间可随患者机体状况及死亡原因而异，年轻者及慢性病患者较年老体弱者和急性病患者濒死期更长；猝死、严重颅脑损伤等患者可不经此期而直接进入临床死亡期。此期生命处于可逆阶段，若得到及时有效的抢救治疗，生命可复苏。反之，则进入临床死亡期。

2. 临床死亡期 此期延髓处于深度抑制状态，表现为心跳、呼吸停止，各种反射消失，瞳孔散大固定，而各组织细胞仍有微弱短暂的代谢活动，持续时间极短，一般为 5～6 分钟，低温环境下可持续 1 小时或更久，超过这个时期大脑将有不可逆的变化。对触电、溺水、大出血等意外患者，若及时采取积极有效的急救措施，患者仍有复苏的可能，因为在此期重要器官的代谢尚未停止。

3. 生物学死亡期 此期是死亡过程的最后阶段。神经系统以及各器官的新陈代谢相继停止，并出现不可逆变化，相继出现尸冷、尸斑、尸僵、尸体腐败等现象。

（1）尸冷：是最先发生的尸体现象，指死亡后机体产热停止而散热继续，尸体温度逐渐降低。死亡后尸体的温度下降有一定的规律，一般死后 10 小时内尸温下降速度约为每小时 1℃，10 小时后为每小时 0.5℃；大约 24 小时后，尸温与环境温度相同。

（2）尸斑：是指死亡后血液循环停止，由于重力的作用，血液向身体最低的部位坠积，使得该处皮肤呈现暗红色的斑块或条纹。一般尸斑于死亡后 2～4 小时出现，12 小时后便发生永久性变色。在进行遗体护理时，若患者为侧卧，应将其转为仰卧，并在头下垫枕头，以防脸部的颜色改变，影响患者遗容。

（3）尸僵：是指死后肌肉中 ATP 不断分解而又不能再合成，使肌肉僵硬、关节固定的现象。尸僵一般从咬肌、颈肌等小块肌肉开始，而后向下至躯干、上下肢发展。尸僵一般在死后 1～3 小时开始出现，4～6 小时扩展到全身，12～16 小时发展至高峰。24 小时后尸僵开始减弱，肌肉逐渐变软，称为尸僵缓解，3～7 天后完全缓解。

（4）尸体腐败：是指死亡后机体组织的蛋白质、脂肪和碳水化合物因腐败细菌的作用而发生分解的过程。患者生前存在于口腔、呼吸道、消化道内的各种细菌，可在死亡后侵入血管和淋巴管，并在尸体内大量生长繁殖，体外细菌也可侵入并繁殖，尸体成为腐败细菌生长繁殖的场所。尸体腐败常见的表现有尸臭、尸绿等。尸臭是肠道内有机物分解从口、鼻、肛门逸出的腐败气体。尸绿是尸体腐败时出现的色斑，一般在死后 24 小时首先在右下腹出现，逐渐扩展至全腹，最后波及全身。

任务评价

案例分析：

（1）患者孙某，30 岁，因车祸由 120 急救车送入院，来时平车送入。患者处于昏迷状态，心跳减弱，血压降低，反应迟钝，肌张力丧失，呼吸微弱。就患者现在的临床表现，你如何判断患者是否死亡？

（2）患者赵某，高血压入院 1 日。今早护士查房，发现该患者心跳停止、呼吸停止、对光反射消失。若你是当班护士，能否区分患者的死亡处在哪一期？

（张　扬　李　娟）

任务二　护理临终患者

学习目标

1. 理解并记忆临终患者护理评估的内容要点。

2. 对临终患者实施正确的护理评估，根据临终患者生理、心理反应提供适当的护理措施。

3. 理解患者及家属的感受，给予心理、情感支持，保护患者隐私，注意职业防护。

案例导入 16-2-1

患者王某，男性，72 岁，咳血，胸部疼痛、消瘦近 3 个月，来院就诊，确诊为"肺癌晚期"，建议保守治疗。患者得知自己的病情后极力否认，并要求去其他医院做进一步的检查。

请问：1. 面对王某对病情的否认，作为他的责任护士应该从哪些方面为其提供护理？

2. 面对癌症晚期的患者，可采取哪些护理措施帮助其走完人生的旅程？

学习内容

一、临终患者的护理评估

(一) 身体状况的评估

1. 呼吸系统的变化　由于呼吸中枢麻痹，呼吸肌的收缩作用减弱，分泌物在支气管中潴留等原因，患者常表现为呼吸困难，痰鸣音及鼾声呼吸，呼吸由快变慢、由深变浅，出现潮式呼吸、间断呼吸、点头样呼吸、鼻翼扇动、张口呼吸等，最终呼吸停止。

2. 循环系统的变化　由于心肌收缩无力，出现循环衰竭的表现，如心搏出量减少，心音低弱，皮肤苍白、湿冷，口唇、指甲青紫或灰白色，四肢发硬，出现淤血、斑点，脉搏由快到弱而不规则甚至触不到，血压降低或测不出，心尖搏动消失。

3. 消化系统的变化　由于胃肠蠕动逐渐减弱，气体积聚于胃肠，常表现为呃逆、恶心、呕吐、腹胀、食欲不振、口干等。

4. 排泄系统的变化　患者常表现为大小便失禁或便秘、尿潴留、粪便嵌塞等。

5. 肌肉张力及面容的变化　患者肌肉失去张力，常表现为吞咽困难，大小便失禁，肢体软弱无力，不能进行自主躯体活动，无法维持良好舒适的功能体位。脸部外观改变呈希氏面容，即面肌消瘦、面部呈铅灰色、眼眶凹陷、双眼半睁呆滞、下颌下垂、嘴微张。

6. 感知觉及语言改变　患者常表现为视觉逐渐减退，由只能视近物发展到只有光感，最后视力消失。听觉常是人体最后消失的一个感觉。临终前患者语言也逐渐困难、混乱。

7. 神经系统变化　如果神经系统未受到疾病侵犯，患者神志始终处于清醒状态。当病变侵犯或影响中枢神经，则可出现意识模糊，最后瞳孔对光反射、吞咽反射完全消失。一般临终意识分为3期：①昏睡，强刺激可苏醒，随即又进入睡眠状态；②木僵，可唤醒的无意识状态；③昏迷，意识完全丧失，对任何刺激无反应。

(二) 心理反应的评估

1. 否认期　患者还没有接受自己疾病严重性的思想准备，当得知自己病重将面临死亡时，其心理反应是"不，这不会是我，那不是真的!"以此极力地否认、拒绝接受事实，认为这可能是医生诊断错误，他们常常怀着侥幸的心理四处求医，希望是误诊。事实上这些反应是一种心理防卫机制，可减少不良信息对患者的刺激，使患者躲开现实的压迫感，有较多的时间去调整自己，面对死亡。此期是个体得知自己即将死亡后的第一个反应，对于这种心理应激适应时间的长短是因人而异的，大部分患者都能很快度过，而有的患者直至死亡仍处于否认期。

2. 愤怒期　患者通过再三检查后已知病情和预后，否认无法再持续下去，但又不能理解，其表现为生气与激怒，产生"为什么是我，这不公平"的心理。怨恨、嫉妒、无助、痛苦等交织在一起的情绪使患者常迁怒于医护人员和家属，甚至无端指责或辱骂他人；对医院的制度、治疗等方面表示不满，心理充满嫉妒与怨恨，甚至拒绝治疗；常常怨天尤人，经常无缘无故地摔打东西以发泄内心的不满、苦闷与无奈。

3. 协议期 患者愤怒的心理消失，开始承认和接受临终的事实，不再怨天尤人。为了尽量延长生命，请求医生想尽办法治疗疾病并期望奇迹出现，并且会做出许多承诺作为交换条件，如"请让我好起来，我一定……"。处于此期的患者对生命抱有希望，变得和善，努力配合治疗和护理，对自己过去所做的错事表示悔恨，要求宽容。协议期的心理反应实际上是一种延缓死亡的乞求，是人的生命本能和生存欲望的体现，是一种自然的心理发展过程。

4. 忧郁期 经历了前3个阶段后，尽管采取多方努力，但患者身体却更加虚弱，病情也日益恶化，患者前期的气愤或愤怒都会被一种巨大的失落感所取代。"好吧，那就是我!"这时患者已充分认识到自己已接近死亡，心情极度伤感，郁郁寡欢，甚至是绝望。患者体验到一种准备后事的悲哀，希望和自己的好友、家人见面，希望他们时时刻刻陪伴在自己身边。但部分患者表现为对周围的一切采取冷漠的态度，不愿与人交流。

5. 接受期 经历一段忧郁后，患者会感到自己已经竭尽全力了，没有什么悲哀和痛苦，面临死亡已有准备。此期患者比较平静，喜欢独处，不再抱怨命运；极度疲劳衰弱，常处于嗜睡状态，表情淡漠。有的患者不愿意见任何人，包括医务人员和亲人。

上述5个发展阶段，因个体差异，并非绝对前后相随，而是时而重合、时而提前或推后。因此，在实际的护理工作中应掌握患者千变万化的心理活动，从而进行有效的护理。

二、临终患者的护理目标

(1) 临终期间患者的生理需得到基本满足。
(2) 临终期间患者的症状得到控制。
(3) 患者疼痛减轻。
(4) 患者享有安详、舒适、平和的生活。

三、临终患者的护理措施

(一) 生理反应的护理措施

1. 呼吸系统护理
(1) 保持室内空气新鲜，定时通风换气。
(2) 病情允许可采用半卧位，扩大胸腔容量，减少回心血量，改善呼吸困难。
(3) 保持呼吸道通畅：若有痰液堵塞，应及时使用吸引器吸出痰液。昏迷的患者，采用仰卧位头偏向一侧或侧卧位，防止呼吸道分泌物误入气管引起窒息或肺部并发症。
(4) 根据呼吸困难程度给予氧气吸入，纠正缺氧状态。

2. 循环系统护理
(1) 观察体温、脉搏、呼吸、血压、皮肤色泽和温度，尿量的变化，并做好记录。
(2) 患者四肢冰冷不适时可提高室温，加强保暖，必要时给予热水袋，水温应低于50℃，防止发生烫伤。
(3) 做好抢救器材和药品的准备。

3. 增进食欲，加强营养
(1) 如患者恶心呕吐，进餐前给予止吐药或助消化药。为患者创造良好的进食环境。

（2）给予流质或半流质饮食，便于患者吞咽。必要时可采取鼻饲或完全胃肠外营养。

（3）根据患者习惯调整饮食；注意食物的色香味，少量多餐，以减轻恶心，增进食欲；应给予高蛋白、高热量、易于消化的食物，并鼓励患者多吃新鲜的水果蔬菜。

（4）加强监测，观察患者电解质指标及营养状况。

4. 促进患者舒适

（1）维持良好舒适的体位：定时翻身，更换体位，避免某一部位长期受压，促进血液循环。

（2）加强皮肤护理：大小便失禁者，注意保持会阴、肛门附近皮肤的清洁、干燥，必要时可留置导尿；大量出汗时，应及时擦洗干净，勤换衣裤；床单位应保持清洁、干燥、平整、无碎屑，以防发生压疮。

（3）重视口腔护理：晨起、餐后、睡前协助患者清洁口腔。对不能经口进食者，给予口腔护理每日 2 次，保持口腔清洁；口唇干裂者可涂润滑油，有溃疡或真菌感染者酌情涂药；口唇干燥者可用湿棉签湿润口唇或涂液体石蜡。

5. 减轻感知觉改变的影响

（1）提供合适的环境：环境安静、空气新鲜、通风良好，有一定的保暖设施，适当的照明，避免临终患者视觉模糊产生恐惧心理，增加安全感。

（2）及时用湿纱布拭去眼部分泌物；如患者眼睑不能闭合，可涂金霉素、红霉素眼膏或覆盖凡士林纱布，以保护角膜，防止角膜干燥发生溃疡或结膜炎。

（3）听力常为最后消失的感觉，护理中应避免在患者周围窃窃私语，以免增加患者的焦虑。可采用触摸患者的非语言交流方式，配合柔软温和的语调、清晰的语言交谈，使临终者感到即使在生命的最后时刻也不孤独。

6. 控制疼痛

（1）观察疼痛的性质、部位、程度及持续时间、发作规律。

（2）协助患者减轻疼痛，不允许患者在疼痛中死去。若患者选择药物止痛，注意观察用药后的反应，把握好用药的阶段，选择恰当的剂量和给药方式，达到控制疼痛的目的。WHO 推荐"三步阶梯疗法"控制疼痛。

（3）某些非药物控制方法也能取得一定的镇痛效果，如松弛术、音乐疗法、外周神经阻断术、针灸疗法、生物反馈法等。

（4）护理人员采用同情、安慰、鼓励方法与患者交谈沟通，稳定患者情绪，并适当引导使其注意力转移也可减轻疼痛。

（二）心理反应的护理措施

1. 否认期　护理人员应具有真诚、忠实的态度，不要揭穿患者的防御机制，也不要刻意欺骗患者；要了解患者对自己病情的认知程度，理解患者的心情，耐心倾听患者的诉说，维持他们的适度希望，缓冲其心灵创痛，因势利导，循循善诱，使其逐步面对现实；注意医护人员对患者病情的言语一致性。

2. 愤怒期　患者常需要机会尽情地发泄或有人帮助他们充分地倾诉内心的愤恨和痛苦，护理人员千万不要把患者的攻击看作针对个人而予以反击，应将患者的发怒看成一种有益健康的正常行为，应当认真倾听患者的心理感受，给患者提供表达或发泄内心情感的适宜环境；允许患者以发怒、抱怨、不合作行为来宣泄内心的不快，对患者的不礼貌行为应忍让克制；同时做好患者家属的工作，给予其宽容、关爱、同情和理解等心理支持。必要时辅以药物稳定患者的情绪。

3. 协议期　患者尽量用合作和友好的态度来试图推迟或扭转死亡的命运，因此，护士应看到这种情绪对患者是有益的，应抓住时机，积极主动关心患者，使其配合用药，减轻痛苦，控制症状。应尽可能地满足患者的需要，即使难以实现，也要做出积极努力的姿态。同时鼓励患者说出自己内心的感受，尊重患者的信仰，积极教育和引导以减轻患者的压力。

4. 忧郁期　应当多给予同情照顾，允许其哀伤、痛苦和诉说他的哀情，并耐心倾听。同时还应鼓励与支持患者，增加和疾病做斗争的信心和勇气。创造舒适环境，鼓励患者保持自我形象和尊严。允许家属陪伴，让患者有更多时间和亲人待在一起，并尽量满足患者的合理要求，注意安全。

5. 接受期　应积极帮助患者了却未完成的心愿，继续给予关心支持，尊重患者，不要强迫与其交谈，延长护理时间，保持适度的陪伴和支持，让患者在平和、安详的心境中走完人生之旅。

四、临终患者的护理评价

(1) 掌握患者心理、生理变化，使其接受现实，进入角色。
(2) 观察患者，维持治疗，减轻其临终各种症状。
(3) 患者安详度过最终阶段，未有明显焦虑、悲伤的心理状况。

知识拓展

任务评价

案例分析：

(1) 患者徐某，50岁，近1个月开始大便性状改变。来院后做大便潜血实验为阳性，结肠镜发现一个0.4 cm×0.5 cm息肉，入院进行内镜下高频电切术。病理报告：横结肠黏膜腺癌，淋巴管内见癌栓，考虑息肉癌变。患者得知自己的病情后极力否认，怀疑医院误诊，并要求重新检查。面对徐某，作为护士应该如何处理？

(2) 患者俞某，女性，21岁，因月经过多，于2020年4月17日至卫生院门诊，诊治无效。于4月19日到县中心医院就诊，遵医生嘱咐于4月21日又去该院血液病门诊就医，因出血不止，收入院治疗。骨髓检查诊断为再生障碍性贫血。于5月28日因大出血死亡。作为护士，在患者入院后1个月的治疗中，应采取哪些护理措施帮助患者？

（张　扬　李　娟）

任务三　护理临终照护者

学习目标

1. 理解临终患者家属的心理反应，感知护理人员的心理反应。
2. 支持临终患者家属、护士及医护同仁采取适当的应对措施。
3. 理解家属、护士自己及医护同仁的感受，给予心理情感支持，正确对待生命和死亡。

案例导入 16-3-1

　　患者孙某，25岁，因车祸送医抢救，由于伤重抢救无效死亡，家属白发人送黑发人，情绪几近崩溃。
　　请问：1. 针对家属的反应，作为护理人员，可采取哪些措施应对？
　　　　　2. 护理人员可以为家属提供哪些帮助？

学习内容

一、临终患者家属的护理

（一）临终患者家属的心理反应

1. 个人需要的推迟或放弃　一人生病，牵动全家，尤其是临终患者的治疗支出，更会造成家庭经济条件的改变、平静生活的冲击、精神支柱的倒塌等。家庭成员在考虑整个家庭的状况后，会对自我角色和承担责任进行调整，如面临的升学、就业等。

2. 家庭中角色、职务的调整与再适应　家庭重新调整有关成员的角色，如慈母兼严父、长姐如母、长兄如父等，以保持家庭的相对稳定。

3. 压力增加，社会交往减少　家庭在照料临终患者的期间，因精神的悲伤，体力、财力的消耗，而感到心力交瘁，可能对患者产生欲其生，又欲其死，以免连累全家的矛盾心理，这也常引起家属的内疚与罪恶感。长期照料患者减少了与其他亲人或朋友间的社会交往，再加上传统文化的影响，大多数人倾向于对患者隐瞒病情，避免其知晓后产生不良后果而加速其病情的发展，因此既要掩饰自我的悲伤，又要努力隐瞒病情，此时家属的心理压力会更大。因为他们不能与患者分享内心的悲伤感受，谈论有关死亡的感

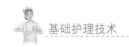

觉或彼此安慰鼓励，反而要在患者面前掩饰自己内心真实的情感，抑制自己的悲伤，更加重了患者家属的身心压力。

（二）临终患者家属的护理

1. 满足家属照顾患者的需要　满足家属照顾患者的需要，尽可能让家属陪伴在患者身旁，适当为家属提供与患者单独相处的时间和环境。

2. 鼓励家属表达感情　护理人员要与家属积极沟通，建立良好的关系，取得家属的信任。与家属会谈时，提供安静、隐蔽的环境，耐心倾听，鼓励家属说出自己内心的感受和遇到的困难。积极解释临终患者的生理、心理变化产生的原因，减少家属疑虑，并劝说他们在患者面前控制悲伤的情绪。

3. 指导家属对患者的生活照料　可与家属共同讨论患者的身心状况变化，鼓励家属参与护理计划的制定和对患者生活的照料，耐心指导、解释、示范有关的护理技术，使家属在照料亲人的过程中获得心理慰藉，同时也减轻患者的孤独情绪。

4. 协助维持家庭的完整性　协助家属在医院环境中，安排日常的家庭活动，以增进患者的心理调适，保持家庭完整性，如共进晚餐、看电视、下棋等娱乐活动。

5. 满足家属生理、心理和社会方面的需求　护理人员要关心理解家属，调动患者的社会关系，如亲朋好友、单位领导、同事等关心家属，为家属分忧，帮助其解决实际困难，合理安排陪伴期间的生活。

6. 患者濒死时，尽量劝说家属离开现场　在患者濒临死亡时，护理人员应通知家属死亡已经临近，让家属在心理上有所准备，这一缓冲时间通常可以减轻亲人突然逝去已成事实时家属的过度悲伤。应尽量劝说家属离开现场，但过后可告知家属患者最后时刻的一些详细情况，使家属得到安慰。

7. 鼓励家属变得坚强　让死亡患者家属中的"坚强者"用自己的实际经历给其他家属以鼓励，使其悲伤情绪得以平衡和宣泄。

二、护理人员对死亡的应对

（一）护理人员的心理反应

1. 困惑　主要表现在"减轻痛苦"与"延缓生命""生命价值"与"医疗资源不足""代理人行使知情同意权"与"医疗干预权"3个方面。当护理人员遇见上述问题时，往往会感觉矛盾，产生伦理困惑。

2. 紧张、恐惧　护理人员面对的患者病情特殊，其情绪变化无常，使护理人员承受巨大的心理压力；同时患者到医院求医，都是怀着治愈的期望而来的，但往往是花费了高昂的费用却得不到很好的疗效，造成患者及家属的心理不平衡，表现出暴躁易怒；而护理人员是与患者及其家属接触最多的医护人员，因此会把心中的不满发泄到护理人员身上，造成护理人员的心理压力剧增；受我国传统封建思想的影响，部分医护人员比较忌讳谈到死亡，没有正确地树立死亡观，对死亡本身感到紧张、恐惧，而害怕护理临终患者。

3. 缺乏成就感　护理人员每天面对的是痛苦而且无助的患者，而不断看着自己身边的患者痛苦的生存或死去，这或多或少会打击护理人员的工作热情，使护理人员缺乏成就感。

思政案例

　　抗击新冠肺炎疫情，其中有一群人，用生命担当使命，勇敢地站在抗疫斗争的最前线，他们就是被人民群众誉为"白衣天使"的医务工作者。截至 2020 年 3 月 8 日，全国有 346 支医疗队共计 4.26 万人驰援武汉、湖北，有院士团队、医疗精英，也有 95 后的年轻护理人员、身边的学姐学长。

　　通过新冠肺炎疫情防控战中的典型人物、感人故事、优秀事迹，树立正确的专业价值观和职业道德，以照顾好患者为己任，尽心尽责，佑护生命。爱岗敬业，是每个中国人的必修课。

（二）护理人员心理反应的应对措施

　　1. 灵活应用医学伦理知识　普及医学伦理知识，并将其原则与实际相结合，明确各自适用范围。当遇到伦理决策时，综合考虑，灵活应用。

　　2. 改善科室工作环境　首先从公共的工作环境入手，掌握护士的心理状态，开展心理健康教育适时予以人文关怀；满足他们提出的合理要求，尽可能依据心理素质、心理现状来选派、调整及轮换工作岗位，使他们拥有一个健康的心理和身体，营造和谐轻松的工作环境。

　　3. 正确对待生命和死亡　近年来，医疗已从单纯延长生命转向关注生命质量，希望在无法治愈患者的情况下，也尽可能让患者安详地、有尊严地走完人生的最后旅程。而在个人生命最终的时刻，临终护理工作人员是最直接的参与者，应该正确引导护理人员，让其感觉到自身的重要作用，激发其对护理工作的热情，从而提高对临终患者的服务质量。

知识拓展

丧亲者的心理反应

　　1964 年安格乐（Engel）提出了悲伤过程的 6 个阶段。

　　（1）冲击与怀疑期：本阶段的特点是拒绝接受丧失，感觉麻木，否认，暂时拒绝接受死亡事件，让自己有充分的时间加以调整。此期在意外死亡事件中表现得最为明显。

　　（2）逐渐承认期：意识到亲人确已死亡，于是出现空虚、发怒、自责和哭泣等痛苦表现。此期典型特征是哭泣。

　　（3）恢复常态期：家属带着悲痛的心情着手处理死者的后事，准备丧礼。

　　（4）克服失落感期：此期是设法克服痛苦的空虚感，但仍不能以新人代替逝去的、可依赖的人，常常回忆过去的事情。

（5）理想化期：此期死者家属产生想象，认为逝去的人是完美的，为过去对已故者不好的行为感到自责。

（6）恢复期：此阶段机体的大部分功能恢复，但哀伤的感觉不能简单消失，常忆起逝者。恢复的速度受所逝去人的重要性、对自己的支持程度、原有的悲哀体验等因素的影响。

据观察，丧亲者经历上述6个阶段大约需要1年左右的时间，但丧偶者可能要经历2年或更久的时间。

任务评价

案例分析：

（1）患者梁某，36岁，因"腹胀、食欲缺乏、乏力、厌油、消瘦、双下肢浮肿近3个月"收入消化内科。患者腹胀呈持续性并进行性加重，起病后体重减轻约10 kg。无恶心、呕吐，无反酸、嗳气，无腹痛，无便血、黑便，无畏寒、发热，无口干、多饮、多尿。经腹部CT、全身PET-CT检查确诊为原发性肝癌，治疗半年后死亡。患者未婚，父母来办理死亡手续，由于白发人送黑发人，情绪几近崩溃。护士该如何安抚家属？

（2）患者吴某，74岁，鼻咽癌晚期，恶病质，消瘦，颈部的淋巴结肿大、破溃，因肿瘤破坏颈部的颈椎动脉引起大出血死亡。护士可以为吴某的家属提供哪些帮助？

（张 扬 李 娟）

任务四　遗体护理

学习目标

1. 知晓死亡后遗体的变化。
2. 能熟练完成遗体护理。

案例导入 16 - 4 - 1

　　患者陈某，74岁，肝癌晚期，建议保守治疗，收入医院的"宁养病房"。近日身体每况愈下，于今日上午8:50去世。

　　请问：接到医生开具的死亡诊断书后，如何进行遗体护理？

学习内容

一、死亡后遗体的变化

死亡后遗体的变化详见本项目任务一中"死亡过程的分期"。

二、遗体护理

　　遗体护理是对临终患者实施整体护理的延续，也是临终关怀的重要内容之一。遗体护理应在确认患者死亡、医生开具死亡诊断书后尽快进行，这样既可防止尸体僵硬，也可避免对其他患者造成不良影响。在遗体护理过程中，护士应尊重死者的信仰和民族习惯，以唯物主义死亡观和严肃认真的态度，尽心尽责地进行遗体护理工作，同时做好死者家属的心理疏导和支持工作。

三、遗体护理操作流程

　　1. 目的

　　(1) 使遗体清洁，维持良好的外观，易于辨认。

　　(2) 尊重死者，给家属以安慰。

　　2. 评估

　　(1) 死者诊断、死亡时间、死亡原因，以及遗体的清洁程度，是否有传染病，有无伤口或引流管等。

　　(2) 死者的民族、宗教信仰及家属对死亡的态度。

　　3. 准备

　　(1) 护士准备：着装整洁，洗手，戴口罩，戴手套。

　　(2) 用物准备：治疗车上层备血管钳、绷带、不脱脂棉花、剪刀、梳子、松节油、衣裤、尸单（或尸袋）、尸体识别卡3张（表16 - 4 - 1）、擦洗用物、手消毒液。有伤口者需备换药敷料、胶布，必要时备隔离衣和手套。治疗车下层备医用垃圾桶、生活垃圾桶。

表 16 - 4 - 1　尸体识别卡

姓名_____	住院号_____	年龄_____	性别_____
病室_____	床号_____	籍贯_____	死亡诊断_____
住址_____			
死亡时间____年____月____日____时____分			
			护士签名：_____
			医院_____

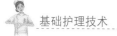

（3）环境准备：安静肃穆，安排单独房间或用床旁围帘、屏风遮挡。

4. 操作流程　具体操作流程及要点见表 16-4-2。

表 16-4-2　遗体护理操作流程及要点

操作流程	操 作 步 骤	要 点 说 明
备齐用物	填写尸体识别卡，携用物至床旁，屏风或围帘遮挡	物品要齐全，注意维护死者隐私，减少对其他患者的影响
劝慰家属	劝慰家属节哀保重，请其暂时离开病室	若家属不在，应尽快通知家属来院
撤去治疗	撤去一切治疗用物以及遗体身上的各种导管（如输液管、氧气管、导尿管、气管套管或插管等），移除呼吸机、除颤仪等抢救仪器	便于遗体护理，防止受压皮肤破损
安置体位	将床放平，使遗体仰卧，头下置一枕头，双臂放于身体两侧，留一大单遮盖遗体	防止面部淤血变色
整理遗容	洗脸，如有义齿者代为装上，协助闭合口眼	（1）装上义齿可避免脸型改变，使脸部稍显丰满； （2）眼不能闭合者，可用毛巾湿敷，使上眼睑下垂闭合； （3）口不能闭口者，可轻揉下颌或用四头带托起下颌
填塞孔道	用血管钳将棉花塞于口、鼻、耳、肛门、阴道等孔道	防止体液外溢、棉花外露
清洁遗体	（1）脱去衣裤，依次擦洗上肢、胸部、腹部、背部及下肢，更衣梳发； （2）用松节油擦净胶布痕迹	（1）保持遗体清洁，无渗液，维持良好遗体外观； （2）有伤口者更换敷料； （3）有引流管应拔出后缝合创口并用蝶形胶布封闭，再用纱布盖上包扎
包裹遗体	（1）为死者穿上衣裤，将第一张尸体识别卡系在遗体右手腕部，用尸单包裹遗体，在胸部、腰部、踝部用绷带固定； （2）将第二张尸体识别卡系在遗体腰前的尸单上，也可将遗体放入尸袋里	便于遗体的运送与识别
运送遗体	将遗体送往太平间或殡仪馆，置于停尸屉内，将第三张尸体识别卡系于停尸屉外面	便于遗体认领
处理文件	洗手，整理病历（有关医疗文件的处理方法同出院患者），按出院手续办理结账	（1）体温单上记录死亡时间，注销各种执行单； （2）完整的出院护理记录具有法律依据的作用
移交遗物	清理患者遗物并交给家属	若家属不在，应由两人清点，将物品列出清单，交给护士长保管
整理用物	（1）清洁、消毒死者用过的一切物品； （2）处理床单位	（1）非传染病患者按一般出院患者处理； （2）传染病患者按传染病患者终末消毒处理

5. 评价

（1）包裹后的遗体清洁，外观良好，便于辨认。

（2）护士操作正确规范，3 张尸体识别卡放置正确。

（3）护士态度严肃认真，家属表示满意。

6. 注意事项

（1）必须由医生开出死亡通知，并征得到家属同意后，护士方能进行遗体护理。

（2）向死者家属解释时应具有同情心和爱心，语言、动作要体现对死者、死者家属的关心和体贴。

（3）患者死亡后应及时进行遗体护理，以防僵硬。用屏风遮挡遗体，以保护死者的隐私，避免影响其他患者的情绪。

（4）遗体护理时，护士应态度严肃认真，尊重死者，满足家属合理要求。

（5）若为传染患者的遗体，应按隔离原则使用消毒液擦洗，并采取消毒液浸泡的棉球填塞各孔道；采用消毒液浸泡的尸单包裹后，装入不透水的袋中，并标注传染标识。

知识拓展

什么是尸袋

尸袋是殡仪馆、消防、公安等单位必不可少的装运工具，近几年也逐渐应用于医院。尸袋具有承重强度高、密封性好、防渗漏、便于搬运等特点。一般尸袋四周有 4 个提手，便于搬运；有直型或 U 型双拉链便于打开或封口，使用方便；可减少尸体在外暴露时间，还可起到防菌防腐的作用。

任务评价

回答案例导入 16 - 4 - 1 提出的问题。

项目十六习题

一、A₁/A₂ 型题

1. 死亡的发展过程是（　　）。

　A. 濒死—反射性反应消失—生物学死亡　B. 濒死—生物学死亡—临床死亡

　C. 濒死—呼吸停止—心跳停止　　　　D. 濒死—临床死亡—生物学死亡

　E. 濒死—生物学死亡—呼吸停止

2. 临终患者的心理反应期一般最早出现的是（　　）。

　A. 接受期　　B. 协议期　　C. 否认期　　D. 愤怒期　　E. 忧郁期

3. 不属于脑死亡判断标准的是（　　）。

　A. 不可逆的脑细胞死亡　B. 脑干反射消失　　　C. 心跳停止

　D. 自发呼吸停止　　　　E. 脑电波消失

4. 季先生，60 岁，肝癌晚期，感到将不久于人世，十分悲哀，向亲友交代后事。此时心理反应为（　　）。
　　A. 抑郁期　　　B. 协议期　　　C. 忧郁期　　　D. 转变期　　　E. 接受期

5. 下列关于临终关怀的陈述不妥的是（　　）。
　　A. 针对各种疾病末期、癌症晚期的病人　　B. 提供全面的医疗和护理照顾
　　C. 满足临终病人身心的需要　　　　　　　D. 以治疗为主，尽量延长病人生命
　　E. 提高临终病人的生命质量

6. 濒死病人最后消失的感觉是
　　A. 视觉　　　　B. 听觉　　　　C. 嗅觉　　　　D. 味觉　　　　E. 触觉

7. 尸体护理中错误的操作是（　　）。
　　A. 填塞孔道　　　　B. 擦净尸体　　　　C. 放低头部
　　D. 合上眼睑　　　　E. 有义齿代为装上

8. 男性，70岁，肝癌晚期全身转移，极度衰弱。对其护理应考虑（　　）。
　　A. 实施安乐死　　　　B. 提供根治疗法　　　　C. 放弃特殊治疗
　　D. 延长生命过程　　　E. 让病人有尊严地度过余生

9. 下列选项中不属于濒死期病人的临床表现的是（　　）。
　　A. 呼吸、循环衰竭　　　B. 神志不清　　　　C. 肌肉震颤
　　D. 各种深浅反射逐渐消失　E. 潮式呼吸

10. 判断患者临床死亡期的主要指标是（　　）。
　　A. 肌张力减退　　　　B. 瞳孔对光反射消失　　　C. 桡动脉搏动不可触及
　　D. 机体新陈代谢障碍　E. 身体温度接近室温

11. 临床上进行尸体料理的依据是（　　）。
　　A. 呼吸停止　　　　B. 各种反射消失　　　　C. 心跳停止
　　D. 意识丧失　　　　E. 医生做出死亡诊断后

12. 尸斑通常出现在死亡后（　　）。
　　A. 4～6h　　B. 2～4h　　C. 6～8h　　D. 8～10h　　E. 10～12h

13. 某冠心病患者死亡3h后，家属为其更换衣服时发现腰背部出现暗红色条纹。这种现象说明尸体出现了（　　）。
　　A. 尸冷　　　B. 尸斑　　　C. 尸僵　　　D. 尸体腐败　　　E. 尸体受伤

14. 患者，女性，79岁，现处于临终状态。护理该患者的最主要措施是（　　）。
　　A. 置肢体于功能位　　　B. 帮助患者刷牙　　　C. 检验生化指标
　　D. 帮助其行走　　　　　E. 减轻疼痛

15. 患者，女性，60岁，宫颈癌末期，常常自语"这不公平，为什么是我?!"出现这种心理反应，提示患者处于（　　）。
　　A. 接受期　　B. 否认期　　C. 愤怒期　　D. 协议期　　E. 忧郁期

16. 传染病患者病故在医院。护士用消毒液清洁尸体后，填塞尸体孔道的棉球应浸于（　　）。
　　A. 生理盐水　　　　B. 过氧化氢溶液　　　C. 含氯消毒剂
　　D. 乙醇　　　　　　E. 碘酊

17. 患者，女性，78 岁，多器官功能衰竭，表现为意识模糊，肌张力消失，心音低钝，血压 70/40 mmHg，潮式呼吸。此时患者处于（   ）。

    A. 脑死亡期   B. 临床死亡期   C. 机体死亡期

    D. 生物学死亡期   E. 濒死期

18. 患者，男性，63 岁，骨癌晚期，近日病情逐渐加重，怨恨家属照顾不周，心生不满。患者心理反应处于（   ）。

    A. 否认期   B. 愤怒期   C. 忧郁期   D. 协议期   E. 接受期

19. 护士给刚病逝者进行尸体料理，头部垫枕头的主要目的是（   ）。

    A. 尊重患者   B. 安慰家属   C. 保持舒适

    D. 防止面部淤血   E. 保持正确姿势

20. 患者，女性，64 岁，肺癌，抗癌治疗效果差，患者情绪不稳定，经常生气、抱怨、与家属争吵。此时患者心理反应处于（   ）。

    A. 忧郁期   B. 愤怒期   C. 否认期   D. 协议期   E. 接受期

21. 目前，医学界多以下列（   ）作为判断死亡的依据。

    A. 呼吸停止   B. 心跳停止   C. 各种反射消失

    D. 脑死亡   E. 呼吸心跳都停止

22. 心理反应处于否认期的临终患者常表现为（   ）。

    A. 忧郁、悲哀   B. 表情淡漠、嗜睡

    C. 心情不好，对工作人员发脾气   D. 不承认自己的病情，认为"不可能"

    E. 配合治疗，想尽一切办法延长寿命

23. 患者，女性，67 岁。胰腺癌晚期，自感不久于人世，常常一人呆坐，泪流满面，十分悲哀。相应的护理措施为（   ）。

    A. 维持患者希望   B. 鼓励患者增强信心   C. 指导患者更好配合

    D. 尽量不让患者流露失落情绪   E. 安慰患者并允许家属陪伴

24. 某癌症晚期患者处于临终状态，感到恐惧和绝望。当其发怒时，护士应（   ）。

    A. 热情鼓励，帮助其树立信心   B. 指导用药，减轻患者痛苦

    C. 说服患者理智面对病情   D. 理解、陪伴、保护患者

    E. 给予教育，满足患者要求

25. 以下对濒死期病人临床表现的描述错误的是（   ）。

    A. 意识不清或有谵妄   B. 潮式呼吸或点头样呼吸

    C. 血压下降，脉搏细弱   D. 胃肠蠕动增快而腹胀

    E. 肌肉张力下降，大小便失禁

26. 护理人员在进行尸体护理时，不妥的是（   ）。

    A. 撤去治疗用物   B. 头下置枕、口眼闭合   C. 填塞孔道、擦净全身

    D. 按要求系好尸体识别卡   E. 在当日体温单 38~40 ℃之间填写死亡时间

27. 整个中枢神经系统和机体各器官新陈代谢相继终止的阶段是（   ）。

    A. 临床死亡期   B. 躯体死亡期   C. 生物学死亡期

    D. 代谢衰竭期   E. 濒死期

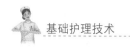

28. 除（　　）外均是临床死亡期的特征

　　A. 呼吸停止　　　　　　　B. 心跳停止　　　　　　　C. 各种反射消失

　　D. 大动脉搏动消失　　　　E. 瞳孔缩小

二、A₃/A₄ 型题

　　题干：患者，王某，男，54 岁，患胰腺癌广泛转移，病情日趋恶化，病人心情不好，对医务人员工作不满，常对其陪伴亲属发脾气。

29. 你认为该病人的心理反应处于（　　）。

　　A. 忧郁期　　　B. 愤怒期　　　C. 协议期　　　D. 否认期　　　E. 接受期

30. 如果病人处于协议期，不符合协议期病人表现的是（　　）。

　　A. 病人很和善很合作　　　B. 病人有侥幸心理　　　C. 病人愤怒渐渐消失

　　D. 病人认为做善事可以死里逃生　　　E. 病人开始接受自己患不治之症的事实

（宋　丹）

03

模块三　出院护理

项目十七　一般患者的出院护理

项目介绍

患者经过住院期间的治疗和护理，病情好转、稳定、痊愈，需出院或需转院（科），或因某些原因不愿意继续接受治疗，由医生签发出院证后，护士均应对患者在出院前、出院时、出院后进行一系列护理工作。其中部分医疗文件和护理文件由护士负责书写。

相关知识储备

扫描二维码，了解出院相关知识及护理文书相关知识。

学习导航

出院护理及护
理文书相关
知识储备

一般患者的
出院护理
{
  认识转出的类型 { 转出原因 / 转出流程
  认识出院的流程 { 出院方式 / 病房护理人员的职责
  熟悉护理文件书写规范 { 医疗与护理文件的记录 / 医疗与护理文件的管理要求
  护理文件书写 { 认识病历 / 医嘱单 / 出入液量记录 / 病区交班报告 / 护理病历
}

任务一 认识转出的类型

学习目标

1. 能正确解释患者转出的原因。
2. 按照流程准确完成患者的转出，告知患者注意事项。
3. 患者转出时，征求患者及家属的意见建议，不断改进工作。

案例导入 17-1-1

护生小舒与小雷分别在内外科实习，下班后，两人在一起交流近几天实习情况。小舒接待了一位女性糖尿病并有头虱的新患者；小雷明天需协助一位急性阑尾炎术后痊愈的患者家属办理出院。请问：患者病愈出院的护理工作有哪些？

学习内容

1. 转出类型
(1) 患者病情好转、稳定、痊愈需出院或需转院（科）。
(2) 患者因某些原因不愿接受医生的建议而自动要求出院。

2. 转出流程
(1) 通知患者和家属。
(2) 根据医嘱停止相关治疗并处理各种医疗护理文件。
(3) 协助患者整理用物归还寄存物品。
(4) 进行健康教育，征求患者及家属对医疗、护理工作的意见。

任务评价

回答案例导入 17-1-1 提出的问题。

（陈丽君 马 影 贺 敬 沈 桥）

任务二　认识出院的流程

学习目标

1. 理解不同出院方式的适用对象。

2. 根据患者的具体情况，按照不同的出院方式指导家属办理出院手续，告知注意事项，实施出院护理。

3. 患者出院时，征求患者及家属的意见建议，不断改进工作。

案例导入 17-2-1

　　患者刘某，男性，35岁，从高处坠落致腰椎骨折而急诊入院。1周后患者病情好转需出院。

　　请问：1. 在出院当日应为患者做什么？

　　　　　2. 该患者的出院指导包括哪些内容？

　　　　　3. 患者出院后的床单位应如何处理？

学习内容

一、出院方式

　　1. 准予出院　指患者经过治疗、护理，疾病已痊愈或基本好转，患者可以回家休养或继续门诊治疗。医生告知患者或由患者自己提出出院要求，医生同意并开出医嘱。

　　2. 自动出院　指根据病情患者仍需住院治疗，但因经济、家庭等因素，患者和家属向医生提出出院要求。这种情况，医生一般不会同意患者出院，患者和家属需填写"自动出院"字据，再由医生开出"自动出院"医嘱。

　　3. 转院　指根据患者的病情需转往其他医院或科室进行诊治。这种情况下，医生应告知患者及家属并开具出院或转科医嘱。

　　4. 死亡　指患者因病情或伤情过重抢救无效而死亡，需由医生开出"死亡"医嘱，再由家属办理出院手续。

二、病房护理人员的职责

　　1. 患者出院前的护理　当医生根据患者康复情况决定出院日期，开出出院医嘱后，护士应做好下列工作。

(1) 通知患者和家属：护士根据医生开具的出院医嘱，将出院日期通知患者及家属，并协助患者做好出院准备。

(2) 进行健康教育：护士根据患者的康复情况，进行适时、恰当的健康教育，告知患者出院后在休息、饮食、用药、功能锻炼和定期复查等方面的注意事项。必要时可为患者或家属提供有关书面资料，便于患者或家属掌握有关的护理知识、技能和护理要求。

(3) 注意患者的情绪变化：护士应特别注意病情无明显好转、转院、自动离院的患者并做好相应的护理。如进行有针对性的安慰与鼓励，增进患者康复信心，以减轻患者因离开医院所产生的恐惧与焦虑。自动出院的患者应在出院医嘱上注明"自动出院"，并要求患者或家属签名认可。

(4) 征求意见：征求患者及家属对医院医疗、护理等各项工作的意见，以便不断提高医疗护理质量。

2. 患者出院当日的护理　护士在患者出院当日应根据出院医嘱停止相关治疗并处理各种医疗护理文件，协助患者或家属办理出院相关手续，整理病室及床单位。

(1) 医疗护理文件的处理：

1) 执行出院医嘱：①停止一切医嘱；②撤去"患者一览表"上的诊断卡及床头（尾）卡；③填写出院患者登记本；④按医嘱处方到药房领取药物，交给患者或家属带回，并指导用药方法及注意事项；⑤在体温单相应出院日期和时间栏内填写出院时间。

2) 填写患者出院护理记录单。

3) 按要求整理病历，交病案室保存。

(2) 患者的护理：协助患者解除腕带标识；协助患者整理用物归还寄存的物品，收回患者住院期间所借物品，并消毒处理；协助患者或家属办完出院手续，进行健康教育。

3. 患者出院后的护理

(1) 病室开窗通风。

(2) 出院患者床单位处理：护士应在患者离开病室后整理床单位，避免在患者未离开病室时撤去被服，从而给患者带来心理上的不舒适感。①撤去病床上的污被服，放入污衣袋中。根据出院患者疾病种类决定清洗、消毒方法；②用消毒液擦拭床旁桌、床旁椅及床；③非一次性使用的痰杯、脸盆需用消毒液浸泡；④床垫、床褥、棉胎、枕芯等用紫外线灯照射消毒或使用臭氧机消毒，也可置于日光下暴晒 6 小时；⑤传染性疾病患者离院后，需按传染病终末消毒法进行处理。

(3) 铺好备用床，准备迎接新患者。

任务评价

回答案例导入 17-2-1 提出的问题。

（陈丽君　马　影　贺　敬　沈　桥　宋佩杉）

任务三 熟悉护理文件书写规范

学习目标

1. 理解并记忆护理文件书写的意义、原则及管理要求。
2. 对住院患者病历（含护理文件）能正确排序。
3. 理解病历（含护理文件）作为法律文书的重要意义，做好病历管理。

案例导入 17-3-1

　　患者张某，女性，26岁，主诉上腹部剧烈疼痛伴呕吐2天入院。患者于前日下午1时左右出现上腹部疼痛，剑突下为甚。疼痛剧烈难以忍受，呈持续性，放射至腰背部，伴有呕吐，呕吐物为胃内容物。本院急诊门诊检查血糖28.4mmol/L，血淀粉酶为865U，怀疑为急性重症胰腺炎。经过对症治疗，患者腹痛缓解，并逐渐出现腹胀。因患者病情较重，于下午2时就诊于我院急诊外科。发病以来精神差，未进饮食，无大小便。既往无伤寒、结核、痢疾、疟疾等病史，否认结核接触史，无药物及食物过敏史。无外伤史。

　　请问：1. 护理人员需要完成哪些护理记录单？
　　　　　2. 经过治疗后患者康复出院，如何排列病历的顺序？

学习内容

一、医疗与护理文件的记录

1. 记录的意义

（1）提供信息：医疗与护理文件是患者患病及治疗的全过程，是临床工作的原始文件记录，同时也是加强各级医护人员之间交流与合作的纽带。护理记录内容如体温、脉搏、呼吸、血压、出入量、危重患者观察记录等，常是医生了解患者的病情进展、进行明确诊断并制订和调整治疗方案的重要参考依据。

（2）提供教学与科研资料：一份完整而客观的医疗护理记录是最好的教学资料，一些特殊病例还可以作为个案教学分析与讨论的良好素材，同时医疗和护理记录也是进行科研工作重要的资料来源。

（3）提供质量评价依据：各项医疗与护理记录的书写，可以较全面地反映一个医院的医疗护理服务质量、医院管理、学术及技术水平，它既是医院护理管理的重要信息资料，又是医院进行等级评定及对护理人员考核、晋升的重要参考资料。

（4）提供法律依据：医疗与护理记录是法律认可的证据性文件，可作为医疗纠纷、人身伤害、保险索赔、犯罪刑事案件、遗嘱及伤情查验的证明。因此，只有认真对待各项记录的书写，对患者住院期间的病情、治疗、护理做好及时、完整、准确的记录，才能为法律提供有效依据，为患者及其家属提供处理以上相关事件的证明，并能保护医务人员自身的合法权益。

2. 记录的原则　客观、真实、准确、及时、完整、规范是书写各项医疗与护理记录的基本原则。

（1）客观：是指患者所患疾病实际存在的，不以人的意志为转移的一切现象，是患者身上所反映出来的表现。应该是护士进行问诊、护理体格检查、评估所得来的资料，不能是听来的或者主观臆测，或抄袭他人的东西。

（2）真实：真实是医务人员询问病史、检查患者后，对患者所陈述的病史、所检查有意义的体征及分析结果等在病历上的体现。对物陈述的病史、症状和所看到的体征，通过医务人员的分析和综合判断，用医学术语和医学理论表达出来，恰当地对号入座，从而便医务人员书写的病历能够真实地再现患者的疾病发生、发展和演变的全过程。

（3）准确：要求医务人员从患者提供的大量关于疾病陈述语言中找出与本次患病有关的内容，并进行加工和提炼。对于体格检查，在要求检查技术熟练的同时，力求准确。

（4）及时：是指医务人员必须在规定的时间内完成相应病历书写内容，不得拖延或提早，更不能面记、错记，以保证记录的时效性，维持最新资料。例如，应当在患者入院后本班次内完成入院护理评估单，根据病情及护理级别完成各项护理记录。因抢救急（危）患者而未能及时书病写护理病历时，可以在抢救结束后6小时内据实补记并加以注明。

（5）完整：是指医务人员询问病史及体格检查应详细、全面，病历中的所有资料不得丢失。眉栏、页码填写完整。各项记录，尤其是护理表格应按要求逐项填写，避免遗漏，记录应连续，不留空白。每项记录后签全名，以示负责。如果患者出现病情恶化、拒绝接受治疗护理或有自杀倾向、意外、请假外出、并发症先兆等特殊情况，应详细记录并及时汇报、交接班等。

（6）规范：是指按照法律法规、部门规章、行业标准等要求书写病历。

二、医疗与护理文件的管理要求

医疗与护理文件由门诊病历和住院病历两部分组成。是医护人员临床实践的原始文件记录，对医疗、护理、教学、科研、法律等方面都至关重要，是医院重要的档案资料。所以，无论是在患者住院期间还是出院后均应妥善管理。

1. 管理要求

（1）各种医疗与护理文件按规定放置，在记录和使用以后必须放回原处。

（2）必须保持医疗与护理文件的清洁、整齐、完整，防止污染、破损、拆散及丢失。

（3）严禁任何人涂改、伪造、隐匿、销毁、抢夺、窃取医疗文件。

（4）患者及家属、非工作人员不得随意翻阅医疗与护理文件，不得擅自将医疗护理文件带出病区；因医疗活动或复印、复制等需要带离病区时，应当履行相关手续，由指定专门人员负责携带和保管。

（5）医疗与护理文件应妥善保存。各种记录保存期限为：①体温单、医嘱单、特别护理记录单作为病历的一部分随病历放置，患者出院后送病案室长期保存。②门（急）诊病历档案的保存时间自患者最后一次就诊之日起不少于15年。③病区交班报告本由病区保存1年，以备需要时查阅。

（6）发生医疗纠纷时，应于医患双方同时在场的情况下封存或启封死亡病历讨论记录、疑难病例讨论记录、上级医师查房记录、会诊记录、病程记录、各种检查报告单、医嘱单等。封存的病历资料可以是复印件，封存的病历由医疗机构负责医疗服务质量监控的部门保管。

2. 病历排列顺序

（1）住院期间病历排列顺序：体温单、医嘱单（长期医嘱单、临时医嘱单）、入院记录、病程记录、疑难危重病例讨论记录、授权委托书、医患沟通记录、自费项目知情同意书、术前讨论记录、手术同意书、麻醉同意书、麻醉术前访视单、手术风险评估表、手术安全核查表、手术护理记录单（手术物品清点记录）、麻醉记录、手术记录单、植入医疗器械使用登记表、围手术期护理评估及交接单、麻醉术后访视单、术后病程记录（另起一页）、病重（病危）患者护理记录、患者入院护理评估记录单、住院患者护理记录单、患者交接单、血糖监测登记表、住院患者高危跌倒护理评估表、住院患者高危压疮评估诺顿改良评分表、住院患者导管风险评估记录单、出院记录、死亡记录、输血治疗知情同意书、特殊检查（特殊治疗）同意书、会诊记录单、病危（重）通知书、病理资料、辅助检查报告单、医学影像检查资料、医院感染发生率调查表、住院病历质量评定表、入院通知单。

（2）出院（转院、死亡）后病历排列顺序：病案首页、入院记录、病程记录、病历讨论记录、授权委托书、手术相关文书（同次住院多次手术，按手术时间先后顺序分次排序）、术后病程、出院小结或死亡小结、各类告知及同意书、会诊单、医患沟通记录、病理资料、辅助检查报告单、影像学检查报告单（按时间顺序）、体温单（按时间顺序）、医嘱单（按时间顺序）、护理相关文书、感染表、病历质量评价表、住院通知单。

（3）门诊病历：一般由患者自行保管。

医嘱校对与
处理流程

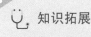 知识拓展

书写权限及修改要求

1. 书写权限要求

（1）由合法执业护士书写，书写完毕应签署全名。

（2）实习护士、进修护士、试用期护士、未取得护士资格证书或未经注册护士书写的护理记录，应由本医疗机构具有合法执业资格的护士审阅并签名（带教老师），需修改时用红色笔修改并签名及时间。

2. 修改要求

（1）书写过程中出现错字时，用双横线划在错字上，保留原记录清楚、可辨，在划线的错字上方修改，并注明时间，签名。

（2）不得采用刮、黏、涂等方法掩盖或去除原来的字迹。

注意：上级护理人员有审查、修改下级护理人员书写的记录的责任，修改时用红色水笔修改并签名及时间。

任务评价

回答案例导入 17 - 3 - 1 提出的问题。

（陈丽君　马　影　贺　敬　沈　桥　张文卿）

任务四　护理文件书写

学习目标

1. 理解并记忆护理文件书写要求。
2. 能正确实施体温单、医嘱单及医嘱执行单、临床护理记录单等护理文件书写。
3. 理解病历（含护理文件）作为法律文书的重要意义，规范书写护理文件。

学习内容

一、认识病历

（一）体温单

体温单主要用于记录患者的生命体征、疼痛及其他情况，内容包括患者的出入院、手术、分娩、转科或死亡时间，体温、脉搏、呼吸、血压、疼痛、大便次数、出入量、身高、体重等。住院期间体温单排在病历的最前面，以便于查阅。

1. 眉栏

(1) 用蓝（黑）色钢笔填写患者姓名、年龄、性别、科别、床号、入院日期、住院号、日期等项目。

(2) 填写"日期"栏时，每页第一天应填写年、月、日，中间用短线连接，其余6天只写日。如在6天中遇到新的年度或月份开始，则应填写年、月、日或月、日。

(3) 填写"住院天数"栏时，从患者入院当天为第一天开始填写，直至出院。

(4) 填写"手术（分娩）后天数"栏时，用红色钢笔填写，以手术（分娩）次日为第1日，依次填写至第14天为止，用阿拉伯数字填写。若在14天内进行第二次手术，则在第1次手术日数的后面画一斜线，再填写"Ⅱ"，次日开始计数。例如，手术后天数：1 2 3 4 5/Ⅱ、6/1、7/2、8/3。

(5) 产后天数：自分娩次日开始计数，连续书写14天。

(6) 如为电子病历，则用自己的工号登陆病区护理系统进行相应的项目录入。

2. 40～42℃的填写要求

(1) 用红色钢笔在40～42℃横线之间相应的时间格内纵行填写患者入院、转入、手术、分娩、出院、死亡等，除了手术不写具体时间外，其余均采用24小时制，精确到分钟。

(2) 填写要求：

1) 入院、转入、分娩、出院、死亡等项目后写"于"或划一竖线，其下用中文书写时间。如"入院于10时20分"。

2) 手术者纵行书写"手术"，如果时间与体温单整点时间不相等时，填写在靠近侧的时间栏内。

3) 转入或搬床后，须在原床号科室后加（），并写明新的床号、科室。死亡时间应当以"死亡-某时某分"的方式表述。

3. 体温、脉搏曲线的绘制和呼吸的记录

(1) 体温曲线的绘制：

1) 体温符号：口温以蓝色"●"表示，腋温以蓝色"×"表示，肛温以蓝色"○"表示。

2) 每一小格为0.2℃，将实际测量的度数，用蓝色笔绘制于体温单35～42℃的相应时间格内，相邻温度用蓝色线相连，相同两次体温间可不连线。

3) 物理或药物降温30分钟后，所测的体温划在物理降温前的同一纵格内，以红色"○"表示，并用红色虚线与降温前的温度相连，下次测得的温度用蓝色线仍与降温前温度相连。降温后，若体温不降或上升者可不绘制降温体温，在护理记录中作相应的记录。

4) 体温低于35℃时，为体温不升，应在34～35℃。生命体征观察单35℃时用蓝色笔写"不升"。

5) 若患者因拒测、外出进行诊疗活动或请假等原因未能测量体温时，则在体温单35℃以下用蓝黑色笔在相应时间纵格内填写"拒测""外出"或"请假"等字样，并且前后两次体温断开不相连。每天最多写2次外出（7:00，15:00）。临时外出回病房后一定要

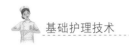

补测。

（2）脉搏、心率曲线的绘制：

1）脉搏用红色"●"表示，两次脉搏之间用红色线相连。

2）如果脉搏与体温重叠，则先画体温，再将脉搏用红色"○"画于其外。

3）脉搏短绌的患者，其心率用红色"○"表示，2次心率之间也用红色直线相连，在心率与脉搏曲线之间用红色斜线填满。

4）使用心脏起搏器的患者，心率应以"Ⓗ"表示，相邻脉搏或心率用红色线相连。

（3）呼吸曲线的绘制：

1）呼吸用蓝色"○"表示，2次呼吸之间用蓝色直线相连。

2）使用呼吸机患者的呼吸以Ⓡ表示，相邻两次呼吸用蓝色线相连。

3）如呼吸与体温重香则先画体温，再将呼吸用蓝色"○"画于其外。

（4）疼痛曲线的绘制（各医院根据实际情况执行）：①疼痛评分用"p"表示，用蓝色笔将疼痛评分给予体温单上，相邻2次疼痛评分之间用蓝色线相连。②重度疼痛处理后复评的疼痛分值以红色"○"表示，画在镇痛处理前的同一纵格内。并用红色虚线相连。下一次疼痛评分应与疼痛处理前疼痛评分相连。

4. 底栏　底栏的内容包括血压、入量、尿量、大便次数、体重、身高及其他等。数据以阿拉伯数字记录，免写计量单位，用蓝（黑）色钢笔填写在相应栏内。

（1）血压：以 mmHg 为单位填入。新入院患者应记录血压，根据患者病情及医嘱测量并记录。

1）记录方式：收缩压/舒张压。

2）一日内多次测量血压时，则上午血压写在前半格内；下午血压写在后半格内；术前血压写在前面，术后血压写在后面。

3）如为下肢血压，应当标注。

（2）入量：以 ml 为单位，记录前一日 24 小时的总入量在相应的日期栏内，每天记录 1 次。也有的体温单将入量和出量合在栏内记录，则将前一日 24 小时的出入总量填写在相应日期栏内，分子为出量，分母为入量。

（3）尿量：

1）以 ml 为单位，记录前一日 24 小时的尿液总量，每天记录 1 次。

2）排尿符号：导尿以"C"表示，尿失禁以"＊"表示。如 1500/C，表示为患者导尿排尿 1500 ml。

（4）大便次数：

1）记录前一日的大便次数，每天记录 1 次。

2）大便符号：未解大便以"0"表示，大便失禁以"※"表示；灌肠以"E"表示，灌肠后排便以"E"作分母、排便次数作分子表示，如"¹/E"表示灌肠后排便 1 次；"1²/E"表示自行排便 1 次，灌肠后又排便 2 次；"⁴/₂E"表示灌肠 2 次后排便 4 次。

（5）体重：以 kg 为单位填入。一般新入院患者当日应测量体重并记录，以后根据患者病情及医嘱测量并记录。病情危重或卧床不能测量的患者，应在体重栏内注明

"卧床"。

(6) 身高：以 cm 为单位填入，一般新入院患者当日应测量身高并记录。

(7) 其他：作为机动，根据病情需要填写，如特殊用药、腹围、药物过敏试验、记录管路情况等。使用 HIS 系统等的医院，可在系统中建立可供选择项，在相应空格栏予以体现。

(8) 页码：用蓝（黑）色钢笔逐页填写。

5. 电子体温单　随着现代科学技术的飞速发展及医院信息化的普及，大部分医院陆续开始使用电子体温单。电子体温单采用信息录入、储存、查询、打印等一系列电子信息自动化程序，只要键入的信息准确无误，则版面清晰完整、美观，绘制准确规范，而且具有预警系统，最大限度地帮助护理人员及时采取护理措施并认真记录；也避免了手绘体温单出现的画图不准确、字迹潦草、涂改、错填、漏填、信息不符、续页时间序号错误等问题。

(二) 医嘱单

电子病例
体温单绘制

医嘱（physician order）是医生根据患者病情的需要，为达到诊治的目的而拟定的书面嘱咐，由医护人员共同执行。医嘱的内容包括日期、时间、床号、姓名、护理常规、护理级别、饮食、体位、药物（注明剂量、用法、时间等）、各种检查及治疗、术前准备等。

1. 与医嘱相关的表格

(1) 医嘱记录单：是医生开写医嘱所用，包括长期医嘱单和临时医嘱单作为整个诊疗过程的记录和结算依据，也是护士执行医嘱的依据。

(2) 各种执行卡：包括服药单、注射单、治疗单、输液单、饮食单等，护士将医嘱转录于各种执行卡上，便于治疗和护理的实施。

2. 医嘱的种类

(1) 长期医嘱：是指自医生开写医嘱起至医嘱停止，有效时间在 24 小时以上的医嘱。如一级护理、心内科护理常规，低盐饮食，硝酸异山梨酯 10 mg 口服（po）、每日 3 次（tid）。当医生注明停止时间后则医嘱失效。

(2) 临时医嘱：有效时间在 24 小时以内，应在短时间内执行，有的需立即执行（st），通常只执行一次，如 0.1％盐酸肾上腺素 1ml、静脉注射（H）立即执行（st）；有的需在限定时间内执行，如会诊、手术、检查、X 线摄片及各项特殊检查等。另外，出院、转科、死亡等也列入临时医嘱。

(3) 备用医嘱：根据病情需要分为长期备用医嘱和临时备用医嘱两种。

1) 长期备用医嘱：是指有效时间在 24 小时以上，必要时用，两次执行之间有时间间隔，由医生注明停止日期后方失效。如哌替啶 50 mg、肌内注射（im）、每 6 小时 1 次（q6 h）、必要时用（prn）。

2) 临时备用医嘱：是指自医生开写医嘱起 12 小时内有效，必要时用，过期未执行则失效。如索米痛 0.5 g、口服（po）、必要时用（sos）。需一日内连续用药数次者，可按临时医嘱处理。如奎尼丁 0.2 g、每 2 小时 1 次（q2 h）×5 次。

3. 医嘱的处理

（1）长期医嘱的处理：医生开写长期医嘱于长期医嘱单上，注明日期和时间，并签上全名。护士将长期医嘱单上的医嘱分别转录至各种执行卡上（如服药单、注射单、治疗单、输液单、饮食单等），转录时须注明执行的具体时间并签全名。定期执行的长期医嘱应在执行卡上注明具体的执行时间。如硝苯地平 10 mg、每日 3 次（tid），在服药单上则应注明硝苯地平 10 mg，分别于 8am、12n、4pm 服用。护士执行长期医嘱后应在长期医嘱执行单上注明执行的时间并签全名。若使用序号式长期医嘱执行单，务必保证长期医嘱执行单上的序号与长期医嘱序号对应符合，与执行医嘱的内容一致。

（2）临时医嘱的处理：医生开写临时医嘱于临时医嘱单上，注明日期和时间，并签上全名。需立即执行的医嘱，护士执行后，必须注明执行时间并签上全名。有限定执行时间的临时医嘱，护士应及时转录至临时治疗本或交班记录本上。会诊、手术、检查等各种申请单应及时送到相应科室。

（3）备用医嘱的处理

1）长期备用医嘱的处理：由医生开写在长期医嘱单上，必须注明执行时间，如哌替啶 50 mg、肌内注射（im）、每 6 小时 1 次（q6h）、必要时用（prn）。护士每次执行后，在临时医嘱单内记录执行时间并签全名，以供下一班参考。

2）临时备用医嘱的处理：由医生开写在临时医嘱单上，12 小时内有效。如地西泮 5 mg、口服（po）、必要时用（sos）。过时未执行，则由护士用红色笔在该项医嘱栏内写"未用"。

（4）停止医嘱的处理：停止医嘱时，应把相应执行单上的有关项目注销，同时注明停止日期和时间，并在医嘱单原医嘱后填写停止日期、时间，最后在执行者栏内签全名。

（5）重整医嘱的处理：凡长期医嘱单超过 3 张或医嘱调整项目较多时需重整医嘱。重整医嘱时，由医生进行，在原医嘱最后一行下面划一红色横线，在红色线下用蓝（黑）色钢笔填写"重整医嘱"，再将红色线以上有效的长期医嘱，按原日期、时间的排列顺序转录至红色线下。转录完毕并核对无误后签上全名。当患者手术、分娩或转科后，也需重整医嘱，即在原医嘱最后一项下面划一红色横线，并在其下用蓝（黑）色钢笔写"术后医嘱""分娩医嘱""转入医嘱"等，然后再开写新医嘱，红色线以上的医嘱自行停止。医生重整医嘱后，由当班护士核对无误后，在整理之后的有效医嘱执行者栏内签上全名。

4. 注意事项

（1）医嘱必须经医生签名后方为有效。在一般情况下不执行口头医嘱，在抢救或手术过程中医生下口头医嘱时，执行护士应先复诵一遍，双方确认无误后方可执行，事后应及时据实补写医嘱。

（2）处理医嘱时应先急后缓，即先执行临时医嘱啊，再执行长期医嘱。

（3）对有疑问的医嘱，必须核对清楚后方可执行。

（4）医嘱需每班、每日核对，每周总查对，查对后签全名。

（5）凡需下一班执行的临时医嘱要交班，并在护士交班记录上注明。

（6）凡已写在医嘱单上又不需执行的医嘱，不得贴盖、涂改，应由医生在该项医嘱的第二字上重叠用红色笔写"取消"字样，并在医嘱后用蓝（黑）色钢笔签全名。各医院医嘱的书写和处理方法不尽相同。目前，有些医院使用医嘱本；有的则由医生将医嘱直接写在医嘱记录单上，护士执行；有的使用计算机医嘱处理系统。

（三）护理病历

在临床应用护理程序的过程中，有关患者的健康资料、护理诊断、护理目标、护理措施、护理记录和效果评价等均应有书面记录，这些记录构成护理病历。

临时、长期医嘱的处理

目前，各医院护理病历的设计不尽相同，一般包括入院评估单、住院评估单、护理记录单、健康教育评价单等。

1. 入院评估单 用于对新入院患者进行初步的护理评估，并通过评估找出患者的健康问题，确立护理诊断。主要内容包括患者的一般资料、现在健康状况、既往健康状况、心理状况、社会状况等。

2. 住院评估单 为及时、全面掌握患者病情的动态变化，护士应对其分管的患者视病情每班、每天或数天进行评估。评估内容可根据病种、病情不同而有所不同。

3. 护理记录单 护理记录单是护士运用护理程序的方法为患者解决问题的记录。其内容包括患者的护理诊断/问题、护士所采取的护理措施及执行措施后的效果等。常采用的记录格式有：P（problem）、I（intervention）、O（outcome）格式和 S（subjective data）、O（objective data）、A（assessment）、P（plan）、E（evaluation）格式。

4. 健康教育评价单 是为恢复和促进患者健康并保证患者出院后能获得有效的自我护理能力，而制订和实施的帮助患者掌握健康知识的学习计划与技能训练计划。

主要内容包括：①入院须知、病区环境介绍、医护人员概况；②疾病的诱发因素、发生与发展过程及心理因素对疾病的影响；③可采取的治疗护理方案；④有关检查的目的及注意事项；⑤饮食与活动的注意事项；⑥疾病的预防及康复措施等。⑦出院指导，即对患者出院后的活动、饮食、服药、伤口护理、复诊等方面进行指导。教育和指导的方式可采用讲解、示范、模拟、提供书面或视听材料等。对处于不同疾病阶段的患者，护士应给予不同重点、能体现个体差异的有针对性的指导。

二、出入液量记录

入院评估单、健康教育评价单任务实施

正常人体每日液体的摄入量和排出量之间保持着动态平衡。当摄入水分减少或是由于疾病导致水分排出过多，都可引起机体不同程度的脱水，应及时经口或其他途径（静脉或皮下等）补液以纠正脱水；相反，如果水分过多积聚在体内，则会出现水肿，应限制水分摄入。

出入液量记录任务实施

为此，护理人员有必要掌握正确地测量和记录患者每日液体的摄入量和排出量，作为了解病情、作出诊断、决定治疗方案的重要依据，常用于休克、大面积烧伤、大手术后或心脏病、肾脏疾病、肝硬化腹水等患者。

出入液量的记录应根据病情分别记录于相应专科疾病护理记录单中。医院常用食物含水量及各种水果含水量见表 17-4-1、表 17-4-2。

表 17－4－1　医院常用食物含水量

食物	数量	原料重量（ml）	含水量（ml）	食物	数量	原料重量（g）	含水量（ml）
米饭	1 中碗	100	240	藕粉	1 大碗	50	20
大米粥	1 大碗	50	400	鸭蛋	1 个	100	72
大米粥	1 小碗	25	200	馄饨	1 大碗	100	350
面条	1 中碗	100	250	牛奶	1 大杯	250	217
馒头	1 个	50	25	豆浆	1 大杯	250	230
花卷	1 个	50	25	煮鸡蛋	1 大碗	60	260
烧饼	1 个	50	20	牛肉		100	69
油饼	1 个	100	25	猪肉		100	29
豆沙包	1 个	50	34	羊肉		100	59
菜包	1 个	150	80	青菜		100	92
水饺	1 个	10	20	大白菜		100	96
蛋糕	1 块	50	25	冬瓜		100	97
饼干	1 块	7	2	豆腐		100	90
煮鸡蛋	1 个	40	30	带鱼		100	50

表 17－4－2　各种水果含水量

水果	重量（g）	含水量（ml）	水果	重量（g）	含水量（ml）
西瓜	100	79	葡萄	100	65
甜瓜	100	66	桃	100	82
西红柿	100	90	杏	100	80
萝卜	100	73	柿子	100	58
李子	100	68	香蕉	100	60
樱桃	100	67	橘	100	54
黄瓜	100	83	菠萝	100	86
苹果	100	68	柚	100	85
梨	100	71	广柑	100	88

三、病区交班报告

病区交班报告

　　病区交班报告是由值班护士书写的书面交班报告，其内容为值班期间病区的情况及患者病情的动态变化。通过阅读病区交班报告，接班护士可全面掌握整个病区的患者情况，明确需继续观察的问题和实施的护理。

知识拓展1

计算机在护理文书中的应用

随着医疗水平和信息技术的快速发展，"计算机管理系统普遍应用于医院"已成为医院现代化管理的基础。医院信息系统（hospital information system，HIS）作用就是利用电子计算机和通信设备，为医院所属部门提供患者诊疗信息，以及行政、财务、药品管理信息的收集、存储、处理、提取和数据交换，并满足用户的功能需求。

在医院计算机运行子系统中，医嘱处理子系统占据了重要的地位。它的运用，改变了护士转抄、查对医嘱的方式，节省了时间和人力资源，减轻了护士的工作强度，为进一步提高临床护理工作质量和效率奠定了基础。

目前，大中型医院已全面应用计算机处理护理工作中的医嘱。

新增专项评估单任务实施

知识拓展2

需要增加护理文书的种类

（1）深静脉血栓评估单。

（2）住院患者专项护理评估包括压力性损伤风险评估单、管道滑脱评估单、日常生活功能评估单、跌倒坠床风险评估单4个表格（详见二维码）。

护理文书附件

项目十七习题

一、A₁/A₂型题

1. 护士处理医嘱时，应先执行（　　　）。

   A. 新开的长期医嘱　　B. 长期备用医嘱　　C. 临时备用医嘱

   D. 临时医嘱　　　　　E. 停止医嘱

2. 哌替啶 100 mg im q6 h prn，（　　　）。

   A. 属于口头医嘱　　　B. 属于临时备用医嘱　　C. 属于临时医嘱

   D. 属于长期医嘱　　　E. 执行时时间间隔须在 6 h 以上

3. 患者住院病历排在首页的是（　　　）。

   A. 化验结果报告　　　B. 长期医嘱单　　　C. 临时医嘱单

   D. 入院记录　　　　　E. 体温单

4. 属于长期医嘱的是（　　　）。

   A. 血常规　　　　　　B. 超声心电图检查　　C. 动脉血气分析，st

   D. 二级护理　　　　　E. 青霉素皮试

5. 体温单的记录方法正确的是（　　　）。

A. 40～42℃栏内蓝钢笔纵行书写入院时间　　B. 眉栏各项用红笔填写

C. 总结 24 h 出入量后记录在体温单底栏内

D. 底栏一律用红钢笔填写　　　　　　　　E. 底栏可以填写手术后日数

6. 不属于特别护理记录单的内容的是（　　）。

A. 生命体征　　　　　　B. 神志、瞳孔　　　　　C. 出入量

D. 护理措施　　　　　　E. 患者的社会关系

7. 体温单底栏作为机动可以填写（　　）。

A. 页码　　　B. 体重　　　C. 血压　　　D. 腹围　　　E. 尿量

8. 病室交班报告一般由（　　）。

A. 护士长书写　　　　　B. 值班护士书写　　　　C. 高年资护士书写

D. 办公护士书写　　　　E. 巡回护士书写

9. 体温单页码（　　）。

A. 用红笔写　　　　　　B. 随便用什么颜色的笔写　　　C. 可写可不写

D. 用阿拉伯数字表示　　E. 用汉语数字填写

10. 当对医嘱内容有疑问时，护士应（　　）。

A. 拒绝执行　　　　　　B. 询问护士长后执行　　　　C. 与同组护士商量后执行

D. 询问医生，核对无误后执行　　　　　　　　　　　E. 凭经验执行

11. 临时备用医嘱的有效期为（　　）。

A. 6 h　　　B. 12 h　　　C. 24 h　　　D. 36 h　　　E. 48 h

12. 医疗护理文件的书写要求不包括（　　）。

A. 记录及时、准确　　　B. 文字生动、形象　　　C. 内容简明扼要

D. 医学术语确切　　　　E. 记录者签全名

13. 正确执行临时备用医嘱的方法是（　　）。

A. 执行多次　　　　　　　　　　　　　　B. 有效时间在 24 h 以上

C. 在临时医嘱栏内医生注明停止时间方为失效

D. 立即执行　　　　　　　　　　　　　　E. 过期尚未执行即失效

14. 出院后医疗护理文件应保管于（　　）。

A. 出院处　　　B. 住院处　　　C. 医务处　　　D. 护理部　　　E. 病案室

15. 患者住院治疗已一周，卧床未下地活动。护士可以在患者病历首页的体温单上见到
（　　）。

A. 底栏填写的手术后日数　　　　　　　B. 眉栏各项用红笔填写的内容

C. 底栏"体重"中记录为"卧床"　　　　D. 40～42℃栏内蓝色笔纵行填写手术时间

E. 底栏用铅笔填写并注明计量单位的内容

16. 患者，男性，34 岁，行胆囊切除术。患者安返病房后，对患者术后重整医嘱处理错
误的是（　　）。

A. 核对新抄录的医嘱无误后，签重整者全名

B. 原医嘱单上的医嘱在重整医嘱生效后自动废止

C. 变更的医嘱不再书写停止日期、时间和签名

D. 重整医嘱的开始时间按照重整的时间据实书写　　　　E. 重整医嘱由护士书写

17. 护士甲在参与抢救失血性休克的患者时需要电话联系上级主管医师，在执行电话医嘱时应注意（　　）。

A. 听清医嘱立即执行　　　　　　　　B. 听到医嘱后直接执行

C. 迅速执行自己听到的医嘱　　　　　D. 听到医嘱应简单复述一次

E. 重复一次，确认无误后执行

18. 患者，男性，60岁，肝硬化伴腹水。护士为其记录摄入液量的项目不包括（　　）。

A. 饮水量　　　　　　B. 输血量　　　　　　C. 输液量

D. 肌肉注射药量　　　E. 水果的含水量

19. 体温与脉搏在体温单的同一点上时，
绘制方法是（　　）。

A. 红点外划蓝圈　　　　B. 红圈外划蓝圈　　　　C. 体温符号外划红圈

D. 体温符号外划蓝圈　　E. 红点外划红圈

20. 病人，洪某，男，45岁，因血管性头痛，住院检查治疗。晨间查房时病人主诉夜间不能入眠，医嘱：地西泮5 mg，po. Qn。护士正确执行方法是（　　）。

A. 口服隔天一次　　　　B. 肌肉注射，每晚一次　　C. 雾化吸入，每天一次

D. 口服每天一次　　　　E. 口服，每晚一次

21. 下列执行口头医嘱不妥的是（　　）。

A. 一般情况下不执行口头医嘱　　　　B. 抢救或手术过程中可以执行

C. 执行后护士必须向医生复述一遍　　D. 确认无误后方可执行

E. 事后及时补写医嘱

22. 因故未执行的医嘱应（　　）。

A. 由护士在执行时间栏内用蓝墨水钢笔写明"未用"

B. 由医生在执行时间栏内用蓝墨水钢笔写明"未用"

C. 由医生在执行时间栏内用红墨水钢笔写明"未用"

D. 由护士在执行时间栏内用红墨水钢笔写明"未用"　　　　E. 不用管它

23. 不属于医嘱内容的是（　　）。

A. 护理级别　　B. 隔离种类　　C. 卧位　　D. 麻醉种类　　E. 护理诊断

24. q12 h的中文译意是（　　）。

A. 中午12点　　B. 每日二次　　C. 每隔12 h一次

D. 每隔12 d一次　　　　E. 每2 d一次

二、A₃/A₄型题

25. 属于临时医嘱的是（　　）。　　26. 属于临时备用医嘱是（　　）。

27. 属于长期医嘱的是（　　）。　　28. 属于长期备用医嘱的是（　　）。

25～28共用备选答案：

A. 体温过低　　　　　　B. 粪便常规　　　　　　C. 氧气吸入（必要时）

D. 地西泮5 mg SOS　　E. 地高辛0.25 mg qd 患者

女性，56岁。2 h前因上腹部剧烈疼痛伴恶心、呕吐一次，30 min后突然晕厥，出冷汗，

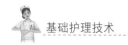

伴濒死感而急诊入院。入院时间为 14:30，体格检查：腋温 38.5℃（口温 38.8℃），脉搏 102 次/分钟，呼吸 22 次/分钟，血压 70/50 mmHg。

29. 关于生命体征的绘制方法，正确的是（　　　）。

    A. 呼吸的记录符号为红圈　　　　　　B. 体温的记录符号为蓝叉或蓝点

    C. 脉搏的记录符号为红圈　　　　　　D. 心率以红色实心点表示

    E. 物理降温后的体温以蓝叉表示

30. 给予物理降温后，复测体温为 38.7℃，护理人员应（　　　）。

    A. 在降温前体温相应纵栏内以红"○"表示

    B. 在降温前体温相应纵栏内以蓝"×"表示

    C. 重新测量，核实后记录

    D. 在降温后体温相应纵栏内以蓝"○"表示

    E. 在相应时间栏内以蓝"×"表示

（陈丽君　马　影　贺　敬　沈　桥）

习题答案

参考答案

项目一

任务一：1. C 2. D 3. C 4. C 5. D 6. B 7. C 8. A 9. B 10. E

任务二：1. B 2. B 3. D 4. E 5. E 6. C 7. B 8. C 9. B 10. D 11. C
12. B

项目二

任务一：1. B 2. E 3. C 4. C 5. B 6. A 7. D 8. A 9. C 10. C

任务二：1. B 2. C 3. D 4. E 5. C 6. B 7. B 8. C 9. C 10. E

任务三：1. D 2. C 3. B 4. B 5. D 6. D 7. C 8. E 9. D 10. D 11. C
12. C

任务四：1. D 2. B 3. C 4. D 5. A 6. C 7. E

项目三

任务一：1. D 2. B 3. C 4. E 5. B 6. C 7. A 8. E 9. D 10. D

任务二：（1）因为老张车祸后伴有颈部损伤，在搬运时，应由专人托住头部，稍作牵引在颈旁置沙袋固定，保持患者头部与躯干成一直线，使用多人硬板平卧搬运。因缺乏正确的搬运知识，其搬运方法错误，导致老张颈部损伤加重，故老张感到颈部疼痛加剧。

（2）正确的搬运方法：

① 在没有颈托等急救用具的情况下，采用四人搬运法，即一人托住患者头部，稍作牵引固定，第二人托住患者的肩部和腰部，第三人托住患者的臀部和腘窝，第四人站于对侧双手托住患者骨折的右小腿。四人同时用力托起患者将其放于硬板平车上并在颈旁放沙袋固定，保持头部与躯干成直线，抬至公路或救护车上。

② 有颈托时先用颈托固定患者颈部，再采用四人搬运法，同时用力将患者托起放于硬板平车上。

（3）搬运前紧急处理：①未用颈托固定的先用颈托固定患者颈部。②用小腿夹板包扎固定右小腿。③保持呼吸通畅（氧气吸入、新斯的明肌内注射等，必要时气管切开）。

（4）转运途中要注意：①患者头颈部不要转动和抬起，保持头颈部与躯干成一直线。②注意患者呼吸情况及病情变化。

1

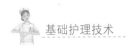

二、1. A 2. B 3. E 4. E 5. B 6. B 7. E 8. D 9. A 10. D

项目四

任务一：1. A 2. E 3. C 4. B 5. C 6. D 7. D 8. D 9. C 10. B

任务二：1. C 2. C 3. D 4. E 5. A 6. C 7. E 8. B 9. B 10. D

任务三：1. D 2. C 3. E 4. E 5. C 6. C 7. C 8. C 9. D

任务四：1. E 2. B

任务五：1. A 2. C

项目五

任务一：1. D 2. D 3. D 4. C 5. C 6. E 7. D 8. B 9. C

任务二：1. D 2. E 3. B 4. D 5. A 6. E 7. D 8. C 9. C 10. D

任务三：1. D 2. B 3. C 4. E 5. D 6. E 7. B 8. A 9. B 10. C

任务四：1. B 2. B 3. B 4. D 5. B 6. C 7. C 8. D 9. D 10. B

项目六

任务一：1. A 2. C 3. D 4. D 5. C 6. C 7. D

任务二：1. D 2. E 3. D 4. E 5. B 6. E 7. D 8. B 9. D 10. B 11. B
12. C 13. C 14. B 15. E 16. C 17. B 18. B 19. D 20. C 21. B 22. D
23. D 24. B 25. D 26. C 27. B 28. C 29. D 30. E

项目七

任务一：1. D 2. C 3. C 4. E 5. B 6. D 7. C 8. B 9. C 10. D 11. E
12. D 13. D 14. E 15. B 16. B 17. E 18. E 19. B 20. B 21. C 22. C
23. C 24. C 25. C 26. E 27. C 28. B

任务二：1. A 2. C 3. D 4. B 5. D 6. C 7. D 8. B 9. C 10. B 11. E
12. C 13. C 14. E

任务三：1. C 2. C 3. D 4. B 5. A 6. B 7. B 8. D 9. A 10. B

项目八

任务一：1. B 2. C 3. C 4. B 5. E 6. D

任务二：1. B 2. C 3. C 4. C 5. E 6. B 7. C 8. A 9. B

项目九

案例分析：（1）保持镇静，立即脱去手套；处理伤口；上报；专家评估与指导；血清学监测。

（2）在进行诊疗、护理操作，可能发生患者血液、体液、分泌物等喷溅时；近距离接触经飞沫传播的传染病患者时；为呼吸道传染病患者进行气管切开、气管插管等近距离操作，可能发生患者血液、体液、分泌物喷溅时，应使用全面型防护面罩。

选择题：1. E 2. E 3. C 4. C 5. D 6. D 7. D 8. B 9. E 10. B 11. C 12. D 13. D 14. D 15. D 16. E 17. C 18. E 19. D 20. C 21. E 22. E 23. C 24. E 25. A 26. B 27. C 28. C

项目十

任务一：1. C 2. B 3. E 4. D 5. E 6. D 7. D 8. D 9. C 10. D

任务二：该病人在青霉素皮试后出现面色苍白、出冷汗、呼吸急促，继而抽搐，意识丧失，小便失禁，可以判断为青霉素过敏性休克。根据病人情况应采取的措施有：立即停药，使患者就地平卧；立即皮下注射0.1%盐酸肾上腺素0.5～1 ml，如症状不缓解，可每隔30 min皮下注射或静脉注射该药0.5 ml；给予氧气吸入，呼吸受抑制时，应立即进行人工呼吸，并肌内注射尼可刹米、洛贝林等呼吸兴奋剂；喉头水肿影响呼吸时，应立即准备气管插管或配合实施气管切开；根据医嘱给药，如补钾、纠正酸中毒药、抗过敏药、升压药等。如果发生心跳骤停，需立即行心肺复苏。在整个过程中，要密切观察患者生命体征、尿量及病情变化，并作好详细记录，为进一步处置提供依据。

1. D 2. C 3. E 4. C 5. B 6. D 7. D 8. B 9. E 10. C

项目十一

任务一：1. E 2. B 3. D 4. E 5. B 6. E 7. E 8. C 9. B 10. B 11. B 12. D 13. D 14. B

任务二：1. B 2. C 3. C 4. C 5. D 6. C 7. C 8. C 9. B 10. C 11. D 12. E 13. C 14. C 15. E 16. B 17. B 18. C 19. B

项目十二

任务一：根据各项指标，该患者应处于慢性肾衰的肾衰竭期，饮食护理的总体指导意见是低蛋白、低磷，热量充足，限盐饮食。其中：

①蛋白质：特别注意蛋白质的合理摄入，既要防止加重氮质血症，又要防止低蛋白血症和营养不良。根据患者目前情况，蛋白质推荐量为0.7 g/kg，每日约40 g。其中，60%以上的蛋白质为富含必需氨基酸的优质蛋白质，如鸡蛋、牛奶、瘦肉、鱼肉等。应尽量减少植物蛋白摄入，勿食用花生、豆类及其制品。米、面中所含的植物蛋白也要尽量去除，可选用麦淀粉、蔬菜（南瓜、马铃薯）、水果等充饥。

②热量与糖类：热量主要由碳水化合物和脂肪供给，热量摄入量为30 kcal/kg. d，以减少体内蛋白质的消耗。可食用植物油和糖类食品满足足够的热量。

③盐与水分：如果尿量减少，钠离子丢失不明显，应限制水分和盐的摄入，具体要以尿量和电解质检查结果再确定每日的推荐摄入量。

1. B 2. B 3. C 4. A 5. A 6. A 7. D 8. E 9. E 10. C

任务二：加强配制营养液及静脉穿刺过程中的无菌操作；配制好的营养液储存应放于4℃冰箱内，使用前两小时在室温下复温，存放不能超过24 h；全静脉营养液配置需完全无菌，经过过滤器过滤输入，并在 24 h 内输入完毕（脂肪乳需在 12 h 内输入完毕），对血管刺激大的营养液建议深静脉置管输入，并在输入完毕 8 h 后方可外出检查；输液导管及输液袋每 12～24 h 更换一次，导管进入静脉处的辅料应每 24 h 应更换一次；更换导管敷料时严格无菌操作，并注意观察导管局部皮肤有无异常；输液过程中加强巡视，注意输液是否通畅，输液和速度浓度逐渐增加；输液过程中应防止液体中断或导管拔出，防止发生空气栓塞；静脉营养导管处严禁给药、抽血、输血或测量中心静脉压；使用前及使用过程中要对患者进行严密的实验室监测，每日记录出入量、监测体重，每 4 h 监测血糖值以防止高血糖或低血糖的发生；停用胃肠外营养时应在 2～3 天内逐渐减量，不可骤停；肠道营养一般由清流质开始，逐步过渡到全流质、半流质到软质饮食。

1. E 2. D 3. A 4. B 5. C 6. C 7. D 8. D 9. E 10. B

项目十三

任务一：灌肠的目的是灌入低温液体，减轻中暑症状。可选用 4℃生理盐水；灌肠的液量 500～1000 ml。灌肠时需注意：

① 严密观察病人的反应和倾听病人的主诉；灌肠途中如液体流入受阻，可稍转动肛管或挤捏肛管使堵塞孔的粪块脱落；病人感到腹胀或有便意时，嘱其深呼吸及降低灌肠筒的位置，或暂停片刻；如病人出现面色苍白、出冷汗、剧烈腹痛，应立即停止灌肠，与医生联系。

② 保护病人的自尊，尽量少暴露病人，防止着凉。

③ 正确选用灌肠溶液，注意溶液的温度、浓度和量；嘱病人保留 30 min 后排便，排便后 30 min 再测量体温，并作记录。

1. D 2. C 3. D 4. D 5. C 6. B 7. D 8. D 9. B 10. B 11. D 12. E
13. B 14. D 15. C 16. B 17. C 18. E 19. C 20. B 21. D 22. B 23. D

任务二：（1）保持引流通畅，引流管放置妥当，避免受压、扭曲和堵塞；（2）保持尿道口清洁，每天 1～2 次用消毒液棉球擦拭外阴及尿道口；（3）每日定时更换集尿袋，及时排空尿袋，并记录尿量；（4）每周更换导尿管一次；（5）集尿袋不得超过膀胱高度并避免挤压，防止尿液返流；（6）观察尿液的量及性状，发现尿液混浊、沉淀、有结晶，应做膀胱冲洗，每周尿常规检查 1 次。

1. C 2. B 3. B 4. C 5. D 6. D 7. B 8. C 9. D 10. B 11. E 12. B
13. E 14. E 15. B 16. B 17. B 18. E 19. C 20. E 21. C 22. B 23. C
24. E 25. B 26. D 27. C 28. E 29. E 30. C

项目十四

任务一：1. D 2. C 3. D 4. B 5. D 6. B 7. C 8. D 9. B 10. A
任务二：1. C 2. D 3. C 4. C 5. B 6. C 7. E 8. B 9. E 10. B 11. C
12. D 13. C 14. D 15. A

项目十五

1. E　2. B　3. D　4. B　5. E　6. A　7. C　8. E　9. C　10. A　11. A　12. C
13. A　14. A　15. C　16. C　17. E　18. B　19. D　20. C　21. C　22. B　23. C
24. D　25. E　26. B　27. B　28. C　29. C　30. E　31. C　32. B　33. D　34. B
35. E　36. D　37. D　38. D　39. C　40. B　41. B　42. D　43. E　44. E　45. B
46. B　47. D　48. C　49. D　50. B

项目十六

1. D　2. C　3. C　4. E　5. D　6. B　7. C　8. E　9. C　10. B　11. E　12. B
13. B　14. E　15. C　16. C　17. E　18. B　19. D　20. B　21. D　22. D　23. E
24. D　25. D　26. E　27. C　28. E　29. B　30. B

项目十七

1. D　2. E　3. E　4. D　5. C　6. E　7. D　8. B　9. D　10. D　11. B　12. B
13. E　14. E　15. C　16. E　17. E　18. D　19. C　20. E　21. C　22. B　23. E
24. C　25. B　26. D　27. E　28. C　29. B　30. A

参考文献

［1］ 左凤林，王艳兰，韩斗玲. 基础护理学［M］. 第二版. 西安：第四军医大学出版社，2012.

［2］ 余菊芬. 护理学基础［M］. 北京：高等教育出版社，2011.

［3］ 周更苏，张萍萍. 护理学基础［M］. 北京：中国协和医科大学出版社，2011.

［4］ 龙霖，付能荣. 基础护理［M］. 北京：人民卫生出版社，2016.

［5］ 顾家恬. 实用基本护理学［M］. 中国台湾：华杏出版股份有限公司，2018.

［6］ 李小寒，尚少梅. 基础护理学［M］. 第六版. 北京：人民卫生出版社，2017.

［7］ 陈云飞，赵卿. 护理学基础［M］. 北京：人民卫生出版社，2018.

［8］ 张连辉，邓翠珍. 基础护理学［M］. 第四版. 北京：人民卫生出版社，2019.

［9］ 李玲，蒙雅萍. 护理学基础［M］. 第三版. 北京：人民卫生出版社，2015.

［10］ 全国护士执业资格考试用书编写委员会. 全国护士执业资格考试指导［M］. 北京：人民卫生出版社，2015.

［11］ 徐小兰. 护理学基础［M］. 第2版. 北京：高等教育出版社，2011.

［12］ 王静芬，黄秋杏. 基础护理学笔记［M］. 北京：人民卫生出版社，2018.

［13］ 邱志军，罗小萌. 基础护理技术［M］. 上海：同济大学出版社，2017.

［14］ 王霞，李爱夏. 基础护理学［M］. 北京：中国协和医科大学出版社，2018.

［15］ 周敏，马青华. 舒适护理临床应用研究进展［J］. 全科护理，2012，10（34）：3242－3243.

［16］ 张宏，朱光君. 舒适护理的理论与实践研究［J］. 护士进修杂志，2001，16（6）：409－410.

［17］ 王绮. 舒适护理的理论研究进展及在手术室和其他科室的应用［J］. 当代护士（下旬刊），2014，（11）：16－18.

［18］ 朱微，蔡亚娜，王涵. 舒适护理在普外科腹腔镜手术中的干预效果［J］. 中国妇幼健康研究，2017，（S2）：437－438.

［19］ 孟颖. 探讨舒适护理模式及实施流程在胸外科护理中的应用［J］. 中国实用医药，2015，（30）：240－241.

［20］ 郭小艳. 舒适护理模式在外科临床护理中的应用效果分析［J］. 中国医药指南，2014，（27）：356－357.

［21］ 吴秋月，蒋艳. 脑出血患者早期活动的研究进展［J］. 护士进修杂志，2020，35（19）：1762－1765.

［22］ Allen RP，Picchietti DL，Garcia-Borreguero D，et al. Restless legs syndrome/Willis-Ekbom disease diagnostic criteria：updated International Restless Legs Syndrome Study Group（IRLSSG）consensus criteria — history，rationale，description，and significance［J］. Sleep Med，2014，15（8）：860.

［23］ Ruppert E. Restless arms syndrome：prevalence，impact，and management strategies［J］. Neuropsychiatr Dis Treat，2019，15：1737.

[24] 罗先武，王冉．2017护士执业资格考试轻松过［M］．北京：人民卫生出版社，2016．

[25] 高玲，周更苏．护理学基础［M］．第二版．南京：江苏凤凰科技出版社，2014．

[26] 徐筱萍，赵慧华．基础护理［M］．上海：复旦大学出版社，2015．

[27] 高晓红，王倩．改良式皮内注射方法在护生皮内注射操作教学中的应用［J］．护理研究，2019，33（24）：4331－4333

[28] 吴婷婷，陆关珍．不同改良肌内注射法的临床研究进展［J］．全科医学临床与教育，2019，17（10）：921－923．

[29] 罗艳丽．静脉输液治疗手册［M］．第2版．北京：科学出版社，2015．

[30] 吴玉芬．静脉输液实用手册［M］．北京：人民卫生出版社，2012．

[31] 钟华荪，张振路．静脉输液治疗护理学［M］．北京：人民军医出版社，2011．

[32] 吴玉芬．静脉输液治疗学［M］．北京：人民卫生出版社，2012．

[33] 张爱珍．临床营养学［M］．北京：人民卫生出版社，2012．

[34] 陈佑泉，谯时文，刘啟蒙．人体解剖与组织胚胎学［M］．西安：第四军医大学出版社，2012．

[35] 尚少梅，李小寒．基础护理学实践与学习指导［M］．北京：人民卫生出版社，2018．

[36] 罗先武，王冉．2020全国护士执业资格考试随身记［M］．北京：人民卫生出版社，2019．

[37] 鞠梅，何平．护理综合技能实训［M］．北京：人民卫生出版社，2015．

课 程 标 准

一、课程名称

基础护理技术。

二、适用专业及面向岗位

适用于中、高职护理专业（也适用于医药卫生大类护理类助产专业），面向卫生健康行业各个护理岗位。

三、课程性质

《基础护理技术》课程是护理专业的专业核心课程，是学生学习各专科护理课程和从事护理工作的通用课程，是护士执业资格考试和学生就业考试必考课程，主要包括入院护理、院内护理和出院护理等。通过对本课程的学习，培养学生良好的职业道德，掌握必要的基础护理知识，具备熟练的基础护理技能，锻炼敏锐的观察分析和正确判断问题的能力，应用护理程序独立完成基础护理技术操作，解决患者的身心健康问题。

四、课程设计

本课程的设计"以岗位工作任务为导向、以职业素质能力为本位"，从学习者健康成长和职业生涯发展的需要出发，因地制宜地营造有利于学习者职业品质和行为习惯养成的情境，采用学生乐于接受的教学形式，帮助他们逐渐习得护理岗位中必须具备的知识、技能和素养，使教学成为学生知识技能储备、素质成长的有效过程。

在教学模式、方法的设计上，突出学习者学习的主体地位和岗位能力的培养，采用任务驱动式教学，通过教、学、练等方式实现学习者职业能力和素质的培养。

在教学内容的组织上，根据护理岗位工作中所需的知识、能力和素质培养的需要，结合学习者认知规律和身心健康发展需要，与行业（医院）专家共同讨论、选取本课程的教学内容，将《基础护理技术》课程内容分为入院护理、院内护理和出院护理3个模块，让学习者在任务实施中学会相关知识与技能，发展综合职业素养。

五、课程教学目标

（一）知识目标

掌握帮助护理对象满足生理、心理和治疗需求的基本理论和基本知识。

（二）能力目标

1. 能规范完成生命体征测量、铺床、运送患者、口腔护理、头发护理、导尿、灌肠等基础护理操作。

2. 能正确执行医嘱，完成口服给药、注射给药、静脉输液与输血等治疗技术，并能及时识别用药后的反应。

3. 能正确书写常用的护理文书。

4. 具备基本的护士职业防护能力。

5. 能运用护理学基本理论及基本技能满足患者的心理需要。

（三）素质目标

1. 培养学生以护理对象为中心的责任感及护理职业道德操守。

2. 通过临床真实病例分析，培养学生临床护理思维。

3. 通过临床实践学习中与患者及家属的沟通，培养学生的护患沟通能力。

4. 培养学生的团队协作能力。

5. 培养学生自我学习及创新能力。

六、参考学时与学分

参考学时：128 学时，参考学分：8 学分。

七、课程结构

学习任务（模块、项目）	教学目标	教学内容	主要教学方法与手段	教学环境	课时
模块一项目一认识医院和医院环境	1. 知识目标：了解医院的分类；熟悉医院物理环境和社会环境的要求 2. 技能目标：能针对患者具体情况提供合适休养的医院环境	1. 了解医院类型 2. 了解医院环境	讲授法、小组讨论法、案例教学法、教学做一体化、临床实境教学	理论与实践一体化教室、临床实境	2
模块一项目二入院评估	1. 知识目标：熟悉入院护理程序；掌握患者入院的评估内容；掌握各种铺床法的目的、流程和注意事项 2. 技能目标：会铺备用床、暂空床和麻醉床；会对入院患者实施正确的入院评估	1. 了解入院程序 2. 患者床单位准备 3. 一般入院评估 4. 护理分级	讲授法、小组讨论法、案例教学法、教学做一体化、临床实境教学	理论与实践一体化教室、临床实境	12
模块一项目三运送患者	1. 知识目标：熟悉运送患者的方法 2. 技能目标：能用轮椅或平车运送患者	1. 轮椅运送患者 2. 平车运送患者	讲授法、小组讨论法、案例教学法、教学做一体化、临床实境教学	理论与实践一体化教室、临床实境	4

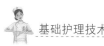

（续表）

学习任务（模块、项目）	教学目标	教学内容	主要教学方法与手段	教学环境	课时
模块一 项目四 入院常规标本采集	1. 知识目标：理解标本采集的原则；熟悉各种标本采集的目的及注意事项；熟悉各种标本采集的方法 2. 技能目标：能正确采集痰标本、咽拭子培养标本、血标本、尿标本和粪便标本	1. 了解标本采集 2. 采集常见标本	讲授法、小组讨论法、案例教学法、教学做一体化、临床实境教学	理论与实践一体化教室、临床实境	4
模块一 项目五 生命体征的评估与护理	1. 知识目标：正确说出体温、脉搏、呼吸、血压的正常值及其生理变化；正确说出生命体征、稽留热、弛张热、间歇热、脉搏短绌、潮式呼吸、间断呼吸、呼吸困难、高血压、低血压的概念；能简述测量生命体征的注意事项 2. 技能目标：能正确测量体温、脉搏、呼吸、血压；正确检测及消毒体温计；能生命体征异常患者采取相应护理措施	1. 体温的评估与护理 2. 脉搏的评估与护理 3. 呼吸的评估与护理 4. 血压的评估与护理	讲授法、小组讨论法、案例教学法、教学做一体化、临床实境教学	理论与实践一体化教室、临床实境	6
模块二 项目六 医院感染的预防与控制	1. 知识目标：熟悉院内感染的概念、种类和各种消毒、灭菌、隔离概念及方法 2. 技能目标：能对不同物品选择适宜的消毒灭菌方法；能正确完成换药盘的准备；能正确穿脱隔离衣	1. 认识感染 2. 认识医院感染 3. 预防与控制医院感染	讲授法、小组讨论法、案例教学法、教学做一体化、临床实境教学	理论与实践一体化教室、临床实境	16
模块二 项目七 患者舒适护理	1. 知识目标：熟悉各种清洁护理的目的、方法及注意事项；熟悉压力性损伤预防知识 2. 技能目标：能为患者提供舒适的清洁护理、预防压力性损伤的护理	1. 了解患者舒适卧位及方法 2. 患者清洁护理 3. 压力性损伤的预防与护理	讲授法、小组讨论法、案例教学法、教学做一体化、临床实境教学	理论与实践一体化教室、临床实境	6
模块二 项目八 休息与活动的护理	1. 知识目标：了解睡眠的机制、时相、因素、类型；熟悉睡眠周期、促进睡眠的护理措施、常见的睡眠障碍及其护理；熟悉活动的概念、种类、评估方法；熟悉活动受限的原因、对机体的影响 2. 技能目标：能对常见的睡眠障碍采取有效护理措施；会示范关节操	1. 认识睡眠与睡眠护理 2. 认识活动与活动护理	讲授法、小组讨论法、案例教学法、教学做一体化、临床实境教学	理论与实践一体化教室、临床实境	2

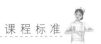

（续表）

学习任务（模块、项目）	教学目标	教学内容	主要教学方法与手段	教学环境	课时
模块二 项目九 院内安全	1. 知识目标：熟悉院内各种安全意外事件的防范；掌握护士职业防护要点 2. 技能目标：对常见职业损伤能进行及时初步处理	1. 了解院内安全意外事件 2. 了解护士职业防护 3. 患者保护具的应用	讲授法、小组讨论法、案例教学法、教学做一体化、临床实境教学	理论与实践一体化教室、临床实境	4
模块二 项目十 给药	1. 知识目标：理解给药原则；熟悉药物的种类、领取和保管；熟悉各种给药方法和注意事项 2. 技能目标：能针对不同的患者及药物特性正确给药；能配制常用过敏药物的过敏试验液	1. 了解给药的基本知识 2. 给药护理 3. 药物过敏试验	讲授法、小组讨论法、案例教学法、教学做一体化、临床实境教学	理论与实践一体化教室、临床实境	18
模块二 项目十一 静脉输液和输血	1. 知识目标：熟悉输液的种类、常用静脉输液方法；熟悉血液制品的种类、保管方法及输血流程；掌握静脉输液、输血的反应及处理方法 2. 技能目标：会正确执行静脉输液输血、处理输液输血故障、观察输液输血反应并能及时判断和处理	1. 了解静脉输入的原理与目的 2. 认识静脉输液 3. 认识静脉输血	讲授法、小组讨论法、案例教学法、教学做一体化、临床实境教学	理论与实践一体化教室、临床实境	12
模块二 项目十二 营养护理	1. 知识目标：掌握鼻饲法及肠内营养护理；熟悉普通饮食、治疗饮食、实验饮食的种类、要求及一般饮食护理 2. 技能目标：能协助、指导各类疾病患者进食；能留置、拔除鼻饲管，做好相关指导	1. 认识治疗饮食 2. 营养需要的护理	讲授法、小组讨论法、案例教学法、教学做一体化、临床实境教学	理论与实践一体化教室、临床实境	8
模块二 项目十三 排泄护理	1. 知识目标：掌握便秘、尿失禁、导尿术等概念；掌握异常排便、排尿的护理；熟悉灌肠及导尿术的操作方法及注意事项 2. 技能目标：能正确进行排尿、排便方面的评估，并熟练进行各种灌肠法、导尿法等操作	1. 了解排泄的基本知识 2. 了解与排便相关的解剖生理 3. 排便需要的护理 4. 了解与排尿相关的解剖生理 5. 排尿需要的护理	讲授法、小组讨论法、案例教学法、教学做一体化、临床实境教学	理论与实践一体化教室、临床实境	14

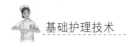

(续表)

学习任务（模块、项目）	教学目标	教学内容	主要教学方法与手段	教学环境	课时
模块二项目十四冷热疗法	1. 知识目标：理解冷热疗法的作用、禁忌证；正确说出冷热疗法的影响因素及注意事项 2. 技能目标：会正确使用热水袋、烤灯、冰袋、冰帽；能完成湿热敷、湿冷敷、温水或乙醇擦浴	1. 了解冷热疗法的基础知识 2. 冷热疗法的护理	讲授法、小组讨论法、案例教学法、教学做一体化、临床实境教学	理论与实践一体化教室、临床实境	4
模块二项目十五危重患者的病情观察和抢救护理	1. 知识目标：熟悉抢救室的设置与管理；掌握吸氧、吸痰、洗胃方法及注意事项 2. 技能目标：能对危重患者进行病情观察；熟练操作危重患者的各种支持性护理措施及抢救技术	1. 了解危重患者观察与管理工作 2. 危重患者的护理	讲授法、小组讨论法、案例教学法、教学做一体化、临床实境教学	理论与实践一体化教室、临床实境	8
模块三项目十六临终护理	1. 知识目标：了解临终关怀的概念和发展；熟悉临终患者的生理和心理变化；了解死亡过程的分期 2. 技能目标：能识别临终患者；能运用临终关怀技巧，对临终患者进行护理；能正确实施尸体护理	1. 了解死亡的基本知识 2. 护理临终患者 3. 护理临终照护者 4. 遗体护理	讲授法、小组讨论法、案例教学法、教学做一体化	理论与实践一体化教室、临床实境	4
模块三项目十七一般患者的出院护理	1. 知识目标：熟悉出院护理工作流程；熟悉护理记录内容及要求；熟悉医嘱种类及处理方法 2. 技能目标：正确进行出院护理宣教、患者床单位的终末处理；能正确填写出院护理各项记录；能正确处理各类医嘱	1. 认识转出的类型 2. 认识出院的流程 3. 熟悉护理文件书写规范 4. 护理文件书写	讲授法、小组讨论法、案例教学法、教学做一体化、临床实境教学	理论与实践一体化教室、临床实境	4

八、资源开发与利用

（一）教材编写与使用

教材编写本着理论知识够用与适用、能力训练为核心的原则，紧密对接护理岗位职业能力、素质要求，以护理岗位典型工作案例、图片和视频等真实素材为资源，按学习任务进行归类整理，编写成教材。教材体例突出现代学徒制双元育人人才培养模式的理念和要求，以学习目标、案例导入、学习内容、任务评价等形式再现，使教学课程与岗位工作过程有效对接，满足岗位高素质技术技能型人才培养的需要。

（二）数字化资源开发与利用

运用现代自媒体技术，将护理岗位工作中的基础知识、操作素材（图片和视频）以二维码扫描链接的形式再现，实现学习者手机移动端的在线学习，帮助学生掌握护理岗位工作的基础知识与技能，提升人才培养质量。

（三）企业岗位培养资源的开发与利用

将各医疗机构典型工作案例、图片及视频，用于课程教学与任务实施，能有效地在任务的课堂学习过程中再现岗位工作任务的实施过程，既能增加教学的趣味性，营造生动的学习氛围，提高教学效果，又能使教学过程紧密生产过程，提升人才的岗位胜任能力。

九、教学建议

本课程教学手段主要采用案例导入与分析、学习内容及技能实施、情景模拟、实境再现等形式，突出学生岗位能力和职业素质的培养。技能实施与岗位工作过程紧密对接，任务评价重点突出、有的放矢，情景模拟以实际情景为基础，进一步强化岗位能力、素质的提升。因此，整个教学设计紧紧围绕护理岗位基本技术技能的培养。

十、课程实施条件

在课程教学中，双导师的专业能力是课程实施的必要条件。学校导师必须熟悉护理岗位典型工作任务及素养要求，并具备丰厚的岗位知识与教学能力；医院导师应具备熟练的护理岗位实践工作经验，以及护理知识与技能的教学能力。

十一、教学评价

建议采用过程性与终结性评价、理论知识评价与实践技能评价相结合的综合评价。过程性评价应结合学习态度、理论与实践成绩等，注重评价方式的多样性与客观性，着重考核学习者在完成学习任务过程中的学习态度、护理技能学习情况，以及在学习过程中体现出来的团队协作精神、交流沟通与解决问题能力等综合素质的养成；终结性评价主要是考核学习者护理基础知识与技能的运用情况，强调学习者的能力提升。

与岗位"零距离"对接，提供以"健康为中心"的整体护理

出院护理

4. 掌握出院患者的各项护理文书记录要求与保管原则
3. 熟悉临终医嘱种类及处理方法
2. 熟悉临终患者的生理和心理变化
1. 了解临终关怀的概念和发展

1. 运用临终关怀技巧，对临终患者进行护理
2. 正确进行出院护理宣教、床单位的终末处理
3. 正确处理各类医嘱，填写出院护理的各项记录

院内护理

3. 掌握静脉输液输血的目的、方法及不良反应的处理
2. 熟悉常见药物的种类、领取、保管及给药方法
1. 了解抢救室的设置与管理

1. 根据医嘱，完成各种给药操作与护理
2. 根据病情，实施各种冷热疗法，促进患者舒适
3. 熟练操作各危重患者的各种支持性护理措施及抢救技术

院内护理

3. 掌握医院感染相关概念及各项技术
2. 熟悉医院内各种安全意外事件的防范，并做好自身职业防护
1. 了解患者营养与排泄需求

1. 为患者提供舒适的清洁护理
2. 能正确指导患者休息与活动
3. 能对不同患者提供相应的饮食及排泄护理技术与指导

入院护理

3. 掌握患者入院的各项评估内容
2. 熟悉医院环境的设置及环境调控
1. 了解患者入院程序及方式

1. 根据评估结果，为患者提供分级护理
2. 根据铺床原则，完成各种和床单位准备
3. 熟练应用轮椅或平车运送患者
4. 完成各项标本采集、生命体征测量等入院记录

护士岗前培训

"基础护理技术"课程内容结构

图书在版编目(CIP)数据

基础护理技术/马智群等主编. —上海：复旦大学出版社，2021.7(2024.8 重印)
ISBN 978-7-309-15696-6

Ⅰ.①基… Ⅱ.①马… Ⅲ.①护理学 Ⅳ.①R47

中国版本图书馆 CIP 数据核字(2021)第 094998 号

基础护理技术
马智群 等 主编
责任编辑/张志军

复旦大学出版社有限公司出版发行
上海市国权路 579 号 邮编：200433
网址：fupnet@fudanpress.com http://www.fudanpress.com
门市零售：86-21-65102580 团体订购：86-21-65104505
出版部电话：86-21-65642845
上海四维数字图文有限公司

开本 787 毫米×1092 毫米 1/16 印张 28.75 字数 526 千字
2024 年 8 月第 1 版第 5 次印刷

ISBN 978-7-309-15696-6/R·1884
定价：58.00 元

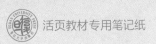

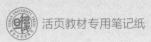

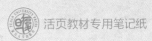

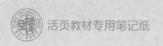

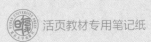

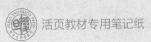

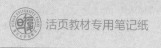

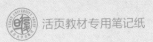

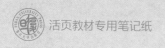

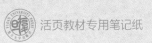

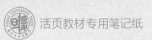

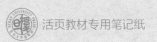

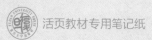
活页教材专用笔记纸